すべての内科医が知っておきたい

神経疾患の診かた、考え方とその対応

症状・疾患へのアプローチの基本から
鑑別と治療、コンサルテーションまでわかる

編 大生定義

羊土社
YODOSHA

謹告

　本書に記載されている診断法・治療法に関しては，発行時点における最新の情報に基づき，正確を期するよう，著者ならびに出版社はそれぞれ最善の努力を払っております．しかし，医学，医療の進歩により，記載された内容が正確かつ完全ではなくなる場合もございます．

　したがって，実際の診断法・治療法で，熟知していない，あるいは汎用されていない新薬をはじめとする医薬品の使用，検査の実施および判読にあたっては，まず医薬品添付文書や機器および試薬の説明書で確認され，また診療技術に関しては十分考慮されたうえで，常に細心の注意を払われるようお願いいたします．

　本書記載の診断法・治療法・医薬品・検査法・疾患への適応などが，その後の医学研究ならびに医療の進歩により本書発行後に変更された場合，その診断法・治療法・医薬品・検査法・疾患への適応などによる不測の事故に対して，著者ならびに出版社はその責を負いかねますのでご了承ください．

序

　専門医・総合医双方に社会からあるいは学会からあり方が問われる時代になった．患者の高齢化，医療に対する知識の向上・普及があり，それに伴う医療への期待，ニーズに応えるべき医師側の体制はどうであろうか？専門医はいわゆるsegmentation：各臓器に別々にしたような傾向もあり，一般内科医や総合医，あるいは非専門医への期待が高まっている．神経内科分野について，初期研修医へのマニュアルや専門医向けの高度な専門書ではなく，後期研修途上の医師，あるいは神経内科以外の分野の専門医，一般医・総合医として独り立ちしている指導医に，実地診療に本当に結びつく書籍の編集を羊土社より依頼され，症例を踏まえての実践的解説を中心にまとめるように試みた．実地診療の多忙のなかで，分担執筆いただいた原稿には頷くことが多く，編集者の幸せを感じている．快くお引き受けいただいた分担執筆者の先生方には心から感謝申し上げたい．一文一語に手を打つことが多い．編集の全責任は大生にあり，本書の不都合なことがあれば私が責めを負いたい．

　本書では第1章で大生が心構えを述べ，第2章では多く経験のある先生方から，頭痛，脱力や複視など具体的なテーマを例に診療の流れを幾通りも学んでいただける．第3章では頻度の高い疾患を，第4章では少し知っておくときっと役立つと思われる疾患を取り上げ，手持ちの引き出しを増やしていただきたい．第5章では内科疾患ということで横断的に神経系を眺め，さらに第6章では神経系で使われる検査の概要の理解もでき，検査を依頼するときや必要性を勘案するときに役立つと考える．コラムもいくつか追加し，理解を深める一口知識的なものから，執筆者のnarrativeや医師のあり方まで本書のスパイスになっていると考える．

　神経内科治療はダイナミックなところと「待ち」が重要なところの緩急の差，治療行為の意味づけ（生物学的治療ではなく社会的な観点からの対処）の考慮などが重要である．医療を実践することはつまるところ，人生を問われることである．本書を読みながら，医学知識以外の部分もきっと感じていただけると確信している．

　最後に，直接企画・編集をご教示いただいた，羊土社編集部の嶋田達哉，伊藤慶子の両氏をはじめ，お世話になった関係者の方々に感謝の意を表して序としたい．

2012年12月

立教学院診療所・聖路加国際病院一般内科
大生定義

ジェネラル診療シリーズ
すべての内科医が知っておきたい
神経疾患の診かた、考え方とその対応

CONTENTS

序 .... 大生定義　3

Color Atlas 8

第1章　総論・診断の道筋と診療のためのミニマムエッセンス

1. 診断の流れの大枠 .... 大生定義　14
2. 神経内科診療の特徴 .... 大生定義　18
3. 神経学的診察法の概要 .... 大生定義　24

第2章　よくある主訴・症状への対応

1. 頭が痛い（頭痛）　一次性頭痛か，二次性頭痛か .... 根来　清　30
2. 顔と眼の攣縮　眼瞼痙攣と片側顔面痙攣 .... 目崎高広　35
3. ものがだぶって見える（複視）　脳？ 脳神経？ 筋？ .... 長谷川 修　39
4. 嚥下困難　どの相の障害か .... 片多史明　45
5. 言葉のもつれ　構音障害か失語性の発話障害か .... 高橋伸佳　50
6. 手足のふるえ　どのような状況でみられるか .... 荻野　裕　54
7. 手足の脱力
　脱力の診断の出発点は，原因レベル
　（中枢性？神経原性？筋原性？）の特定 .... 東原真奈，園生雅弘　59
8. 手足がうまく使えない　麻痺・筋力低下のない場合 .... 三澤園子　63
9. 手足のしびれ　解剖学的に考える .... 奈良典子，長谷川 修　67

10.	めまい，ふらつき　末梢性か中枢性か ……………………… 大生定義	73
11.	歩行障害　責任病巣はどこか ………………………… 大垣光太郎, 大熊泰之	77
12.	痙攣　全身性か局所性か，意識障害はあるかないか …………… 飯嶋　睦	82
13.	意識障害　診かた・鑑別・すぐ必要な処置 …………… 野村　悠, 箕輪良行	87
14.	気を失った（失神）　ほんとうに失神か ………………… 梁　成勲, 永山正雄	93
15.	記憶障害（物忘れ，健忘）　どのような発症形式か，随伴症状はあるか … 林 竜一郎	100
16.	行動の異常（せん妄）　低活動型か過活動型か ………………… 林 竜一郎	105
17.	不眠　不眠を診分ける …………………………………………… 樋山光教	109
18.	脳死判定　除外基準，評価項目は何か ………………………… 田島康敬	116

第3章　知っておくべき神経疾患

1.	脳卒中①：脳梗塞，一過性脳虚血性発作 ………………………… 山口滋紀	124
2.	脳卒中②：脳出血，くも膜下出血，もやもや病 ………………… 山口滋紀	129
3.	脊椎脊髄疾患 …………………………………………………… 安藤哲朗	136
4.	Alzheimer型認知症 …………………………………………… 浦上克哉	144
5.	レビー小体型認知症と前頭側頭型認知症 ……………………… 浦上克哉	153
6.	血管性認知症，正常圧水頭症 …………………………………… 浦上克哉	158
7.	中枢神経系感染症 ……………………………………………… 木村哲也	164
8.	Parkinson病 …………………………………………………… 山田人志	169
9.	Parkinson症候群（パーキンソニズム） ………………………… 山田人志	174
10.	脊髄小脳変性症 ………………………………………………… 木村哲也	179
11.	運動ニューロン疾患 …………………………………………… 成田有吾	184
12.	筋無力症　重症筋無力症，Lambert-Eaton症候群 ……………… 佐橋　功	192
13.	多発性硬化症，視神経脊髄炎 ………………………… 新野正明, 菊地誠志	198
14.	不随意運動をきたす疾患 Huntington病，顔面痙攣／眼瞼痙攣，痙性斜頚／書痙，本態性振戦 …… 長谷川一子	203

- **15.** てんかん ……………………………………………………………………… 廣瀬源二郎　212
- **16.** 末梢神経疾患 …………………………………………………………………… 齋藤豊和　217
- **17.** 顔面神経麻痺，外転神経麻痺，滑車神経麻痺，その他の脳神経麻痺 …… 林　竜一郎　224
- **18.** よくみるニューロパチー ……………………………………………………… 長谷川　修　228
- **19.** 筋疾患（ミオパチー）
  筋ジストロフィー・筋強直症候群，特発性炎症性ミオパチー，
  感染性・遠位型・先天性・代謝性ミオパチーなど ………………… 門間一成，川井　充　236
- **20.** 頭痛・顔面痛　片頭痛，緊張型頭痛，群発頭痛，三叉神経痛 …………… 竹島多賀夫　240
- **21.** プリオン病・亜急性硬化性全脳炎 ……………………… 三浦義治，岸田修二，水澤英洋　248
- **22.** めまい　BPPVを中心に ………………………………………………… 野村　悠，箕輪良行　253

第4章　一歩進んだ診察のために知っておきたい疾患

- **1.** 進行性多巣性白質脳症 ……………………………………………… 三浦義治，岸田修二　262
- **2.** 副腎白質ジストロフィー ……………………………………………………… 鈴木康之　265
- **3.** ウィリス動脈輪閉塞症（もやもや病）………………………………………… 野川　茂　267
- **4.** 肥厚性脳・脊髄硬膜炎 ………………………………………………… 米川　智，吉良潤一　271
- **5.** 急性散在性脳脊髄炎 …………………………………………… 新野正明，田代　淳，菊地誠志　274
- **6.** 痙性対麻痺 ……………………………………………………………………… 長谷川一子　276
- **7.** HAM（HTLV-1関連脊髄症）……………………………………………………… 山野嘉久　279
- **8.** ミトコンドリア病（ミトコンドリア脳筋症）………………………………… 後藤雄一　282
- **9.** 脊髄空洞症 ……………………………………………………………………… 安藤哲朗　290
- **10.** 慢性硬膜下血腫 ………………………………………………………………… 村形　敦　292

第5章　神経症状を呈する他分野の疾患

- **1.** 甲状腺と神経症状 ………………………………………………………………… 大生定義　298
- **2.** 膠原病 …………………………………………………………………… 前田明子，上坂義和　302

3.	がんに関連する神経症状	林 祐一，犬塚 貴	311
4.	糖尿病による神経症状	林 竜一郎	317
5.	肝性脳症など，代謝異常と神経症状	宮嶋裕明	322
6.	Wernicke脳症など，ビタミン欠乏症と神経症状	宮嶋裕明	326
7.	薬物による神経症状	亀井徹正	330

第6章 診療のための重要な検査

1.	髄液検査	木村哲也	336
2.	脳波	飯野光治	340
3.	神経伝導検査と筋電図検査	飯野光治	344
4.	自律神経機能検査	國本雅也	350
5.	筋生検と神経生検	前田明子，上坂義和	354
6.	遺伝子診断（遺伝子検査）	吉田邦広	359

| 付　録 | 364 |
| 索　引 | 370 |

Column

- 緩和ケア ……… 23
- 嚥下障害への対処で思うこと ……… 49
- 過換気症候群ではどうしてしびれるか ……… 71
- なぜ神経障害でしびれ，痛みが生じるか ……… 72
- 意識障害に対する編者のアプローチ —基礎情報を大切にする ……… 92
- 失神診断の新しい武器 ……… 99
- 不安，抗不安薬について ……… 115
- 抜歯，消化管内視鏡時に抗血小板薬・ワルファリンの中止は必要か ……… 128
- 間欠性跛行 ……… 143
- 医療における特定疾患と介護保険の活用 ……… 162
- 正常圧水頭症の診断・治療などの流れ ……… 163
- 神経変性：蓄積物質と疾患の分類 ……… 178
- コミュニケーション機器の活用 ……… 188
- 難病患者の診療にあたって ……… 191
- Huntington病の発症前遺伝子診断と倫理 ……… 207
- てんかんおよびてんかん症候群の分類について ……… 216
- 薬物乱用頭痛と慢性片頭痛 ……… 242
- 三叉神経自律神経性頭痛（TAC） ……… 245

Color Atlas

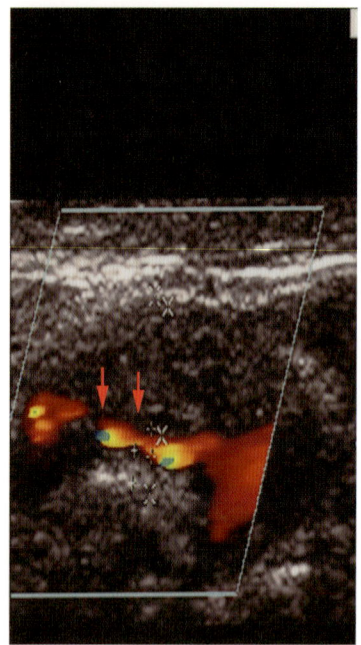

図1 ● 頸動脈超音波検査（左側が頭側）
内頸動脈起始部の血管壁肥厚により内腔の狭窄を認める（127ページ図5参照）

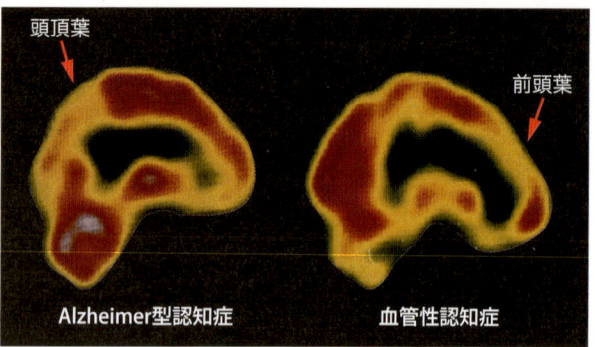

図2 ● 脳血流シンチグラフィー（SPECT）
（147ページ図3参照）

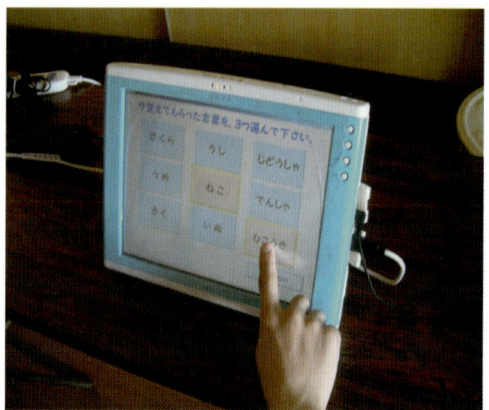

図3 ● 物忘れ相談プログラム：日本光電社製
（148ページ図5参照）

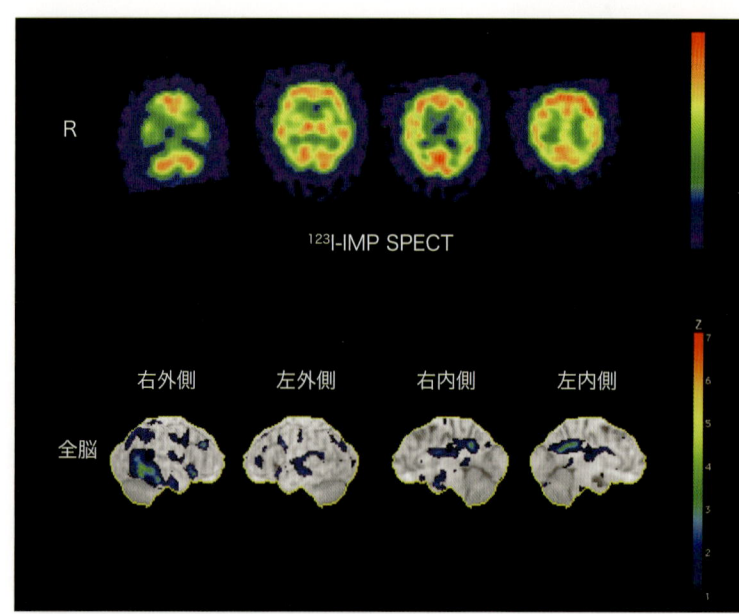

図4 ● 統計解析ソフトを用いて定量化した脳血流検査（下段）
上段は通常の画像
原図提供：北村伸先生（日本医科大学内科）
＊ ^{123}I-IMP：N-isopropyl-P-iodoamphetamine，N-イソプロピルパラヨードアンフェタミン
（150ページ図7参照）

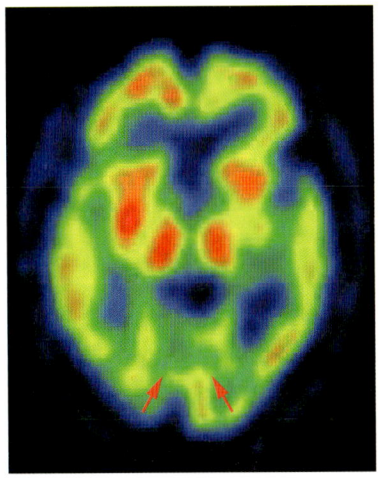

図5 ● レビー小体型認知症の画像所見
SPECT．両側後頭葉の血流低下（154ページ図2 ⓑ 参照）

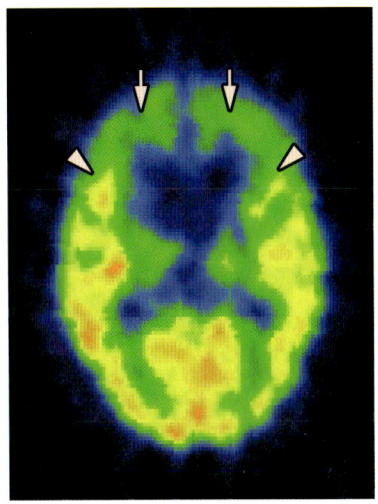

図6 ● 前頭側頭型認知症の画像所見
SPECT．前頭葉の血流低下（⇨），側頭葉の血流低下（▷）がみられる（156ページ図4 ⓑ 参照）

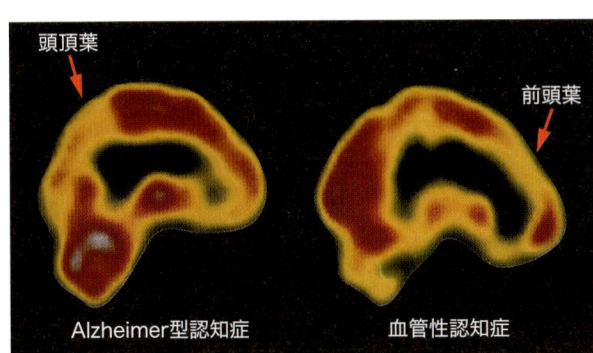

図7 ● 脳血流シンチグラフィー（SPECT）
（161ページ図6参照）

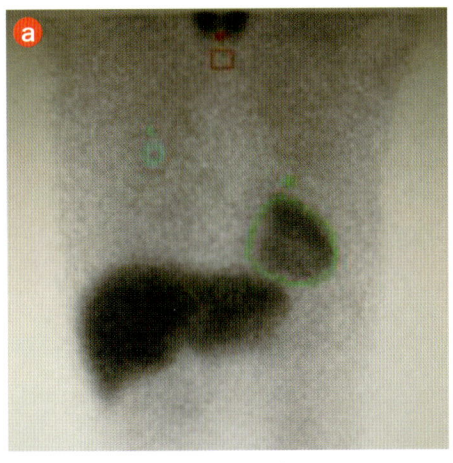
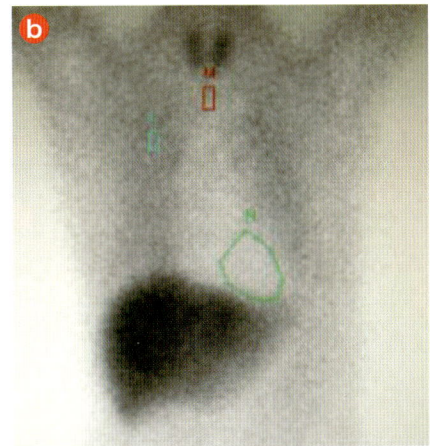

図8 ● MIBG心筋シンチグラフィー
ⓐ 正常対照．ⓑ Parkinson病（Y-2）（352ページ図2参照）

Color Atlas

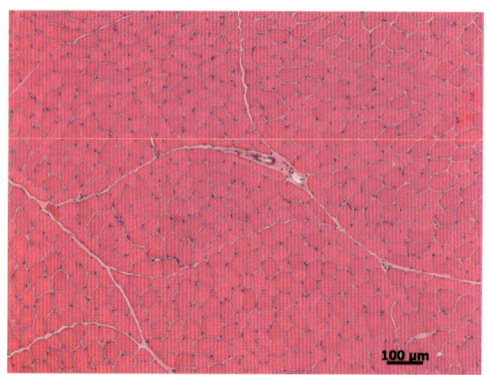

図9 ● 正常コントロールの筋組織(HE染色)
筋線維のサイズは直径60〜80μmであり、多角形を呈している(355ページ図1参照)

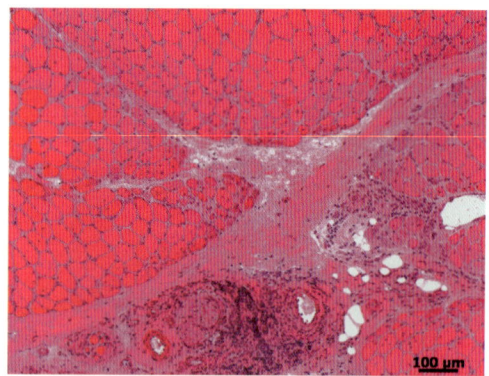

図10 ● 皮膚筋炎の症例の筋組織(HE染色)
ほぼすべての筋線維は小径化し、特に筋束周囲では萎縮しperifascicular atrophyと呼ばれる所見である。筋周膜の血管周囲に小型炎症細胞の浸潤像を認める(355ページ図2参照)

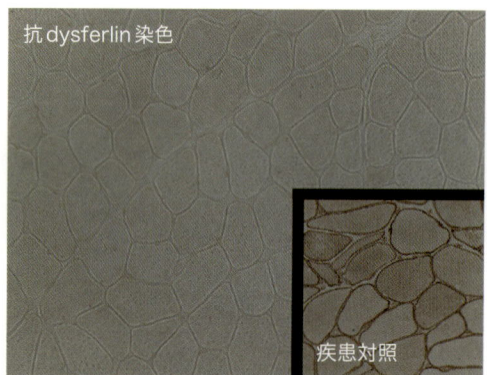

図11 ● dysferlinタンパクの欠損(肢体型筋ジストロフィー2B)を認める筋組織の免疫組織学的所見(抗dysferlin染色)
疾患コントロール筋で筋細胞膜に認めるdysferlinへの免疫反応は、症例の筋組織では認めない。症例の筋組織では、筋細胞膜を構成するdysferlinタンパクが欠損していることを示す(355ページ図3参照)

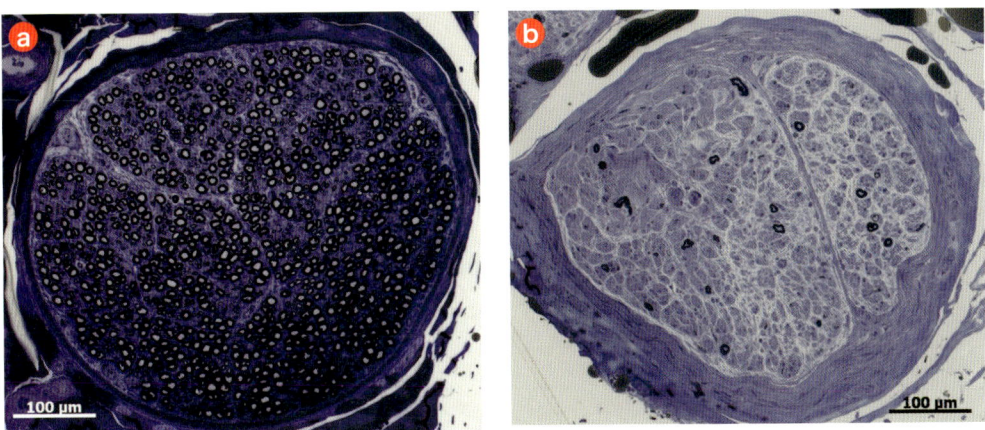

図12 正常コントロール（ⓐ）とアミロイドニューロパチー症例（ⓑ）の腓腹神経生検所見（epon 樹脂包埋トルイジンブルー染色）

アミロイドニューロパチーの症例では，正常コントロールと比較して有髄線維密度が高度に減少している（358ページ図5参照）

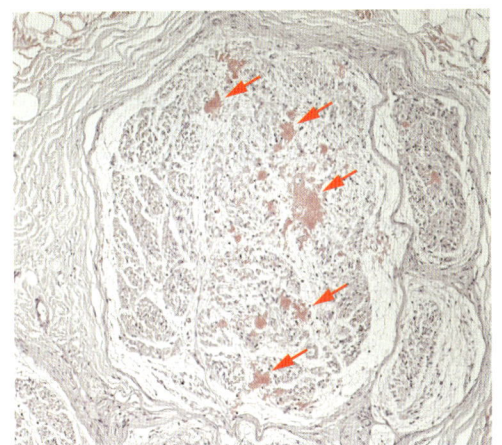

図13 アミロイドニューロパチー症例の腓腹神経所見（パラフィン包埋 congo-reds 染色）

神経束内に赤色に染色されるアミロイド（⬅）を認める（358ページ図6参照）

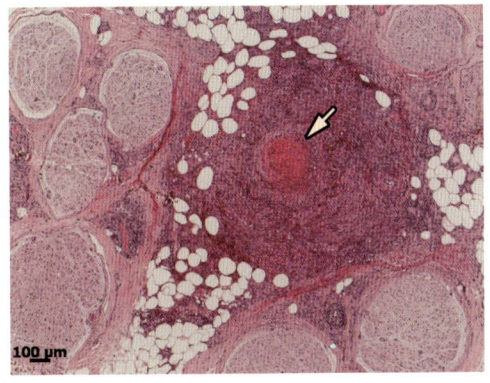

図14 血管炎症例の腓腹神経所見（パラフィン包埋 HE 染色）

神経上膜の血管壁周囲に小型炎症細胞の浸潤像を認め，血管腔内にフィブリノイド壊死（⬅）を認める．血管炎と病理学的に確定診断される（358ページ図7参照）

執筆者一覧

■ 編　集

大生定義	立教学院診療所・聖路加国際病院一般内科

■ 執　筆 （掲載順）

大生定義	立教学院診療所・聖路加国際病院一般内科	田代　淳	国立病院機構北海道医療センター神経内科
根来　清	ねごろ神経内科クリニック	菊地誠志	国立病院機構北海道医療センター神経内科
目崎高広	榊原白鳳病院神経内科		
長谷川修	横浜市立大学附属市民総合医療センター総合診療科	長谷川一子	国立病院機構相模原病院神経内科
片多史明	亀田総合病院神経内科	廣瀬源二郎	浅ノ川総合病院脳神経センター
高橋伸佳	千葉県立保健医療大学リハビリテーション学科	齋藤豊和	興生会相模台病院神経内科
		門間一成	国立病院機構東埼玉病院神経内科
荻野　裕	国立病院機構箱根病院 神経筋・難病医療センター神経内科	川井　充	国立病院機構東埼玉病院神経内科
		竹島多賀夫	医療法人寿会富永病院神経内科・頭痛センター
東原真奈	防衛医科大学校内科3神経内科		
園生雅弘	帝京大学医学部神経内科	三浦義治	がん・感染症センター都立駒込病院脳神経内科
三澤園子	千葉大学大学院医学研究院神経内科学		
奈良典子	横浜市立大学附属市民総合医療センター総合診療科	岸田修二	柏水会初石病院神経内科
		水澤英洋	東京医科歯科大学大学院医歯学総合研究科脳神経病態学（神経内科学）
大垣光太郎	順天堂大学医学部附属順天堂医院脳神経内科	鈴木康之	岐阜大学医学教育開発研究センター
大熊泰之	順天堂大学医学部附属静岡病院脳神経内科	野川　茂	東京歯科大学市川総合病院 内科・脳卒中センター
飯嶋　睦	東京女子医科大学神経内科	米川　智	九州大学医学部神経内科
野村　悠	聖マリアンナ医科大学横浜市西部病院救命救急センター	吉良潤一	九州大学医学部神経内科
箕輪良行	聖マリアンナ医科大学救急医学	山野嘉久	聖マリアンナ医科大学難病治療研究センター病因・病態解析部門
梁　成勲	国際医療福祉大学熱海病院神経内科／脳卒中・神経センター	後藤雄一	国立精神・神経医療研究センター神経研究所疾病研究第2部
永山正雄	国際医療福祉大学熱海病院神経内科／脳卒中・神経センター	村形　敦	聖路加国際病院脳神経外科
林竜一郎	横浜市立市民病院神経内科	前田明子	虎の門病院神経内科
樋山光教	国立病院機構東京医療センター精神科	上坂義和	虎の門病院神経内科
田島康敬	市立札幌病院 脳神経センター神経内科	林　祐一	岐阜大学大学院医学系研究科神経内科・老年学分野
山口滋紀	横浜市立市民病院神経内科	犬塚　貴	岐阜大学大学院医学系研究科神経内科・老年学分野
安藤哲朗	安城更生病院 神経内科		
浦上克哉	鳥取大学医学部保健学科生体制御学	宮嶋裕明	浜松医科大学内科学第一講座
木村哲也	聖路加国際病院神経内科	亀井徹正	茅ヶ崎徳洲会総合病院神経内科
山田人志	横浜神経内科・内科クリニック	飯野光治	聖テレジア病院神経内科
成田有吾	三重大学医学部看護学科基礎看護学	國本雅也	くにもとライフサポートクリニック
佐橋　功	愛知医科大学メディカルクリニック	吉田邦広	信州大学医学部神経難病学講座分子遺伝学部門
新野正明	国立病院機構北海道医療センター臨床研究部		

第1章

総論・診断の道筋と診療のための
ミニマムエッセンス

第1章　総論・診断の道筋と診療のためのミニマムエッセンス

1　診断の流れの大枠

大生定義

症例：ある日の外来を，2，3日前から増強する頭痛があり，今日から吐き気が出てきたという男性が訪ねてきた．簡単な診察では大きな異常はないようだった．

1 主訴は何か

　診断の主な流れをRiegelmanは表1のようにまとめている[1]．主訴は患者が最も困っている症状についての訴えであり，訴えやすいことが言葉になりやすい．手足が動かないというようないわば運動症状や痛みなどは主訴になりやすいが，筋固縮あるいは失行を「脱力」と訴えたりする患者もいる．患者のなかには感覚麻痺ではなく，運動麻痺・筋力低下を「しびれ」と表現するものもある．単に「めまい」も十分確認しないと医師と患者の理解の解離が起こる．言葉の相互理解は本当に難しい．また，神経内科に限ったことではないが，**最重要なのは患者自身がなぜ受診したかということをしっかり把握しておくこと**である．患者のニーズは何かということである．問題の原因が何か，それは病気なのか．患者は病名をつけて欲しいのか？　症状をとりたいのか？　それとも病気でないことを保証してほしいのか？　などもしっかり把握することが重要である．

　異常のないことを確認したいというときには，検査をして異常のないことをわかってもらうという方法もよくとられる．しかし，心気性の強い患者などでは，なお納得が得られず，さらに検査を求め続けるという深みにはまることもよく知られている．検査の意味や限界などの適切な説明とともに，症状は検査で示すことのできないもの（例えば心因性や機能的障害など）の存在への気づきの促進も重要である．さらに医師は，直ちに判断をすべきか，様子をみる方が得策かなども1回目の出会いで決めなくてはならない．

　前置きが長くなった．外来に来た男性の主訴はいつもと違う頭痛である．医師にはくも膜下出血や脳腫瘍など，見逃してはいけない疾患がすぐ念頭に浮かぶ（具体的にはp.30 第2章1参照）．患者には以前にも似たようなことがあり，この患者はただ痛みを何とかしてほしいので受診に至ったという．しかし，少し引っかかる．患者の訴えをさらに促してみる．状況次第で大きく対処が異なってくる．

2 初期仮説の設定と鑑別・代替案

　患者の訴えの様子，随伴症状，背景因子などから経験のある医師は数個の疾患を自然に想起するという．その方法としては，表2のように病態的軸や解剖学的軸，症候をきたす疾患を徹底的にリストアップしてみるような比較的分析的・論理的な手法と，近道思考，パターン認識などのいわば非分析的・認知的手法などがある．

表1 ● 診断の流れ：SHADE

Symptom	主訴は何か：十分な情報収集
Hunch	初期仮説の設定
Alternatives	鑑別・代替案
Disease	疾患の決定：確率と検査特性
Explanation	症状と疾患の関連づけ

文献1より引用

表2 ● 主な仮説設定・生成の方法（筆者作成）

比較的分析的・論理的な方法
病態的軸から
解剖学的軸から
徹底的リストアップ
分岐法

非分析的・認知的な方法
近道思考
パターン認識
問題表象

問題表象というのは，患者の背景や症状を適切な言葉（少し抽象的にした医学的用語：semantic qualifier, SQ．例えば「72歳男性」を「高齢男性」へ，「昨夜から」を「急性」に，「去年もあった」を「再発性」，「膝だけ」を「単，大関節」など）に読み替えていって，**やや大づかみにして，全体のイメージをつくり，考えやすい一連の疾患のグループを浮かべていく過程である**．さらに，診療場面やその場面における役割や期待を吟味しながら，併せて検討していくことが妥当と考えられる疾患をリストアップする（鑑別・代替案）．3C：Commonな疾患（頻度の多い疾患），Criticalな疾患（対処に急を要する疾患），Curableな疾患（見逃してはいけない有効な治療のある疾患）などがそれにあたる．

このリストアップを適切に行うためには，手持ちのカードを多くするために疾患を学ぶことと，筋道の立った推論を身につける必要がある．本書の第2章以降で症状，さらに第3章以降で疾患ごとの記載が続く．読み進めば，症状や疾患についての手持ちのカードが増えていくことになる．そして，他の分野でも共通するものもあるが，特に神経学あるいは神経内科で特徴的な推論・推理のしかたも自ずと身についていくことになる．

3 疾患の決定

疾患の診断において，一般に①commonな疾患の典型的な経過，②rareな疾患の典型的な経過，③commonな疾患の非典型的な経過，④rareな疾患の非典型的な経過の順番で診断が難しい．④は通常の場面での診断は困難であるのが通常なのだと思うが，臨床医が比較的遭遇するなかでは，③commonな疾患の非典型的な経過を診断できるかが，重要なのだと思う．

診断決定の時期になって肝に銘じておかねばならない原則に1，まずは一元論をとり，併存疾患の多い高齢者，HIVなど基礎疾患によっては多元論を考慮する，2，蹄の音を聞いたら，シマウマより馬を考える，の2つをあげたい．とにかく，**頻度の高い疾患を優先し，症状など現れているものをできるだけ関連のあるものだと考えていくことが基本である**．

いったん疾患が候補にあがってくれば，疾患決定には，確率論の重要性が増す．候補となった疾患の当初の確率が決まれば，診察や再質問，検査などで効果的なもの（確率論では陽性尤度比が高い，あるいは陰性尤度比は低い）を使って，確率が上がり暫定診断となるか，確率が下がり除外となるかの決定になる．感度の高い検査が陰性のときは診断除外がしやすくなり，特異度の高い検査が陽性であれば，疾患の可能性が高くなるなど，ここは比較的理詰

めの臨床推論となる．

　しかし，一律に確率の高低だけで判断されるわけではない．疾患の３Ｃ（前述）や最悪シナリオの回避，有効な治療法の存在，検査の侵襲度や，治療の費用，副作用の危険性・頻度などにより，疾患ごとにどのくらいの確率になるまで検査を進めるか，どの時点で治療を開始するか（検査閾値，治療閾値）などを考慮しつつ，**複数の疾患について同時並行的に医師は頭のなかで考えを進め，行動すべきことを判断している**．

4 疾患の決定と関連づけ

　疾患が決まれば，患者の訴える症状や検査結果も頷け，矛盾がないことを確かめることになる．実はこの過程は，仮説の想起や疾患の決定の段階でもすでに行ったり来たり走っているのである．仮説演繹法という推論法がそれである．もしその疾患ならきっとこのような症状や所見があるはずとか，新たに検査をすればそれに矛盾しない結果になるはずということをみていく．そして矛盾がないようなら仮説は正しいとする考え方である．例えば，脱毛が目立つ，「ぼけてきた」といわれる70歳女性が寒さにかなり弱くなり，むくみが出て受診という場合，甲状腺機能低下症ではないかと仮説をつくったときに，診察で腱反射の遅延や血液検査で甲状腺刺激ホルモンの高値や甲状腺ホルモンの低下があれば，演繹的検証が進んだということになる．医師は，特定の検査の実施前に，質問や診察という手段で，考えなくてはならない，すでに多くのいろいろな複数の疾患についてこの仮説演繹の作業をくり返し，吟味を済ませているともいえる．

　増悪する状況・因子や軽快する要因などを聞いていくのもそんな作業になることもある．例えば，頭痛患者の体位や行動の様子である．低髄液圧症候群や慢性硬膜下血腫では起立時や坐位で増強するので臥位になりたがる．群発頭痛の患者は痛みのときはじっとしていられず，動き回り，激しいときはのたうち回るが，片頭痛患者は，じっとしてなるべく頭を動かさない．脳圧亢進症状や髄膜炎症状があるときは，なるべく頭を動かさないようにするし，比較的坐位や立位を好む．などのことも知られている．

　はじめの症例に戻ってみよう．患者に第２章にある重要な質問「今まで経験したことがない急に起こった頭痛か？　いつもと様子の異なる頭痛か？」をしてみたところ，そうだと答えた（雷鳴頭痛？→くも膜下出血の確率が高くなった．**表３**あるいはp.31**表**参照）ので，そういえばと項部硬直を改めて調べたところ，少し抵抗があるようだ．くも膜下出血は確率が低くても，見逃すとたいへんな疾患（critical）で，最悪の場合，再出血をすぐ起こし，急変す

表３● 頭痛に関しての尤度比（LR）の例

・悪性腫瘍の病歴（脳腫瘍へLR　2.02）
・雷鳴頭痛（くも膜下出血へLR　1.9）
・複視（側頭動脈炎へLR　3.4）
・数週から数カ月の進行性頭痛（脳腫瘍へLR　12）

文献２より引用

る可能性もある．患者は薬が欲しいといって来院してきたが，これは是非とも画像検査を受けてもらうように話すべきだという方針になる．

文献

1）「すぐれた臨床決断の技法 −医療過誤最少化に向けて−」（Richard, K., Riegelman 著，福井次矢 訳），メディカルサイエンスインターナショナル，1999
2）「聞く技術　答えは患者の中にある（上）（下）2 巻」（Jr. Lawrence M. Tierney, Mark C. Henderson 編，山内豊明 訳），日経BP出版センター，2006
3）宮田靖志：診断エラーをしないための思考法．ジェネラリストの診断力（宮田靖志，濱口杉大 編），p.16，羊土社，2011
4）「神経内科診療スキルアップ」（大生定義 著），シービーアール，2006
5）「The 臨床推論−研修医よ，診断のプロをめざそう！」（大西弘高 編），南山堂，2012

第1章 総論・診断の道筋と診療のためのミニマムエッセンス

2 神経内科診療の特徴

大生定義

前項では一般的な道筋を述べてきた．本稿では神経内科に少し特徴的といえそうなことを述べてみたい．

■1 3つの診断の切り口（解剖学的，病因的，機能的）

1）局所診断が病歴と簡単な診察で可能

病歴と診察に加え，MRI/CTなどの画像診断の進歩により，脳や脊髄などの形態的な異常（緊急に外科的な処置などを必要とするような）を容易に証明でき，症候・機能と解剖・形態との関連づけの議論が簡単にできるようになった．画像でははっきりとは証明されない症候の意義を判断していくのが，重要点ではあるし，神経系に本当に異常があるのかというのが一番難しい判断ではある．しかし，神経系の異常があるとすれば，種々の神経症状の組合わせにより，形態学的にはっきり見えなくとも，解剖学的局所診断が可能なことが一番の特徴といえる．

神経疾患を疑ったときは，**運動や感覚を伝える神経経路や神経核のマップを参考にして，感覚障害や運動障害のパターンによって大体の病巣の推定が可能である**．さらに，狭い箇所を一緒に走っている神経走行の組合わせ（例えば，上眼窩裂症候群：Ⅲ，Ⅳ，V1，Ⅵ神経が一緒に障害）で障害部位の推定をする場合もある（臨床的に有用だとされ，比較的頻度が高く，重要なものが○○症候群とされている）．顔面神経麻痺（Bell麻痺：p.224 第3章17も参照）でも随伴する症状があれば，神経走行のどの部分での障害かがわかるし（図1），視野欠損のパターンで視覚系の罹患部位も推定できる（図2）．また，血管系のパターンから，症状と責任血管の関連が推定できることも多い．（図3，4）神経内科は，大変理論的な部分も

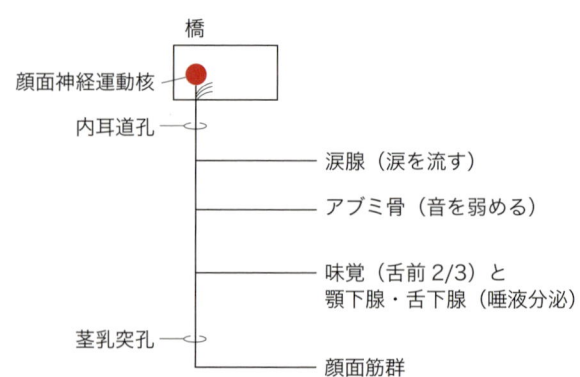

図1 ● 顔面神経の走行経路
文献1より引用

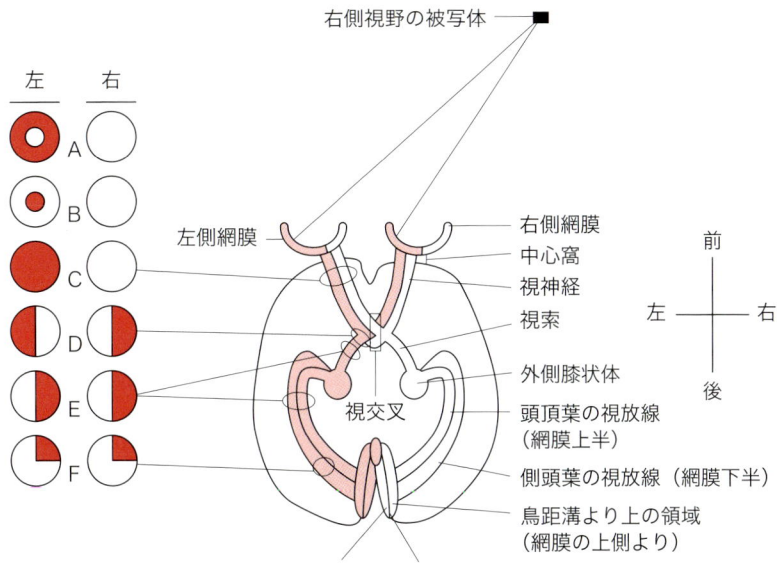

図2 ● 脳を上からみた視覚伝導路(模式図)
A〜Fは視覚欠損を示し，それに対応する脳障害部位を右に示す．
円は左眼と右眼が見える領域(視野)を示し，赤は視野欠損部位
A．左眼の視野狭窄（例：末期の緑内障）視野狭窄が両側性のときは，ヒステリーのことがある
B．中心暗点（例：多発性硬化症による視神経炎）
C．左全盲　D．両耳側半盲（例：下垂体腫瘍）
E．右同名半盲（例：脳卒中）　F．右上四分の一半盲
文献1より引用

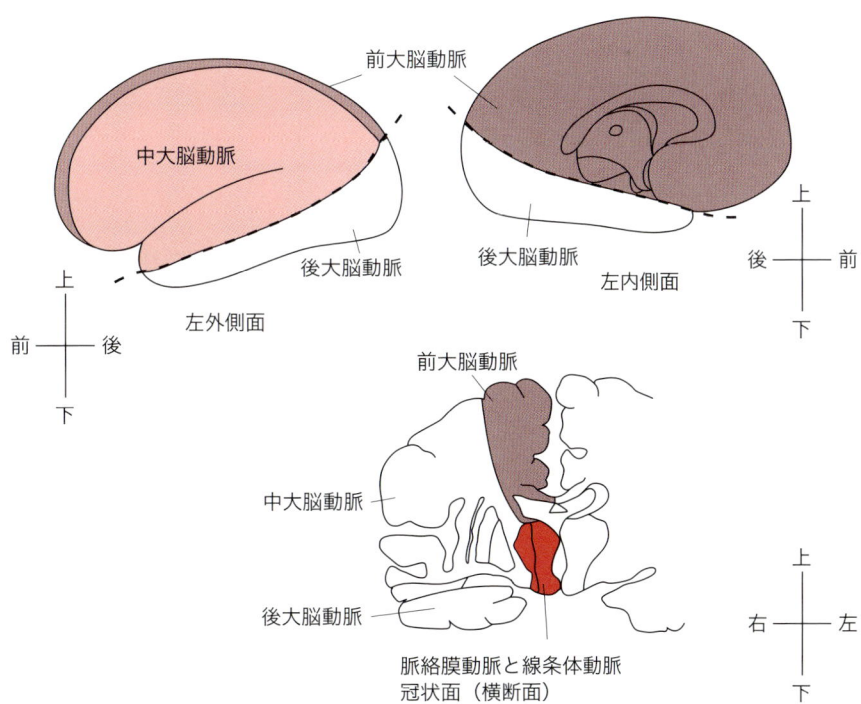

図3 ● 脳の血液循環
文献1をもとに作成

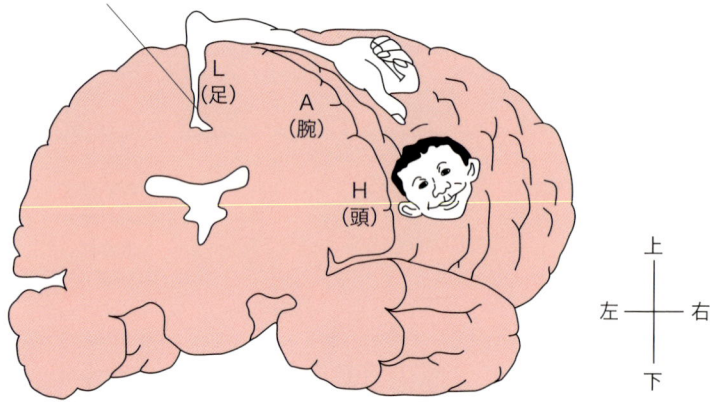

図4 ● 脳の神経支配領域に対応した身体部位
文献2をもとに作成

あり，例えば，筋力低下があった際，罹患分布パターン（顔面を含むか，片麻痺，対麻痺か），感覚障害の随伴があるか，痙性や筋萎縮があるか，Babinski徴候があるか，さらに疲労現象や増強現象があるかなどで，筋・神経筋接合部・末梢神経・脊髄・脳幹・大脳などレベル診断を行うことができる（脊椎脊髄疾患の高位診断についてはp.136 第3章3 にわかりやすいアルゴリズムがある）．

2）経過で病因をある程度推定が可能

これは他科でも共通であろうが，発症様式で図5のように大づかみにできる．これに随伴の神経系以外の症状（発熱，皮疹……）や薬物服用，職業歴，遺伝歴などを組合わせて診断を絞っていくこともできる．

3）機能的な診断の面も

他の分野にも共通するが，診断はどこに病変があり，何が原因かだけでは不十分で，どれくらい支障があるか，どれくらい重症かについても診断しなくてはならない．

例えばParkinson病のHoehn-Yahr重症度分類（p.169 第3章8 参照）のような診断も治療や患者のQOL・ADLを考えるうえで重要である．また，徒手筋力テスト（munual muscle test：MMT，表）などの症状を数値化するスケールも活用すべきである．もちろんスケールは数値化されると独り歩きすることもあり，注意して使用すべきで，MMTは近位筋や筋・神経疾患には適切だが，分離運動が十分評価できない状態の中枢性の麻痺には適さないときもある．

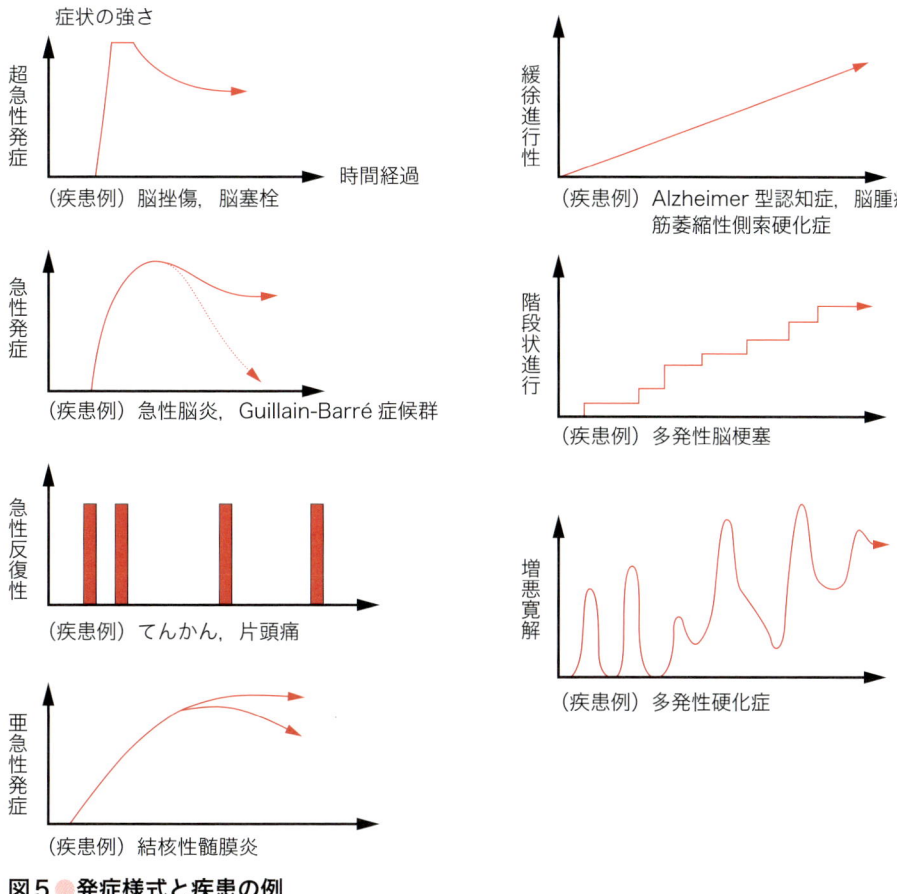

図5 ● 発症様式と疾患の例
文献1より引用

表 ● 徒手筋力検査の段階づけ

数値的	言語的	所見
5	normal（N）	強い抵抗を加えても完全に動かせる
4	good（G）	かなりの抵抗を加えても，なお完全に動かせる
3	fair（F）	抵抗を加えなければ，重力にうちかって完全に動かせる
2	poor（P）	重力を除けば完全に動かせる
1	trace（T）	関節は動かない．筋の収縮のみが認められる
0	zero（Z）	筋の収縮が全くみられない

2 神経疾患診療の緩急の妙

1）確定診断を急ぐもの・じっくり進めるもの

　神経系は障害を受けるとなかなか元に戻らない．また，後遺症が重篤になりやすいことがよくある．さらに診断がついても根本治療があるものとないものがはっきりしていて，診断追求の厳密さにおいての差異があるように思う．診断を直ちに確定し，治療開始しなくてはならない疾患（例えば，疑えばCTやMRIで異常がなくても髄液検査まで行う，いわば「とことん除外診断」していく．くも膜下出血などの治療可能な疾患をすべて狙い打ちにする「なんでも治療」の病因判明前の髄膜炎・脳炎など）がある一方，大づかみに症候群としてとらえ，時間軸にそって診断を洗練化していく疾患（例えばParkinson病や種々のパーキンソニズム）もある．いわば容疑者を泳がして，時間軸のなかで症候の発現の順序（例えば，振戦・固縮・無動の左右差・程度・進行のスピード，パーキンソン病治療薬の反応，認知症の有無など運動症状以外の精神症状や自律神経症状）や画像の変化などを考慮し，真犯人を突き止める．そうして，診断を深化・特異化しながら（パーキンソニズムから進行性核上性麻痺，線条体黒質変性症というふうに），対症療法も行いつつ，いつ多くの資源を投入するかも考えながらみていくこともある．

　また，確定診断は保留としながら，徹底的検討してはじめて診断を下すものもある．原因不明の筋力低下や運動障害の際，一次運動ニューロンと二次運動ニューロンが多発性に障害されていれば，運動ニューロン疾患（筋萎縮性側索硬化症，ALS）の診断の可能性は常に考えているが，特に初期はあらゆる疾患の可能性を徹底的に検討してからの診断になる．診断基準に他の疾患が除外できるという項目がある症候群は神経疾患にも多く（p.184 第3章11も参照），この「徹底的検討」もよく使われる．

2）あえて時間をおくことも重要

　経験的であるが，すぐに診断をつけない方がよい場合もあることも覚えておくべきである．器質的な疾患が見つからないときや，医師も患者も今ひとつしっくりこない，診断がはっきりしないときに，一番のよい「検査・治療」はただ再診予約を渡すことである．症状の変化に注意して，またストレスの関与にも気をつけてと言葉を添えて予約を渡す．再診のときに，患者は「症状が消えました．心配事があったんです」と答えを持ってきてくれることもある．もちろん，症状がはっきりしてきて，しびれの原因がParkinson病の筋固縮であったということもある．

　後で診た医師は常に名医であるという言葉もあるが，経過を追うことができ，それも患者と共感しながらやっていくことができるなら，それは，本当に大変貴重な経験である．許されるならばだが，時間は有効な検査であり，治療にもなる．

文献
1）「楽しく読めて，すぐわかる臨床神経解剖（原著第3版）」(Stephen Goldberg 著，岡元和文 訳)，総合医学社，2006
2）Carpenter, M., B. : Human Neuroanatomy. The Williams and wilkins Compay, Baltimore, maryland, 1977

3)「すぐれた臨床決断の技法 －医療過誤最少化に向けて－」(Richard, K., Riegelman 著，福井次矢 訳)，メディカルサイエンスインターナショナル，1999
4)宮田靖志：診断エラーをしないための思考法．ジェネラリストの診断力 (宮田靖志，濱口杉大 編)，p.16，羊土社，2011
5)「神経内科診療スキルアップ」(大生定義 著)，シービーアール，2006
6)「The 臨床推論－研修医よ，診断のプロをめざそう！」(大西弘高 編)，南山堂，2012
7)「聞く技術　答えは患者の中にある（上）（下）2 巻」(Jr. Lawrence M. Tierney, Mark C. Henderson 編，山内豊明 訳)，日経BP 出版センター，2006

❖ 緩和ケア　　Column

　WHO（http://www.hpcj.org/what/definition.html，参照）によると，緩和ケアとは，「生命を脅かす疾患による問題に直面している患者とその家族に対して，痛みやその他の身体的問題，心理社会的問題，スピリチュアルな問題を早期に発見し，的確なアセスメントと対処（治療・処置）を行うことによって，苦しみを予防し，和らげることで，クオリティ・オブ・ライフを改善するアプローチである」とされている．つまり，痛みやその他の苦痛な症状から解放し，生命を尊重し，死を自然の過程と認め，死を早めたり，引き延ばしたりしないで，患者のためにケアの心理的，霊的側面を統合しながら，死を迎えるまで患者が人生を積極的に生きてゆけるように支えるものとされている．このケアは，癌や難病の患者に主に適用されるように思われているが，どんな患者もどんな病期でも大切なものと思われる．積極的な治癒を目指す治療の反対側にある治療ではなく，すべての疾患に，程度の差こそあれあるべき考え方と筆者は考える．

〈大生定義〉

第1章 総論・診断の道筋と診療のためのミニマムエッセンス

3 神経学的診察法の概要

大生定義

1 診察の際に確認すべきポイント

　神経学的異常の有無の判断については，初学者にはなかなか自信は持てないであろうが，**意識や反応が正常であれば，神経症状の有無は患者に聞くのが一番正確と筆者は思っている**（p.18 第1章2，図5参照）．診察所見の有無についての研究はあるが，医師によっての所見判定の一致率は必ずしも高いとはいえない．自覚症状が特に有用なのは急性経過の際であろう（慢性的な異常は患者の代償機構が働いて，客観的に所見があるのに訴えないこともある）．とにかく，ものが二重に見えないか，飲み込みにくくないか，呂律の回りが悪くないか，しびれ・めまいはないか，歩行はよいか，手足が使いにくくないか，これらが大切なスクリーニングである．あるという返事なら，さらに確認をしていくように進める．「全くない」と患者が言えば，一応なしといえるくらい信頼できると経験的に感じている．

　神経診察も，順序正しく系統的に行う場合と意識障害などのように緊急を要する場合では対応を変える必要がある．一般外来，専門外来，救急外来など診療の場によっても，あるいは時間的な余裕によっても，臨機応変に行うことが実地の医師には求められている（**表**）．

　神経内科分野では，診察所見が基本的な基準となる場合や，特徴的な所見を導出することが診断へ重大な根拠になることもかなりあり，少なくとも代表的とされる所見がとれるように努めなくてはならない．系統的，総括的診察法は，多くのテキストがあるので，ここではこの主だった所見という点で，特に大切と思うことを箇条書き的に述べてみる．

1）意識レベル

　急性の意識障害については，第2章の意識障害（p.87 **第2章13**参照）にあるJCSやGCSが定量的で役立つ．しかし，慢性的な意識障害では開眼していることも多く，これらでは不

表 ● 簡易神経学的診察項目

①歩行の観察，指鼻試験などで麻痺・失調のスクリーニング
②手掌書字試験で感覚のスクリーニング 　＊目を閉じた状態で被験者の手のひらに検者が数字などをなぞり，それを当てさせる．感覚の入力，統合などが保たれていないと正解できない
③深部反射・Babinski反射の左右差
④眼球運動と瞳孔
⑤頚部硬直の有無 　＊頚部硬直は，頭痛発症後まもなくであればはっきりしないことが多いので，あまりあてにしない方が無難．2〜3時間後であれば，頚を動かしても痛みがないときは頚部硬直はなしとしてよい
⑥筋肉の緊張の程度

十分である．音や光に反応するか，動いているものを追視するか，睡眠や覚醒のリズムがあるかなどの記載が大切である．軽度の意識障害やせん妄（p.109 第2章16参照）などの場合は普段とは違う受け答えであるなど，前の状況を知っている周囲からの情報も重要である．

2) 神経心理学的診察

失語・構音障害（p.50 第2章5参照），失行・失調（p.63 第2章8参照），記憶障害（p.105 第2章15参照）についてはそのコツが各項に述べられている．異常があった際には時間をかけるが，患者本人や家族から指摘がなければ，診察の理解度や協力度，反応の状態で判断され，スキップされることが非専門医の場合には通常である．スクリーニングや経過観察の簡便法としては認知症の簡単なスケール（p.144 第3章4参照，HDS-R，MMSEなど）の活用も勧められる．

3) 脳神経

Ⅲから下の脳神経は，簡単には①眼の動き（p.39 第2章3），②瞳孔（光の当て方・周囲の明るさに注意：Horner徴候など縮瞳を見るなら暗いところ，散瞳を確かめるなら明いところが良い），③顔面の左右差（動きと感覚：筆者は爪楊枝を使って頬や額の痛覚を調べている），④カーテン徴候（p.45 第2章4参照）の有無など口腔や喉の動き，舌の動きはみることにしている．

4) 腱反射や病的反射（Babinski反射）

亢進や低下については一応の目安があるが，患側と健側があるのであれば，左右差が最重要であり，Babinski反射の場合もそうである．

腱反射は一般内科では糖尿病のフォローでも行うことがあるが，同じ患者を時系列でみていき，低下していくのをみれば神経障害の重要な証拠になる．ちなみに，重症筋無力症では腱反射は保たれ，筋無力症の一型のLambert-Eaton症候群では低下する．

5) 感覚系

しびれについてはp.67 第2章9で鑑別などが述べられるが，ここでは用語について少し追加する．

自覚的な感覚障害には一応2つに分けられ，わが国では①dysesthesia（異常感覚）は何もしなくても異常な感覚，②paresthesia（錯感覚）は刺激を与えられると本来とは違う感覚を指すとされる．

経験的なコツを少し追加する．①強い深部知覚障害はポリニューロパチーではありうるが，多発性単神経障害では起こらない．②境界明瞭のときも多発性単神経障害の方をまず疑う．神経根症状は，p.136 第3章3に示されているような代表的な対応を知っておくとよいが，記憶に頼らず，図譜と参照しながらで十分である．

6) 運動系

歩行（p.77 第2章11参照）の観察は大変重要である．患者が診察室に入ってくる様子で大まかにつかめることも多い．末梢性の麻痺の定量化には前述の徒手筋力テストがよいが，

特に中枢性のわずかな麻痺の検出には工夫がいるかもしれない．p.158 **第3章6** に Barré 試験，Mingazzini 試験が紹介されているが，ここでは**図**を示す．参考にしてほしい．

さらに麻痺や筋力の評価は時間の要素も加えるともっとわかることもある．例えば，Parkinson 病患者では，ゆっくり力が出て full power になるのに時間がかかることもある．重症筋無力症などでは，追視（指を左右に動かすのを追ってもらう）を何回となくくり返すと，複視や眼瞼下垂を導出したり，100回グリップの前後で握力の変化をみることもある．

腱反射の際の Jendrassik 誘発法のように神経内科では反応を出しやすくする方法がある．筋固縮の初期の検出には Froment の固化徴候がある．筆者は変法を使っている．坐位で調べようとする方の手関節の緊張をみながら，患者に反対側の手を回内・回外運動や手の開閉をしてもらい緊張が増すかどうかみる．

7）不随意運動と失調

不随意運動は p.203 **第3章14** の特に**表1** あるいは p.322 **第5章5**，特に振戦は p.54 **第2章6** を参照していただきたいが，これも**状況によってはっきりするときとそうでないときがある**．診察時に relax させた方がみえるものと，緊張させた方がわかりやすいものがある．振戦も緊張する方が出やすい．暗算負荷（100 から 7 を続けて引き算させる）などの手もある．不随意運動ではないが，すくみ足も診察室ではかえって出ないこともある．

失調については，筆者が以前教えてもらった方法を披露する．検者の手のひらを患者の足で叩かせる方法で，患者に横になってもらい，足を上げ，かかとに検者の手のひらをもってきて，ポンポンとたたいてみて下さいと命じる．失調があると，たたく場所，たたくリズム，かかる力のばらつきが多いことに気づく．指鼻試験の他に，患者自身に人差し指を耳たぶにつけてと命じる指耳試験も有用で，坐位や立位よりも，臥位の方が異常を検出しやすい．

8）髄膜刺激症状

p.164 **第3章7** でも述べているが，なかなか確実な有無判定は難しいというのが実情である．感度も特異度も十分ではないが，**特異度が高い検査が陽性のときは重視して刺激症状ありとすべきで，所見がないときは診察だけではなしとは判断しない方がよい**であろう．

2 診察室でのその他の留意点

1）鑑別診断には，必ず医原性（薬剤性を含む）と心因性を入れておくこと

どんな症状・病因にもこの2つは鑑別に入れておくべきといつも心がけている．

2）診断基準はその趣旨を考えて参考とすること

診断を広くとるための基準と，他の疾患をできるだけ入れないようにする基準（治療のための研究的な目的で，確実例のみを入れるための基準）がある．患者は，診断時にたまたま症状がそろっていない，非定型な状態であるかもしれない．

3）診察室は患者にとって別世界かもしれない

診察や調査時と実生活の違いは，介護保険判定などの際に家族からクレームがあり，思い

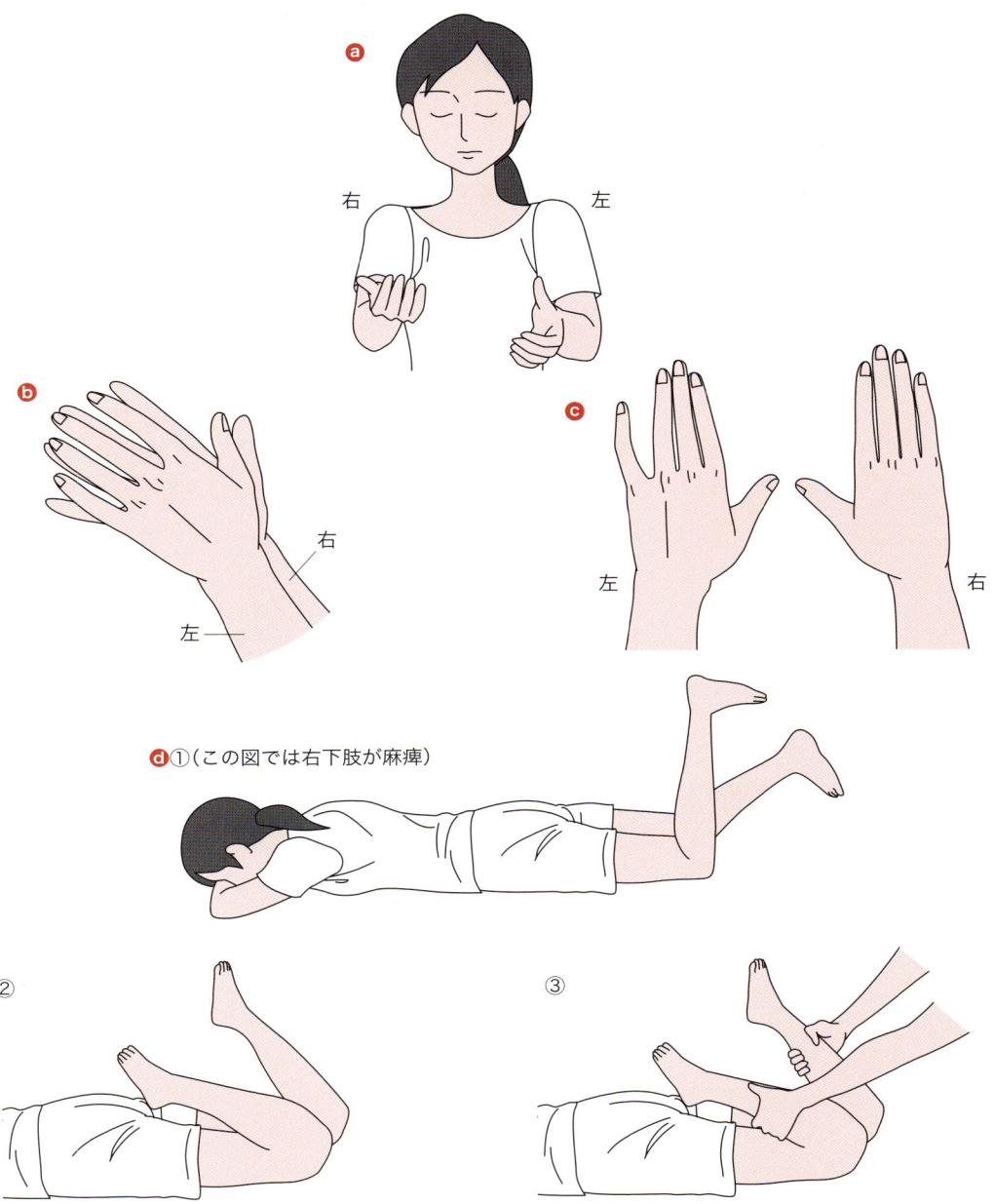

図 ● 上肢（ⓐ～ⓒ）と下肢（ⓓ）のBarré試験などわずかな麻痺の検出法
ⓐ 上肢のBarré試験．閉眼して，上肢を回外位で伸展させ，手掌面を上に向けると，錐体路障害のある側が落下，内転する．ⓑ 手のBarré試験．両手をくっつかない程度に対立させ，手指を力一杯開かせると，患側は健側ほど開かない．ⓒ 第5指徴候．第1～5指の内転並合を行わせると，錐体路障害のある患者は第5指の内転が不十分で第4指と第5指の間が開く．すべて左上肢が患側
ⓓ 下肢のBarré試験（この図では右下肢が麻痺）①第1相．腹臥位で，膝関節を直角に保つ肢位をとらせると患側の下肢が落下する．②第1相で差がはっきりしないとき第2相を行う．腹臥位で下腿を大腿につけさせると，患側は健常側ほど臀部につかない．③第2相ではっきりしないとき第3相を行う．第2相の動きをさせ，かかとを臀部につけさせるのを検者の手で抵抗を加えて，阻止しようとすると患側の力が弱いことを感じる．この場合，麻痺しているのは患者の右下肢で臀部につけようとする力が弱い
文献1をもとに作成

知らされることがある．診察室のパフォーマンスがいつもできているとは限らない．特に，脳に損傷が加わっているときは，症状が変動することがよくあり，また疲れると，同じ反応しかしなくなる保続もみられることがある．逆もある．老年患者の歩行の異常も診療室の中を歩いてもらうだけではわからない．すくみ足や突進歩行はいつも出るとは限らないし，間欠性跛行はしばらく歩かないと出ない．Parkinson病では，症状のON/OFFがさらに著明である．動けないといって救急外来に搬送されてきて，少し落ち着けばすたすた歩けるようになることもよく経験する．

4）まずは，患者のいうことはいつも正しいという原則を持つ

　発作性動作誘発性ジスキネジアや発作性動作誘発性舞踏アテトーシスという病気をご存じだろうか？ 筆者は神経内科専門医をすでに取得していた，卒後10年頃まで，この疾患の存在を知らなかった．運動開始で誘発される，筋の不随意運動で少量の抗痙攣薬で改善するという病歴は，家族にも同病があるという話を聞いただけで，その疾患を知っていればそれだけで，ほぼ診断がつく．しかし，知らないと思いつかない．そして，誤った診断でも薬があえば改善する．

　知らない，自分の知識で説明がつかない，そんな疾患について，医師はどうしても心因性ではないかと考えがちになる．患者とともに一緒に病気を振り返ってみるという姿勢・何とか一緒に考えるという共感がなにより重要なのだと思う．

　以上を総論にして，各論でさらに**プロフェッショナルとしての技術・知識の卓越性，患者の洞察と共感の人間性**を磨いていただきたいと考える．もちろん，**診療の場面での社会とのつながりのなかで社会性**も磨いていただきたいと切に希望する．

文献
1）「神経内科診療スキルアップ」（大生定義 著），シービーアール，2006
2）「すぐれた臨床決断の技法 −医療過誤最少化に向けて−」（Richard, K., Riegelman 著，福井次矢 訳），メディカルサイエンスインターナショナル，1999
3）宮田靖志：診断エラーをしないための思考法．ジェネラリストの診断力（宮田靖志，濱口杉大 編），p.16，羊土社，2011
4）「The 臨床推論−研修医よ，診断のプロをめざそう！」（大西弘高 編），南山堂，2012
5）「聞く技術　答えは患者の中にある（上）（下）2巻」（Jr. Lawrence M. Tierney, Mark C. Henderson 編，山内豊明 訳），日経BP出版センター，2006
6）大生定義：プロフェッショナル：教育・研究・実地医療でその求められる科学性・人間性・社会性．日内会誌，99（1），183-187，2010

第2章

よくある主訴・症状への対応

第2章 よくある主訴・症状への対応

1 頭が痛い（頭痛）
一次性頭痛か，二次性頭痛か

根来　清

> **症例**
>
> **症例1：52歳男性．高血圧加療中**
> もともと頭痛持ちで月に1～2度市販鎮痛薬を内服していた．3日前の朝出勤時の電車内で突然の頭痛と血の気が引くような地面に引き込まれるような感覚におそわれた．意識消失はなかったが冷汗と気分不良・吐き気があり途中下車して駅のベンチで嘔吐した．しばらく休憩したら気分が少し良くなったので帰宅してかかりつけ医を受診した．頭痛の持続を訴えたが特に異常は指摘されず鎮痛薬を処方され帰宅した．普段の頭痛と異なる頭痛が持続するため独歩来院した．
>
> **症例2：28歳女性．中学生頃から頭痛をくり返していた**
> 就職後から頭痛の回数が増え市販鎮痛薬の内服回数が増えた．最近残業が多く疲れがたまっていた．今朝起床時から両側こめかみから頭部全体に締めつけるような頭痛があり次第に増強してきた．市販鎮痛薬を内服したが嘔吐した．頭痛は拍動性となり増悪する一方で動くこともできなくなった．今まででこれほどひどい頭痛は初めて．食事・水分摂取もできず知人に付き添われて車椅子で救急受診した．

1 症状のとらえ方と鑑別診断（図）

1）危険な二次性頭痛を見極める

　頭痛を主訴とする患者では，生命に危険を及ぼす二次性頭痛を最初にスクリーニングする．**表**に示した特徴は危険な二次性頭痛を疑うヒントである．最も注意すべき二次性頭痛はくも膜下出血による頭痛である．特に，①**突然の頭痛**，②**今まで経験したことがない頭痛**では，くも膜下出血を考慮する．③**いつもと様子の異なる頭痛**，④**頻度と程度が増していく頭痛**，⑤**50歳以降に初発の頭痛**，⑥**神経脱落症状を有する頭痛**では脳腫瘍・硬膜下血腫などの頭蓋内器質的疾患，⑦**癌や免疫不全の病態を有する患者の頭痛**，⑧**精神症状を有する患者の頭痛**，⑨**発熱・項部硬直・髄膜刺激症状を有する頭痛**では髄膜炎・脳炎，脳膿瘍などの頭蓋内炎症性疾患を疑う（図，**Step 1**）．二次性頭痛を疑う場合には血液検査，頭部CTやMRIなどの画像検査や脳波検査，場合によっては脳脊髄液検査を行う（図，**Step 2**）．危険な二次性頭痛の可能性が低いと判断できれば一次性頭痛，特に受診頻度最多の片頭痛を念頭に診断・治療を進める．器質的原因のない，それ自体が疾患・病気である一次性頭痛には片頭痛，緊張型頭痛，群発頭痛などがある．一次性頭痛は同じパターンの頭痛をくり返す特徴がある．

2）主たる二次性頭痛の特徴

❶くも膜下出血の頭痛

　「突然の激しい頭痛」，「初めて経験するようなひどい頭痛」が典型的である．初発時から重

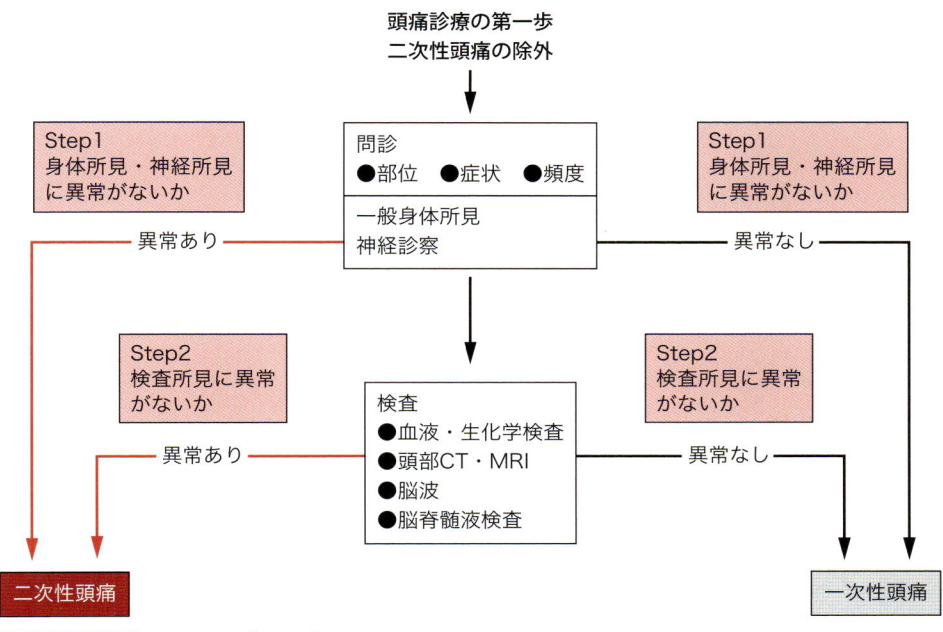

図 頭痛鑑別のフローチャート

表 二次性頭痛を疑うヒント

1. 突然の頭痛
2. 今まで経験したことがない頭痛
3. いつもと様子の異なる頭痛
4. 頻度と程度が増していく頭痛
5. 50歳以降に初発の頭痛
6. 神経脱落症状を有する頭痛
7. 癌や免疫不全の病態を有する患者の頭痛
8. 精神症状を有する患者の頭痛
9. 発熱・項部硬直・髄膜刺激症状を有する頭痛

篤な頭痛の印象があるが，歩いて受診するくも膜下出血患者も稀でない．最も強調すべき特徴は突然発症にある．頭痛の強弱にかかわらず突然発症の頭痛ではくも膜下出血を考える．意識消失・めまい・悪心・嘔吐などが主訴で頭痛が軽度あるいは頭痛を訴えない場合もあること，項部硬直，Kernig徴候（p.164 **第3章7** 参照）などの髄膜刺激徴候は発症早期には認められないことに注意する．

　くも膜下出血再出血の予後は不良である．そのため初発での診断ミスは命取りになる．くも膜下出血が疑われる場合，頭部CT, MRI/MRAが必要である．特にMRIのFLAIR画像（fluid-attenuated inversion recovery法）が鋭敏である．画像検査で明らかでない場合でも臨床的に疑わしい場合，脳脊髄液検査が必要である．

❷髄膜炎・脳炎

一般に発熱を伴う急性の激しい頭痛である．頭全体の重度の痛みで，悪心・嘔吐，光過敏，音過敏を伴うことが多い．拍動性頭痛のことが多い．片頭痛との鑑別が問題となる．脳炎では意識障害や脳局所神経症状を伴う．緊急の頭部CT・MRI，脳脊髄液検査が必要である．

❸急性緑内障による頭痛

視力障害・眼痛よりも頭痛が前景に立つことがある．急激な頭痛で，視力障害，瞳孔異常（瞳孔散大，対光反射の減弱・消失），角膜異常（充血・浮腫）などを伴う場合には特に疑われる．

❹副鼻腔炎による頭痛

急性副鼻腔炎，慢性副鼻腔炎の急性増悪でしばしば急性頭痛が生じる．上顎洞炎，前頭洞炎はそれぞれ頬部，前頭部の痛みを生じ，同部の叩打あるいはうつむき姿勢によって痛みが増強する．篩骨洞炎，蝶形骨洞炎では痛みが頭頂部，後頭部にも生じる．診断にCT，MRIが必要なことがある．副鼻腔炎から波及した炎症が髄膜炎，脳膿瘍を形成することがある．副鼻腔炎は，もともと存在する片頭痛を誘発・増悪させる．

❺側頭動脈炎

高齢者で全身倦怠・食思不振・微熱などとともに頭痛が出現した場合に鑑別が必要である．浅側頭動脈の拡張・蛇行・圧痛を認めることがあるが必ずしも頻度は高くない．CRPの上昇，血沈の亢進が必発で，しばしば，リウマチ性多発筋痛症を合併する．確定診断は浅側頭動脈の病理学的診断によるが，他疾患の除外を進めながら，疑わしい場合にはステロイドを早期に投与する．治療の遅れで，失明に至ることがある．

❻その他

脳出血で30〜50％に頭痛を伴う．脳梗塞での頭痛頻度は低く程度も軽い．椎骨脳底動脈系脳梗塞で頭痛を伴うことが多い．脳腫瘍による頭痛は頭蓋内圧亢進に伴い体位やバルサルバで増悪，早朝の頭重感が特徴である．高齢者の頭痛で精神症状，ふらつきなどを伴う場合，慢性硬膜下血腫を考慮する．

3）主たる一次性頭痛の特徴 （詳細はp.240第3章20参照）

❶片頭痛

遺伝素因に天候，ストレスなどの誘因が加わり頭蓋血管の収縮・拡張，三叉神経の炎症・刺激が生じることで発現する（三叉神経血管説）．男性より女性に2〜3倍多くほとんどが30歳までに初回発作を経験し血縁者に片頭痛が多い．前兆のない片頭痛が80％，前兆のある片頭痛が20％である．前兆のある片頭痛は，閃輝暗点，光視症などの前兆に続いて頭痛が生じる．1回の発作は4〜72時間で，悪心，嘔吐，音・光・ニオイ過敏などを伴う．仕事・学業，日常生活に支障をきたすことが多い．階段昇降などの日常的動作，運動で増悪し睡眠により消失することが多い．

❷群発頭痛

平均20歳代後半の男性に発症することが多い．片側眼周囲から眼の奥，側頭部にかけての高度な頭痛が1回15〜180分間持続し，痛みは高度でじっと寝ていられないほどである．群

発期は3〜16週間持続し1日平均1〜3回の頭痛発作が起こる．頭痛発作時に頭痛側の流涙，鼻汁，結膜充血，発汗，眼裂狭小，縮瞳などの自律神経症状を伴う．アルコールで誘発されることが多い．群発期は6カ月〜5年おきにくり返す．

❸ 緊張型頭痛

一般人口で最多の頭痛であるが程度は軽度で，慢性緊張型頭痛を除けば日常生活に影響が少ない．疲労や不自然な姿勢により急性に生じることもある．締めつけられるような痛みのことが多くふらふら感，めまい感をしばしば伴う．肩凝り，肉体的ストレス，姿勢異常，不安・抑うつ・神経症などの精神的因子の関与が多い．

2 必要な診察と検査

一般身体診察では血圧，体温を測定し，頭頸部顔面の発赤・皮疹，眼球の発赤・充血，頭頸部血管の圧痛・腫脹の有無を診る．神経診察では意識レベル，項部硬直，Kernig徴候，脳神経障害，運動感覚障害の有無を確認する．必要であれば血液検査，脳画像検査や脳波，場合によっては脳脊髄液検査を行う．

3 主な治療の流れ

二次性頭痛では原因疾患の治療を行う．頭痛には対症的に非ステロイド消炎鎮痛薬（NSAIDs），制吐薬などを使用する．

片頭痛・群発頭痛・緊張型頭痛などの**一次性頭痛**の治療はp.240 **第3章20** を参照．

4 頭痛専門医への依頼

①二次性頭痛の可能性を含めて診断に疑問があるとき，②治療薬の選択・治療方針がわからない，治療がうまくいかないとき，③患者に鎮痛薬乱用があるとき，④患者が頭痛専門医受診を希望するときなどである．

鎮痛薬乱用がみられる場合，患者教育，頭痛予防薬投与，鎮痛薬の減量・中止が必要で治療困難な場合が多い．

症例1

患者は独歩で来院，脳神経，運動感覚障害などの神経脱落所見は認めなかったが項部硬直が疑われた．緊急頭部CTで，くも膜下出血によると思われる脳槽内高吸収域が認められ，MRAで脳動脈瘤が認められた．脳動脈瘤クリッピング術を施行し後遺症なく社会復帰した．電車内での突然の頭痛，普段の頭痛とは異なる頭痛が診断のヒントであった．

症例2

患者は，髄膜刺激徴候なく神経所見・血液検査・頭部CTに異常なかった．反復する頭痛は前兆のない片頭痛の診断基準を満たし，他疾患の可能性が低いことから重症片頭痛発作の疑いと診断した．補液・制吐薬の点滴に加えてスマトリプタン皮下注射を施行したところ1時間後に頭痛はほぼ改善した．再診を約束し独歩帰宅させた．再診・経過観察にて片頭痛であることを確認し発作時の治療とともに片頭痛予防薬投与を継続している．救急来院時には，反復する頭痛の病歴，神経所見，検査所見が片頭痛を疑わせ，急性期治療薬に対する反応性もそれを支持したが，その後の経過観察で診断が確定した．

文献

1)「国際頭痛分類第2版 新訂増補日本語版」(日本頭痛学会・国際頭痛分類普及委員会 訳)，医学書院，2007
2)「慢性頭痛の診療ガイドライン」(日本頭痛学会 編)，pp.6-7，医学書院，2006
3)「頭痛診療ハンドブック」(鈴木則宏 編)，中外医学社，2009
4) 根来 清：頭痛の適正な見極め 鑑別診断のポイントと適切な対応．「頭痛を見極める！」，レジデントノート，11 (5)，665-672，2009
5) 根来 清：二次性頭痛の診かた．「危険な頭痛とめまいの診療」，臨床と研究，87：1052-1055，2010
6) 根来 清：プライマリケア時代の症候の診かた．「頭痛」，診断と治療，96（増刊号）120-130，2008

第2章 よくある主訴・症状への対応

2 顔と眼の攣縮
眼瞼痙攣と片側顔面痙攣

目崎高広

症例

症例1：60歳女性
　約2年前，誘因なく羞明を自覚し，近所の眼科を受診した．眼精疲労あるいはドライアイと言われ点眼薬を処方されたが効果はなく，次第に開瞼困難を自覚するようになった．歩行中に開瞼できず，すれ違う人とぶつかったことが数回ある．室内でもサングラスをかけ，電灯を消していると楽に感じる．テレビをみると悪化する．午前中は症状がやや軽い．

症例2：45歳女性
　約1年前，誘因なく左下眼瞼がぴくぴくと動くことに気づいた．次第に左上眼瞼，左頬にも広がった．間欠的な無痛性の筋収縮が主体であるが，時に持続性となり左の開瞼ができなくなる．各部位の収縮は同期している．睡眠中も筋収縮は消失しないが，日中でも全く正常のことがある．緊張すると悪化する傾向がある．右側は正常である．近所の内科で「顔面神経痛」と言われ，内服薬を処方されたが無効であった．

1 症状のとらえ方と鑑別診断

1) 顔面の運動異常をどう考えるか

　顔面は他者の目に日常的に曝される部位であり，ここに変形や運動異常がある辛さは，健常者の想像を常に超えると言ってよい．外見上は軽度であっても，真摯に対応する必要がある（顔面神経麻痺はp.224 **第3章17**参照）．

　問診にあたっては，**既往歴や薬物服用歴，誘因の有無，発症様式（急性，亜急性，慢性），罹患筋の分布，片側性か両側性か，などを中心に情報を集める**．

2) 鑑別診断

　不随意運動にはさまざまな表現型があり，各々に名称がつけられているが，典型的な症状を呈し異論なく命名できる場合から，専門家によって意見が分かれる命名困難な症状である場合まで，さまざまである．しかし，命名（labeling）は人為的な行為である．個々の名称の定義はしばしば曖昧であり，専門家によっても使い方に違いがある．したがって，名称よりも，**運動の性質を詳細に記載し，可能なら動画などで記録することが重要である**．のちに症状が変化した場合，過去の動画があると比較が容易であるため，診察室にビデオカメラを常備することを強く勧める．

2 必要な診察と検査

　現病歴・既往歴・家族歴の問診と運動異常の観察とで診断できる場合がほとんどである．しかし，**顔面症状が全身疾患の部分症状である場合があるので，初回は全身の診察を行う**ことが望ましい．

　顔面では，特に顔面麻痺の有無に注意する．麻痺と不随意運動との区別がつかず，誤った表現をする患者・誤った内容の紹介状を書く医師もある．不随意運動については，速い運動か遅い運動か，持続時間が短いか長いか，運動は定型的（いつも同じパターン）か非定型的か，などを観察する．また心因性の運動異常症を疑う場合，模倣可能な症状か，注意を逸らせる（distraction）ことで消失するか，上肢などの律動的な随意運動で顔面運動の周期性が変化するか（entrainment），などを観察する．問診上は，抑制が可能か（チックとの鑑別），睡眠中に持続するか停止するか，日内変動があるか，特定の状況で改善または悪化するか，などを尋ねる．

　検査としては頭部MRIが重要である．脳腫瘍などの占拠性病変のほか，Parkinson症候群，多発性硬化症などが，初期に顔面の不随意運動のみをきたす場合がある．

3 主な治療の流れ

　診断が眼瞼痙攣（眼瞼攣縮：blepharospasm）または片側顔面痙攣（片側顔面攣縮：hemifacial spasm）である場合には，**ボツリヌス毒素の筋肉内注射（ボツリヌス治療）が第一選択である**[1~2]．わが国で顔面に使用できる製剤はA型ボツリヌス毒素製剤ボトックス®のみである．ボトックス®の市販後調査の成績（有効率）は，眼瞼痙攣81.48％，片側顔面痙攣92.60％である[3]．なおわが国には，内服治療から開始すべきであるとの意見が根強い．しかし諸外国のガイドラインはボツリヌス治療を第一選択としており，また，これらの疾患を適応症とする内服薬はわが国に存在しない．補助的に内服薬を用いる場合，眼瞼痙攣にはトリヘキシフェニジル塩酸塩（アーテン®）など，片側顔面痙攣にはクロナゼパム（リボトリール®またはランドセン®）などが用いられる．

　ボツリヌス治療が奏効しない場合には手術を考慮する．眼瞼痙攣に対しては眼輪筋切除術（ocular myectomy）など，片側顔面痙攣に対しては神経血管減圧術（neurovascular decompression）を行う．長期間の筋攣縮と老化とによって上眼瞼の皮膚が弛緩・延長している場合には，上眼瞼の皮膚切除や上眼瞼挙筋の吊り上げなども考慮される．

　眼瞼痙攣の手術後もボツリヌス治療の継続を要する患者が多いのに対して，**片側顔面痙攣において手術は根治療法であり**，90％程度で完治が期待できる．しかし，稀に脳梗塞，聴覚障害，顔面麻痺などの後遺症を生じるため，第一選択とされていない．なお，片側顔面痙攣に対して長期間ボツリヌス治療を続けると顔面麻痺を生じるとの主張があるが，誤解である．これは攣縮の原因である顔面神経障害の進行による麻痺であり，副作用ではない．しかし，ボツリヌス治療は対症療法であり，顔面神経障害の進行を抑制できないので，麻痺が悪化する場合には手術を考慮する．

4 専門医への依頼

　顔面筋へのボツリヌス治療を行っている医療機関へ紹介する．診療科は神経内科，眼科，脳神経外科，麻酔科など，施設によって異なる．大病院でも実施しているとは限らないので，紹介前に確認する必要がある．豊富な治療経験を持つ医師は少なく，急性疾患優先の医療現場において時間のかかるボツリヌス治療は敬遠される傾向にあるため，患者はしばしば遠方の施設に通院している．後継者育成も進んでいない．

　ボツリヌス治療は最低2ヵ月の間隔で行うが，多くは効果持続がより長いため，通常，頻繁な通院は必要でない．日常診療を担うかかりつけ医と治療担当医との連携が現実的対応であろう．

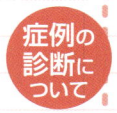

> **症例の診断について**
>
> 　診断は，症例1：眼瞼痙攣，症例2：片側顔面痙攣である．実態は「痙攣」ではなく「攣縮」であり，てんかん（epilepsy）ではない．

症例1

　眼瞼痙攣は眼部の局所性ジストニア（focal dystonia）である．攣縮は（瞬間的な動きよりも）持続時間が長く，間欠性または持続性で，常に両側性（左右差はあってよい）であり，主として眼輪筋の不随意収縮により開瞼困難を呈する．羞明を訴える場合が多く，開瞼したいときにできず，しばしばヒトやモノにぶつかる．一方，瞬目増加は必ずしも主訴とならない．睡眠中は無症状である．また起床直後は比較的軽度であることが多い．不随意閉瞼の外見は，強弱はあっても通常は定型的（stereotypy）であり，時に「眼囲に触れる」などの感覚トリック（sensory trick）で軽快する．しばしば上眼瞼挙筋の駆動不全による開瞼失行（開眼失行：apraxia of lid opening）を合併する．開瞼失行も眼部ジストニアである．なお，純粋な開瞼失行にみえても，実際には眼輪筋の瞼板前部（pretarsal portion）のみの攣縮である場合が多く，その場合にはボツリヌス治療が有効である．したがって，開瞼失行による開瞼困難と思われてもボツリヌス治療を試みるべきである．

症例2

　片側顔面痙攣は顔面神経が脳底部の動脈によって圧迫され，興奮性が亢進して攣縮を生じる病態である（狭義の片側顔面痙攣）．神経の異常発火は，障害部位ではなく，顔面神経細胞から生じる．下眼瞼の間欠性攣縮で始まることが多く（この時期には眼瞼ミオキミアとの鑑別が時に困難である），次第に上眼瞼，他の同側顔面神経支配筋へと広がる．各筋の攣縮は同期し，通常は速く短い攣縮であるが，持続性になる場合もある．攣縮は睡眠中にもみられる．同一患者でも攣縮の強弱によって罹患範囲は変動するが，パターンは通常おおむね定型的である．罹病期間が長い例では軽度の顔面麻痺を合併することが多い．

　このほか，片側顔面痙攣は，Bell麻痺（急性顔面神経麻痺），Hunt症候群（水痘帯状疱疹ウイルスによる急性顔面神経麻痺），顔面神経外傷などによる，顔面麻痺の後遺症としても生じる（広義の片側顔面痙攣）．狭義の片側顔面痙攣に比べて，多くは顔面連合運動（facial synkinesis）が目立つ．すなわち，口部の随意運動により閉瞼するなどの異常連合運動である．狭義の病態における連合運動の再現性は通常明らかでないが，広義の病態では顔面神経の異所性再生が原因であるため，通常は同じ動作で常に連合運動を生じる（再現性がある）．攣縮の発生源は広義の病態と同じく顔面神経細胞と考えられるので，片側顔

面痙攣としてボツリヌス治療を行ってよい．ただし神経血管減圧術の適応にはならない．

なお「顔がゆがむ」という主訴の場合，異常が「吊り上がった側」「下垂した側」のいずれであるのかを鑑別すべきである．通常，前者の場合は顔面痙攣，後者の場合は顔面麻痺である．後者に対してボツリヌス治療を希望し来院する患者がある．麻痺の回復期に健側へ注射を行い，顔面の非対称を修正するとともにリハビリテーションで対称性の運動を促す試みがあるが，わが国では適応外である．また，回復期に患側へ注射を行い，異所性再生を抑制する効果を検討した報告もあるが，一般的な治療法となっていない．通常，顔面麻痺では，後遺症である連合運動および攣縮が治療対象である．

文献
1）「ジストニアとボツリヌス治療 改訂第2版」（目崎高広，梶 龍兒 著，木村 淳 監修），診断と治療社，2005
2）「ボツリヌス治療実践マニュアル」（梶 龍兒 総監修，目崎高広 編集），診断と治療社，2012
3）医薬品インタビューフォーム ボトックス®注100．グラクソ・スミスクライン株式会社，東京，2008年3月（第4版）

第2章 よくある主訴・症状への対応

3 ものがだぶって見える（複視）
脳？ 脳神経？ 筋？

長谷川 修

症例：68歳男性

昨年夏頃から，日によって異なるが特に夕方になると左優位に両側の瞼が下がってしまい，ものを見にくくなることに気づいた．そのため，形成外科で眼瞼釣り上げ術を受けた．その結果，開眼は保たれるようになったが，夕方になると特に遠方視でものが横に二重に見えるようになり，その差は左を見るときに最大となった．また，夕食中にイカなどを長く噛んでいると顎がくたびれることを自覚したため，受診した．

1 症状のとらえ方と鑑別診断

1) 外眼筋を支配する脳神経と外眼筋

第Ⅲ（動眼神経），第Ⅳ（滑車神経），第Ⅵ（外転神経）の3対の脳神経に支配される6対の外眼筋（上直筋，下直筋，上斜筋，下斜筋，外直筋，内直筋）により眼球運動がコントロールされる（図）．

上転；上直筋と下斜筋．上直筋は全方向視で，下斜筋は内方視時に働く．
下転；下直筋と上斜筋．下直筋は全方向視で，上斜筋は内方視時に働く．
外転；外直筋収縮による．
内転；内直筋収縮による．
内旋；上斜筋収縮による．
外旋；下斜筋収縮による．

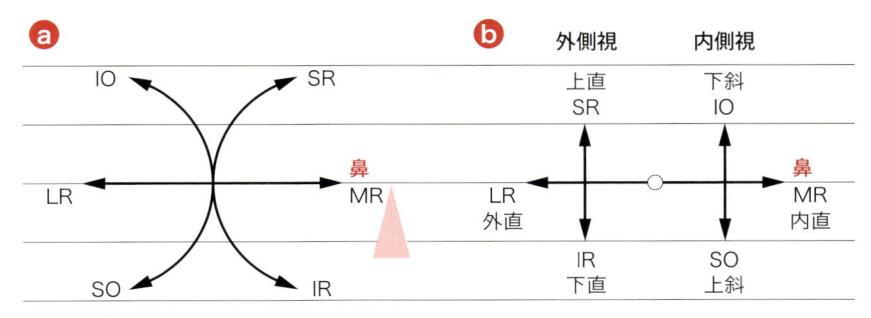

図●眼球運動に働く外眼筋
ⓐ 正面視から各筋が働いたときの動作筋
ⓑ 内側視あるいは外側視時に各筋が働いたときの動作筋
IO：inferior oblique　SR：superior rectus　MR：medial rectus
IR：inferior rectus　SO：superior oblique　LR：lateral rectus

2) 神経支配

上斜筋は第Ⅳ脳神経，外直筋は第Ⅵ脳神経，他はすべて第Ⅲ脳神経により支配される．

39

3）単眼ないし両眼での複視

複視には両眼で生じる複視と，単眼のみで生じる複視とがある．単眼で生じる複視は，眼の局所病変か屈折異常の存在を示唆し，眼科で扱う病態となる．眼振や動揺視によっても複視を訴える患者がいる．外眼筋の機能不全は筋自体の異常か，筋を支配する脳神経の異常によって生じる．

> **用語解説**
> **複視**：「ものがだぶって見えること」を指す．原因が眼球自体にある場合，脳神経および眼筋にある場合，脳にある場合に分けると理解しやすい．
> 複視を呈する病態として，第Ⅲ，Ⅳ，Ⅵ脳神経麻痺，核間性麻痺，重症筋無力症，甲状腺眼症，Wernicke脳症，眼窩筋炎などがあげられる．

4）増悪・寛解要因

どの方向を向いたときに複視が悪化するかにより，麻痺筋を推定できる．甲状腺疾患では筋短縮による複視であるため，麻痺の場合と方向が逆になる．

水平複視のうち，遠方を見たときに複視が悪化するのは**外直筋麻痺**の特徴であり，近くを見たときに複視が悪化するのが**内直筋麻痺**の特徴である．

5）発症様式と経過

潜在性に発症する場合では，その経過を知るのに以前の写真が役立つことが多い．特に眼瞼下垂，第Ⅳ脳神経麻痺や瞳孔異常に関しての情報が得られる．突然発症で非進行性なのか，緩徐進行性なのかによって考えるべき病態が異なる（VINDICATE＋P）．痛みが前駆して麻痺の発生後に軽快する場合には糖尿病性などの虚血性機序が考えられる．症状に日内変動がある場合は重症筋無力症が考えられる．他の随伴症状の存在も病変診断に有用である．

6）痛み

眼周囲に痛みを伴わないかを問診し，痛みを伴う場合はその部位を明らかにする．VINDICATE＋Pのなかで有痛性のものとして，**表1**に示す鑑別疾患があげられる．痛みが麻痺側の眉の直上に限局している場合は，その側の脳神経のどれかに限局した病巣をもつ可能性を考える．眼の痛みを訴える患者では眼窩内病変も考慮する．突然発症で人生最悪の頭痛は脳動脈瘤を考える．三叉神経第1枝あるいは第2枝領域に強い痛みを伴う場合は，三叉神経を圧迫する腫瘍を考慮する．眼球を動かすと痛みを生じる場合はミオパチーや眼窩内病変を疑う．

2 身体診察の要点

1）瞳孔

第Ⅲ脳神経障害では，眼瞼下垂を伴う動眼神経支配筋の運動障害とともに瞳孔散大を生じる．動脈瘤による第Ⅲ脳神経圧迫時の警告徴候として知られている．同じ動眼神経麻痺でも，糖尿病に伴う単神経障害では瞳孔障害は目立たないことが多い．

表1 ● 有痛性外眼筋麻痺の原因病態と主な疾患

VINDICATE	病態		疾患
V	血管性		海綿静脈洞内の内頚動脈瘤，後大脳動脈瘤，内頚動脈—海綿静脈洞瘻，後交通動脈瘤，内頚動脈解離
I	炎症・感染	細菌	化膿性副鼻腔炎，蝶形骨洞粘液膿疱，骨膜炎，膿瘍
		ウイルス	帯状疱疹
		真菌	ムコール症，放線菌症
		スピロヘータ	梅毒
		好酸菌	結核
		その他	サルコイドーシス，Wegener肉芽腫症，好酸球性肉芽腫，Tolosa-Hunt症候群，眼窩偽腫瘍
N	腫瘍	原発性	下垂体腺腫，髄膜腫，頭蓋咽頭腫，他
		転移性	上咽頭癌，扁平上皮癌
		その他	リンパ腫，多発性骨髄腫，他の癌転移
T	外傷		
	その他		糖尿病性眼筋麻痺，眼筋麻痺性片頭痛，側頭動脈炎

2）他の脳神経

　他の脳神経麻痺を合併しているかどうかが診断上重要である．単神経障害はしばしば特発性であるが，多発単神経障害には基礎疾患がある．特に第Ⅲ，第Ⅳ，第Ⅵ脳神経の近傍にある脳神経が大切で，第Ⅱ脳神経は視力，対光反射，視野に関係する．第Ⅴ脳神経は顔面および角膜の感覚に関係する．第Ⅶ脳神経は眼輪筋の筋力低下を，第Ⅷ脳神経はめまい感や聴力低下をもたらす．

3）眼筋

　Basedow病（Graves病）では下直筋などに線維化と短縮をもたらし，拮抗筋の自由度が減少する．ミオパチーでは外眼筋自体の筋力低下を生じる．

4）眼球

　眼球の前方突出があれば，Basedow病を疑う．前方突出を検出するには，上眼瞼を押さえながら患者に下を向かせ，上から眉を見下ろして2つの角膜の出っ張り具合を比較する．上眼瞼の下垂があると，真正面からみた場合には眼球突出が隠される．眼球充血と眼瞼下垂の有無を観察するとともに，患者に複視が最大および最小になる頭位を取らせる．

5）眼球運動

　上下左右注視により眼球運動を観察するだけでもかなりの情報が得られる．水平あるいは垂直方向に検者の指を呈示し，どの方向でずれが最大になるかを尋ねる．複視が最悪の場所で一眼を閉じ，どちらの像が消えたかを尋ねる．

　眼瞼下垂があり，眼球の内転または上下転のどれかが不十分であれば，部分的にしろ第Ⅲ

脳神経麻痺の存在を示唆する．

　垂直方向の複視のため頭を傾け，一側下方を見たときに最悪となる複視は第Ⅳ脳神経麻痺によると考えられる．

　正面視で垂直性複視がみられる場合は，左右どちらかの下直筋，上直筋，下斜筋，上斜筋の障害を示唆する．**斜筋障害**による回旋異常では頭部を左右に傾けたときに像が変化する．

　一側を見たときに**水平複視**が改善し他側で悪化する．眼球がやや内斜しているときには外直筋麻痺あるいは第Ⅵ脳神経麻痺が疑われる．

3 主な検査

　鑑別診断として何をあげるかにより，鑑別のための検査が決まる．MRI画像では，中脳・橋，第Ⅲ・Ⅳ・Ⅵ脳神経が走る海綿静脈洞から眼窩，眼筋を観察する．Basedow病を疑う場合は甲状腺機能と甲状腺刺激抗体に加えて眼窩の矢状断および前額断MRIも役立つ．重症筋無力症を疑う場合はテンシロン試験に加えて反復刺激試験やACh-R抗体を調べ，胸部CTで胸腺のチェックを行う．

4 主な疾患と治療の流れ

　複視の原因が眼球にあるのか，脳神経や眼筋か，脳内かが鑑別対象となる．まず，診断をつけて，原因療法を行う．複視を呈する主な病変（**表2**）と，その治療の方向性を示す．

1）第Ⅲ脳神経麻痺

　眼瞼下垂と瞳孔散大を伴う内転，上下転麻痺である．この場合の瞳孔左右差は明るい所でより目立つ．瞳孔異常を伴わない場合は良性病変が示唆されるが，それ以外では画像検査を行う適応がある（p.224 **第3章17** 参照）．

2）第Ⅳ脳神経麻痺

　しばしば症状を代償するために頭部を傾けている．意識障害や頭蓋骨骨折を伴わない軽度の頭部打撲でも生じることがある．患側眼の眉部の痛みに引き続いて特発性に複視が出現することがある．痛みの部位を示すように求めると，患者は麻痺側の眉の直上を指す．その他，頭蓋内圧亢進に伴って生じることもある（p.224 **第3章17** 参照）．

表2 ● 両眼性複視を呈する病変の局在と主な疾患

局在	主な疾患
核上性・核間性	視床，中脳，橋病変，先天性，血管障害，脱髄疾患，Wernicke脳症
脳神経	第Ⅲ，Ⅳ，Ⅵ脳神経麻痺，上斜筋ミオキミア，眼筋麻痺性片頭痛，Wernicke脳症，Fisher症候群，Guillain-Barré症候群，Tolosa-Hunt症候群
神経筋接合部	重症筋無力症，ボツリヌス中毒
眼筋	Basedow病，外傷，筋炎，眼窩偽腫瘍，癌の転移，ミトコンドリア病，斜視

3）第Ⅵ脳神経麻痺

　　水平方向の複視を訴え，病変側の注視で悪化する．患者は代償しようとして，病変側に顔を向ける．特発性が多く，突然発症し数週間から数カ月で改善する．複視は近くを見たときに軽くなり，遠くを見ると悪化する．複視発症初期に患側眼の眉の上に軽い痛みを伴うことがある．コントロールの悪い糖尿病例で多くみられる．外転神経は細く経路が長いことから，さまざまな原因で障害を受けやすい．第Ⅴ脳神経障害の合併は海綿静脈洞の病変を示唆する（p.224 **第3章17** 参照）．

4）核間性眼筋麻痺

　　同側眼の内転障害と対側眼の外転眼振である．脳血管障害や脱髄による内側縦束病変が存在する．

5）重症筋無力症

　　真の筋疲労を伴う骨格筋の変動する筋力低下を呈する．症状は1日の後半や運動後に悪化する．この症状の変動が，ミオパチーや神経原性疾患などとの鑑別に重要である．瞳孔は障害されない．50％以上の患者が眼瞼下垂や複視を訴える．全身型では胸腺摘除を中心に免疫抑制療法を行う（p.191 **第3章12** 参照）．

6）甲状腺眼症（Basedow 病）

　　外眼筋の運動制限により，特に下直筋，内直筋，上直筋が障害される．運動制限なので，障害筋活動と逆の方向で複視が悪化し，眼球が上下の内方に向くことが多い．外直筋は障害されることが少ないため，眼球が外側変位することは稀である．眼球突出と眼窩周囲浮腫を伴いやすい．自己免疫疾患であるが，その病勢は必ずしも甲状腺機能と相関しない．治療はステロイドパルスを中心とした免疫抑制療法を行うが，難治例では放射線療法も行われる（p.298 **第5章1** 参照）．

7）脳内病変

　　中脳や橋の眼球運動路に病変が存在する．核上性では原則として複視にはならず，注視麻痺や共同偏視となる．核間性では障害側の内転障害と対側外転眼の単眼性眼振を生じる．核・核下性では第Ⅲ，Ⅳ，Ⅵ脳神経それぞれの麻痺像を呈する．

8）眼筋麻痺性片頭痛

　　若年者で稀にみられる．脳神経痛の1つとして，脳槽中の脳神経に生じた脱髄の関与が考えられている．これが片頭痛発作時の虚血に伴って症状発現する．

9）Wernicke 脳症

　　第3脳室から中脳水道周囲の眼運動核あるいは核上性病変により，垂直性の複視がみられることがある．アルコール中毒のほか，妊娠悪阻に伴って生じることがあり，ビタミンB1の補充を要する（p.326 **第5章6** 参照）．

10) 眼窩筋炎

急性あるいは亜急性の眼窩痛に始まり，結膜充血，眼瞼下垂や眼球突出がみられることもある．画像では炎症病変が示唆され，通常ステロイドで軽快する．

11) Tolosa-Hunt症候群

有痛性眼球運動障害の像を呈し，海綿静脈洞の特発性肉芽腫性炎症により，第Ⅲ～第Ⅵの複数の脳神経麻痺を呈する．ステロイドが有効であるが，再発もある．

12) その他

Guillain-Barré症候群，Fisher症候群や側頭動脈炎など，さまざまな病態が鑑別にあがる．

5 専門医への依頼

単神経障害は特発性でも生じるが，多発単神経障害は背景疾患を十分に調べなければならない．次第に軽快する場合は良性の病態と考えられる．単眼でみられる複視は眼球自体に原因が求められることから，眼科医に依頼する．複視や眼瞼下垂に日内変動がみられる場合は重症筋無力症が考えられる．テンシロン試験による明らかな改善を確認したうえで神経内科医に依頼する．突然に一側の眼瞼下垂とともに生じた散瞳を伴う複視は後交通動脈瘤の可能性を考え，画像検査を行うとともに脳神経外科医に依頼する．

複視は中脳，橋，脳神経，眼筋のどこに病巣があるかを見極め，原因に応じた治療が必要である．複視の診断は，可能なら神経内科医とともに検索を進めることが望まれる．

症例の診断について

やや慢性の経過で，日内変動を伴う眼瞼下垂と複視である．重症筋無力症を疑うに十分な病歴であろう．顎にも易疲労性がみられることから，全身型であることが読み取れる．テンシロン試験で著明な症状の改善がみられ，鼻筋で行った3 Hzで5発の反復刺激試験で25％のwaning，血清抗ACh-R抗体が121 nmol/Lと高値であった．

文献

1) Jacobson, D. M. : Relative pupil-sparing third nerve palsy : etiology and clinical variables predictive of a mass. Neurology, 56 : 797-798, 2001
2) Keane, J. R. : Bilateral ocular paralysis : analysis of 31 inpatients. Arch Neurol, 64 : 178-180, 2007
3) 田口 朗：複視と全身疾患．あたらしい眼科，27：917-923，2010
4) 三村 治，保科幸次：甲状腺眼症．神経内科，70：29-35，2009
5) UpToDate　以下のトピックが役立つ．Official reprint from UpToDate? www.uptodate.com

第2章　よくある主訴・症状への対応

4 嚥下困難
どの相の障害か

片多史明

> **症例：55歳男性**
> 職業はタクシー運転手．3日前からの左の頚部痛（拍動性・ズキズキ），今朝からのめまい，歩行時ふらつき，唾が飲み込めないという訴えで来院．診察に行くと，観察ベッドに寝かされており，唾をペッペとティッシュに吐き出して，ベッドサイドにはティッシュの山ができている．診察ではカーテン徴候陽性（左上咽頭収縮筋の麻痺），左上肢の指鼻試験が拙劣，右上下肢で温痛覚低下あり．

1 症状のとらえ方と鑑別診断

1）摂食嚥下のどの段階が障害されているか

"飲み込みにくい"と患者が訴える場合，食物を認識して口腔に取り込み，胃まで運搬する過程のどこかに障害があると考える．この過程は，①先行期（食物の認知），②準備期（口腔への取り込みと咀嚼），③口腔期（食塊の咽頭への送り込み），④咽頭期（咽頭から食道への送り込み），⑤食道期（食道の蠕動による胃への送り込み）の5期に分けられる（表1）．

食事を口に入れようとしない，食べるのに時間がかかる，という訴えの場合，先行期の障害を疑う．いつまでも飲み込まず，ずっとモグモグしている，口から食べ物をこぼしてしまう，という訴えの場合は，準備期の障害を疑う．飲み込みにくい，という訴えがある場合，その多くは，口腔期，咽頭期，食道期の問題である．口腔期・咽頭期の障害の場合，むせる，食後にゴロゴロとした声になる，食後に咳込む，などの訴えが多く，食道期の障害の場合，胸焼けがする，胸につかえるなどの訴えが多い．口腔期・咽頭期の障害をきたす代表的な疾患を表2に，食道期の障害をきたす代表的な疾患を表3に示す．

2）むせない誤嚥もある

気道の感覚が低下した場合，誤嚥してもむせないことがあり，この状態を**不顕性誤嚥**と呼ぶ．食後の発熱，食後の呼吸切迫がある場合，肺炎をくり返す場合は，むせの訴えがなくても，嚥下障害を疑う．

表1　摂食嚥下の5期

先行期	食物の認知
準備期	口腔への取り込みと咀嚼
口腔期	食塊の咽頭への送り込み
咽頭期	咽頭から食道への送り込み
食道期	食道の蠕動による胃への送り込み

表2 ● 口腔期・咽頭期の障害をきたす代表的な疾患

- 中枢神経疾患
  - 脳血管障害
  - Parkinson病
  - 多発性硬化症
  - 脳腫瘍
  - 筋萎縮性側索硬化症
- 末梢神経疾患
  - 多発脳神経炎
  - Guillain-Barré症候群
- 神経筋接合部疾患
  - 重症筋無力症
- 筋疾患
  - 多発性筋炎
  - 皮膚筋炎
  - 筋ジストロフィー
- 代謝性疾患
  - 甲状腺機能亢進症
- 肉芽腫性疾患／炎症性疾患／自己免疫疾患
  - アミロイドーシス
  - サルコイドーシス
  - 全身性エリテマトーデス
  - Sjögren症候群
- 感染性疾患
  - 髄膜炎
  - ジフテリア
  - ボツリヌス中毒
  - ライム病
  - 結核
  - 梅毒
  - ウイルス感染（コクサッキー，ヘルペス，サイトメガロウイルス）
- 機械性疾患
  - Congenital web
  - Plummer-Vinson症候群
  - Zenker憩室
  - 外部からの圧迫（骨棘，甲状腺腫，リンパ節腫脹）
- 医原性疾患
  - 放射線治療後

表3 ● 食道期の障害をきたす代表的な疾患

- 食道の運動機能障害
  - アカラシア
  - びまん性食道攣縮
  - 強皮症
  - 胃食道逆流
- 食道の器質性疾患
  - 消化性狭窄
  - 食道輪，食道ひだ
  - 食道憩室
  - 食道異物
  - 食道癌
  - 薬剤誘発性の狭窄
- 好酸球性食道炎
- 腐食性食道炎
- 放射線性食道炎
- 外部からの圧迫
  - 大動脈瘤
  - 左心房肥大
  - 異所性鎖骨下動脈
  - 縦隔腫瘤
  - 頚椎の骨棘形成
  - 頚椎骨軟骨腫

3）問診のポイント

問診では以下の4つのポイントを確認する．

- 食事中・食事後のむせ，咳，湿性嗄声の有無
- 最近の体重減少，くり返す肺炎がないか
- 液状物と固形物のどちらで嚥下がより困難か

口腔・咽頭の運動障害の場合は，液状物と固形物の両方の嚥下が障害されることが多い．食道の機械的閉塞の場合は，固形物のみの"飲み込みにくさ"を訴える場合がある．

- 鼻声，鼻腔への逆流はないか

鼻声，鼻腔への逆流，食事中の頻回なくしゃみがある場合，軟口蓋の閉鎖不全を疑う．

2 必要な診察と検査

1）軟口蓋・咽頭の診察

まず口を開けてもらう．口腔内の著明な乾燥所見があれば，Sjögren症候群を疑う．ペン

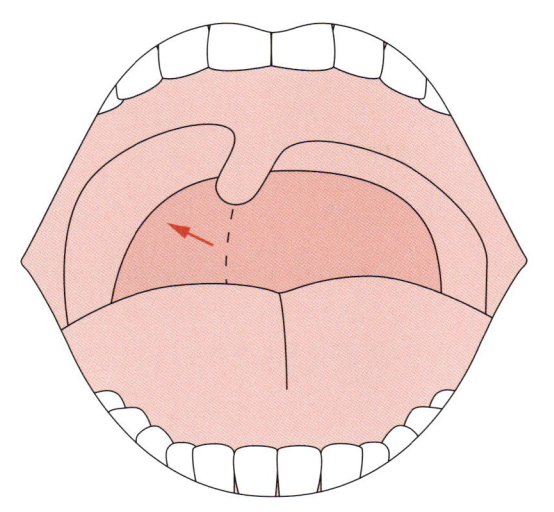

図● カーテン徴候
発声運動に伴い咽頭後壁が一側へ引かれ（←），発声が終わると元に戻る（咽頭後壁の動きが左右から引かれるカーテンのようなので，名付けられた徴候である．ときどき誤解されているが，口蓋垂の偏倚を指しているのではない）
文献3より引用

ライトで軟口蓋を観察する．見えにくければ舌圧子を使用する．患者に"アー"と言ってもらい，発声に伴って両側の軟口蓋が挙上していること，咽頭後壁の偏倚がないことを確認する．

発声運動に伴い咽頭後壁が一側へ引かれ，発声が終わると元に戻る現象を，カーテン徴候と呼ぶ（図）．この現象は，引かれない側の上咽頭収縮筋の麻痺によるものである．片側の舌咽・迷走神経障害があると，カーテン徴候に加え，障害側の軟口蓋の挙上が悪くなる．急性発症のカーテン徴候，片側性の軟口蓋麻痺を診たら，延髄外側梗塞を疑う．両側の軟口蓋の閉鎖不全は，重症筋無力症（p.192 第3章12参照）やGuillain-Barré症候群（p.217 第3章16参照）で起きることがある．

2）舌の診察

舌の動きをみる．正中に舌を突き出すことが可能か，舌の萎縮や偏倚はないか，舌を左右に動かせるかを診察する．舌の線維束攣縮の有無も観察する．

左側への舌の偏倚は，左の舌下神経障害で起こり，右側への舌の偏倚は，右の舌下神経障害で起こる．延髄の血管障害，腫瘍性病変，延髄空洞症，脳底髄膜炎などが舌偏倚の原因となる．ただし，舌の先が少し偏倚しているだけの場合は，あまり臨床的な意味はない．

舌の線維束攣縮を確認する場合は，口を開けてもらった状態で，舌は口腔内で安静にしてもらい，ペンライトで観察する．舌を突き出した状態では，舌に小さく波打つような動きが出ることがあり，線維束攣縮の診察には不適切である．両側性の舌の萎縮と線維束攣縮は，筋萎縮性側索硬化症（p.184 第3章11参照）などの運動ニューロン疾患でみられる．

3）咽頭反射の診察

咽頭反射は，食物を咽頭から食道へ送る反射である．咽頭粘膜後壁を舌圧子で擦過すると，咽頭の筋肉群が収縮する．求心路は舌咽・迷走神経で，遠心路は舌咽・迷走・副神経である．同側一側性支配なので，左右別々に検査を行う．

4）嚥下障害のスクリーニング

反復唾液嚥下テスト（repetitive saliva swallowing test：RSST）

患者を坐位にし，唾液をできるだけ何回も飲み込んでもらう．喉を軽く触診し，喉頭挙上→下行を診察し，30秒間の嚥下回数を数える．高齢者では30秒間に3回以上唾液嚥下ができれば正常である．

また，3 mLの冷水を嚥下してもらい，嚥下状態を評価する**改訂水飲みテスト（modified water swallow test：MWST）**という評価法もある．

3 主な治療の流れ

嚥下障害は誤嚥性肺炎や窒息を引き起こす．また，嚥下障害により食事や水分摂取が不十分になるため，脱水，体重減少，低栄養とも関連する．嚥下障害の治療は，嚥下障害をきたした原因疾患の治療と，嚥下障害の重症度に応じた栄養摂取経路の調整，食事形態の調整の2つに分けられる．

新たな嚥下障害が急性に出現した場合，既存の嚥下障害が急激に増悪した場合は，専門医に依頼して**表2・3**に示すような原因の検索と，嚥下造影検査，嚥下内視鏡検査による詳細な嚥下機能評価を行う．

4 専門医への依頼

急性発症の嚥下障害の場合，原因疾患が脳血管障害など緊急性の高いものであることが多いため，基本的には直ちに専門医に依頼し原因検索を行う．口腔期・咽頭期の障害を疑う場合（むせる）は神経内科に，食道期の障害を疑う場合（食事が胸につかえる）は消化器内科に依頼する．

脳血管障害，Parkinson病などによる既知の嚥下障害があり，外来通院中の患者の嚥下障害が徐々に進行する場合は，摂取時の姿勢，食形態・水分の粘度調整などによりある程度は対応可能である．しかし，十分な水分摂取・食事摂取が安全に行えないと判断された場合は，早めに専門医に紹介する．

徐々に進行する嚥下障害で，日内変動がある場合は，重症筋無力症を疑い神経内科に依頼する．

症例の診断について

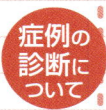

急性発症の嚥下障害，めまい，歩行障害，感覚障害であり，神経内科に依頼．MRI検査の結果，左椎骨動脈解離による左延髄外側の急性期脳梗塞が確認された．

延髄外側梗塞によるWallenberg症候群では，咽頭反射不全，輪状咽頭筋の弛緩不全のため，食物の嚥下だけでなく，唾液の飲み込みすら困難になることがある．ベッドサイドにティッシュの山ができていることが多く，当院ではこれを"ティッシュ徴候"と呼んでいる．**"ティッシュ徴候"をみたら，延髄外側梗塞を疑え．**

文献

1) 「ベッドサイドの神経の診かた 改訂17版」（田崎義昭，斎藤佳雄 著），南山堂，2010
2) Hinchey, J. A., Shephard, T., Furie, K., Smith, D., Wang, D., Tonn, S. : Formal dysphagia screening protocols prevent pneumonia. Stroke, 36（9）: 1972-1976, 2005
3) 片多史明：しゃべりにくい，飲み込みにくい．「神経診察のコツ 病歴と診察で病変部位がみえてくる！（福武敏夫 編）」，レジデントノート，13（13）: 2386-2393, 2012

❖ 嚥下障害への対処で思うこと　Column

　神経内科では，他分野より嚥下障害のある患者とかかわる機会が多い．特に認知症の高齢者に対して，医療の無益性の観点から，治療をどこまで行うかについて議論がある．日本老年医学会からの立場表明も改訂された．年齢による差別（エイジズム）がないか，患者本人の真意はどうか，家族の思いはどうなのか，チームによる十分な医療とケアがなされているか，など11の論点が列挙されている．

　倫理学の専門家からは，いったん始めた治療を中断することと治療を初めからしないこととは同じだとの議論もあるが，治療のための合併症でも出ない限りは，いったん始まった治療をやめることには感情的な抵抗がある．また，前々から食べられなくなったら，経管栄養はせずに自然の形でと本人あるいは家族が方針を決定していても，決断の時期にはなかなか決心がつかないこともある．経管栄養の方法にも，介護施設が経鼻管よりも，取扱いの簡便さから胃瘻設置を求めてくることもあるようだ．

　患者と家族との病前からの交流や関係性，患者・家族と医療者の治療関係が大切な時期においての問題の向き合い方を決める．重大な方針決定が長年世話をしてきた家族とともになされようとする，ちょうどそのときに，それまで全くかかわってこなかった家族のメンバーが現れ，これまでの不義理を埋め合わせようとするのだろうか，徹底的な延命治療を主張する場面もよくみられる．

〈大生定義〉

第2章 よくある主訴・症状への対応

5 言葉のもつれ
構音障害か失語性の発話障害か

高橋伸佳

症例

症例1：76歳男性
　高血圧と糖尿病で治療中であった．某日，起床時から言葉がもつれてしゃべりにくかった．手足の筋力低下やしびれはなかった．家族からも言葉が聞き取りにくいと言われ，かかりつけ医を受診した．意識は清明で，顔面・四肢の運動麻痺，感覚障害はない．医師の口頭指示にも的確に応じられ，読字・書字にも問題はない．しかし，発話では明らかに音が不明瞭で，いわゆる「呂律が回らない」状態であった．口唇音（パピプペポ），舌音（ラリルレロ），口蓋音（カキクケコ）を発音させてみると，不明瞭さは舌音で最も目立つ．

症例2：56歳女性（右利き）
　以前，不整脈（心房細動）を指摘されたが放置していた．某日，家族と食事中，急に言葉がもつれるようになった．特に言葉の初めの音が正確に出せず，時間がかかる．言い出せても抑揚に乏しくゆっくりと間延びしたようにしか話せない．ただし，家族の話は十分理解できる．筆談も可能であった．直ちに近医を受診した．診察室には独歩で入ってきて，運動麻痺はないようだ．「どう具合が悪いのですか？」と質問すると，「言葉が変」と言いたいようだが，最初の「こ」の音がうまく発音できず，さまざまに口や舌を動かす．やっと言えても「こーとーばーがへーん」というように音節の切れ目が不自然である．しかし，診察室を出るときの「ありがとう」という挨拶はスムーズに言うことができた．

1 症状のとらえ方と鑑別診断

　患者が「言葉のもつれ」を主訴に来院した場合，**構音障害**または**失語性の発話障害**を考える．前者は，構音器官（口唇，舌，軟口蓋，咽頭，喉頭など）の運動障害によって，音やリズムに異常をきたした状態である．後者は，構音器官の障害ではなく，さらに高次の，脳内での音や語の産生レベルでの障害による発話の異常である．ともに，顔面（特に口輪筋，舌）あるいは四肢（特に上肢）の軽度の運動麻痺を伴うことがある．

　後述するように，発話障害以外に失語を示唆する言語症状があれば「失語性の発話障害」が疑われる．しかし，「言葉のもつれ」が単独で出現している場合には，発話の異常のみから両者を鑑別する必要がある．鑑別の要点を以下に示す．

1）失語性の発話障害でみられ，構音障害ではみられない症状
❶失構音（発語失行）
　自分の意図した音を実現できない現象である．発語の開始時に目立つことが多く，口や舌をいろいろ動かす様子が観察される．また，音と音との連結がうまくいかず，「うまーくーしゃべーれまーせん」というように，音節間が不自然に短縮したり間延びしたりする．

❷錯語

「言葉の言い間違え」といってもよい．失語で観察される．「トケイ→タケイ」のように言葉の一部を誤る場合（音韻性錯語）と，「トケイ→メガネ」のように全く別の言葉に置き換わってしまう場合（語性錯語）がある．構音障害では音が不明瞭となるが，別の音に置き換わることはない．

❸喚語困難

目的とする言葉が頭の中に浮かばない状態をいう．このため発話がなかなか開始できなかったり，中断したりする．

2）症状の一貫性

構音障害では誤り方に一貫性があり，不明瞭な音は常に不明瞭に聞こえる．それに対して，失語ではある音が常に言いにくいのではなく，状況によって変動する．特に，挨拶などの慣用的な言葉や，とっさに出る言葉（「痛い！」など）はスムーズに出てくることが多い．

2 必要な診察と検査

1）構音障害

構音障害の有無や性質を明らかにするための負荷試験として①音節をくり返し発音させる（単音節：「パパ・・」，「タタ・・」，「カカ・・」；2音節：「パタ，パタ・・」；3音節：「パタカ，パタカ・・」），②言葉や文章を復唱させる，③文を音読させる，などを行う[1]．

構音障害は，麻痺性，運動失調性，錐体外路性の3つに分類される．それぞれ構音に関与する錐体路，小脳系，錐体外路系の障害に対応する（図1）．麻痺性構音障害は構音器官の運動麻痺によるもので，音の不明瞭さが前景に立つ．錐体路のいずれの部位の病変でも生じうる．運動失調性では個々の音の強さや間隔が不規則となる．病変部位は小脳または大脳皮質と小脳との連絡路（皮質‒橋‒小脳路）である．錐体外路性では原因疾患によって症状がやや異なるが，代表的疾患であるParkinson病（p.169 **第3章8**参照）の発語の特徴は単調で抑

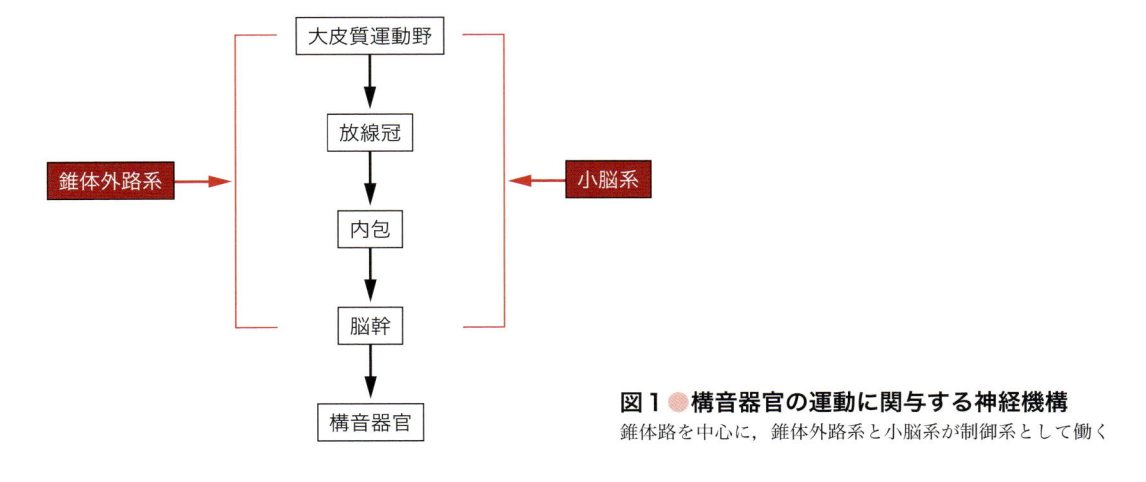

図1● 構音器官の運動に関与する神経機構
錐体路を中心に，錐体外路系と小脳系が制御系として働く

揚に乏しく，徐々に減衰する．他の神経症状を伴わず，構音障害が単独で出現する場合は，麻痺性か運動失調性を考える．

2) 失語性の発話障害

　失語では，**発話障害以外に聴覚的言語理解，復唱，呼称，読み・書きなど他の言語障害を伴うのが一般的である**．逆にこれらの症状を伴う場合は，構音障害ではなく失語性の発話障害である可能性が高く，診断上重要である．聴覚的理解は，患者に自分の身体を動かすような指示（例：「目を閉じてください」，「手を挙げてください」）を出し，正しくできるか否かをみる．復唱は検者の言う言葉や文章をオウム返しにさせる．文章レベルまで言えれば問題なしと判定する．呼称は日常物品を見せて名前を言わせる．読み・書きでは漢字と仮名を書かせる．

　これらの言語症状の障害パターンから失語型が決定される．失語型が決まると障害部位の推定も可能となる．**表**に発話障害を呈する主な失語型を，**図2**にその病変部位を示す．ブローカ失語は失構音を中核とする失語型である．左下前頭回後部から中心前回の病変によって生ずる．失構音のみを呈する場合を純粋失構音とよび，中心前回中・下部病変による．伝導性失語では音韻性錯語が目立ち，正しく言おうとして何度も言い直す．病巣は縁上回の皮質〜白質にある．健忘性失語は喚語困難のみを呈する失語型である．他の失語型で発症し，経過とともにこのタイプに移行する場合が多い．以上の失語型は「言葉のもつれ」を主訴に外来

表●発話障害を呈する主な失語型

	失構音	聴覚的言語理解	復唱	呼称	読み・書き
純粋失構音	あり	なし	なし	なし	なし
ブローカ失語	あり	良好〜軽度障害	障害あり	障害あり	障害あり
伝導性失語	なし	良好〜軽度障害	重度障害	障害あり	障害あり
健忘性失語	なし	良好	良好	障害あり	良好
Wernicke失語	なし	重度障害	障害あり	障害あり	障害あり

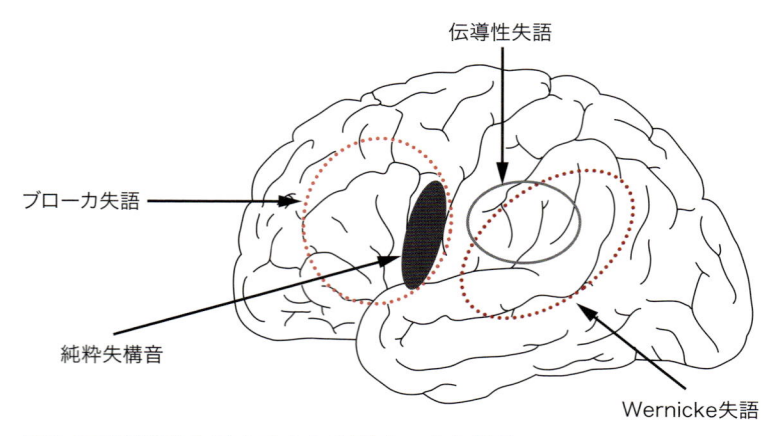

図2●発話障害を呈する主な失語症の病変部位

を受診する可能性がある．Wernicke失語はこれらとは異なり，発話は流暢で「言葉のもつれ」はない．しかし，錯語が多く，周囲の者には内容を理解しづらい．重度の聴覚的言語理解障害が特徴であり，初期には病識がないことも多い．

総合的な失語の検査としては，標準失語症検査（standard language test of aphasia：SLTA）[2] とWAB失語症検査日本語版（western aphasia battery：WAB）[3] がある．病巣や原因の検索には画像検査（CT，MRI）を用いる．

3 主な治療の流れ

急性発症の場合は脳血管障害によることが多く，ほとんどの場合専門医への紹介が必要である．入院後の急性期治療の後は，言語聴覚士による評価とリハビリテーションを行う．「言葉のもつれ」単独の場合は，一般に予後は良好である．

4 専門医への依頼

「言葉のもつれ」を主訴に受診した場合は原則として神経内科，脳神経外科を紹介するのがよい．脳血管障害が原因のときは緊急な対応が必要である[4]．脳梗塞では発症後3時間以内ならrt-PAによる血栓溶解療法の適応となる場合もある．症状が短時間で消失したとしても一過性脳虚血発作の可能性を考え，早急に専門医を紹介する．慢性に経過する変性疾患でも，時に「言葉のもつれ」で受診することがある（運動ニューロン病，前頭側頭葉変性症など）．

症例の診断について

症例1
舌音主体の麻痺性構音障害と考えられた．発症様式から脳血管障害を疑い，神経内科のある病院に紹介した．頭部MRIにて左放線冠に病変を認め，ラクナ梗塞と診断された．直ちに抗血小板薬，抗凝固薬，脳保護薬などを用いた急性期治療を行った．その後，言語聴覚士によるリハビリを開始し，症状は徐々に改善した．

症例2
診察の結果，言語症状は失構音（発語失行）のみで，「純粋失構音」と考えられた．発症様式と心房細動の既往から，脳塞栓症と診断した．神経内科のある病院に紹介し，頭部MRIにて左中心前回中・下部に病変を認めた．言語聴覚士によるリハビリテーションを行い，症状は改善傾向にある．

文献
1）「神経症候学〈1〉（改訂第2版）」（平山惠造 著），文光堂，2006
2）「標準失語症検査マニュアル（改訂第2版）」，（日本高次脳機能障害学会 Brain Function Test 委員会 著，日本高次脳機能障害学会 編），新興医学出版社，2003
3）「WAB失語症検査―日本語版」（WAB失語症検査―日本語版作製委員会 著），医学書院，1986
4）「脳卒中治療ガイドライン2009」（篠原幸人ほか 編，脳卒中合同ガイドライン委員会），共和企画，2009

第2章 よくある主訴・症状への対応

6 手足のふるえ
どのような状況でみられるか

荻野　裕

> **症例　65歳男性．右手のふるえが主訴**
>
> 　1年くらい前から右手がふるえるようになった．ふるえは手を下げたり膝に置いたりしているときに出現し，何かを取ったり上肢を動かすと出なくなる．最近歩くときに右手のふり方が小さいことに気づいた．既往歴・家族歴に特記すべきことはなし．
> 　体温36.5℃，脈拍70/分，血圧132/74 mmHg，著明な発汗や甲状腺腫脹を認めない．意識は清明で構語障害なし．脳神経系にも異常なし．
> 　右の手関節に軽度の固縮あり．右手指に律動的で，伸展屈曲をくり返すような約5 Hz程度の不随意運動を認める．これは安静時にみられ手を挙げたり，動作をすると消失する．
> 　腱反射はすべて正常，病的反射はなし．指鼻試験，膝かかと試験正常．
> 　歩行は右手のふり幅がやや小さい．小刻み歩行や前屈位はみられない．感覚系に異常はみられなかった．

1 症状のとらえ方と鑑別診断

1) ふるえをどうとらえるか

　外来などで主訴として経験される「ふるえ」とは，多くの場合医学用語では「振戦」と呼ばれるものである．
　振戦は不随意運動の1つである．その特徴として第一に律動的であること（規則正しいリズムで起こる），第二には常同的（複雑な動作ではなく多くは関節が進展・屈曲をくり返す運動である）であることがあげられる．つまり振戦はリズミカルで比較的単純な不随意運動である．表面筋電図などでは関節を伸展する筋と屈曲する筋が交互に規則的に放電する所見がみられる．この筋収縮により，リズミカルな関節の屈曲伸展が起こり「ふるえ」が起こるのである．

2) 振戦をどう分析するか？

❶性状は？

　周期（一般的にはHzで表す），振幅の大きさ，体のどの部分にみられるかを記載する．

❷どのような状況で出現するか？

　一般的には安静時，姿勢時，動作時に分けることが多い（図）．最近の分類では動作時振戦をいくつかに分け，その一型として姿勢時振戦をとらえる考えもあるが[1]，一般の臨床で用いやすいように古典的な分け方で解説する．
　安静時振戦：力を入れずに静かにしているとき（膝に手をおいたり，力をぬいて下げているとき）に起こるものである．
　姿勢時振戦：手などを挙上させてその位置を保たせたとき（姿勢保持）にみられるもので

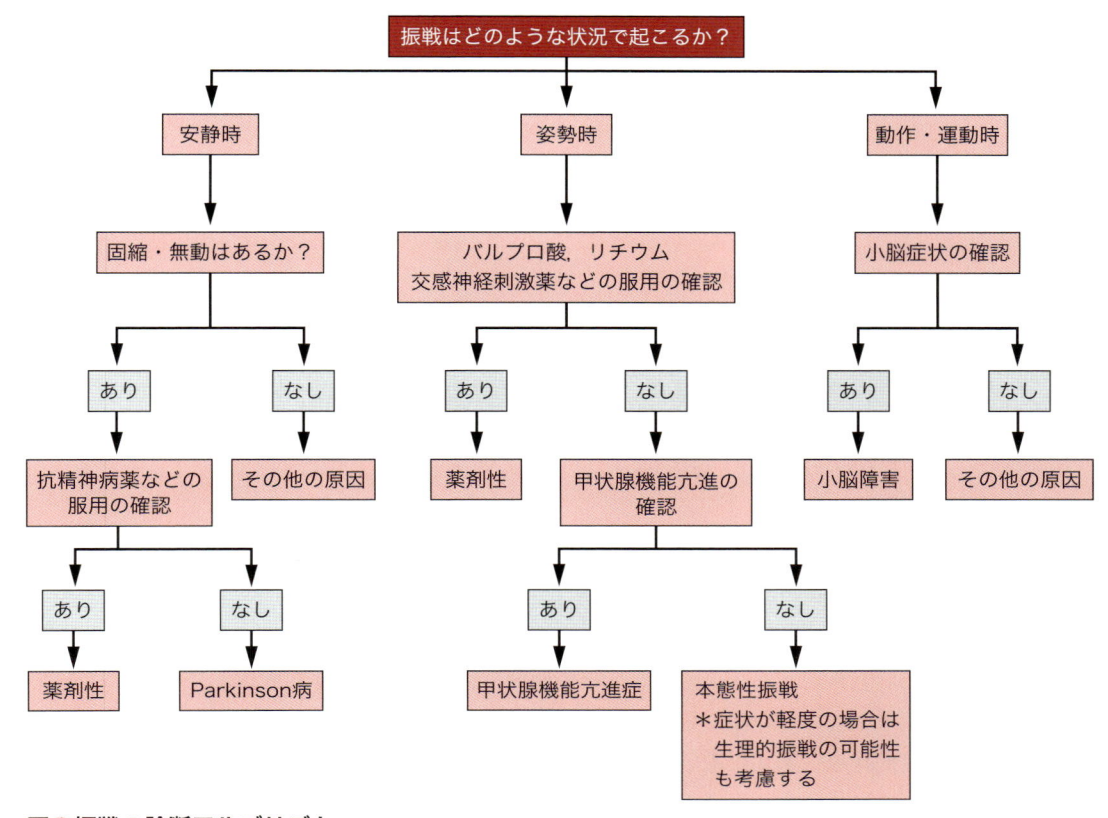

```
                    振戦はどのような状況で起こるか？
        ┌──────────────────┼──────────────────┐
      安静時              姿勢時            動作・運動時
        │                  │                  │
   固縮・無動はあるか？   バルプロ酸，リチウム   小脳症状の確認
        │              交感神経刺激薬などの服用の確認  │
    ┌───┴───┐         ┌────┴────┐          ┌───┴───┐
   あり     なし       あり       なし        あり     なし
    │       │         │          │          │       │
  抗精神病薬など  その他の原因  薬剤性    甲状腺機能亢進の   小脳障害  その他の原因
  の服用の確認                            確認
    │                              ┌─────┴─────┐
  ┌─┴─┐                           あり         なし
 あり  なし                         │           │
  │    │                      甲状腺機能亢進症  本態性振戦
 薬剤性 Parkinson病                             ＊症状が軽度の場合は
                                                生理的振戦の可能性
                                                も考慮する
```

図● 振戦の診断アルゴリズム

ある．

動作時の振戦：動作中にみられるものである．

3）鑑別診断

　振戦の原因となる代表的な疾患・病態について**表**に示す．

　振戦の性状のとらえ方については前項でふれた．周期についてはParkinson病では4～6 Hz，対して本態性振戦では8～10 Hzと周波数が速い．振幅の大きさはばらつきがあり一概にはいえない．部位については本態性振戦や甲状腺機能亢進症では手指にみられることが多い．Parkinson病では足から発症することも稀ではない．本態性振戦では頭部の振戦もみられることがある（頭を左右に振るような動きのためno-no tremorとよばれる）．

　以上のように性状によっても原因疾患についてある程度の手がかりがえられるが，何といっても振戦の原因疾患の鑑別には**安静時，姿勢時，動作時のいつ起こるかを把握する**ことがたいへん重要である．

　安静時振戦を認めた場合に考えるべき鑑別診断はParkinson病（p.169**第3章8**参照）と薬剤性パーキンソニズム（p.174**第3章9**参照）である．Parkinson病は60～70歳前後に多く，一側の手（時には足）の振戦で発症する．このため最もよく経験されるParkinson病初診患者の主訴は片手（あるいは片足）の「ふるえ」である．薬剤性パーキンソニズムは抗精神病

表 ● 振戦をきたす主な疾患

安静時振戦をきたすもの
・Parkinson病
・薬剤性パーキンソニズム
姿勢時振戦をきたすもの
・本態性振戦
・甲状腺機能亢進症
・ドパミン遮断薬以外の薬物副作用によるもの
・生理的振戦
動作時振戦をきたすもの
・小脳およびその遠心系に障害があるもの 　血管障害，多発性硬化症，脊髄小脳変性症など種々の疾患が原因となりうる

薬（ドパミン遮断薬）で最もよくみられるが一部の胃薬（スルピリドなど）や吐き気止め（ドンペリドンなど）でも起きることがある．薬剤性の場合は必ずしも片側ではなく両側に起こってくることが多い．

姿勢時振戦をきたす疾患としては本態性振戦や甲状腺機能亢進症などがあげられる．本態性振戦は主に中年以降に発症し手指の姿勢時振戦（8～10 Hz）を主症状とする疾患であり，常染色優性遺伝形式の遺伝形式を有することが多い．ただし発症年齢の問題や症状が軽く気づかなかった場合もあるので，家族歴がなくても本態性振戦を否定する根拠にはならない．安静時振戦以外の症状はない場合もあるが，書字時の振戦（定義上は動作時振戦）をみることも多い．

甲状腺機能亢進症も姿勢時の手指の振戦を呈する．その病態は生理的振戦が増強したものと考えられている．

抗てんかん薬のバルプロ酸，気分安定薬のリチウム，ぜんそく治療に用いられる交感神経刺激薬は主に姿勢時にみられる振戦をきたすことがある．

動作時振戦は小脳遠心路の障害でみられることが多い．原因が何であれ小脳系に障害が起きれば動作時振戦が起こりうるため原因疾患は多岐にわたる．たとえば血管障害（小脳出血，小脳梗塞），脱髄疾患（多発性硬化症），変性疾患（脊髄小脳変性症）などである．動作時振戦については直接原因疾患を覚えるよりも小脳系に障害があることを理解し，その原因となる疾患を鑑別していくことが大切である．

以上，病的な振戦について述べたが，振戦がみられても病的でない場合もあるので念頭に置いておく必要がある．指先などのかすかな振動は生理的にもみられる（生理的振戦）．ストレスや疲労，運動後などには増強する．強い緊張状態で手が震えたことはだれしも経験があるだろう．

2 必要な診察と検査

1）病歴の聴取

すべての問診に共通であるが発症様式（急なのか徐々に起きたのか），経過（急性，亜急

性，慢性），「ふるえ」以外の症状の有無を確認する．「ふるえ」についてはどんな状況で起きやすいか（安静，姿勢，動作時），増強させる因子を聴取する．

薬物の服用は必ず確認する必要がある．

2）診察

振戦に対する診察の要点は前項で述べた．

❶一般内科的診察

甲状腺機能亢進症を示唆する頻脈，発汗過多，体重減少，眼球突出などの有無を確認する．

❷神経内科的診察

安静時振戦では固縮や無動などのパーキンソン症状の存在を確認する．Parkinson病は一側から発症することが多く発症初期では片手（あるいは片足）の安静時振戦と固縮を呈することが多い．動作時振戦では眼球運動，指鼻試験，膝かかと試験，歩行の状態などで小脳症状の有無を確認する．

3）検査

安静時振戦ではParkinson病が重要である．ほとんどの場合，頭部MRIなどの画像診断を行うが，一般的なMRI画像ではParkinson病では明らかな異常がないことが特徴である．むしろ他のパーキンソニズム（脳血管性パーキンソニズム，多系統萎縮症など）を除外する目的でMRI検査を行う．

姿勢時振戦では内科的に甲状腺機能亢進の症状がはっきりしなくても，治療の方針が異なるものになるため甲状腺機能の測定は行った方がよいと考える．本態性振戦については疾患特異的な検査はなく，特徴的な症状と他疾患の除外が重要となる．

動作時振戦においては小脳およびその連絡路の障害を確認する意味で，頭部MRI（あるいはCT）は必ず行うべきである．

3 主な治療の流れ

振戦の治療は基本的には原因となっている疾患・病態に対して行うものである．

1）Parkinson病

振戦のみを治療するというよりも無動や固縮などを含みパーキンソン症状の治療のなかで振戦も治療されることになることが多い．Parkinson病の振戦は安静時振戦であり動作時には軽快するためあまりADLの支障にならないことが多く，振戦を完全に止めるためにパーキンソン病治療薬を増量しすぎるのはむしろ副作用の面から好ましくない．おおむね70歳以下はドパミン受容体刺激薬で，70歳以上はレボドパで治療を開始するのが原則である[2]．

2）本態性振戦

振戦が生活に支障をきたす場合は薬物治療を試みる．β遮断薬（プロプラノロール，アロチノロール），抗不安薬，抗痙攣薬であるプリミドンが用いられる[3]．循環器的に問題がなけ

ればβ遮断薬を用い，不安や緊張での増悪に対して抗不安薬を併用することが多い．プリミドンは効果的にはβ遮断薬と同等とされるが，飲み始めにめまい感やふらつきが起きることがある．

3）甲状腺機能亢進症

甲状腺機能の正常化を図るのが原則である．

4）薬剤副作用による振戦

原因薬剤が推定される場合は可能ならその薬剤を減量・中止する．薬剤性パーキンソニズムの場合は抗コリン薬（トリヘキシフェニジル）を使用する．

5）小脳の障害に伴う動作時振戦

原因疾患に対する治療が優先されるが，動作中の強い振戦などにはクロナゼパムを使用してみることがある．

6）外科的処置について

振戦全般において視床Vim核に対する脳深部刺激療法（あるいは焼却術）が行われることがある．適応には慎重な検討が必要である．

4 専門医への紹介

原因疾患によるが，Parkinson病については一度は診断の確定も含み神経内科医に紹介した方がよいと考える．動作時振戦の多くは器質的疾患に起因するため神経内科医への紹介が必要であろう．

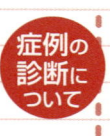

> **症例の診断について**
> 本症例は60歳代に一側の安静時振戦で発症．診察で右上肢の固縮と無動を認めることからParkinson病と診断した．65歳と比較的若く，ドパミン受容体刺激薬から治療を開始して症状は軽快した．

文献

1) Deuschl, G., Bain, P., Brin, M. : Consensus statement of the Movement Disorder Society on Tremor. Ad Hoc Scientific Committee, Mov Disord, 13 Suppl 3 : 2-23, 1998
2) 「パーキンソン病治療ガイドライン2011」（日本神経学会「パーキンソン病治療ガイドライン」作成委員会編）．医学書院，2011
3) 日本神経治療学会治療指針作成委員会：標準的神経治療：本態性振戦　298　神経治療学，28 (3)，297-325, 2011

第2章 よくある主訴・症状への対応

7 手足の脱力
脱力の診断の出発点は，原因レベル（中枢性？神経原性？筋原性？）の特定

東原真奈，園生雅弘

症例

症例1：62歳男性
　受診日の約1カ月前，起床時に左環指，小指のじんじんするようなしびれ感が出現したが，自然に軽快した．10日後，起床時に左環指，小指が伸展できなくなっており，その後さらに示指，中指が伸展できなくなり，母指も動かなくなってきた．3週間前から左手でものを持つと落とすようになり，その後も神経症状の階段状の悪化を認めるため，受診．
　喫煙歴があり，今回初めて高血圧，糖尿病を指摘されている．一般身体所見では，左頸動脈部に血管雑音を聴取する以外に明らかな異常所見を認めなかった．神経学的には左側でBarré試験（p.18 第1章2参照），Mingazzini試験（p.18 第1章2参照）が陽性であり，徒手筋力テスト（p.18 第1章2参照）では，筋力低下は上肢に強く，左前腕から固有手筋は0～2-レベルであったが，下肢は左腸腰筋で5-レベルの筋力低下を認めたのみであった．腱反射は左上下肢で亢進しており，左Babinski徴候が認められた．

症例2：51歳女性
　受診日の前日，ひじ掛けのある椅子に座り，右手でパソコンを操作しているうちに，そのままうたた寝してしまった．眼が覚めたら，右手がしびれて，肘から先に力が入らなくなっていたため来院．神経学的には，右手根伸筋，総指伸筋，短母指伸筋，長母指伸筋に徒手筋力テストで1～2レベルの筋力低下を認めたが，上腕二頭筋，上腕三頭筋，手根屈筋，指屈筋，骨間筋，短母指外転筋の筋力は正常であった．感覚検査では，右母指から示指の背側～手背にかけて感覚鈍麻と錯感覚（p.18 第1章2参照）が認められた．

1 症状のとらえ方と鑑別診断

1）病歴

　どのような領域・分野においても病歴聴取が重要であることはいうまでもないが，神経疾患の診断における病歴の重要性は非常に高いといえる．

　主訴は患者が最も困っている症状についての訴えであり，手足の脱力という運動症状は主訴になりやすい．一方で，注意しなくてはならないのは，運動麻痺や筋力低下を「しびれ」と表現したり，パーキンソニズム（p.174 第3章9参照）による寡動や，脳梗塞などによる失行を「脱力」と訴えたりする患者もいることで，**主訴がそのまま神経学的症候を表しているとは限らない**．主訴がどのような症候を表しているのか，その内容について詳細に聴取すべきである．

　次に，四肢の脱力が，いつ，どのような経過で始まり，どう変化したのかという発症様式と経過について聴取する．例えば発症様式では，突然の発症経過であれば，炎症や腫瘍よりは血管障害や外傷の可能性が高く，変性疾患は考えられない．また，症状が発作性・周期性に出現しているかどうか，その場合は症状が出現する誘因があるかどうか，四肢の運動麻痺

や筋力低下以外の随伴症状の有無についても聴取する．経過については，発症後悪化しているのか，改善しているのか，症状の変化があるならそのスピードはどうか，症状に変化がないのか，寛解と再発を反復しているのかなどについて確認する．また，随伴する全身症状，四肢の筋力低下以外の神経症状（脳神経障害や感覚障害，膀胱直腸障害など）の有無についても聴取しなくてはならない．

先行感染やワクチン接種の有無などの情報も重要である．さらに，既往症（高血圧，糖尿病，高脂血症，悪性腫瘍，外傷など）や生活歴（喫煙歴，飲酒歴，職業歴など），家族歴（家族内での発症者の有無，近親婚の有無，出身地など）も診断の重要な手がかりになりうるので確認する必要がある．

2）鑑別の手順と主な鑑別診断

大脳の運動中枢から筋線維に至る経路のどこに病変が生じても運動麻痺が生じるため，四肢の筋力低下・運動麻痺をきたす疾患や病態は非常に多い．また，ヒステリー患者でみられるように，これらの運動系に器質的な病変がなくとも手足の脱力を生じることもある．

神経内科専門医は，病歴聴取により，運動麻痺の部位や分布様式，進展様式や経過から病変の局在および性質を推定し，同時に神経学的診察から運動麻痺についてさらに詳細な局在診断を試み，後述の電気生理学的検査や画像検査などを追加することで神経疾患の診断を行う．しかし，このように運動麻痺をきたす疾患や病態は多岐にわたり，神経内科専門医でも診断に難渋する例も存在する．そのため，運動麻痺を呈する患者については，神経内科専門医へのコンサルテーションは必須であるが，外来で診療する頻度が高い疾患や，急性経過で発症・進行する病態で，早急に専門医へのコンサルテーションと治療が必要となる疾患については知っておく必要がある．その代表的なものとしては，脳血管障害（p.124 **第3章1，2** 参照），絞扼性ニューロパチー（橈骨神経麻痺，腓骨神経麻痺），変形性脊椎症（脊髄症，神経根症，p.136 **第3章3** 参照），Guillain-Barré症候群（p.217 **第3章16** 参照）などがあげられる．

2 必要な診察と検査

1）神経学的診察

神経学的診察に際しては，さまざまな症状を分析的かつ系統的に観察する必要がある．全般的な神経学的診察法の詳細については他書に譲るが，運動麻痺については，筋力低下の分布様式が責任病巣の推定に非常に重要であり，神経筋解剖についての知識が不可欠である．

①**運動野領域の障害**：片麻痺あるいは単麻痺がみられ，失語や失行，皮質性感覚障害など他の皮質症状の存在が鑑別に役立つ．
②**内包〜放線冠の障害**：片麻痺が認められる．
③**脊髄障害**：錐体路性筋力低下に加えて，レベルのある感覚障害が特徴的であり，胸髄レベルでの横断性，圧迫性病変では対麻痺を呈する．
④**神経根障害**：障害された神経根の支配筋群の筋力低下を認める．
⑤**腕神経叢障害**：どの部位が障害されるかによって筋力低下と感覚障害の分布パターンが異なる．
⑥**末梢神経障害**：分布様式により単ニューロパチー，多発単ニューロパチー，多発ニューロ

パチーに分類されるが，障害神経を同定するためには，筋の支配神経についての知識が不可欠である．多発ニューロパチーでは左右対称性，遠位優位の筋力低下を呈するが，急性炎症性ニューロパチーの代表的疾患であるGuillain-Barré症候群では，むしろ遠位筋と近位筋が同程度に障害されることが特徴的で，しばしば初期から顔面筋も障害されることに注意する必要がある．

⑦**神経筋接合部障害**：代表的なものには重症筋無力症（p.192 **第3章12** 参照）があり，複視，眼瞼下垂を認めることが多く，四肢では近位筋が障害されやすい．また，症状に易疲労性や日内変動があるのが特徴である．

⑧**筋疾患**：多くは近位筋が侵されやすい．

2）血液・髄液検査

さまざまな全身性の疾患や病態により筋力低下を生じうるため，血算，電解質，ビタミン，血糖，炎症反応，感染症，自己抗体など疑われる疾患に応じて検索する必要があり，髄液検査（p.336 **第6章1** 参照）は，脳・脊髄炎や急性炎症性ニューロパチーの診断において有用である．

3）電気生理学的検査

電気生理学的検査は，画像検査ではわからない神経筋の機能を評価することのできる手法であり，神経学的診察を補完するので，"筋電図はハンマーの延長"ともいわれる．特に神経伝導検査，針筋電図検査（p.344 **第6章3** 参照）は運動麻痺の局在診断への貢献が大きく，局在診断から病名診断につながることも多い．一方で，電気生理学的検査は運動麻痺についての他覚的な検査でありつつも，その検査・診断技術には専門医としての経験が必要とされる．

4）画像検査

CTやMRIなどの画像検査は，運動麻痺の原因が脳血管障害や脊髄炎などの中枢神経病変である場合，非常に強力な診断ツールである．特に虚血性脳血管障害におけるMRIの拡散強調像は存在診断能が高く，発症早期の梗塞巣や小さな病巣も検出が容易であり，陳旧性病変が多発している場合でも新鮮病巣を検出することができる．ただし，発症のごく早期には高信号が淡く目立たないことがあり，特に脳幹病変では発症後1〜2日間は高信号が出現しない場合があるので，**拡散強調像が正常だから脳梗塞ではないとは即断できない**．T2強調の影響を受けて高信号を呈すること（T2 shine-through）にも注意が必要である．T2 shine-throughとは，拡散強調像でT2強調像の信号がオーバーラップする現象のことである．拡散強調像のもとになるのはT2強調像であるため，拡散強調像はT2強調像と，真の拡散強調のコントラストが合成された画像である．そのため解釈にはADC mapを算出し，検討することが推奨されている．また，特に高齢者では健常者でもMRIでの脊髄の圧迫病変はしばしばみられるものであり，MRIの特異性には問題点がある．このように，病歴や神経学的診察に基づいた臨床診断をMRIが代替するものではないことには十分留意すべきである．

3 専門医への依頼

既述したように，運動麻痺を呈する病態の診断においては，神経内科専門医へのコンサルテーションが必須であるが，病態によってそのタイミングが異なってくる．

特に，超急性発症の経過から脳血管障害が疑われる場合，特に発症から4.5時間以内の症例の脳梗塞症例についてはrt-PA静注療法による血栓溶解療法の適応になる可能性があり，専門医（神経内科・脳神経外科）への迅速なコンサルトが必要である．

また，先行感染のエピソードがあり（はっきりしないこともある），急速に四肢の筋力低下が進行する場合はGuillain-Barré症候群の可能性を考えなくてはならない．Guillain-Barré症候群では，四肢の筋力低下のみならず，呼吸筋麻痺による呼吸不全，球麻痺による嚥下障害をきたしうるし，重篤な自律神経障害を呈することもあるため，疑ったらすみやかに専門医へ紹介し，治療を開始すべきである．

超急性〜急性経過で発症・進行する運動麻痺には他にもさまざまな疾患があるが，すみやかに専門医へ依頼するのがよいだろう．治療が遅れることで重症化し，重篤な後遺症を残してしまう可能性があるからである．

症例の診断について

症例1

急性発症で階段状の進行を呈しており，神経学的に錐体路徴候を伴う左片麻痺を認めたことから脳梗塞を強く疑い，頭部MRIを施行したところ，分水界領域に散在性の急性期梗塞を認めた．右頸動脈雑音を聴取したこととあわせて，右頸動脈部における高度狭窄が示唆された．頸動脈エコー，CT angiographyでは右内頸動脈分岐部に高度狭窄を認めた．抗血栓療法を開始すると同時に，頸動脈内膜剥離術の適応と考え脳神経外科にコンサルトし，同科で頸動脈内膜剥離術を施行された．

症例2

橈骨神経麻痺と臨床的に診断．神経伝導検査では，肘上部−腋窩部の生理的絞扼部位での伝導ブロックを認め，圧迫による橈骨神経麻痺を示唆する所見であった．発症当初から伝導ブロックは不完全であり，予後良好と判断できたので経過観察を指示した．発症2日後には感覚障害，筋力低下ともに自然軽快した．

文献

1）「神経内科ハンドブック 第4版」（水野美邦 編），医学書院，2011
2）「臨床神経内科学 改訂5版」（平山惠造 監修），南山堂，2006
3）「ベッドサイドの神経の診かた 改訂17版」（田崎義昭，斎藤佳雄，坂井文彦 著），南山堂，2010
4）豊田一則：rt-PAによる血栓溶解療法の検証と展望．「神経疾患最新の治療2012-2014」（小林祥泰，水澤英洋 編），南江堂，2012
5）「脳MRI 3．血管障害・腫瘍・感染症・他 第1版」（髙橋昭喜 編著），学研メディカル秀潤社，2010

第2章　よくある主訴・症状への対応

8 手足がうまく使えない
麻痺・筋力低下のない場合

三澤園子

症例

症例1：64歳男性
10年来の糖尿病あり．インスリン治療をされているが，コントロールはHbA1c 8〜9％台と不良であった．1週間前に，ドアが開けられない，インスリンが打てないという症状が数分程度持続後に改善するという症状をくり返した．通院先の内科医に相談したところ，認知症を疑われて神経内科を受診した．

症例2：53歳女性
3年前より，右手が動かしにくくなり，続いて左手にも同様の症状が出現．勤務先の工場の流れ作業についていけなくなり，退職した．2年前より，歩行が遅く，姿勢も悪くなった．呂律がまわらず電話で聞き返されることが多くなった．バランスも悪く，転倒することも出てきたため，来院した．

1 症状のとらえ方と鑑別診断

1）患者の言う「うまく使えない，できない」は何を意味するか

患者が運動の異常を訴えるが，明らかな麻痺（筋力低下）が存在しない場合は，症状の解釈が難しくなることが多い．そのような場合は，①**運動系の系統的な診察に加え，協調運動の診察，必要に応じ失行の診察を行う**，②**うまくできない動作の実際の観察**を行うことでオリエンテーションがつきやすくなる（理想的には，神経系全体の系統的診察が必要）．

「手足がうまく使えない」原因となりうる麻痺（筋力低下）以外の神経症状は，運動失調，パーキンソニズム（p.174 **第3章9**参照）の頻度が高い．その他，ジストニアや振戦などの不随意運動，失行も原因となりうる．

失行やジストニアは，インスリンの打ち方がわからない（観念失行），示指に力が入って字が書けない（書痙，ジストニアの一型）など，日常診療ではあまり遭遇しない主訴のため，一般医にとっては理解しにくい．そのため，心因性と片付けられることが少なくない．多忙ななかでも，まずは患者の訴えをまっすぐに受け止め，何らかの神経症状にあてはめられないかを考えることが重要である．

2）鑑別の手順と主な鑑別診断

患者の訴える症状が運動失調，パーキンソニズム，不随意運動，失行等のいずれに該当するかを，病歴と次項に述べる診察所見から類推する．次に急性発症か慢性経過かの病歴に基づき，鑑別を進める．発症様式ごとに，あげるべき鑑別疾患は異なる．ここでは比較的頻度の高い疾患を中心に言及する．

❶突発発症・急性発症

いずれの神経症状であっても，突発発症では血管障害，急性発症では炎症性疾患（感染性，自己免疫性）の可能性が高い．的確な急性期治療により機能予後，生命予後を改善できる可能性があり，早急な対応が必要である．頻度は低いが急性の運動失調を呈する疾患に，Fisher症候群がある．本症候群は，外眼筋麻痺，運動失調，腱反射消失を3徴とするGuillain-Barré症候群（p.217 **第3章16**参照）の亜型である．特異な症状の組合わせで，惑わされることもあるが，多くは単相性の良性経過をとる．

❷亜急性進行

亜急性進行の場合は炎症性疾患に加え，腫瘍性疾患も鑑別にあがる．中枢神経系に直接浸潤する腫瘍が原因のこともあるが，卵巣がん，乳がん等の遠隔効果である傍腫瘍症候群で小脳性運動失調を呈することもある．

❸慢性経過

慢性経過の場合，いずれの神経症状であっても脊髄小脳変性症をはじめとする神経変性疾患は鑑別にあがる．また，小脳性運動失調の場合は，長期のアルコール多飲による小脳変性，甲状腺機能低下症等も鑑別にあがる．書痙などのジストニアも通常は慢性経過である．

一般医として留意すべきは，自らの処方の副作用による運動障害である．せん妄治療によく用いられる抗精神病薬は非定型も含め錐体外路症状としてパーキンソニズムを生じる可能性がある．喘息に用いられるβ刺激薬，テオフィリン製剤等も，手指の振戦を生じることがある．

2 必要な診察と検査

1) 神経診察

麻痺やパーキンソニズムの系統的な診察に関しては他稿にゆずる．本稿では，頻度が少なく一般医になじみのない協調運動，失行の診察を中心に述べる．患者の訴える「うまくできない」動作を実際に行ってもらい，観察するのも非常に有益である．ジストニアのなかでも頻度の高い書痙は，「字を書くとき」のみ症状が出現する．症状の主体が下肢の場合は立位，歩行の様子を観察する．診察の大まかな手順と解釈を**図**に示す．

❶協調運動異常のスクリーニング

協調運動の診察により，まずは運動失調の有無がわかる．運動失調には主に小脳性と感覚性がある．またパーキンソニズムのある患者でもすくみなどで協調運動の異常を呈する．協調運動の異常をスクリーニングするには，指鼻指試験，手回内回外試験，膝踵試験を行う．

指鼻指試験は，患者の鼻に自身の指を触れ，その後に検者の指を触れてもらい，これをくり返す．このとき，1回ごとに検者の指の位置を変え，様子を観察する．視覚障害などがある場合は指鼻試験を行うが，軽度の運動失調における感度は指鼻指試験の方が指鼻試験よりも高い．**手回内回外試験**は肘を曲げた状態で，片手ずつ手の回内，回外をくり返し行ってもらう．**膝踵試験**は，臥位で行う．一方の下肢を挙げ踵で対側の膝を叩いた後に踵にむかって脛をすべらせてもらう．

指鼻指試験，膝踵試験は，測定異常の有無，運動分解（目標へまっすぐ到達できない）の

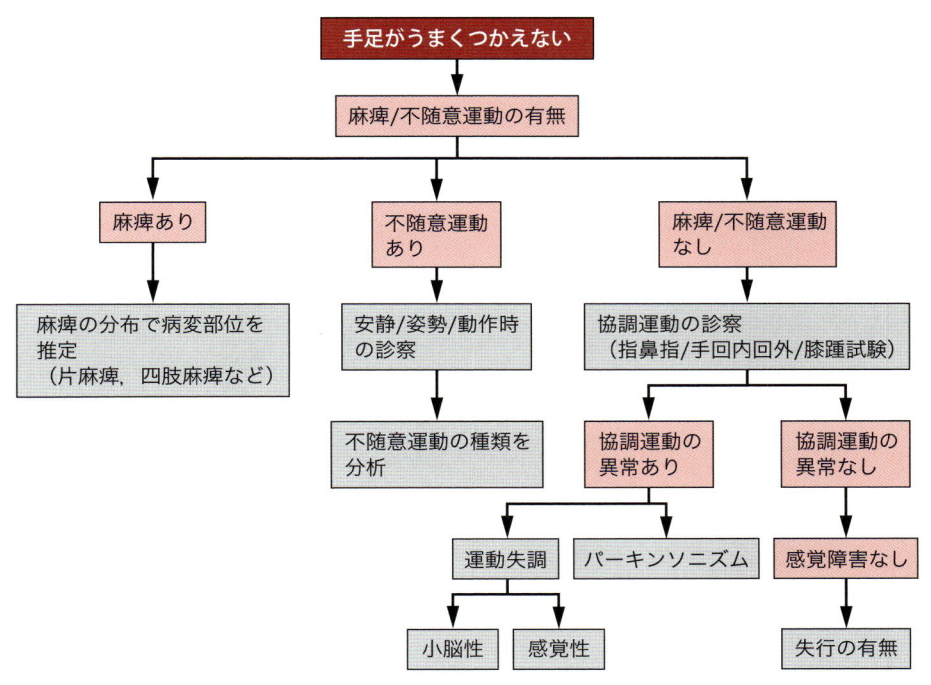

```
                    ┌─────────────────────┐
                    │ 手足がうまくつかえない │
                    └──────────┬──────────┘
                               │
                    ┌─────────────────────┐
                    │   麻痺/不随意運動の有無   │
                    └──────────┬──────────┘
              ┌────────────────┼────────────────┐
         ┌────────┐      ┌──────────┐    ┌──────────────┐
         │ 麻痺あり │      │ 不随意運動 │    │  麻痺/不随意運動 │
         │        │      │   あり    │    │     なし      │
         └────┬───┘      └─────┬────┘    └──────┬───────┘
              │                │                 │
    ┌─────────────────┐  ┌──────────┐  ┌──────────────────┐
    │ 麻痺の分布で病変部位を │  │ 安静/姿勢/動作時 │  │   協調運動の診察    │
    │      推定       │  │   の診察   │  │(指鼻指/手回内回外/膝踵試験)│
    │(片麻痺，四肢麻痺など)│  │          │  │                  │
    └─────────────────┘  └─────┬────┘  └────────┬─────────┘
                               │             ┌──┴──┐
                         ┌──────────┐  ┌──────────┐ ┌──────────┐
                         │不随意運動の種類を│  │ 協調運動の │ │ 協調運動の │
                         │    分析    │  │  異常あり  │ │  異常なし  │
                         └──────────┘  └─────┬────┘ └────┬─────┘
                                         ┌──┴──┐        │
                                    ┌──────┐ ┌──────────┐ ┌──────────┐
                                    │運動失調│ │パーキンソニズム│ │感覚障害なし│
                                    └──┬───┘ └──────────┘ └────┬─────┘
                                    ┌──┴──┐                    │
                                 ┌─────┐ ┌─────┐         ┌──────────┐
                                 │小脳性│ │感覚性│         │  失行の有無  │
                                 └─────┘ └─────┘         └──────────┘
```

図 ● 診察の大まかな手順と解釈

有無を観察する．小脳性運動失調の場合は多くは測定過多（目標より行き過ぎる）となるが，感覚性運動失調の場合は一定しない．また感覚性運動失調では，閉眼させ視覚の補正を取り除いて指鼻試験を行うと，失調症状の悪化がみられる．パーキンソニズムでも測定過小などの異常を呈することがある．手回内回外試験では，運動失調があるとリズムが乱れ，運動の大きさが一定しなくなる．通常，利き手の方が円滑なため，解釈の際に注意を要する．パーキンソニズムでは，運動の大きさが小さくなったり，すくみがみられたりする．

❷失行の種類と診察

失行は高次脳機能障害として生ずるものであり，背景に麻痺，運動失調等の運動障害，感覚障害などがないことが前提である．「手がうまく使えない」の主訴になりうる失行は，肢節運動失行，観念運動失行，観念失行，着衣失行などである．

肢節運動失行は巧緻運動障害を主徴とする．コインをつまみあげる，母指と示指を速く打ち合わせるなどを行わせる．

観念運動失行は，おいでおいでや歯磨きのまねなど，通常は容易にできるような動作ができなくなる．

観念失行は，「紙をはさみで切る」など2つ以上の物品を使用してもらい診察する．

観念運動失行では口頭指示の方が実際の物品使用より困難であり，観念失行では物品使用が困難となる．

着衣失行は実際に衣服を着てもらうことで判断できる．

2) 検査

「手足がうまくつかえない」原因として，小脳性運動失調，パーキンソニズム，失行が疑わ

れるときには，頭部の画像検査を行う．MRI検査が望ましいが，行えない場合はCT検査を行う．脳梗塞が原因の場合はMRA検査を追加し，脳血管の動脈硬化の程度を評価する．小脳性運動失調の場合は甲状腺機能もスクリーニングする．感覚性運動失調が疑われるときには，分布，随伴症状（感覚障害の分布，腱反射異常，異常反射の有無）に応じて，脊髄病変が疑われるときにはMRI検査を，末梢神経障害が疑われるときには神経伝導検査（p.344 **第6章3**参照）を考慮する．

3 主な治療の流れ

脳血管障害が原因の場合は，すみやかに診断がつく可能性が高く，病型に応じた治療を行う．施設の体制，患者の状況により必要に応じて，神経内科または脳神経外科に治療を依頼する．薬剤性の場合は，原因と考えられる薬剤を中止する．薬剤性パーキンソニズムの際，高齢者では中止しても症状はすみやかに改善しないことが多い．一定期間の観察が重要で，被疑薬の中止直後に症状が改善しなくても否定はできない．

4 専門医への依頼

「手足がうまくつかえない」原因となりうる疾患は，前述の画像検査で異常がとらえられる脳血管障害，腫瘍以外は診断がつきにくいことが多い．積極的に神経内科への紹介を検討する．急性，亜急性経過の場合は，重篤な疾患が原因であることも多く，治療による改善の可能性があるため，すみやかな対応が必要である．神経変性疾患は，病型により予後は全く異なり，重点的にケアすべきポイントも異なる．Parkinson病以外の変性疾患では，有効性の非常に高い治療は現時点ではまだない．しかし，専門医による診断，ケアで患者のquality of lifeを向上できる可能性がある．

症例の診断について

症例1
診察時には神経学的異常所見は全くなかった．認知症を疑われてきたが，mini-mental state examinationは28点/30点であった．発症様式（突発，一過性）から，一過性脳虚血発作を疑い，頭部MRI，MRA検査を行ったところ，左内頚動脈の閉塞を認めた．発症から1週間が経過していたため，外来で抗血小板薬の内服を開始した．

症例2
神経診察で，小脳性運動失調とパーキンソニズムを認めた．頭部MRI検査で，小脳および橋の萎縮を認め，多系統萎縮症と診断した．

文献
1）神経内科ポケットリファレンス（桑原 聡 監修），中外医学社，2010
2）神経診察：実際とその意義（水澤英洋，宇川義一 編著），中外医学社，2011

第2章　よくある主訴・症状への対応

9 手足のしびれ
解剖学的に考える

奈良典子，長谷川 修

> **症例**
>
> **症例1：45歳男性．常用薬および職業的薬剤曝露はない**
> 　来院1年前より易疲労感，顔にむくみを感じていたが放置していた．来院3カ月前より全身倦怠感，手足のしびれ，腓腹筋痛が徐々に増悪したため来院した．初診時，しびれは両側上下肢末梢に常時存在し，しびれ部位と正常部位の境界は不明瞭であった．全身性浮腫，嗄声，呂律障害，アキレス腱反射弛緩相の遅延を認めた．
>
> **症例2：75歳男性．15年前より降圧薬を服用している**
> 　起床時から左口唇半分と左手に自発的なピリピリ感が生じた．4日間様子をみていたが症状が消失せず，家族の勧めで来院した．初診時，左口唇半分とその周囲約1cmの範囲，左手指（母指，示指優位）に軽度の痛覚過敏を認めた．脳神経に明らかな異常は認められない．第5指徴候，Romberg徴候，Babinski徴候はいずれも陰性であった．

1 症状のとらえ方と鑑別診断

　知覚過敏，感覚鈍麻，異常感覚などを"しびれ"と訴え多くの患者が来院するが，その原因は神経内科や整形外科的疾患ばかりでなく，精神科的疾患を含め多岐にわたる．その鑑別については，発症時刻がはっきりとしている急性発症のしびれと，急速あるいは亜急性に進行するしびれに特に注意を払いながら，解剖学的な分類に沿って進めていく（図，表1）．

1）緊急性のある疾患

　発症時刻が明確なものに脳血管障害があり，亜急性に進行するもののなかにはコンパートメント症候群，深部静脈血栓症などの血管病変が存在する．また呼吸筋麻痺が生じる可能性がある疾患や排尿障害を有する疾患も早期対応が必要である．

解剖学的考察

中枢性	末梢性	分類不能
大脳障害	脊髄根障害	心因性
脳幹障害	末梢神経障害	
脊髄障害	単神経障害	
	多発単神経障害	
	多発神経障害	

＋

急性発症および急性・亜急性に進行する疾患への迅速な対応

図●診断の流れ

表1 ● しびれの鑑別

中枢性障害	脳血管障害，多発性硬化症
脊髄障害	脊髄空洞症，頚椎症，亜急性連合性脊髄変性症，動静脈奇形
脊髄根障害	頚椎症，椎間板ヘルニア，帯状疱疹，腫瘍の転移
単神経障害	外傷，拘扼性障害（手根管症候群等）
多発単神経障害	膠原病／血管炎，サルコイドーシス，アミロイドーシス，HIV感染症
多発神経障害	遺伝性疾患（ポルフィリア，Fabry病） 脱髄疾患（Guillain-Barré症候群，慢性炎症性脱髄ポリニューロパチー） 腫瘍（腫瘍随伴症候群，多発性骨髄腫，Hodgkin病） 代謝，内分泌（糖尿病，尿毒症，甲状腺機能低下症，アミロイドーシス） 栄養（ビタミンB1, 6, 12欠乏） 薬物（抗菌薬，抗がん剤，抗結核薬） 呼吸性アルカローシス（過換気） 中毒（重金属，有機溶剤）

2) 解剖学的な鑑別

随伴する運動障害が上位運動神経障害か下位運動神経障害か，脳神経障害を含むかで中枢性と末梢性かを鑑別し，付帯する感覚障害がその分類に合致するかを見極める．

❶ 大脳半球・脳幹病変

大脳半球の病変では，感覚障害が上下肢・顔面ともに病変の対側に生じ，多くは運動障害を伴う．頭頂葉皮質および皮質下病変では通常触覚や温痛覚障害は生じず，主に識別覚が障害される．顔面を含めた半身に強い知覚障害があるときには中脳，視床，内包後脚の病変の可能性が高い．視床の後外側腹側核（VPL）と後内側腹側核（VPM）の境界で小出血や小梗塞が起こると，橈側手指と口に限局したしびれが生じる．後大脳動脈から分岐する視床外側後腹側核動脈がVPL内側とVPM外側にまたがった領域を支配しているためである．橋，延髄の障害では交叉性（顔面と体幹・上下肢で逆）の感覚障害が生じる．延髄外側に障害が生じるWallenberg症候群は，障害と同側の顔面の温痛覚障害，小脳症状，球麻痺と反対側の顔面以下の温痛覚障害を呈し，運動麻痺を伴うことが少ないのが特徴である．

❷ 脊髄障害

障害レベルの神経根領域に一致した下位運動神経障害と，障害レベル以下の上位運動神経障害および感覚障害となる．

❸ 神経根障害

障害レベルの神経根領域に一致した下位運動神経障害が認められ，感覚障害の領域はデルマトームの1分節にとどまることが多い．各障害レベルにおける運動・感覚障害の特徴を**表2**に示した．

❹ 末梢神経

単神経障害，多発単神経障害，多発神経障害に分類される．単神経障害では障害された神経根支配の末梢領域だけに出現することが多く，神経の拘扼，外傷，虚血，腫瘍などの局所性疾患から発生する．多発単神経障害は2つ以上の末梢神経が侵されるが，膠原病や糖尿病

表2 ● 神経根障害と症状

デルマトーム	障害される反射	運動障害	感覚障害
C5	上腕二頭筋	肘屈曲	三角筋から肘までの上腕外側
C6	腕橈骨筋反射	手関節背屈	母指，示指
C7	上腕三頭筋	手関節掌屈，肘の伸展	中指
C8		指の屈曲	小指
L4	膝蓋腱反射	足関節内反	脛骨稜の内側
L5		足関節背屈，足趾背屈	足背，母趾，脛骨稜の外側
S1	アキレス腱反射	足関節底屈，足趾底屈	足底，第5趾，外踝の下方

などに伴う血管異常として生じることがある．多発神経障害は左右対称性をもって出現し，一般的に上肢よりも下肢が先に侵され，末梢にいくほど障害が強くなる．四肢の伸展や外転筋が屈筋や内転筋よりも強く障害されるのも特徴である．

❺分類されないもの

神経学的に説明のつかない分布をもつしびれにヒステリー，身体表現性障害などが含まれる．多発性硬化症はしびれや痛みの部位が移動し，精神科的疾患と間違われるケースがあるために注意する．

2 必要な診察と検査

まずは丁寧な問診を行う．発症の時間的推移（急性，慢性），しびれの部位（片側性，両側性，顔を含むか），性質（安静時痛，動作時），体位によるしびれの強弱，既往歴（外傷含む），職業歴（仕事の姿勢，薬品や金属の使用），家族歴（遺伝性疾患），社会歴（アルコール，栄養不足）などを問診に取り入れる．末梢血・生化学検査，腰椎穿刺，画像検査（脊椎X線，胸部X線，脳CT・MRI，脊髄造影），電気生理学的検査等を適宜取り入れる．頻度の高い疾患の身体診察手技について以下に述べる．

1) 手根管症候群

手根管内部の内圧が上昇すると正中神経が圧迫される．就寝時には無意識に手関節が掌屈位をとるため，異常知覚が増強する．小指，手背および母指球の皮膚に感覚異常を認めないことが重要である（母指球の皮膚感覚を支配する正中神経掌枝は，屈筋支帯よりも浅層を走行するので手根管を通らない）（p.228 第3章18 参照）．
Tinel徴候：皮膚上から手根管部を叩くと正中神経領域にしびれが生じる．
Phalenテスト：手関節を完全掌屈位にすると，手根管が狭くなり内圧が上昇する．

2) 肘部管症候群

肘関節を屈曲すると，伸側に位置するOsborne靭帯および滑車上靭帯が緊張するため，尺骨神経が尺骨神経溝に圧迫されて環，小指のしびれが生じる．幼少期の肘関節部の骨折の既

往，肘を酷使する仕事に就いているかなどの問診が必要（p.228 **第3章18**参照）．
Elbow flexion test：肘関節を最大屈曲位，手関節を背屈位に保持して3分間以内にしびれの増悪するものを陽性とする．
指交叉試験：骨間筋萎縮が進むと指の内外転運動が不可能となり，指を伸展位にして示指と中指を交叉できなくなる．

3）頚椎症性脊髄症

手足のしびれ，手指の巧緻性運動障害（ボタンがとめにくい），歩行障害（階段の下りが怖い），膀胱直腸障害などが観察される（p.136 **第3章3**参照）．錐体路障害を反映して以下のテストが陽性になる．Hoffmann徴候は，圧迫性頚髄病変に対し感度，特異度ともに高い．
Hoffmann徴候：中指の爪を強く弾くと刺激に応じて母指が屈曲する．
10秒グーパーテスト：10秒間に手指の開閉を何回くり返すことができるかを調べる．本症で20回以下となる．

4）糖尿病性ニューロパチー

遠位優位の軸索変性がその病態であり，異常感覚は両側性に下肢遠位に生じる．まず足先がピリピリする，足裏に布が被っている感じがするなどの異常感覚で始まり，軸索変性が進行すると感覚鈍麻が出現する（p.317 **第5章4**参照）．
アキレス腱反射：左右対称性に低下あるいは消失する．
母趾振動覚：内踝より末梢に位置するため，この部位での測定は内踝より感度が高い．

5）過換気症候群

過換気に伴う呼吸性アルカローシスにより，末梢血管の収縮や電解質異常（Ca^{2+}，K濃度等の減少）が生じ，口周囲や指尖部にしびれが生じる．背景に不安性障害や気分障害がある場合を多く経験するが，必要があれば呼吸・循環器等に重篤な器質的疾患がないことを確認する．
過換気誘発テスト：3分間速く深く呼吸をしてもらい（1分間に30回程度），過換気症状を再現させる．

3 主な治療の流れ

一般内科で経過観察するものとして拘扼性障害，多発神経障害が多い．拘扼性障害に対しては，同一姿勢を保持する時間の制限，姿勢指導，ストレッチングおよび筋力トレーニングを行い，多発神経障害については原疾患の治療を行う．しびれの対症療法として，末梢神経再生促進を目的としてビタミンB12やビタミンE，疼痛や異常感覚緩和目的で抗うつ薬や抗てんかん薬を使用する場合がある．

4 専門医への依頼

急性発症のしびれの多くは専門医への緊急コンサルトが必要である．脳梗塞，脳出血，Wallenberg症候群等の脳血管障害は神経内科に，それ以外の血管障害であれば手術，血栓溶解療法の適応を含め循環器科にコンサルトする．

亜急性に進行する神経・筋疾患は呼吸筋麻痺を生じることがあり神経内科に，また膀胱直腸障害を伴う脊髄障害は緊急手術の適応となるため整形外科にコンサルトする．

慢性に進行する拘扼性障害でも症状が強く，日常生活に支障をきたすものであれば手術の適応を含めて専門医の判断をあおぐ．

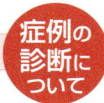

症例の診断について

症例1：橋本病

全身性浮腫，嗄声，腓腹筋痛などの随伴症状を伴う慢性進行性の多発神経障害である．TSH 235.2 μIU/mL，freeT$_3$ 0.59 pg/mL，freeT$_4$ 0.08 ng/dL，抗TPO抗体 355.7倍であった．末梢神経伝導速度検査では，障害が手根管などのcommon entrapment siteに強い傾向にあった．レボチロキシンナトリウム50μg/日の投与で12週間後に手足のしびれが改善した．

症例2：手口症候群（Cheiro-oral syndrome）

高血圧症患者に生じた突然発症の運動障害を伴わない局所性の感覚障害である．発症約1カ月後の頭部MRIでは右視床外側核に限局した低信号域が認められた．感覚障害はその後徐々に回復した．

文献

1) Willis, G. C.：単神経障害と多発性単神経障害．Dr.ウイリス ベッドサイド診断（松村理司訳），pp.188-214, 医学書院, 2008
2) 仲田和正, 登木口進：しびれ. Medicina, 44（4）：702-711, 2007
3) England, J. D., Asbury, A. K.：Peripheral neuropathy. Lancet, 363：2151-2161, 2004
4) 中野 隆, 村瀬政信, 木全健太郎, 中津洋平：末梢神経系の機能解剖（6）．理学療法, 24（5）：750-771, 2007
5) 厚東篤生, 荒木信夫, 髙木 誠：感覚障害．脳卒中ビジュアルテキスト, 62-64, 医学書院, 2008

❖ 過換気症候群ではどうしてしびれるか　Column

過換気によって呼吸性アルカローシスになることでフリーのイオン化カルシウムの割合が減少し，神経・筋肉の興奮性が増し，手足・唇のしびれやテタニーを認めることがある．カルシウムは正常（pH7.4）な血液中では，半分弱がカルシウムイオン（Ca$_2^+$）として存在し，残りの半分弱が血清タンパク（アルブミン）と結合して存在している．残りの一部は非イオン化化合物（リン酸カルシウム，クエン酸カルシウムなど）として存在している．生理作用があるのはカルシウムイオン（Ca^{2+}）であり，カルシウムのイオン化は溶け込んでいる溶液のpHによって変動する．イオン化した割合（カルシウムイオン）は，血液のpHがアルカリ側では減少し，酸性側では増加する．

血漿カルシウムイオン（血漿Ca^{2+}）は，神経細胞内へのナトリウムイオン（Na$^+$）の輸送を抑制するが，過換気症候群では，血液がアルカリ側に傾き血漿カルシウムイオンが低下する結果，神経細胞内にナトリウムイオン（Na$^+$）が流入しやすくなり，神経の興奮性が高まり，しびれやテタニーなどの症状が現れる．

<飯野光治>

❖ なぜ神経障害でしびれ，痛みが生じるか　Column

　病的状態でのしびれや痛みの発生には，末梢から中枢まださまざまな機序がある．

　末梢神経レベルでは，圧迫阻血により一時的にNa-Kポンプが阻害され脱分極したままとなるが，それが解除されると活動電位の群発発射が反復して異常感覚を生じる．脱髄の後では，新生したNaチャネルが脱髄部に分散し自発的に興奮することにより自発痛が生じる．また髄鞘のない絶縁不十分な状態では神経線維同士の電気的交錯が生じ（エファプス現象）しびれに繋がる．痛覚線維と触覚線維にエファプスが生じるとアロディニア（異痛症）が起こる．

　軸索損傷後の再生における側芽形成も機械的刺激に過敏となる（Tinel徴候）．交感神経線維が神経腫や後根神経節細胞体の周囲に進入し，そこでノルアドレナリンを分泌すると新たな反応性が獲得されて痛みの発生源となる．脊髄レベルでは，脊髄後角ニューロンの過敏化，脊髄後角内の神経再構築，脱抑制機構，GABAによる興奮などが解明されている．

　さらにより中枢では，中脳中心灰白質からの下降性疼痛抑制系の障害，痛覚の脊髄視床路が破壊されたときにその上位の感覚受容系が過敏となる求心路遮断痛といった機序がある．

〈國本雅也〉

第2章 よくある主訴・症状への対応

10 めまい，ふらつき
末梢性か中枢性か

大生定義

症例

症例1：58歳男性
糖尿病と高血圧があったが治療は中断ぎみであった．
「昨夜，少しふらついた感じがあった．早朝フラフラで立って歩けず，這ってトイレまで行き，排尿したが動けなくなりトイレで嘔吐した．手足はよく動くが，しびれはない．家人を呼んでベッドに戻った」．家人とともに車で来院，車椅子で受診した．

症例2：70歳女性
数年前から，数時間で自然軽快するめまいがあり，その際に脳神経外科や耳鼻科を受診して，脳画像所見も含めて異常なしと言われたことがある．受診当日の早朝トイレに行き，戻ってから自分がぐるぐる回るようなめまいが出現．数回嘔吐．頭を動かすとめまいが増悪し，数秒で軽快することをくり返した．耳鳴・難聴・頭痛はない．救急車にて搬送された．血圧130/70 mmHg，脈80/分整．一般身体所見に異常はなく，嚥下，言語にも異常なし．手足の動きも正常である．嘔気にて起き上がれず立位・歩行は確認できないが，仰臥位から右側臥位になると右向き（向地性）の水平性眼振が認められた．しかし，これは，30秒程度で弱まっていった．

1 症状のとらえ方と鑑別診断

1）患者は何をめまいと言っているか（図1　Step1）

めまいという訴えは，何となくふわふわする感じか（浮遊感；dizziness），歩行などでふらふらすることなのか（平衡障害；disequilibrium），目の前が暗くなり気が遠くなるのか（前失神状態；presyncope），自分ないし周囲が回転する感じなのか（回転性めまい；vertigo）に分けられる．互いに補いあう視覚系・前庭系・深部感覚系のミスマッチがめまいであり，**めまいの診療で一番重要なのは何をめまいと言っているかを十分に確認することである**．時計回りか，反時計回りかを確かめられれば回転性の可能性が高くなるが，回転性めまいのはずではあるが，そう訴えない患者もいる．救急で問題になるのは，回転性めまい（vertigo）が多いが，実は浮遊感や平衡障害・前失神状態のなかには循環不全や代謝障害などの重篤で緊急な疾患が混在することがある．きちんとめまいを区別することも大事ではあるが，患者を大づかみにみることも大切である．末梢性めまいと区別しにくい脳卒中について報告は多いが，いずれの例も背景因子（高血圧や糖尿病，喫煙，高齢など）があることが多く，事前確率を無視せず，めまい診療にあたるべきである．

以上は急性のめまいを念頭に述べているが，外来では慢性のめまい[1]も多く訴えられる．急性めまいの遷延なのか，Parkinson病（p.169 第3章8参照）や末梢神経障害による歩行や姿勢のふらつきなのか，筋力低下やいろいろな要素の入っているふらつきなのか（multi-

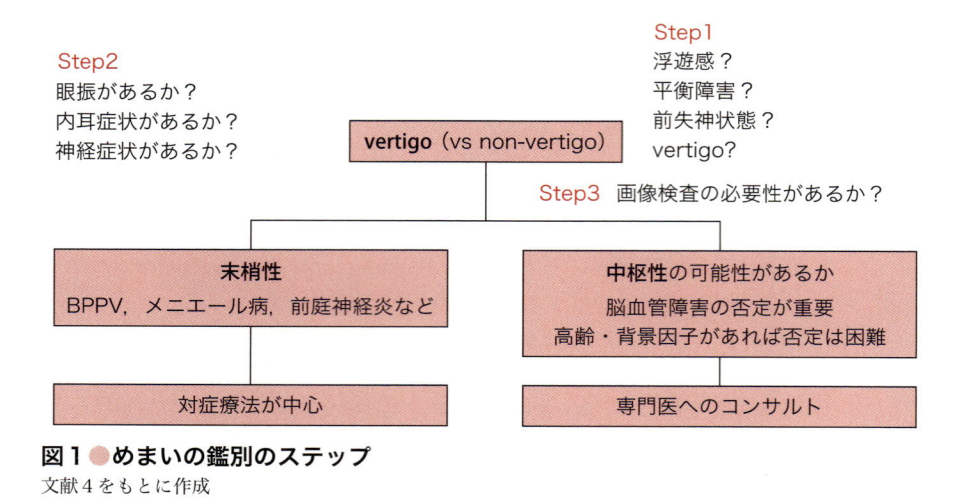

Step2
眼振があるか？
内耳症状があるか？
神経症状があるか？

Step1
浮遊感？
平衡障害？
前失神状態？
vertigo？

vertigo (vs non-vertigo)

Step3 画像検査の必要性があるか？

末梢性
BPPV，メニエール病，前庭神経炎など

中枢性の可能性があるか
脳血管障害の否定が重要
高齢・背景因子があれば否定は困難

対症療法が中心

専門医へのコンサルト

図1 ● めまいの鑑別のステップ
文献4をもとに作成

sensory defect dizzinessなどと呼ばれることも[2]）を見極める必要もある．慢性のめまいにはついては参考文献1，2を参照して欲しい．

2) どのような疾患が多いか

めまいを呈する疾患の主なものは前庭系の障害で，末梢性めまい（半規管・耳石器から前庭神経までの障害）と中枢性めまい（脳幹・小脳から大脳皮質までの障害）に分けられる．はっきりした他の神経症状がなく，めまいのみを主訴とした患者の一般病院での統計では末梢前庭系の障害が約半数を占め〔大部分は良性発作性頭位めまい症（benign paroxysmal positional vertigo：BPPV）〕，中枢性めまいの代表である脳卒中は1〜3％を占めるにすぎない．心因性めまいがBPPVについで多いとする意見もある．米国の報告では70％は前庭性あるいは心因性であり，脳血管障害や不整脈，脳腫瘍などの重篤なものは少ないとされている．**めまいの診療では，全身状態が保たれ神経症候がみられなければ，まず末梢性めまい（特にBPPV）を念頭に診療を進める．**

3) 鑑別の手順と主な鑑別診断 （図1 Step2）

めまいの鑑別は，回転性のめまいかどうか，そうだとすれば，脳血管障害が中心の中枢性か末梢性かになる．他の脳幹や小脳などの症状を思わせる神経症状があれば前者，聴覚低下や耳鳴などの他の内耳症状があれば後者が考えやすい．神経学的異常の有無の判断については，意識や反応が正常であれば，神経症状の有無は患者に聞くのが一番正確であると筆者は思っている．特に急性の症状はそうである（慢性的な異常は患者の代償機構が働いて，客観的に所見があるのに逆に患者が訴えないこともある）．とにかく，①ものが二重に見えないか，②飲み込みにくくないか，③呂律の回りが悪くないか，④しびれ・めまいはないか，⑤歩行はよいか，⑥手足が使いにくくないか，などが大切なスクリーニングである．あるという返事なら，さらにチェックをしていかねばならないが，いずれもはっきりないといってくれれば，一応なしといえるくらい信頼できる．めまいのときは，耳の聞こえ，耳鳴を追加して聞いてみることになるし，自覚症状がとらえにくい，顔面や四肢の解離性知覚障害（痛覚が

表 ● 眼振を中心とした末梢性めまいと中枢性めまいとの鑑別

	末梢性	中枢性
眼振の方向	一方向性（水平性±回旋性）	純粋垂直性・純粋回旋性・両方向性など多彩
固視による眼振の抑制	あり	なし
めまいの激しさ	激しい	比較的軽い
慣れの現象	あり	なし
姿勢の障害	軽度（一側性）	重度（転倒あり）
その他の異常	聴力低下の合併あり	第Ⅷ神経以外の脳神経症状や長経路徴候あり

OKか？）やHorner症候群（眼瞼下垂，縮瞳など）はチェックすべきであろう．第1章3にある，簡易診察法（p.24）を参照して欲しい．

2 必要な診察と検査

　　回転性めまいの客観的な証拠は眼振の存在であるが，眼振の方向や減衰現象の有無で中枢性か末梢性かを区別していく．注視眼振と頭位変換による眼振誘発試験を行って眼振を観察する（**表**，眼振の向きの判断などは難しいこともあり，減衰あるいは慣れの現象の有無のほうが実際的である）．また，頭位眼振誘発試験（p.253 **第3章22**参照）ですぐに消えてしまうなど，眼振がはっきり観察できなくとも，発作と同じめまいの自覚が一定の頭位の動きで起こるならば，大変参考になる．ついで，脳卒中とその他，つまりBPPV，メニエールなどの鑑別を重点にすれば，小脳症候としてわかりにくい歩行や起立の様子を見逃さないという流れになる（**図2**）．この時点で中枢性の疑いがあれば，画像検査を考慮することになる（**図1　Step3**）．**出血やはっきりした腫瘍であればX線CTでもよいが，脳幹の細かい脳梗塞であればMRIの方が描出されやすい．**

3 主な治療の流れ

　　原因に対する管理・治療を行う．専門医に依頼すべきものは直ちに行う．BPPVについては可能であれば，半規管などの内の浮遊石片を卵形嚢に戻す頭位変換手技（Epley法等）を試みてもよい（p.253 **第3章22**参照）．末梢性めまいの対症療法としては抗ヒスタミン薬や抗不安薬，制吐剤等が処方される．原因が判明し，納得されればよいが，**めまい患者はいずれも強い不快感や不安を自覚するものであり，常に支持的・共感的に対応することが必要である．**一定期間の急性期を過ぎれば，前庭機能の代償を期待して積極的に体動や歩行を促す．

4 専門医への依頼

　　脳血管障害の場合は，神経内科・脳神経外科に依頼，聴力低下がある場合は耳鼻科に依頼を考慮すべきである．支持的に接しても症状がとれない場合は診断を再検討するために，神経内科に依頼したり，精神面の評価を心療内科などに依頼することもよい場合がある．

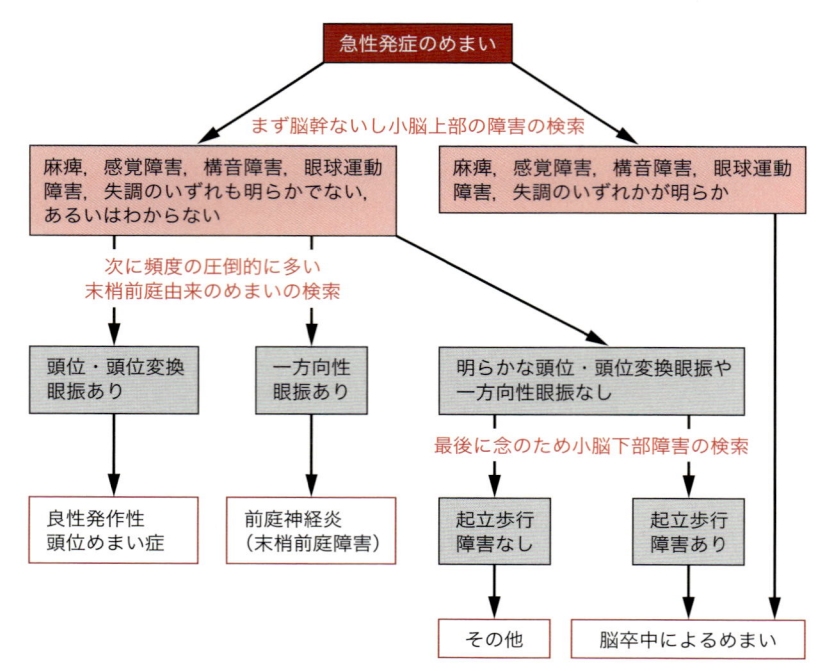

```
急性発症のめまい
        ↓
まず脳幹ないし小脳上部の障害の検索
    ↓                    ↓
麻痺，感覚障害，構音障害，眼球運動    麻痺，感覚障害，構音障害，眼球運動
障害，失調のいずれも明らかでない，    障害，失調のいずれかが明らか
あるいはわからない
    ↓
次に頻度の圧倒的に多い
末梢前庭由来のめまいの検索
    ↓           ↓              ↓
頭位・頭位変換   一方向性眼振   明らかな頭位・頭位変換眼振や
眼振あり        あり           一方向性眼振なし
                              ↓
                              最後に念のため小脳下部障害の検索
    ↓           ↓              ↓              ↓
良性発作性      前庭神経炎     起立歩行        起立歩行
頭位めまい症    （末梢前庭障害）障害なし        障害あり
                              ↓              ↓
                              その他          脳卒中によるめまい
```

図2● 急性発症のめまいの検索手順
文献3より引用

不安のため，めまい感が遷延することもあるが，BPPVでも長期化する例もある．眼振などの客観的所見の有無や患者の精神状態・ストレス要因などの評価も重要である．

症例の診断について

症例1
歩行が腰砕けになり，うまくできず，神経学的には異常なしとはいえず，さらに動脈硬化のリスクが高いこともあり，MRIを施行，小脳下部に脳梗塞が証明された．神経内科に依頼となり，加療された（p.124 **第3章1** 参照）．

症例2
頭位変換時に記述の眼振が観察され，BPPV（右後半器官型）と診断された．
めまいが強いためEpley法は施行（p.253 **第3章22** 参照）を試みたが行えず，落ち着いてからの運動療法の情報と対症的にメリスロン2 mgを1日3回処方とした．

文献
1）Bronstein, A. M., Lempert, T., Seemungal, B.M. : Chronic dizziness : a practical approach. Pract Neurol, 10 : 129-139, 2010
2）Branch, W. T., Jr, Barton, J : Approach to the patient with dizziness Uptodate Last literature review version 19.3：9月2011｜This topic last updated：8月11, 2011
3）城倉 健：危険なめまいを見逃さないぞ．『もう怖くない めまいの診かた、帰し方』（箕輪良行 編），pp.25-35, 羊土社，2011
4）「The臨床推論―研修医よ、診断のプロをめざそう！」（大西弘高 編），南山堂，2012

第2章　よくある主訴・症状への対応

11 歩行障害
責任病巣はどこか

大垣光太郎，大熊泰之

症例

症例1：71歳男性
　1年前より左手のふるえを自覚した．その後，前傾姿勢となり歩幅が狭くなった．神経学的所見は意識清明で，認知機能障害なし．仮面様顔貌，小声を認めた．麻痺はなく，失調もなし．小刻み歩行・左優位の安静時振戦・固縮・寡動を認めた．深部腱反射は正常で，感覚障害は認めない．便秘を認めた．Myerson徴候は陽性であった．

症例2：57歳女性
　沖縄県出生．50歳頃より，歩きづらさを感じた．53歳時に整形外科を受診し，椎間板ヘルニアと診断され牽引されたが，中断している．その後も徐々に歩行障害が悪化し，57歳時に神経内科を受診した．神経学的所見は意識清明で，高次脳機能，脳神経系に異常は認めない．痙性歩行を認め，両側腸腰筋でMMT（manual muscle test：徒手筋力検査）4/5の筋力低下を認めたが，その他の筋力は正常であった．不随意運動，四肢の失調はみられない．深部腱反射は両下肢で亢進し，Babinski反射は陽性であった．右下肢殿部から足首まで自覚的なしびれを認めたが，触覚・痛覚・位置覚・振動覚は正常であった．排尿障害があり，尿意を感じても出にくく残尿を認めた．

1 症状のとらえ方と鑑別診断

　歩行は神経症候学において，最も重要な所見の1つである．特有の歩行を認めれば，初対面の患者でも大体の見当をつけることができる．歩行障害の種類，責任病巣，そしてその疾患例を表に記した．診察の際は，どの部位の障害による歩行の特徴に近いかを考えながら観察するとよい．実際の症例から学ぶことが最も望ましい学習となるが，代表的な歩行障害については学習用DVD[1]で学ぶこともできるので是非参考にしていただきたいと思う．近年ではインターネットでもいくつかの歩行障害を閲覧できるようだ（英語名で検索する方がhit数が多い）．各歩行障害の特徴と鑑別診断について，下記に記す．

1）動揺性歩行（Waddling gait）

　下肢帯筋の筋力低下による歩行で，上半身と腰を左右に揺すりながら歩く．通常は腰椎前弯を伴い，腹部を前に突き出し，上体を後方にのけぞらせた姿勢をとる．
　【鑑別疾患】多発筋炎，各種筋ジストロフィー，代謝性ミオパチー，Kugelberg-Welander病など．

2）鶏歩（Steppage gait）

　下肢遠位筋（特に前脛骨筋や長・短腓骨筋）の筋力低下のため，つま先が上がらず（垂れ

表●歩行障害の種類と鑑別疾患

歩行障害の種類	主な責任病巣	疾患例
1. 動揺性歩行	下肢帯筋の筋力低下	進行性筋ジストロフィーなど
2. 鶏歩	主に前脛骨筋の筋力低下	ポリニューロパチーなど
3. 脊髄性失調性歩行	脊髄後索，末梢神経	脊髄癆など
4. 小脳性失調歩行	小脳	小脳梗塞，脊髄小脳変性症など
5. 痙性歩行	両側錐体路	脊髄腫傷など
6. 痙性はさみ足歩行	両側錐体路	痙直型脳性小児麻痺
7. 痙性片麻痺性歩行	一側錐体路	被殻出血，MCA領域脳梗塞など
8. 痙性失調性歩行	両側錐体路，脊髄後索または小脳	多発性硬化症，脊髄小脳変性症など
9. Parkinson病様歩行	大脳基底核	Parkinson病など
10. 小刻み歩行	錐体路を含んだ両側前頭葉の比較的軽症の障害	多発性脳梗塞の一部など
11. すくみ足歩行	大脳基底核，前頭葉	Parkinson病など
12. 歩行失行	前頭葉	両側前頭葉腫傷など
13. 心因性歩行	器質的異常なし	心因性障害

足：drop foot）大腿を高く持ち上げて歩く．

【鑑別疾患】下肢遠位筋の筋力低下を生じる各種多発神経障害（ポリニューロパチー），筋萎縮性側索硬化症（p.184 **第3章11** 参照），$L_{4～5}$ 神経根障害，遠位型筋ジストロフィー症など．

3）脊髄性失調性歩行（Spinal ataxic gait），感覚性失調性歩行（Sensory ataxic gait）

下肢の深部感覚障害においてみられる歩行で，両足を広く開き（broad-based gait），常に足元を見つめ，膝を高く持ち上げ足底を地面に強くたたきつけるように歩く．暗がりでの歩行障害が著明となり，閉眼時の立位保持も困難でRomberg徴候陽性となる．

【鑑別疾患】脊髄癆，Friedreich失調症，後脊髄動脈症候群，多発性硬化症（p.198 **第3章13** 参照），深部感覚障害の強いCIDP〔chronic inflammatory demyelinating polyneuropathy：慢性炎症性脱髄性多発ニューロパチー（p.217 **第3章16** 参照）〕など．稀に変形性頚椎症，脊髄腫瘍なども原因となる．

4）小脳性失調性歩行（Cerebellar ataxic gait）

両足を広げ，歩幅は不規則で，体幹の動揺がみられる．しばしば両上肢を外転させバランスを補正するように歩く．小脳半球障害では障害側に倒れやすい．つぎ足歩行は困難で，Romberg徴候は陰性．

【鑑別疾患】小脳梗塞，脊髄小脳変性症，皮質性小脳萎縮症，多系統萎縮症（p.179 **第3章10** 参照），中毒性疾患（アルコール，有機水銀，ジフェニルヒダントインなど），脳腫瘍など各種小脳疾患．

5）痙性歩行（Spastic gait）

両側錐体路障害をきたす疾患でみられる歩行．両下肢は痙直し，膝を伸ばしたまま床からあまり足を上げずに歩幅を狭く歩く．尖足位を示し，つま先が十分に上がらない．

【鑑別疾患】脊髄腫傷，変形性頸椎症，筋萎縮性側索硬化症（p.184 **第3章11** 参照），多発性硬化症（p.198 **第3章13** 参照），傍矢状髄膜腫，慢性硬膜下血腫（p.292 **第4章10** 参照）など．

6）痙性はさみ足歩行（Spastic scissoring gait）

痙直型脳性小児麻痺にみられる独特な痙性歩行で，下肢は棒のように突っ張り，両下肢を交差させながら尖足にてぎこちなく歩行する．

【鑑別疾患】痙直型脳性小児麻痺．

7）痙性片麻痺性歩行（Spastic hemiplegic gait）

痙性片麻痺の患者でみられる歩行．患肢は痙直が強く，股関節の軽度外旋，膝関節伸展，足関節底屈位を示す．片麻痺側の下肢を外側へ振り出して，弧を描くようにまわしながら歩く（circumductory gait）．

【鑑別疾患】被殻出血，視床出血，中大脳動脈流域脳梗塞など．

8）痙性失調性歩行（Spastic ataxic gait）

両側錐体路障害に脊髄後索または小脳障害が加わったときにみられる歩行．両下肢は伸展して突っ張ってはいるが，膝を高く上げるようなことはない．歩幅は小さく，両足を広げ，体幹の不規則な動揺も中等度にみられる．つぎ足歩行は困難．

【鑑別疾患】多発性硬化症（p.198 **第3章13** 参照），脊髄腫瘍，変形性頸椎症，脊髄炎，亜急性連合脊髄変性症，脊髄小脳変性症（p.179 **第3章10** 参照），Chiari奇形，頭蓋底陥入症，大孔付近の腫傷，脳幹脳炎の一部など．

9）Parkinson病様歩行（Parkinsonian gait）

体幹を前屈・前傾させ，上肢を振らず，小さな歩幅でつま先から床をこするように歩く（shuffling gait）．小走り（festinating gait）や前方突進（propulsion）を認めることもある．

【鑑別疾患】Parkinson病（p.169 **第3章8** 参照），Parkinson症候群（p.174 **第3章9** 参照）．

10）小刻み歩行（marche à petits pas）

錐体路を含んだ両側前頭葉の比較的軽症の障害でみられる歩行．小刻みに足の裏全体を地面の上をすべらせるように歩く．

【鑑別疾患】lacunar state，Binswanger型白質脳症，慢性硬膜下血腫（p.292 **第4章10** 参照），正常圧水頭症（p.158 **第3章6** 参照），両側前頭葉腫瘍など．

11）すくみ足歩行（Frozen gait）

歩き始めに，なかなか一歩目を踏み出せない現象（start hesitation）．いったん歩き出すと

比較的スムーズに歩き始める．

【鑑別疾患】Parkinson病の一部，レボドパ長期使用の副作用，レボドパ無効の純粋アキネジア，進行性核上性麻痺，lacunar stateの一部．

12) 歩行失行（Apraxia of gait）

前頭葉障害時にみられる運動失行の一種で，足を前に出そうとしてもなかなか前へ出ない．歩き出した後の歩行もスムーズではなく，小刻みに足を床に擦りながら歩く．歩幅は小さく，両足を広げ，歩行のリズムは崩れている．

【鑑別疾患】両側前頭葉腫瘍，正常圧水頭症（p.158 第3章6参照），両側硬膜下血腫，多発性脳梗塞の一部など．

13) 心因性歩行（Hysterical gait）

器質的異常を伴わない奇異な歩行で，片麻痺や対麻痺の形をとることが多く，左右へよろけたり，役者のような大げさな身振り（theatrical manner）をする．

【鑑別疾患】心因性障害．

14) その他

整形外科的疾患（腰部脊柱管狭窄症，一過性脊髄虚血など）や循環器科疾患（下肢動脈の慢性閉塞性病変）による間欠性跛行（p.136 第3章3参照）がある．

2 必要な診察と検査

神経学的診察によって解剖学的診断・病因論的診断を行い，鑑別診断をあげ，必要な検査〔頭部CT，頭部MRI，頸椎・胸椎・腰椎MRI，腰椎穿刺，神経伝導速度，針筋電図（p.344 第6章3参照），採血など〕を行う．

3 主な治療の流れ

原因に対する管理・治療を行う．脳卒中，Parkinson病など多くの疾患でリハビリテーションが重要になる．医師の判断で早期の導入を．

4 専門医への依頼

疾患によって，神経内科，整形外科，脳神経外科，循環器科，精神科などに依頼が必要となるが，その際に上記歩行障害の分類が参考になる．特に急性（ないし亜急性に）発症した歩行障害では脳卒中・脊髄障害・重症のGuillain-Barré症候群など，緊急で搬送が必要な疾患も含まれるので注意が必要である．

症例の診断について

症例1

　左右差を伴う緩徐進行性のパーキンソニズムを認め，Parkinson病の可能性を考え，レボドパの投与を開始．レボドパの投与で症状の改善を認め，Parkinson病と診断した（Parkinson病の詳細はp.169 第3章8参照）．

症例2

　沖縄県出生であり，緩徐進行性の胸椎以下の錐体路障害，感覚障害，神経因性膀胱を認め，血液・髄液中HTLV-1抗体価の上昇を認め，HTLV-1関連脊髄炎（HAM）と診断した．インターフェロンαの筋注が有効であった．もともと本疾患の患者の分布は九州・四国・沖縄に多いことが知られているが，全国への拡散傾向が確認されている（p.279 第4章7参照）．

文献

1）「標準的な神経診察法」（日本神経学会卒前教育小委員会 企画，清水輝夫，吉井文均 監修），丸善出版，2009
2）Alexander, N. B. : Differential diagnosis of gait disorders in older adults. Clin Geriatr Med, 12 : 689-703, 1996
3）「神経内科ハンドブック 第4版—鑑別診療と治療」（水野美邦 著），pp.285-289，医学書院，2010
4）「神経症候学を学ぶ人のために」（岩田 誠 著），pp.304-325，医学書院，1994
5）「ベッドサイドの神経の診かた 改訂17版」（田崎義昭，齋藤佳雄 著，坂井文彦 改訂），pp.58-65，南山堂，2010

第2章 よくある主訴・症状への対応

12 痙攣
全身性か局所性か，意識障害はあるかないか

飯嶋　睦

> **症例**
>
> **症例1：55歳女性**
> 52歳時に左頭頂葉の脳梗塞を発症後，右上下肢に軽度の感覚鈍麻が残存していた．突然，右手にピクピクする動きが出現した．動きは次第にガクガクと増大し，右下肢，右顔面に及んだ．自分の意志では動きが止まらないため受診した．
>
> **症例2：60歳男性**
> 50歳代から高血圧，糖尿病を認め加療中であった．数カ月前から，右眼輪筋と右頬に引きつれるような痙攣が不規則な間隔で出現していた．痙攣が持続的になり，また痙攣で眼瞼裂が狭くなることもあり受診した．

1 症状のとらえ方と鑑別診断

1) 痙攣とは

痙攣（convulsion）とは不随意に骨格筋が激しく発作的に収縮する状態の症候名である．痙攣の出現パターンは主に全身性と体の一部分に出現する局所性の2つに分けられる．

2) 鑑別診断

鑑別を要する病名に**てんかん**（epilepsy, p.212 **第3章15** 参照）があげられる．てんかんは脳波の異常であり必ずしも痙攣を伴わない．**痙攣発作（seizure）**は症候名であり，てんかんや精神疾患の臨床症状で，てんかんを思わせる1回の痙攣発作という意味である．

痙攣の鑑別診断のフローチャートを図に示す．はじめに，痙攣出現時の意識障害の有無を聴取する．意識障害がある場合は発熱の有無を確認し，発熱時には全身感染症や中枢性感染症の精査を行う．発熱がない場合には神経所見や頭部CT・MRI検査を施行し，脳血管障害，脳腫瘍，遺伝性神経疾患，神経変性疾患などの頭蓋内病変を検索する．また，血液検査で血算，血糖値，電解質，カルシウム，肝・腎機能，甲状腺ホルモン，ビタミンB6などを測定し，低血糖，電解質異常，尿毒症，肝性脳症などを鑑別する．頭部の画像所見や血液検査に異常がない場合には，てんかんの診断のため脳波（p.340 **第6章2** 参照）を施行し発作波の有無を評価する．また，失神（一過性の脳血流低下による意識消失発作）時に四肢の痙攣を伴うことがある．失神の原因に発作性不整脈があり，心電図・ホルター心電図で不整脈の有無を評価する．意識障害を伴わない場合は，てんかんの単純部分発作，筋性疾患などが鑑別にあげられる．

```
                                    痙攣
                    ┌────────────────┴────────────────┐
                意識障害あり                        意識障害なし
            ┌───────┴───────┐                ┌───────┴───────┐
         発熱あり          発熱なし          発熱あり        発熱なし
            │               │                  │              │
            │           頭部CT/MRI          悪寒戦慄      ┌────┼────┐
            │          ┌────┴────┐                   単純部分発作  筋クランプ
            │        異常       正常                              半側顔面スパスム
```

炎症性中枢疾患
　髄膜脳炎・脳症,
　脳膿瘍
全身感染症に伴う痙攣
小児熱性痙攣
薬物中毒
　テオフィリン,
　麻薬など
悪性症候群

脳血管障害
　くも膜下出血
　静脈洞血栓症
　脳出血
　脳梗塞*1
　硬膜下血腫
　硬膜外血腫
脳血管奇形
脳腫瘍
高血圧性脳症*2
高度な低酸素脳症
Creutzfeldt-Jakob 病
遺伝性神経疾患
　ミトコンドリア脳筋症
　脳脂質症
　結節性硬化症
神経変性疾患

正常 → 血液検査 → 異常/正常

代謝性疾患
　低血糖
　電解質異常
　低カルシウム血症
　肝性脳症
　尿毒症性脳症
　代謝性アシドーシス
　ビタミンB6欠乏症
　アミノ酸代謝異常症
低酸素脳症*3
甲状腺機能異常

正常 → 脳波 → 異常/正常

特発性てんかん
　全般てんかん
　局所関連てんかん
薬物中毒
　アルコール中毒
　三環系抗うつ薬
妊婦子癇
失神
　不整脈・
　神経調節性障害

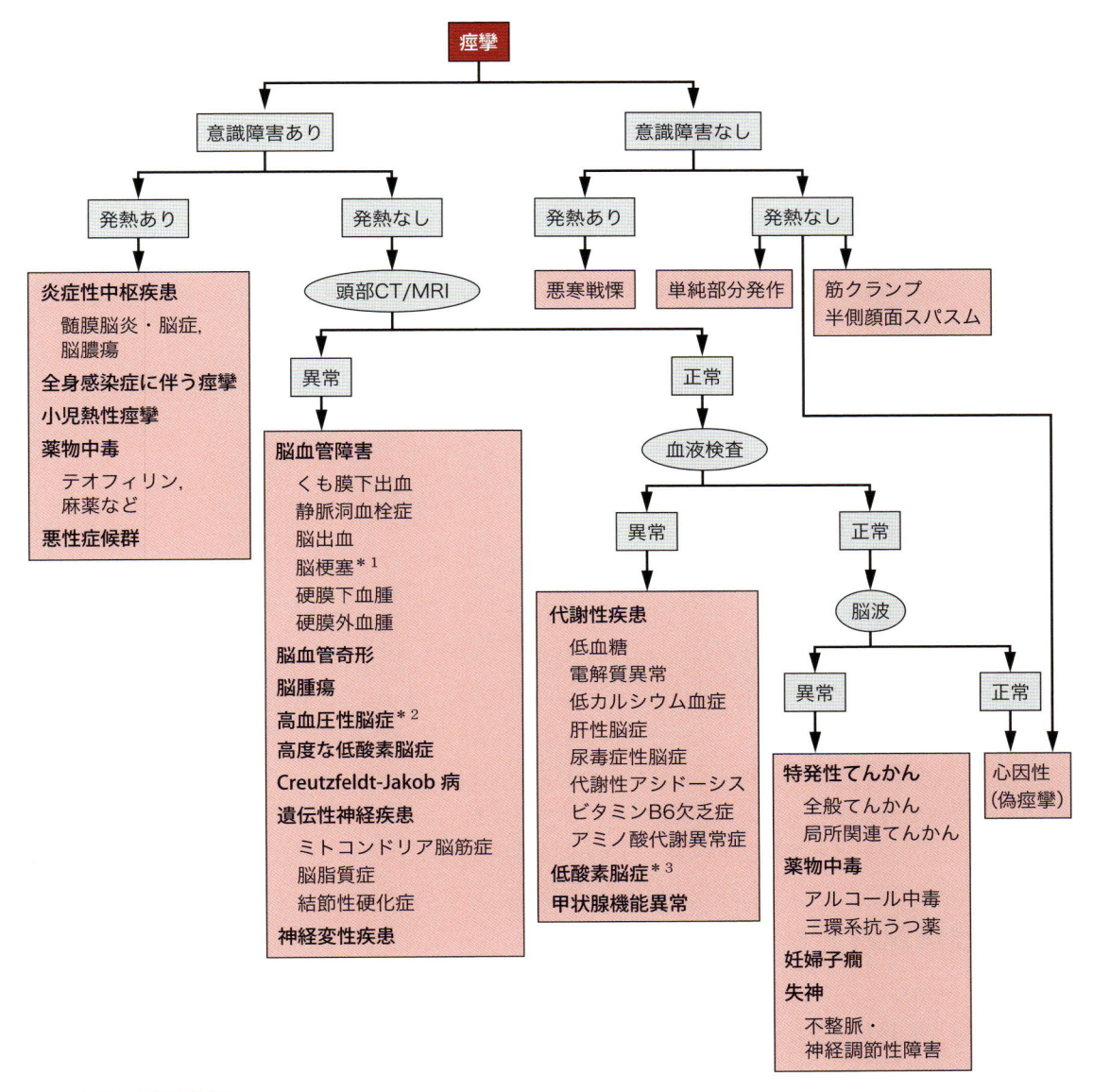

心因性
（偽痙攣）

図● 痙攣の鑑別診断
*1 急性期脳梗塞は，CTでは24時間以内，MRI拡散強調画像では1時間以内は病変が描出されないので，神経所見，臨床経過とともに診断する
*2 高血圧性脳症では，CT，MRIで浮腫を認めることあり
*3 高度な低酸素脳症では，初期は脳浮腫，その後，淡蒼球がCTでは低吸収域，MRI T2では高信号域となる

3）痙攣を生じる器質性病変

❶頭蓋内病変

　　　特発性てんかん，脳血管障害（脳梗塞，静脈洞血栓症，くも膜下出血），高血圧性脳症，脳炎，髄膜炎，脳腫瘍，脳血管奇形，頭部外傷，亜急性硬膜下血腫・水腫，硬膜外血腫

❷代謝・内分泌系疾患
　　糖代謝異常；低血糖，糖尿病性ケトアシドーシス，非ケトン性高浸透圧性糖尿病性昏睡
　　電解質異常；低ナトリウム血症，高ナトリウム血症，低カルシウム血症
　　副甲状腺機能低下症
　　アミノ酸代謝異常症（フェニルケトン尿症，ホモシスチン尿症，楓糖尿病）
　　ビタミンB6依存性痙攣
　　尿毒症性脳症
　　肝性脳症

❸血液・免疫系疾患
　　全身性エリテマトーデス，特発性血小板減少性紫斑病

❹呼吸器系疾患
　　低酸素脳症

❺循環器系疾患
　　不整脈，神経調節性障害などによる失神時

❻筋性
　　クランプ；限局性の有痛性強直性筋収縮，こむらがえり
　　スパスム；眼瞼痙攣，Meige症候群，半側顔面スパスム

❼薬物中毒
　　気管支拡張薬（テオフィリン，アミノフィリン），抗不整脈薬（リドカイン），抗うつ薬（三環系抗うつ薬，リチウム），抗菌薬，免疫抑制薬（シクロスポリン，タクロリムス，ブスルファン，シクロホスファミド），麻酔薬（ケタミン），アルコールなど

2 必要な診察と検査

　診断には痙攣出現時の詳細な病状の聴取が重要である．本人から情報が聴取できない場合は，家族や友人などの目撃者から病歴を聴取する．診察は一般診察に加え神経学的所見の診察を行う．

1) 問診
　①既往歴，②内服薬，③薬物アレルギー，④痙攣時の状況；局所性か全身性か，持続時間，意識障害の有無，痙攣出現前の状況など．

2) 診察
　①一般所見；体温，血圧，不整脈の有無，呼吸状態，皮膚，②神経学的所見；意識障害や局所神経所見の有無．

3) スクリーニング検査
　①血液検査：血算，電解質，血糖，尿素窒素，クレアチニン，カルシウム，マグネシウム，

肝機能，アンモニア，②心電図，③頭部CT．

4）鑑別診断に必要な検査

①脳波：てんかんの診断，②動脈血液ガス分析，③急性中毒のスクリーニング（薬物中毒検出用キットトライエージDOA），④頭部MRI，MRA，⑤髄液検査：髄膜炎や頭部CTで出血が不明瞭なくも膜下出血の鑑別，ただし痙攣重積時に細胞数は軽度増加することがある．細胞数が正常でも脳炎を否定できない．⑥単純X線撮影：頭部外傷例では正面，側面，Towne像．

3 主な治療の流れ

1）緊急性のない場合

原疾患に対する治療，管理を行う．

2）緊急処置

痙攣が5～10分以上持続する状態を痙攣重積といい，すみやかな処置が必要とされる病態である．

緊急を要する痙攣治療の基本は，呼吸障害による低酸素状態の防止である．

緊急処置として気道確保，呼吸，循環・血圧の維持と痙攣の停止が必要となる．痙攣重積で使用する薬剤の用量と手順，注意点を以下に示す．

①静脈確保後に第一選択薬ジアゼパム（セルシン®，ホリゾン®）5～10 mg静脈注射を行う．無効時には5分毎に30 mgまで，呼吸抑制に注意しながら使用．ジアゼパムは半減期が約15分と短く，その痙攣抑制効果は20分とされているためすみやかに維持療法を同時に開始する．

②持続性抗てんかん薬の投与を行う．

フェニトイン（アレビアチン®），5～20 mg/kg，50 mg/分以下でゆっくり静脈内投与する．初期飽和量15～20 mg/kgまで投与可能．フェニトインを内服している場合は適宜減量し，血圧低下や不整脈に注意する．フェニトインの問題点として，注射部位の疼痛，発赤，腫脹などの炎症や血管外漏出による壊死が知られている．これらが改善されたフェニトインの水溶性プロドラッグであるホスフェニトインナトリウム（ホストイン®）が2011年7月から使用可能となった．

フェノバルビタールは古くから使われている古典的な抗てんかん薬の1つであり，第一選択薬としても使用可能である．従来は日本の注射製剤は皮下もしくは筋注での使用に制限されており，1回50～200 mgを1日1～2回，皮下または筋肉内注射として使用していた．2008年に静脈用フェノバルビタール製剤（ノーベルバール®）が発売され，15～20 mg/kg，50～75分での静脈内投与が可能となった．従来薬の筋肉内投与に比べて，血中濃度の上昇による呼吸抑制などの副作用が発現しやすいことに注意し，用量調整などを十分に検討する．

③けいれん重積が止まらないときは，プロポフォール（ディプリバン®），チオペンタール（ラボナール®）や持続点滴（文献5 p74．てんかん重積状態の治療フローチャート参照）．これらを用いる場合は気管挿管，人工呼吸管理を考慮する．

4 専門医への依頼

特に中枢性病変に起因する痙攣の場合は神経内科・脳神経外科に，また不整脈による失神が疑われる場合は循環器内科に依頼する．

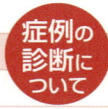

症例の診断について

症例1
痙攣が右上肢から始まり，右下肢・右顔面に及んだ．痙攣出現時には意識障害は伴わなかった．痙攣はジアゼパム10 mgの静脈内投与ですみやかに消失した．脳波上，左前頭部から頭頂部に棘波の出現を認めた．頭部CTでは左頭頂葉に陳旧性脳梗塞巣を認めており，**症候性部分てんかん**と診断した．再発予防のためカルバマゼピンの内服を開始した．本例では痙攣部位が徐々に拡大しており，治療が遅れた場合に発作が全般化（二次性全般化）し，全身痙攣・意識障害をきたす危険性があり，すぐに痙攣を抑える治療が必要と考えた．

症例2
半側顔面スパスムである．代表的な原因には，末梢性顔面神経麻痺の回復後に治癒過程中に末梢神経内での神経線維のmisdirectionで生じるものがある．また，脳底動脈または後下小脳動脈の分枝が加齢や動脈硬化性変化による蛇行を生じ顔面神経に触れることで微小血管の圧迫を及ぼすことが原因と考えられている．半側顔面スパスムの安全で効果的な治療はボツリヌス毒素の罹患筋への注射である．

文献

1) てんかん発作．「ワシントンマニュアル 第12版」（高久史磨，和田 攻 監訳），pp.923-927，メディカルサイエンスインターナショナル，2011
2) 永山正雄：全身痙攣・てんかん重積状態．「神経救急・集中治療ハンドブック—Critical Care Neurology」（篠原幸人 監修），pp.83-92，医学書院，2006
3) 中村謙介，山口大介，矢作直樹：内科エマージェンシーの診断—確実な診断が患者を救う．「痙攣」，medicina，4：693-685，2007
4) 飯嶋 睦：痙攣．「チャート内科診断学」（富野康日己 編），pp.421-423，中外医学社，2009
5) 「てんかん治療ガイドライン2010」（日本神経学会 監修），pp.72-85，医学書院，2010

第2章 よくある主訴・症状への対応

13 意識障害
診かた・鑑別・すぐ必要な処置

野村 悠, 箕輪良行

症例

症例1：80歳男性
高血圧・糖尿病で近医通院中，最近1週間で下肢浮腫が増悪し歩行困難となった．3日前から倦怠感・食欲低下がみられ，本日は早めに就寝し，いびきをかいて寝ていたが，3時間後に家族が話しかけても目を覚まさず便失禁もみられたため救急要請となった．

症例2：32歳女性
うつ病で精神科通院中．18時ごろ喧嘩した後に恋人である同居人が外出していた．同居人が24時すぎに帰宅したところ，仰臥位で倒れている患者を発見し救急要請となった．

1 症状のとらえ方と鑑別診断

　意識障害をきたす疾患は非常に多く，その原因により介入が必要となる診療科も多彩である．また来院時主訴も家族が感じた「いつもと比べて何かおかしい」という主観的なものから救急隊による「意識レベル○○」という客観的なものまで幅広く，医学的マネージメントとしては困難が多い．本稿では高度意識障害を呈した救急患者の対応について述べる．

1) 意識障害の評価：意識レベルの確認

　意識レベルの評価として使用される一般的な指標はJCS（Japan Coma Scale）（**表1**）とGCS（Glasgow Coma Scale）（**表2**）である．これらは救急隊による病院前救護活動でも使用されており，救急隊と初療医とで共通認識を抱くためのツールとしても活用される．
　JCSはわが国で開発され各地の救急隊や医療機関で汎用されており，開眼や簡便な刺激で判断できる一方，認知症患者など開眼していても意思疎通できない患者や閉眼していても容易に従命可能な患者の評価は難しい．GCSは開眼，言語，運動それぞれ独立した点数評価が可能でJCSと比べて細かく意識レベルの評価ができ，重症頭部外傷やくも膜下出血などの予後予測に利用できるといった利点がある一方で，覚える項目が多く苦手意識を持つ医療従事者も多い．
　初期臨床研修医を「経験の少ない医療従事者」として扱いJCS誤判定の要因を調査した報告[1]では，JCS2，10，200を良い方に誤判定する傾向が強く，判定を誤る主な要因は，「逃避と払いのけ動作（疼痛部位認識）の運動反応の区別」，「見当識障害と意識清明の区別」，「呼びかけによる開眼反応の判定」だと述べられている．また，GCS誤判定の原因としても同様の3点が指摘されている．いずれを用いるにしてもそれぞれの特徴を認識したうえで地域の共通言語として使用していただきたい．

表1 ● JCS（Japan Coma Scale）

Ⅰ桁 刺激なく自発開眼あり	
Ⅰ-1	いまひとつはっきりしない
Ⅰ-2	見当識障害（時，場所，人のいずれかがわからない）
Ⅰ-3	名前・生年月日（自分のこと）がわからない
Ⅱ桁 刺激により開眼あり	
Ⅱ-10	普通の呼びかけに容易に開眼 （合目的運動：離握手や発語が可能）
Ⅱ-20	強めの刺激（大声や揺さ振り）で開眼 （簡単な従命は可能）
Ⅱ-30	痛み刺激で開眼
Ⅲ桁 刺激で開眼なし	
Ⅲ-100	痛み刺激で払いのけ動作あり
Ⅲ-200	痛み刺激で顔をしかめたり手足が少し動く程度
Ⅲ-300	痛み刺激で全く動かない

表2 ● GCS（Glasgow Coma Scale）

E Eye opening	
4	自発開眼あり
3	呼びかけで開眼する
2	痛みで開眼する
1	開眼しない
V Best verbal response	
5	見当識あり
4	混乱した会話
3	不適当な単語
2	無意味な発音
1	発声なし
M Best motor responce	
6	指示に従える
5	痛みの部位に手をやる
4	痛みから逃げる
3	痛みで上肢異常屈曲（除皮質肢位）
2	痛みで四肢異常伸展（除脳肢位）
1	動きがない

2）目の前の患者に今何が起こっているか？：生理学的評価と蘇生処置（図）

　　意識障害の対応を行ううえで大事なことは「**意識障害に捕らわれない**」ことである．**併発している生命を脅かすような病態を見逃さないように気をつけたい!!** たとえば，意識障害に嘔吐や痙攣などが併発した場合には気道トラブルや酸素化障害がすでに生じていることが多く，低酸素脳症など神経予後に影響を与えたり，誤嚥による肺炎など合併症を生じて病態が複雑化する危険が高い．ショックが伴っていた場合，すぐに頭部CTなどの精密検査に移動してしまうと，CT室で急変・挿管といった蘇生処置が必要になることもある．

　　そこで，生命を脅かす病態を優先的に評価するための基本的手順として**ABCDEアプローチ**という生理学的指標から観察処置を開始する考え方を提案する（図）．この手順は安心院らが発表したアルゴリズム[2]に，筆者らが若干の修正を追加したものであり，外傷初期診療ガイドラインであるJATEC™（Japan Advanced Trauma Evaluation and Care）[3]にならい，生理学的評価と蘇生処置とを行うためのprimary survey（PS）と，根本治療のため解剖学的評価を含めた原因検索を行うためのsecondary survey（SS）という段階を踏んでいる．これらは外傷だけでなく，脳卒中に対し整備されたISLS（Immediate Stroke Life Support）においても同様であり[4]，救急初期診療の標準化を目指したガイドラインでは互いに整合性が取れるように作成されている．

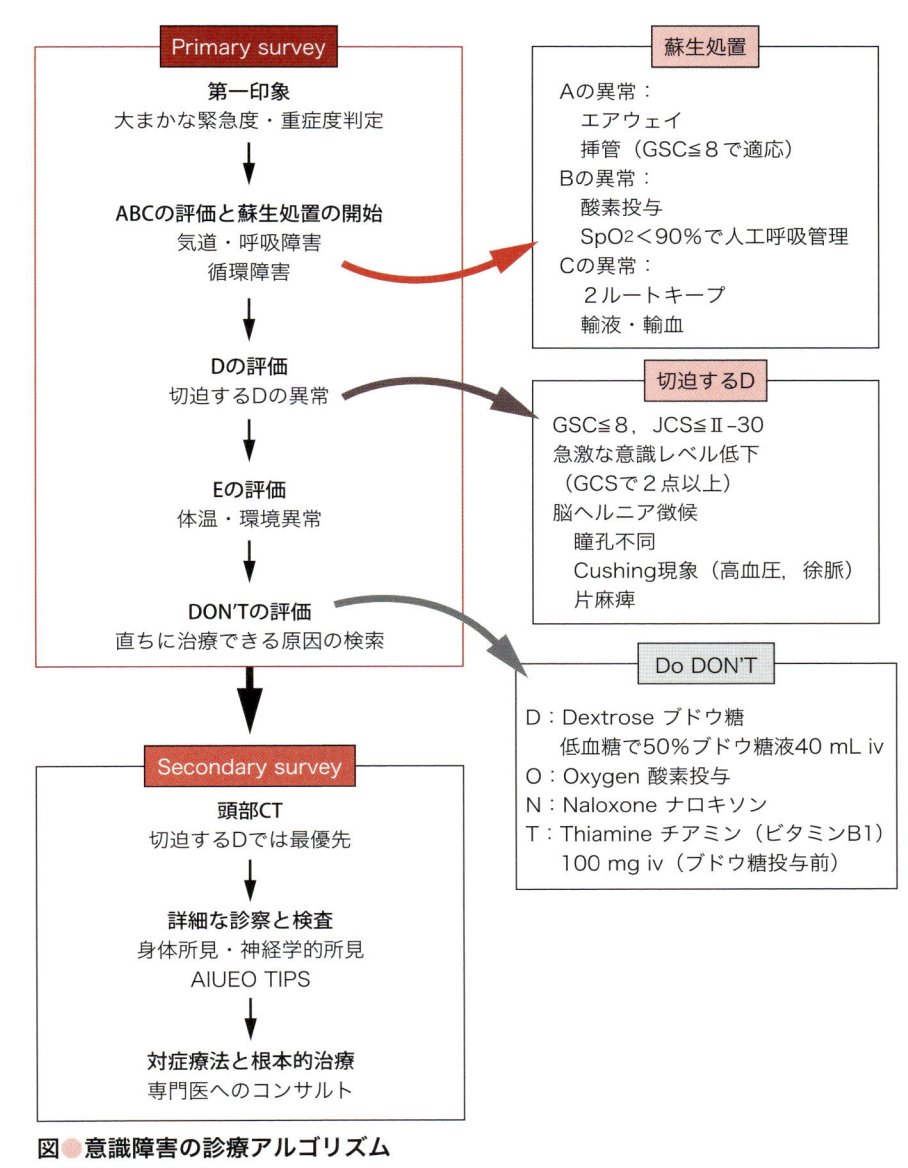

```
┌─ Primary survey ─────────────────┐        ┌─ 蘇生処置 ──────────────┐
│         第一印象                  │        │ Aの異常：               │
│    大まかな緊急度・重症度判定      │        │   エアウェイ             │
│           ↓                      │        │   挿管（GSC≦8で適応）   │
│   ABCの評価と蘇生処置の開始        │────→   │ Bの異常：               │
│      気道・呼吸障害               │        │   酸素投与              │
│      循環障害                    │        │   SpO2＜90%で人工呼吸管理│
│           ↓                      │        │ Cの異常：               │
│         Dの評価                   │        │   2ルートキープ         │
│      切迫するDの異常              │───┐    │   輸液・輸血            │
│           ↓                      │   │    └────────────────────────┘
│         Eの評価                   │   │    ┌─ 切迫するD ────────────┐
│      体温・環境異常               │   └──→ │ GSC≦8，JCS≦Ⅱ-30       │
│           ↓                      │        │ 急激な意識レベル低下     │
│        DON'Tの評価                │        │  （GCSで2点以上）       │
│    直ちに治療できる原因の検索      │───┐    │ 脳ヘルニア徴候           │
│           ↓                      │   │    │   瞳孔不同              │
└──────────────────────────────────┘   │    │   Cushing現象（高血圧，徐脈）│
                                       │    │   片麻痺                │
                                       │    └────────────────────────┘
                                       │    ┌─ Do DON'T ─────────────┐
                                       └──→ │ D：Dextrose ブドウ糖    │
┌─ Secondary survey ───────────────┐        │     低血糖で50%ブドウ糖液40 mL iv│
│         頭部CT                    │        │ O：Oxygen 酸素投与      │
│    切迫するDでは最優先            │        │ N：Naloxone ナロキソン  │
│           ↓                      │        │ T：Thiamine チアミン（ビタミンB1）│
│      詳細な診察と検査              │        │     100 mg iv（ブドウ糖投与前）│
│    身体所見・神経学的所見          │        └────────────────────────┘
│        AIUEO TIPS                │
│           ↓                      │
│     対症療法と根本的治療           │
│      専門医へのコンサルト          │
└──────────────────────────────────┘
```

図● 意識障害の診療アルゴリズム
文献2をもとに作成

3）鑑別診断：AIUEO TIPS（表3）

　ABCが安定した時点で具体的な原因検索が開始される．流れとしては，血糖や電解質などすぐに治療可能な疾患への対応を行いその後，頭部CTなど移動を要する検査を行う[2]．
　意識障害をきたす疾患の鑑別としてはAIUEO TIPSで考えるのが有用である．

2 必要な診察と検査

　高度な意識障害をきたした場合には上述のごとく併発した生理学的異常を見逃さないように，まずはABCの評価から開始する．

表3● 意識障害をきたす疾患　AIUEO TIPS

A	Alchol	アルコール
I	Insulin（hypo/hyper-glycemia）	インスリン（低／高血糖）
U	Uremia	尿毒症
E	Electrolytes（hypo/hyper-Na, K, Ca, Mg） Electrocardiography Encephalopathy（hypertensive, hepatic） Endocrinopathy（adrenal, thyroid）	電解質異常 心電図異常（不整脈） 高血圧性／肝性脳症 内分泌疾患（副腎，甲状腺）
O	Opiate or other overdose decreased O_2（hypoxia, CO intoxication）	麻薬や薬物中毒 低酸素
T	Temperature（hypo/hyper） Trauma	低／高体温 外傷
I	Infection（CNS, sepsis, pulmonary）	感染症
P	Porphiria Psychogenic	ポルフィリア 精神疾患
S	Seizure Shock Stroke, SAH	てんかん ショック 脳卒中

文献3をもとに作成

1）A（気道），B（呼吸），C（循環）の評価

≪Aの評価≫最優先で評価！！
　発声，分泌物，舌根沈下などの確認．GCS≦8は挿管適応．

≪Bの評価≫頻呼吸は急変の前兆と認識すること！
　呼吸回数，酸素飽和度で酸素化の確認．

≪Cの評価≫頭部疾患単独でのショックはない！
　皮膚所見，心拍数，血圧などでショックの有無を確認．

2）D（神経），E（体温・環境）の評価

≪Dの評価≫切迫するDを探す！
　GCS≦8，GCS 2点以上の急激な意識レベル低下，瞳孔不同，Cushing現象，片麻痺など脳ヘルニア徴候．

≪Eの評価≫
　熱中症や低体温，発熱の確認．
　蘇生の妨げとならないような環境整備を配慮．

3）各種検査：AIUEO TIPSを念頭に

≪検体検査≫ 血液検査，尿検査（尿中薬物迅速検査含む）
≪画像検査≫ 頭部CT，その他必要に応じて（移動を伴う場合，ABCの安定化が前提）

3 主な治療の流れ (図)

1) PSにおける蘇生処置

≪Aの異常に対して≫直ちに気道確保!!
- 吸引,エアウェイの使用
- 気管挿管

≪Bの異常に対して≫
- 酸素投与
- 人工呼吸器管理(酸素投与でSpO_2 90％以上が確保できない場合など)

≪Cの異常に対して≫
- ルート確保(太い血管に2ルート)と輸液・輸血,薬剤投与

≪Dの異常に対して≫
- ABCに対する蘇生処置を行うことで二次性脳損傷を回避
(Dに対する最も重要な治療はABCの安定化)

≪Eの異常に対して≫
- 環境異常が原因なら体温調整
- 感染症なら血液培養採取し早めに抗菌薬投与
- 持続する痙攣発作なら抗痙攣薬投与

2) Do DON'T:すぐに治療できる疾患への対応[5]

D (Dextrose):低血糖が確認できれば直ちに50％ブドウ糖液40 mL投与
O (Oxygen):ABCの安定化ですでに開始済
N (Naloxone):①呼吸回数12/分以下,②縮瞳,③病歴から麻薬中毒が疑われる場合投与
T〔Thiamine(ビタミンB1)〕:
　Wernicke脳症予防,アルコール依存,慢性低栄養,低血糖補正に必要.ブドウ糖投与前もしくは直後にビタミンB1 100 mgをワンショットで静注

3) その他の治療

　ABCの安定化とDON'Tを済ませれば,その後は検査結果に合わせて治療を開始する.これ以後の治療については各専門科との相談も必要と思われるため詳細は割愛させていただく.

　ここまで述べたように,意識障害をきたした患者に対しては,外傷など他の重症疾患と同様に,生理学的評価に重点を置いた観察手順が重要である.しかし,施設や地域事情によりマンパワーや検査・画像へのアクセスの良さが異なるため厳密な意味でこの順番を尊守すべきというわけではない.ABCの異常に気づかずにCT検査に移動したりAIUEO TIPSに悩んだりしてPreventable Deathを引き起こすといったことのないようにだけ気をつけていただきたい.

4 専門医への依頼

　意識障害の原因疾患および施設ごとに用いられるマニュアルやプロトコールによって担当

する専門科は異なると考えられるためここでは割愛させていただくが，**ABC の安定化と原因疾患のめどがついた段階で各科へコンサルテーションするのが1つのタイミング**であると考える．

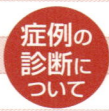

症例の診断について

症例1：低血糖による意識障害，心不全，貧血

血糖28と低値であり低血糖発作と診断．50％ブドウ糖液40 mL ivで意識レベルは回復した．その他の原因検索でHb 5.5の貧血とうっ血性心不全が認められた．貧血がトリガーとなり心不全増悪をきたし食欲低下を生じたが，普段通り血糖降下薬を内服したために低血糖発作を引き起こしたものと考えられた．

症例2：うつ病，急性薬物中毒

患者発見現場には薬の空シートが大量に散乱しており急性薬物中毒による意識障害が疑われた．鑑別のためAIUEO TIPSが確認されたが明らかな原因疾患は認められず上記診断となった．挿管・人工呼吸管理・輸液により軽快退院した．

文献

1) 並木 淳ら：研修医のJapan Coma Scale誤判定の要因 ─ 救急患者の意識レベルシミュレーションを用いた検討 ─．日救急医会誌，20：295-303，2009
2) 安心院康彦：ERにおける意識障害患者の診療『ACEC』を目指して．救急医学，33 (9)：1005-1009，2009
3) 「外傷初期診療ガイドラインJATECTM 第3版」（日本外傷学会外傷初期診療ガイドライン改訂第3版編集委員会編），へるす出版，2008
4) 「ISLSコースガイドブック」（「ISLSコースガイドブック」編集委員会編集），へるす出版，2006
5) 林 寛之：AIUEO TIPSで鑑別する意識障害への初期対応 意識障害のアプローチ 最初の一歩．レジデントノート，7 (6)：744-748，2005

❖ 意識障害に対する編者のアプローチ─基礎情報を大切にする　Column

(1) 経過・背景因子

まず，経過によって4つに疾患を分けて考えるのが実際的．

① 突発的にすべての随意運動が止まった場合
　心停止，脳動脈瘤破裂，脳底動脈閉塞，橋出血，両側大脳半球の梗塞
② 数分から数時間で昏睡になった場合
　低酸素，低血糖，水頭症（脳室への出血による），脳幹への圧迫（小脳出血などによる），髄膜炎，脳炎，薬物中毒，腎不全，肝性脳症，高血圧性脳症
③ 神経症状（巣症状や片側性）が出た後に昏睡に至る場合
　頭蓋内に占拠病変があり脳ヘルニアが進行
④ 全く情報がない場合
　あらゆる可能性を考える：特に背景を大事に．患者の年齢・動脈硬化の危険因子・既往歴・薬物服用状況・家族歴など

(2) バイタルサイン・内科的診察

血圧は大切！：高血圧はまず脳疾患，正常や低血圧はまず全身疾患を疑う

(3) 簡単な神経診察：左右差がなければまず全身を！

① 眼：瞳孔（左右差がないか，対光反応，散大，収縮），眼球の位置，眼球の自動運動
② 頭頸部・四肢：顔面の左右差，頸部の向きや硬さ，四肢の左右差や肢位，筋の緊張，自発運動，痛覚刺激による動きの反応
③ 腱反射・病的反射：深部反射・Babinski反射の左右差

<大生定義>

第2章 よくある主訴・症状への対応

14 気を失った（失神）
ほんとうに失神か

梁　成勲，永山正雄

症例

症例1：86歳男性
心房細動と一過性脳虚血発作（TIA）を発症後に当科に通院中であった．某日19時頃に，居酒屋で飲酒中に意識消失し転倒したために店員が救急要請．救急隊現着時，すでに意識は回復していたが，収縮期血圧が90 mmHg．直ちに当院へ救急搬送となった．

症例2：63歳男性
脳梗塞を発症後に神経内科通院中であった．某日朝5時頃，排尿後に突然意識消失し転倒，頭部打撲．意識は直ちに回復したが，家族が心配で救急要請し当院へ救急搬送．

1 症状のとらえ方と鑑別診断

失神は，脳全体の低灌流（多くは血圧低下による）に起因する急激かつ短時間の一過性意識消失の結果，体位保持ができなくなるものの，自然かつ完全に意識が回復するものである．Framingham研究では，一般人口における失神の発生率は6.2/1,000人・年，積算発生率は10年間で6％であり，発生率は年齢とともに高くなった[1]．欧米では，救急部門受診者に占める失神の頻度は1〜5％，入院患者に占める失神の割合は1〜6％であった．したがって，失神は非常に頻度の高い症候である．

失神の最も多い原因は血管迷走神経反射であるが，実際には迷走神経以外の副交感神経の反射でも生じるため広く**反射性失神**とも呼ばれる．反射性失神には神経調節性失神，状況失神，頸動脈洞症候群がある．**神経調節性失神**は長時間の立位，痛み刺激，精神的・肉体的ストレスや環境要因が誘因となる．**状況失神**は特定の状況や日常動作で誘発される失神で，排尿失神，排便失神，咳嗽失神などがあり，急激な迷走神経活動亢進，交感神経活動低下，心臓前負荷減少による．

失神の原因別頻度は分類によっても異なるが，反射性失神37％，起立性低血圧症24％，不整脈7％，心血管疾患3.5％，頸動脈洞過敏症1％との報告がある[2]．反射性失神のなかでは神経調節性失神が最も多い．一方，原因不明例の頻度は14〜37％と報告されている[3]．失神の原因には突然死を生じうるlife-threateningなものもあり，原因をすみやかに特定し適切な治療を行う必要がある．またてんかん発作，特に非痙攣性てんかん発作や非痙攣性てんかん重積状態は，意識消失発作や失神発作様の状態を呈しうることを筆者らは報告したが[13]，これらは著しい過小診断状態にあり，鑑別診断に含める必要がある．

失神の初期診療において最も重要なことは，①本当に失神か否かの鑑別，②失神であれば原因の推定，③突然死や致死的不整脈などの高リスク群の鑑別である．失神と鑑別を要する病態として，脳低灌流以外の病態による意識消失，意識消失を伴わない失神類似疾患，偽失

表1 ● しばしば失神と間違われる病態

意識障害（意識レベル and/or 意識内容の障害）を伴う病態
代謝性障害・急性脳症 　　　低血糖症，低酸素症，低炭酸ガス血症を伴う過換気 てんかん（痙攣性，非痙攣性） 頭部外傷 諸種中毒
意識障害を伴わない病態
転倒 Cataplexy（脱力発作） Drop atacks（転倒発作） 内頚動脈系の一過性脳虚血発作 認知症 心因性偽失神

神があるが，その鑑別は必ずしも容易ではない[4]．しばしば失神と間違われる病態を**表1**に示す．

2 必要な診察と検査

1）初期評価

初期評価の項目には問診，診察，心電図検査，起立前後の血圧検査，簡易血糖測定がある．通常，詳細な問診，診察，心電図検査のみにより，失神例の半数例で原因が推定できる[5]．初期評価上，重要なことはできるだけ無駄な検査を行わないこと，心血管性失神を疑わせるリスクに関する病歴を引き出し入院適応の有無を決めることである（**表2**）[6]．

❶問診

詳細な病歴聴取は原因診断上，最も重要である．病歴聴取上のキーワードを**表3**に示す．

現病歴

失神の症状を解析し，原因を推定するうえで重要である．患者が失神したときのことを記憶していることは少ないため，家族や周囲の人達から病歴を聴取する．食事との時間的関係，前兆（aura）や誘発因子の有無も確認する．

既往歴

過去に同様のエピソードがあったか確認する．消化器疾患，糖尿病，心血管疾患，神経疾患などの有無を聴取する．過去の同様エピソードの有無，共通する前兆や誘発因子の有無を確認する．

薬物歴

副作用として失神を起こしうる薬物，徐脈，血圧低下，QT延長をきたしうる薬物投与の有無を聴取する．失神を起こしうる代表的な薬物として，降圧薬，抗不整脈薬，血糖降下薬，エリスロマイシン，キニジンなどがある．

生活歴

飲酒習慣，首の運動・圧迫（頚動脈洞過敏症）を生じうる習慣や運動の有無を確認する．

表2 ● 入院を要する失神例

重症の器質性心疾患または重症の冠動脈疾患
心不全，低拍出性，心筋梗塞の既往

ECG上不整脈性失神の可能性
非持続性心室頻拍 2枝ブロック 洞性徐脈（HR＜50/分） 洞房ブロック 早期興奮QRS群 遺伝性を示唆する心電図異常

臨床症状が不整脈による失神を示唆する病態	
	労作時または仰臥位の失神 動悸を伴う失神 突然死の家族歴
その他	重症の貧血 電解質異常

文献6をもとに作成

表3 ● 病歴聴取上のキーワード

1．反射性失神を疑う病歴	
神経調節性	長期間起立 喧嘩や怒りなどの誘因
状況性	排便・排尿後 食事中・食事後 嘔気・嘔吐後 咳嗽 胃切除術後
頸動脈洞過敏	頸部の圧迫・回転

2．起立性低血圧症に伴う失神を疑う病歴	
	起立後 血管拡張薬の内服 自律神経障害やParkinson病の有無 脱水 消化管出血

3．心血管性失神を疑う病歴	
心原性	器質的心疾患の存在 突然死の家族歴 労作時・労作後の失神 失神直前の胸痛や突然の動悸 仰臥位での失神 前駆症状なしの失神
血管性	失神直前の胸痛や背部痛 失神直前の呼吸困難

家族歴

血縁者に心血管疾患，原因不明の突然死，不整脈の方がいないか聴取する．

❷診察

バイタルサイン

血圧と脈拍は大切である．両上肢で血圧の左右差，不整脈の有無をチェックする．

一般身体所見

転倒による外傷，貧血，turgor低下の有無をチェックする．心雑音，特に収縮期雑音がある場合は大動脈弁狭窄症や肥大型心筋症を疑う．四肢脈拍の部位差をチェックして，大動脈解離の所見を引き出す．消化管出血が疑われれば直腸診も考慮する．

神経学的所見

てんかんを疑わせる所見（眼球共同偏倚，口舌咬傷など）の有無や自律神経障害による起立性低血圧症の有無（起立変換試験，後述）をチェックする．構音障害や錐体路徴候（深部腱反射の左右差，病的反射他）などの局所神経症候，髄膜刺激徴候の有無の他，必要に応じて頸部や眼窩などのbruit聴取の有無をチェックする．

❸12誘導心電図検査

初回心電図検査では正常なことが多く，初回心電図検査で診断に至る例は2～6％の例に

表4 ● 不整脈性失神の可能性を示唆する心電図異常

2枝ブロック
QRS≧0.12秒
Mobitz 2型ブロック
洞性徐脈（HR＜50/分）
洞房ブロック
洞停止（≧3秒）
早期興奮QRS群
QT延長
右脚ブロック＋ST上昇/V1-V3（Brugada症候群）
陰性T波/V1-V4・ε波・心室遅延電位（不整脈原性右室異形成症）
急性心筋梗塞を示唆する異常Q波

文献4をもとに作成

過ぎないが[7]，致死的不整脈や虚血性変化を検索するために全例で行う．不整脈性失神の可能性を示唆する心電図異常を**表4**に示す[4]．

❹起立変換試験（Schellong試験）

起立変換試験は，通常，臥位から立位をとり5分間立位負荷を行い，臥位安静時，起立直後，起立後1分ごとに血圧と脈拍数を測定する（簡易法）．起立により「収縮期血圧30 mmHg以上低下または拡張期血圧15 mmHg以上低下」，あるいは「持続的に収縮期血圧20 mmHg以上低下または拡張期血圧10 mmHg以上低下」が認められれば，起立性低血圧症と判断する．

2）追加検査

追加検査は，初期評価の結果に基づいて特定の疾患が疑われた場合や，初期評価でも原因が特定できない場合に行う．

❶心臓超音波検査

適応：不整脈や異常心電図を認めた場合，器質的心疾患が疑われた場合に行う．
診断：異常発見率5〜10％との報告がある[8]．

❷血液検査

適応：疑う疾患により検査項目を選択する．
診断：失神，意識障害，痙攣の例では，必ず簡易血糖測定器にて血糖をすぐに測定する．血算により貧血の評価を行う．食後性低血糖症を疑う場合には，食前後の血糖値を測定する．

❸ヘッドアップティルト試験

適応：失神を反復する場合，器質的心疾患がない場合，失神が起立時に認められた場合に行う（p.350 **第6章4**参照）．
診断：統一されたプロトコールはない．一般に5分間仰臥位後に傾斜角60〜70°で20〜40分間保持する．誘発されなければイソプロテレノール負荷（0.01〜0.03 μg/kg/分，点滴静注）やニトログリセリン負荷（0.3 mg舌下投与）を行う．評価は，臨床症状と同一症状が誘発されれば問題ないが，一般的な診断基準は収縮期血圧の60〜80 mmHg未満への低下や収縮期あるいは平均血圧の20〜30 mmHg以上の低下である．

❹ 頸動脈洞マッサージ検査
　　適応：一般に40歳以上で神経調節性失神が疑われる場合に5〜10秒行う．
　　診断：神経調節性失神は，①心抑制型（心停止≧3秒，収縮期血圧低下＜50 mmHg），②血管抑制型（心停止＜3秒，収縮期血圧低下≧50 mmHg），③混合型（両者を示す）に分類される．

❺ 心臓電気生理学的検査
　　適応：陳旧性心筋梗塞，未診断の徐脈，脚ブロック，突然の動悸に伴う失神，器質的心疾患などを疑う場合に行う．

❻ Exercise testing
　　適応：運動中や運動直後の失神，労作時の失神，胸痛など冠動脈疾患が疑われる場合に行う．
　　診断：失神の再現，リズムの不整and/or低血圧の確認．

❼ Holter心電図検査，埋め込み型心電図記録検査
　　72時間の心電図モニタリングで診断率は向上する（初日14.7％，2日目＋11.1％，3日目＋4.2％）[9]．特に失神反復例で有用である．埋め込み型心電図記録検査は，失神反復例や正常心機能の失神例で理に適っており，診断率は18カ月で32％，24カ月で50％，4年で80％と報告されている[10]．
　　適応：臨床経過から不整脈による失神を疑う場合（前駆症状なし，動悸を伴う失神など），初期評価で原因が特定できない場合，心疾患，異常心電図を認める場合に行う．

❽ 24時間血圧検査
　　適応：食後性低血圧症など，血圧変動による失神が疑われる場合に行う．

❾ 大動脈造影CT検査
　　適応：急性大動脈解離と大動脈瘤が疑われる場合に行う．

❿ 頭部CT・MRI検査，脳波検査（p.340 第6章2参照）
　　適応：診察上，異常神経所見を認める場合，前兆（aura）を有する場合，常同行動，意識レベルの変動，顔面・手足のぴくつきから非痙攣性てんかん発作を疑う場合，痙攣発作を認める場合，転倒による外傷がある場合などに行う．

⓫ 精神・心理学的評価
　　くり返す失神歴を有するにもかかわらず，精密検査で明らかな異常を見出せない場合に考慮する．

3 主な治療の流れ

1）神経調節性失神

　　脱水，長時間の立位，飲酒，頸部の回転などの誘因の回避，誘因薬剤の中止・減量が重要である．状況によってはα刺激薬などの薬物療法や前駆症状出現時の回避法であるphysical counterpressure maneuverを考慮する[11, 12]．

2）起立性低血圧症

急激な起立，脱水，過食，飲酒などの誘因の回避，降圧薬などの誘因となる薬剤の中止・減量，適切な水分・塩分摂取，弾性ストッキング装着，睡眠時のbed-up（10°以上の角度），α刺激薬等の使用を適宜，考慮する．

3）心血管性失神

❶ 不整脈

徐脈性不整脈ではペースメーカー，頻脈性不整脈ではカテーテルアブレーションや植え込み型除細動器（ICD）の適応がありうるので，循環器内科にコンサルテーションする．

❷ 虚血性心疾患以外の心疾患

心筋虚血に対する薬物治療，冠動脈形成術などの外科的治療の適応がありうるので，循環器内科にコンサルテーションする．

4）その他の失神

食後性低血圧症，食後性低血糖症，てんかん（p.212 第3章15 参照）など，病態に応じた治療，予防を行う．

4 専門医への依頼

てんかん（痙攣性，非痙攣性）や他の神経疾患が疑われる場合には神経内科に，不整脈，虚血性心疾患などの心疾患が疑われる場合には循環器内科に，大血管性疾患が疑われる場合には心臓血管外科に必要に応じて依頼する．

症例の診断について

症例1
来院時には意識清明であり，収縮期血圧95/50 mmHgのほかはバイタルサインや一般身体的所見，神経学所見に異常を認めなかった．血液検査上，Hb 7.7 g/dLであったため，消化管出血を疑い精査を行った結果，胃癌が見つかり腫瘍からの出血が貧血の原因と判断された．

症例2
来院時には意識，バイタルサイン，身体所見，心電図に異常所見を認めず，病歴から状況失神が疑われた．2回目の失神のエピソードであり，心血管性失神も考慮し検査を行ったが異常所見は認めなかった．

> **まとめ**
> ◆ 失神の診療にあたっては，失神の分類を系統立てて考え，詳細な病歴聴取，身体所見と心電図などによる初期評価を行い，適宜，特異的検査を追加していく．失神の管理では，無駄な検査を省く cost-effective evaluation に努める．

文献

1) Soteriades, E. S., Evans, J. C., Larson, M. G., et al.：Incidence and prognosis of syncope. N Engl J Med, 347：878-885, 2002
2) Reed, M. J.：Management of syncope in the Emergency Department. Minerva Med, 100：259-273, 2009
3) Sarasin, F. P., Hanusa, B. H., Perneger, T., et al.：A risk score to predict arrhythmias in patients with unexplained syncope. Acad Emerg Med, 10：1312-1317, 2003
4) Brignole, M., Alboni, P., Benedit, D. G., et al.：Task Force on Syncope, European Society of Cardiology. Guidelines on management (diagnosis and treatment) of syncope – update 2004. Europace, 6：467-537, 2004
5) Oh, J. H., Hanusa, B. H., Kapoor, W. N., et al.：Do symptoms predict cardiac arrhythmias and mortality in patients with syncope? Arch Intern Med, 159：375-380, 1999
6) Moya, A., Sutton, R., Ammirati, F., et al.：Guidelines for the diagnosis and management of syncope (version 2009)：the Task Force for the Diagnosis and Management of Syncope of European Society of Cardiology (ESC). Eur Heart J, 30：2631-2671, 2009
7) Martin, G. J., Adams, S. L., Martin, H. G., et al.：Prospective evaluation of syncope. Ann Emerg Med, 13：499-504, 1984
8) Krumholz, H. M., Douglas, P. S., Goldman, L., et al.：Clinical utility of transthoracic two-dimensional and Doppler echocardiography. J Am Coll Cardiol, 24：125-131, 1994
9) Bass, E. B., Curtiss, E. I., Arena, V. C., et al.：The duration of Holter monitoring in patients with syncope. Is 24 hours enough? Arch Intern Med, 150：1073-1078, 1990
10) Farwell, D. J., Freemantle, N., Sulke, N.：The clinical impact of implantable loop recorders in patients with syncope. Eur Heart J, 27：351-356, 2006
11) Krediet, C. T., van Dijk, N., Linzer, M., et al.：Management of vasovagal syncope: controlling or aborting faints by leg crossing and muscle tensing. Circulation, 106：1684-1689, 2002
12) Brignole, M., Croci, F., Menozzi, C. et al.：Isometric arm counter-pressure maneuvers to abort impending vasovagal syncope. J Am Coll Cardiol, 40：2053-2059, 2002
13) 永山正雄：非痙攣性てんかん重責状態のマネジメント．Mebio 29 (11), in press, 2012

❖ 失神診断の新しい武器 **Column**

　本項にさりげなく述べられているのが，ヨーロッパでは費用の面でやや積極的に考慮されている，埋め込み型心電図記録検査である．

　心臓に原因がある失神の生命予後は，その他の失神よりも悪い．神経内科ではどうしてもてんかんか脳の問題かなどの鑑別を重視してしまう．起立性低血圧や反射性なども否定的だとあとは Holter 心電図や心エコーを勧めて，循環器内科にお願いするようになりがちである．

　しかし，失神発作が頻繁でないと，Holter 心電図での検出はかなり難しい．

　原因不明の失神に対して体内に USB メモリーのようなものを埋め込んでおくと，失神発作が次に起これば その前後の心電図を検出し，「現行犯を逮捕（例えば発作性洞停止）」することができる．これが，植込み型ループ式心電計 (implantable loop recorder：ILR) で 2009 年から症例をきちんと選んでだが，保険適用されるようになった．3 年間くらい観察できるようだ．

＜大生定義＞

第2章 よくある主訴・症状への対応

15 記憶障害（物忘れ，健忘）
どのような発症形式か，随伴症状はあるか

林 竜一郎

症 例

症例1：56歳男性．特に既往はない
　紛糾した会議の休み時間，別室で部下と協議中口数が少なくなり，「この場所は……記憶にない」「営業所のレイアウトはどうした？（この件は3カ月前に解決済み）」などと発言した．部下の名前は正答し計算も可能．医務室では血圧を測定したことをすぐ忘れ，当惑した表情で「なぜここにいる？」と同じ質問をくり返した．その後神経内科を受診，一般身体・神経学的所見や採血・脳CT検査に異常なし．文字列の復唱（即時記憶）も可能で「結婚は30歳位」など長期記憶は保たれるが，発症時から数カ月前までの記憶は再生できず，3物品記銘は10秒ほどで尋ねたこと自体を忘れた．翌朝には記銘は正常となるが，前日の記憶のほとんどは再生できなかった．

症例2：70歳女性．独居で特に既往はない
　2年前ほど前から周囲に言われたことを聞き返したり，予定を忘れることが多くなった．家事は可能で日常生活は自立しているが，徐々に物忘れは進行し，息子からの電話も，電話があったこと自体を忘れることが多くなった．家人に連れられて神経内科を受診，一般身体・神経学的所見や採血検査等に異常なし．脳MRIでは軽度萎縮のみ．「最近忘れっぽくなって」と述べるが，電話を忘れることなどを尋ねると「そういうことはないと思います」と言う．2週間後再診すると「この病院は初めて来ました」と主張，検査をしたと指摘するとすぐに「そういえば2回目でした．何かいろいろ聞かれましたね」と答えた．

1 症状のとらえ方と鑑別診断

1）患者・家族の訴える「物忘れ」とは

　情報が脳内に保存され，意識や行為のなかで再生できるという一連の機能が記憶である．記憶の基本的な分類を簡略化し**表**に示す[1]．一般的に「物忘れ」はエピソード記憶の障害であり，近時記憶〜遠隔記憶が主に障害され，即時記憶は保たれることが多い．発症時点から新しい記憶を作れない**前向健忘**と，発症以前の情報が想起できない**逆向健忘**がある．逆向健忘では，より新しい情報が障害されやすい（時間的勾配）．時に障害に気づかない病識欠如や，事実と異なる記憶内容を真実として述べる作話が合併する．

　まず問診にて「物忘れ」の内容や程度を確認する．患者本人からも具体的な症状や生活上の支障などを尋ねるが，既往歴などや服薬状況，最近の出来事や直近の食事内容などを尋ねることでも障害が確認できる．同じ質問のくり返しや，不安・当惑の有無にも注意する．また本人の診察とは別に，家人など周囲からも病歴を聴取する．

表 ● 記憶障害の分類

保持間隔による分類	
1. 即時記憶	見聞きした内容をすぐに再生すること．HDS-Rでの3物品の復唱（直後再生）に相当
2. 近時記憶	数分〜数日の記憶．HDS-Rでの3物品記銘後，他の質問をはさんでの再生に相当
3. 遠隔記憶	しっかり貯蔵され必要に応じ取り出される長期の記憶．自伝的記憶と社会的出来事の記憶あり
内容による分類	
1. 陳述記憶	意識的にイメージできる記憶．出来事の記憶であるエピソード記憶と，百科事典的な意味記憶がある
2. 非陳述記憶	「手で覚えた」スキルに相当する手続き記憶がその代表

＊他に，予定の記憶（展望記憶）や，物事をどのような状況で覚えたかという記憶（出典記憶）がある
HDS-R：改訂長谷川式簡易知能評価スケール

2）どのような疾患が多いか

　記憶障害には局在診断的価値がある．しかし全身状態不良やせん妄を含む意識障害・抑うつ状態などがあれば，記憶すべき対象に集中できず，一見記憶障害にみえることがある．このためまず背景疾患の有無に注目し，そのうえで記憶障害が前景であれば，さらに検索を進める．海馬を含む側頭葉内側部（辺縁系）・視床の一部・前頭葉下部・脳梁膨大後部皮質などが記憶に重要な部位で，疾患にかかわらずこれらの部位の障害では記憶障害が生じうる．

3）鑑別の手順と主な鑑別診断

　発症形式と随伴症状が重要である（図）．記憶障害のリスクとなる事前の患者背景（動脈硬化の危険因子や心疾患などの脳卒中リスク，外傷歴，飲酒状況，栄養障害や中心静脈栄養の有無，抗不安薬の内服歴など）も確認する．

❶随伴症状が目立たず記憶障害のみの場合

　突然発症では**一過性全健忘**（transient global amnesia：TGA）や**心因性（解離性）健忘**が考えられる．両者の鑑別には記憶障害の内容に注目する．一過性全健忘では明瞭な逆向健忘・前向健忘を確認でき，同じ質問のくり返しや，漠然とした不安・焦燥を示す場合が多い．しかし心因性健忘では障害が時に全生活史に及び，持続も長いが，それでいて不安や焦燥は少なく，周囲への質問も少ない．また心因性健忘では自分の名前も忘れることがあるが，通常の記憶障害では（失語や全般性重度認知障害がない限り）名前を忘れることはない．突発性健忘がくり返される場合，一過性てんかん性健忘を疑うが，突然の異臭や不安感などの前兆・てんかん発作があればさらに可能性は高い．

　慢性の経過では，変性疾患や薬剤性健忘が鑑別にあがる．Alzheimer型認知症の初期に，認知症と言うべき日常生活の破綻がなく，健忘のみの時期があるとされる．この状態を含むのが**軽度認知障害**（mild cognitive impairment：MCI）である[2]．実際にはMCIの基礎疾患は多

詳細な病歴聴取と診察にて，記憶障害の存在を確認

随伴症状の有無を確認する
　→随伴症状なし（健忘症状のみ）
　　　→発症経過が，
　　　　→急性；一過性全健忘，一過性てんかん性健忘，心因性健忘
　　　　→慢性；軽度認知障害（MCI）の健忘型，薬剤性健忘など

　→随伴症状あり　※急性〜亜急性ではせん妄を含む意識障害，慢性ではうつ状態などが除外できれば
　　　→発症経過が，
　　　　→急性；脳血管障害，側頭葉てんかん，頭部外傷など
　　　　→急性〜亜急性；脳炎（単純ヘルペス脳炎，自己免疫性辺縁系脳炎など），
　　　　　Wernicke-Korsakoff症候群，低酸素脳症など
　　　　→慢性；種々の変性疾患による認知症や薬剤性の健忘など

随伴症状とは
　　全身症状；意識障害，発熱，嘔吐，痙攣，呼吸障害や血圧変動など
　　神経学的異常所見；歩行障害や病的反射など
　　神経心理学的所見；性格変化や行動異常，言語や視空間認知の異常など

図●記憶障害の診療と主な鑑別診断

彩であり，必ず認知症になるわけではないため，注意深く経過観察することになる．この他うつ病や，特に高齢者で問題となる**抗コリン薬・ベンゾジアゼピン系薬剤による健忘**にも注意する．

❷随伴症状・徴候を伴う記憶障害の場合

　まず全身疾患を除外したうえで，記憶障害を生じる病態を鑑別する．急性発症で意識障害などの神経症状を伴い，脳卒中リスクがあれば前述した記憶関連部位での脳血管障害を疑う．閉鎖性頭部外傷の場合は急性発症の健忘の程度が重症度を反映する．アルコール依存・栄養障害・維持透析下などで，急性の意識障害や眼球運動障害・失調（Wernicke脳症）から徐々に作話を伴う記憶障害（Korsakoff症候群）へ移行する場合は，**ビタミンB1欠乏症**を疑う．心停止後の低酸素脳症ではさまざまな脳機能障害が生じるが，後遺症として記憶障害が目立つ例がある．急性発症で，発熱や痙攣・意識障害・行動異常などの激しい神経症状を伴う場合は**脳炎**を疑う．特に単純ヘルペス脳炎では記憶に重要な側頭葉や前頭葉眼窩面を障害し，重篤な記憶障害を後遺する．また急性〜亜急性の経過で発症し，記憶障害の他，精神症状や痙攣，多彩な自律神経症状を合併する自己免疫性辺縁系脳炎が知られている．傍腫瘍性の場合とそうでない場合があるが，種々の自己抗体との関連が示唆されており，免疫療法により著明に改善する例があるため，その鑑別は重要である．

　慢性の経過で多彩な症状を伴う場合は，Alzheimer型認知症（p.144 **第3章4**参照）やびまん性レビー小体病等の変性性の認知症の鑑別が必要だが，併行して，感染症や甲状腺ホルモン異常，水頭症や脳腫瘍といった多様な疾患の除外も必要となる．

2 必要な診察と検査

　健忘以外の症状・所見があれば，一般採血と脳画像検査が必要となる．再発性の場合てんかん除外のため脳波（p.340 第6章2参照）を，心因性が疑われれば精神科的評価を依頼する．脳炎が疑われれば髄液検査（p.336 第6章1参照）を行う．Alzheimer型認知症では診察時の応答が正常にみえることがあり（取り繕い反応），改訂長谷川式簡易知能評価スケール（HDS-R）やmini-mental state examination（MMSE）を施行する（p.144 第3章4参照）．ただし**点数を絶対化させたり，これのみで認知症と診断すべきではない．心理検査は時に患者のプライドを傷つけ，以後の診療に悪影響となりうる**．また心理検査の解釈には検査態度や，どのような種類の誤答をしたかが重要であり，点数以外にもこれらを具体的に記載するとよい．

3 主な治療の流れ

　背景疾患があればこれを治療する．まずビタミンB1欠乏が疑われた場合，すぐに（糖を含む輸液を行う前に）ビタミンB1の大量経静脈的投与を行う（本来は発症予防が重要）．ヘルペス脳炎は疑った段階で抗ウイルス薬を投与する．自己免疫性辺縁系脳炎ではステロイドホルモン投与や大量ガンマグロブリン療法が有効な例がある．てんかん性健忘では抗てんかん薬を投与するが，急性の発作は消失しても，忘れやすさが進行するという[3]．変性疾患による認知症では，各種の抗認知症薬の処方が行われる．健忘自体の治療は困難だがいわゆる「誤りなし学習」に順じて，誤答を促すのではなく積極的に周囲が見当識や病状など正しい情報をくり返し患者に教示し，リハビリテーション訓練につなげる．

4 専門医への依頼

　鑑別に迷う例や，抗てんかん薬・免疫療法が必要な場合は神経内科に依頼する．心因性健忘やうつ状態が疑われれば精神科に依頼する．時にヘルペス脳炎やWernicke脳症などは一般内科でも加療されることがあるが，社会復帰や在宅退院のためには高次脳機能障害への評価・対処が必須であるため，病初期から神経内科やリハビリテーション科等に介入を依頼する．

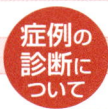

症例の診断について

症例1
　TGAは本例のようなきわめて典型的な経過をたどる．身体的精神的ストレスと関連する場合もある．前向健忘と逆向健忘が突発し，数時間〜24時間でほぼ改善するが，発症時の記憶だけは戻らないことが多い．記憶以外の障害がなく，漠然とした不安とくり返す同じ質問が特徴的である．海馬CA1領域の一過性機能障害が示唆されている[4]．予後良好であり再発も少なく，通常画像診断や入院も不要である．逆に少しでも非典型的な場合，さらなる検索が必要である．

症例2
　慢性進行性の記憶障害の例である．MMSEは25/30点で，失点は記憶と軽度の見当識障害に限られていた．しかし約束を守ることが困難で，応答にはいわゆる"取り繕い反応"

がみられる．日常生活にも支障をきたしつつあり，MCIというよりは，認知症（特にAlzheimer型）が考えられる．

文献

1）山本英樹，三村 將：【日常診療でよくみる症状・病態－診断の指針・治療の指針】精神・神経関連症候　記憶障害．綜合臨床，60（増刊）：1273-1276，2011
2）佐々木恵美：I 総論・基礎編　2．疫学と予防 4）軽度認知障害（MCI）．「認知症診療マニュアル」，神経内科，72（Suppl. 6）：22-27，2010
3）Butler, C. R. : Transient epileptic amnesia. Pract Neurol, 6 : 368-371, 2006
4）Bartsch, T., Deuschl, G. : Transient global amnesia : functional anatomy and clinical implications. Lancet Neurol, 9 : 205-214, 2010

第2章 よくある主訴・症状への対応

16 行動の異常（せん妄）
低活動型か過活動型か

林 竜一郎

症例

症例1：77歳女性．糖尿病，心房細動にて加療中

近医受診の帰宅途中，周回バスに乗ったところ降りるべき駅に降りられず，3周して運転手に気づかれ，促されて目的の駅を降りた．歩行は可能だが軽度のふらつきがあり，娘に連れられ受診．神経学的所見・脳CT異常なし．38℃発熱あり，採血にてCRP 5.1，インフルエンザB陽性と判明した．入院しオセルタミビル内服開始．入院当日には理由不明のナースコールをくり返したが，食事は自力摂取可能だった．翌日には解熱，応答は正常でふらつきも改善し，自宅退院となった．

症例2：75歳男性．高血圧，高尿酸血症にて加療中

6年程前より，夜睡眠中に大声を出すようになった．徐々に頻度が増加．寝つきはよく，午後8時頃に就寝，午後12時頃や明け方に，大声で叫ぶ・起き上がって周囲の床を叩く・近くの本箱を倒すなどの行動がみられた．持続は数分で，その後は普通に眠っており，朝には自分の行動を覚えていなかった．神経学的所見・脳MRI異常なく，脳波でもてんかん波なし．クロナゼパム0.5 mg夕食後内服により夜間の行動異常は消失した．最近数カ月の間に，すくみ足・小刻み歩行が出現している．

1 症状のとらえ方と鑑別診断

1) 行動の異常はどのように気づかれるか

行動異常は家族や介護スタッフ（入院中は看護師やリハビリテーションスタッフ）など周囲に気づかれて初めて問題となることが多く，日常生活が何とかこなせる場合や，活動が低下する行動異常は，容易に見過ごされる．このため患者のもともとの日常生活動作の詳細を確認すると同時に，周囲の「何かこれまでと違う」という微妙な印象を無視しないようにする．

2) どのような疾患が多いか

我々の行動は，状況の認知・適切な判断・正確な動作・リアルタイムのフィードバックといった精緻な過程により構成され，器質的な脳障害以外に，全身疾患や薬剤などによる種々の意識障害によっても障害される．この意識障害の一型がせん妄である．せん妄は臨床症状群であり，**表1**に診断のためのスクリーニングを示す[1]．せん妄には過活動型と低活動型の両極があり，実際には両極が混在する混合型が最多である．低活動型は過活動型よりも予後不良とされる．

せん妄の頻度は高く，高齢入院患者では4割の患者がせん妄を生じ，ICUでは8割に達する[2]．せん妄は，なりやすい（素因ないし危険因子のある）患者に，ある種の病態（誘発因

表1 ● Confusion Assessment Method（CAM）[1]

せん妄の診断にはaとb，そしてcかdのいずれか一方が必要	
(a) 急性発症と変動性の経過	患者のもともとの精神状態からの急性変化があったか，1日のなかで重症度に変化があったか
(b) 注意障害	患者は注意を集中させるのが困難である．例えば容易に注意がそらされてしまうか，会話内容を維持するのが難しい
(c) 無秩序な思考	患者の思考が無秩序か一貫性がない状態で，とりとめない・無関係な会話や，不明瞭・非論理的な考え方がみられる
(d) 意識レベルの変化	清明とはいえない意識の状態；過覚醒や嗜眠，傾眠，昏迷や昏睡

表2 ● せん妄の危険因子・誘発因子および環境因子

危険因子（素因）	高齢（65歳以上），男性，認知機能低下やうつ状態，せん妄の既往，要介助状態，転倒の既往，聴覚や視覚の障害，脱水や低栄養，複数の向精神薬等の薬剤の使用，アルコール依存，疼痛や便秘，重症疾患や肝腎障害の存在，脳卒中の既往や神経疾患，代謝異常，骨折や外傷，終末期疾患，感染を伴うHIVなど
誘発因子	薬剤（鎮静薬や睡眠薬，抗コリン作用をもつ薬剤，複数の薬剤の併用，アルコール摂取と離脱），神経疾患（特に劣位半球の脳卒中，脳内出血，髄膜炎や脳炎），種々の疾患（感染，医原性合併症，重症急性疾患，低酸素，ショック，発熱や低体温，貧血，脱水，低栄養，血清アルブミン低値，電解質や血糖・酸塩基などの代謝異常，急性の尿閉），手術（整形外科や心臓などの手術），睡眠不足など
環境因子	集中治療室（ICU）への入室，身体拘束，尿カテーテル留置，複数の手技，疼痛の存在，情動的なストレスなど

子）となりやすい状況（環境因子）が重なって発症するが（**表2**），誘発因子はきわめて多彩で，致命的な疾患も含まれる．しかもせん妄は複数の原因で生じることが多く，実際の臨床では最も緊急性を要する病態から順に鑑別を進めてゆく．

3）鑑別の手順と主な鑑別疾患

❶認知機能障害を伴う行動異常

　せん妄では行動以外にも全般的な認知機能障害があり，発症型式などの病歴が不明で全身症状が目立たない場合，認知症やうつ病・時にてんかん発作後の意識障害との鑑別が難しい．**特に認知症はせん妄と同様高齢者に多く，せん妄との合併も稀でない**．認知症（p.144 **第3章4～6**参照）は通常緩徐進行性の経過であり，以前の認知機能についての具体的情報（生活状況や自立度の確認など）と経過を確認する．またせん妄では会話内容が不適切でまとまりがなく，課題に集中できず話題があちこちに飛ぶが，認知症では集中力は比較的保たれ，会話内容に一貫性がある．

❷脳局所病変による行動異常

　脳局所病変でも臨床的にはせん妄となることが多く（特に右大脳皮質や脳幹病変），行動異常の内容から鑑別を行うことは困難である．しかし左大脳半球障害による感覚失語では，自発話が多い割に内容にまとまりがなく，一見せん妄に類似する．この他，局在病変での行動異常では，両側前大脳動脈領域脳梗塞（前部帯状回病変）で突然に何もしなくなる（失禁しても気にせず，表情はあるのに自分からは話さず動かない）場合や，右頭頂葉病変で急に洋服を着ることができなくなる（着衣障害），右脳梁膨大後部病変で移動中急に道順が思い浮か

表3 ● せん妄およびそのハイリスク患者に対して[1]

行うべきこと
・場所や人の正しい見当識を伝える
・ケアの連続性を確保する
・動くように促す
・薬剤は減らすが，鎮痛は十分に
・補聴器や眼鏡などの視聴覚デバイスを効果的に利用する
・便秘を避ける
・良好な睡眠習慣を維持する
・良好な水分摂取を維持する
・家族や介護者にもせん妄対策に参加してもらう（パンフレットの利用など）
・不活発・低栄養・褥創・過鎮静・転倒・失禁といった合併症を避ける
・高齢者精神科リエゾンチームに相談する

行うべきでないこと
・できるだけカテーテルを挿入しない
・抑制をしない
・ルーチンに鎮静をしない
・患者と議論をたたかわせない

ばなくなり迷う（地誌的失見当のうちの道順障害）などがある．

❸てんかんによる行動異常

てんかん（p.212 **第3章15**参照）の行動異常も，錯乱状態から手足の奇異な動きまで内容はさまざまで，症候からの鑑別は難しい．行動異常が常同的（同じ行動～動作のくり返し）・一定の持続時間（数十秒～数分）・突然の発症と停止といったてんかんの基本的特徴がみられるか，一点を凝視し口をもぐもぐさせる自動症や痙攣発作などを伴えば，てんかん性の行動異常を疑う．非痙攣性てんかん重積は特に低活動型せん妄と区別が困難で，脳波検査（p.340 **第6章2**参照）が必要となる．

❹睡眠中の行動異常

睡眠中のみの行動異常（睡眠随伴症）では，頻度の多さや治療の有効性から，**レム睡眠行動障害**が重要である．正常では睡眠が深まると，夢見と関連するレム睡眠が出現する．このとき本来抑制されるはずの筋緊張が抑制されず，夢が行動化して叫ぶ・起き上がる・同室者を殴るなどの行動異常が出現する．特発性が主体だが，症候性（急性では抗うつ薬やアルコール性・代謝性など，慢性ではびまん性レビー小体病やParkinson病などによるもの）も知られている[3]．高齢の男性に多く，睡眠の遅い時期（レム睡眠の出現時期）に現れるが，実際の出現時間はさまざまとされる．夜間によくみられるせん妄や，睡眠中のてんかん発作との鑑別が重要だが，せん妄やてんかんと違いレム睡眠行動障害では刺激により患者をしっかり覚醒させられる（夢見も確認可能）点が異なる[3]．

2 必要な診察と検査

まずバイタルサインや一般身体所見を評価する．神経学的には局在徴候があるかを大まかに診察し，半盲や空間無視（顔を左右一方に向けたままとなる），片麻痺やBabinski徴候に注意する．応答が可能な場合，せん妄の特徴である集中できない（注意がそれやすい）状態

を検出するため，数唱（ランダムな数字列の復唱）や曜日を逆に述べる等の課題を行う．

次に一般採血（血糖，肝腎電解質，末梢血，炎症反応，血液ガス）や心電図を行う．病歴不明か脳局所病変が疑われる場合には脳画像検査も施行する．脳波はてんかん性放電を確認するうえでは必須であり，代謝障害では三相波，せん妄ではびまん性の徐波化がみられることがある．夜間睡眠時の行動異常の鑑別やレム睡眠行動障害の確定診断には，睡眠ポリグラフ検査が必要である．

3 主な治療の流れ

原疾患の治療を優先する．せん妄は発症は急だが，いったん発症すると数カ月～数年持続することがある．また認知症にせん妄が合併すると，認知症自体が増悪する．このため発症予防が最も重要である．素因のある患者（**表2**）に対し，**表3**に示した原則を実行する[1]．対症療法としては，チアプリドやハロペリドール，最近ではオランザピン・クエチアピン・リスペリドン（前2者は糖尿病患者では禁忌）等の非定型向精神病薬の内服や，ハロペリドールの点滴が使用される．いずれもごく少量からの慎重な投与が望ましく，Parkinson症状や悪性症候群の出現に注意する．レム睡眠行動障害は，まず家族・本人に病気であることを説明するが，クロナゼパムの眠前少量内服が奏効することが多い．

4 専門医への依頼

せん妄の場合は誘発因子が多岐にわたるため，他科との連係が重要である．頭蓋内疾患やてんかんとの鑑別に迷う場合，神経内科に依頼する．精神科には，うつ病や心因性の行動異常を疑う場合や，行動異常への対症療法の際の薬剤選択について相談することが多い．

症例の診断について

症例1
インフルエンザ感染が誘発因子となったせん妄の例である．軽度の過活動と注意の転導性の亢進がみられ，原疾患の改善により行動異常は消失した．

症例2
睡眠時随伴症であり，夢との関連や覚醒刺激への反応などが不明なこと，睡眠ポリグラフが行われていないことから，正確な診断は不明である．しかし高齢男性・就眠後数時間たっての発症・クロナゼパムへの反応・数年後のすくみ足の発症から，レム睡眠行動障害を疑い外来通院中である．

文献
1）Saxena, S., Lawley, D. : Delirium in the elderly : a clinical review. Postgrad Med J, 85 : 405-413, 2009
2）千葉 茂：症状性を含む器質性精神障害　せん妄．「今日の精神科治療ガイドライン」，精神科治療学，25巻増刊：30-35, 2010
3）金野倫子，内山 真：Lewy小体型認知症　レム睡眠行動障害．「認知症診療マニュアル」，神経内科，72巻 Suppl. 6：358-362, 2010

第2章 よくある主訴・症状への対応

17 不眠
不眠を診分ける

樋山光教

症例

症例1：78歳女性
元々心配性で寝つきが悪く，10年以上前から近所の内科医に処方してもらったトリアゾラム（ハルシオン®）を毎晩半錠ずつ飲んでいた．"この夏の暑さに参って"不眠が増悪し，内科や皮膚科でいろいろな睡眠薬を処方してもらっているが，寝つきは良くならず，夜中にも目が覚めるようになり辛い．精神科には行きたくないので，心療内科も標榜しているクリニックを受診．

症例2：53歳男性
中肉中背，商社勤務．このところの対中貿易悪化の対応に追われ，残業から帰宅が遅くなり，飲酒量も増えている．寝つきはまあまあだが，夜中に起きてしまい寝た気がしないという．大事な会議中にも居眠りをして上司から叱責されたため，睡眠薬を希望して受診．最近高血圧を指摘されて降圧薬を服用している．

1 症状のとらえ方と鑑別診断（図1 [1]）

　一口に"眠れない"といってもいろいろあるが，もちろん"眠らない"つまり自ら"睡眠不足"にしている場合は入らない．また何時間眠らないと不眠という定義はなく，昼間の機能に支障をきたすような睡眠が，その人にとっての不眠となる[3]．

　そのうえでまず**不眠のタイプを特定**する．つまり入眠障害か中途覚醒か早朝覚醒か熟眠障害（ぐっすり眠れない）なのか，あるいは睡眠中の異常な事象（ねぼけ，悪夢など．前項参照）なのかを特定し，次に原因別，疾患別に辿っていく．

1）環境因による不眠

　交代勤務（医療関係者をはじめとして現代では夜間勤務の職種が増えている），時差ぼけ（時差5時間以上），不適切な睡眠衛生（長い昼寝，過度に長い入床時間，不規則な生活リズム），就寝前の心身を刺激する活動（ジョギング，明るい光への曝露，インターネット），不適当な寝室環境（騒音，高温・低温，明るい光），寝室の目的外使用（勉強，食事→条件付けにかかわる）．

2）身体因による不眠

　頚椎症，腰痛，リウマチ性疾患，アトピー性皮膚炎，皮膚掻痒症，前立腺肥大，膀胱炎，腎疾患（特に透析患者→restless legs syndrome：RLS，periodic limb movement disorder：PLMD），COPD，気管支喘息，慢性心不全，更年期障害，甲状腺機能亢進症．また神経疾患としてはAlzheimer型認知症，Parkinson病，脊髄小脳変性症，脳卒中，片頭痛など．

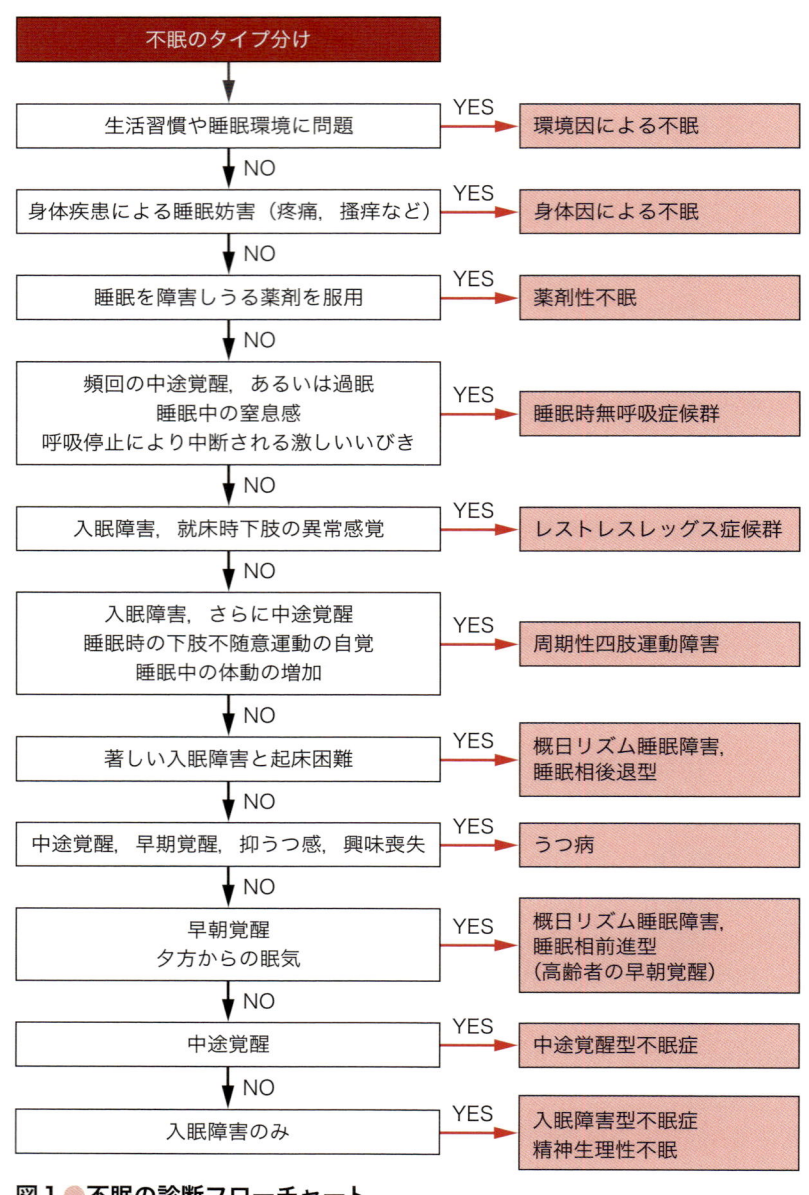

図1● 不眠の診断フローチャート
文献1をもとに作成

フローチャート:
- 不眠のタイプ分け
  - 生活習慣や睡眠環境に問題 → YES: 環境因による不眠
  - NO ↓
  - 身体疾患による睡眠妨害(疼痛,搔痒など) → YES: 身体因による不眠
  - NO ↓
  - 睡眠を障害しうる薬剤を服用 → YES: 薬剤性不眠
  - NO ↓
  - 頻回の中途覚醒,あるいは過眠／睡眠中の窒息感／呼吸停止により中断される激しいいびき → YES: 睡眠時無呼吸症候群
  - NO ↓
  - 入眠障害,就床時下肢の異常感覚 → YES: レストレスレッグス症候群
  - NO ↓
  - 入眠障害,さらに中途覚醒／睡眠時の下肢不随意運動の自覚／睡眠中の体動の増加 → YES: 周期性四肢運動障害
  - NO ↓
  - 著しい入眠障害と起床困難 → YES: 概日リズム睡眠障害,睡眠相後退型
  - NO ↓
  - 中途覚醒,早期覚醒,抑うつ感,興味喪失 → YES: うつ病
  - NO ↓
  - 早朝覚醒／夕方からの眠気 → YES: 概日リズム睡眠障害,睡眠相前進型(高齢者の早朝覚醒)
  - NO ↓
  - 中途覚醒 → YES: 中途覚醒型不眠症
  - NO ↓
  - 入眠障害のみ → YES: 入眠障害型不眠症／精神生理性不眠

3) 薬剤性不眠

❶治療薬によるもの

　大半が慢性投与中.**ステロイド**製剤(20〜50%),**インターフェロン**製剤(2/3以上,投与初期)・インターロイキン製剤をはじめとしてパーキンソン病治療薬〔レボドパ(種々の睡眠障害で75%),アマンタジン(40%),セレギリン(10〜22%),プラミペキソール;元気を出させるドパミンが増えるから当然〕,脂溶性β_1受容体遮断薬(プロプラノロール;血液脳関門を通過しやすい),カルシウム拮抗薬,降圧薬(メチルドパ,レセルピン),利尿薬,

H₂受容体遮断薬（間接的に向精神薬の代謝遅延により），気管支拡張薬（テオフィリン，エフェドリン），抗コリン薬，抗結核薬（イソニアジド），甲状腺製剤，抗うつ薬（SSRI），精神刺激薬〔メチルフェニデート（リタリン®，コンサータ®），ペモリン（ベタナミン®）〕などが原因となる．

❷**依存性薬物，嗜好品によるもの**

アルコール，ニコチン，睡眠薬・抗不安薬〔ベンゾジアゼピン（BZD）系主体，**離脱**によるものがとても多い．ここまでの3つは中毒性と離脱性双方〕の他，カフェイン（感冒薬，ドリンク剤にも含有），アンフェタミン，コカイン（これらは中毒性のみ）などによる．

4）睡眠時無呼吸症候群（sleep apnea syndrome：SAS）

中枢性，閉塞性など．頻回の中途覚醒あるいは過眠，睡眠中の窒息感，呼吸停止により中断される激しいいびき．ベッドパートナーの証言がないとわかりにくいこともある．

5）睡眠関連運動障害

❶**レストレスレッグス（むずむず脚）症候群（RLS）**

夕方から夜間（特に**就床時**）増悪する下肢の異常感覚（むずむずする，うずくなど）で，身体を動かすことで改善する．入眠障害を呈する．妊娠中，鉄欠乏性貧血，慢性腎不全（特に透析中），胃切除後，うっ血性心不全，関節リウマチに合併することがある．神経疾患としてはParkinson病，多発性硬化症，多発神経炎，脊髄疾患．抗精神病薬の副作用である**アカシジア**（静坐不能症）は下肢というより全体的に落ち着かない感じで，日中からあり就床時には軽減することが多い．

❷**周期性四肢運動障害（PLMD）**

夜間睡眠中に起こる足関節の背屈運動を主体とする周期的な不随意運動により入眠障害，中途覚醒が生じる．RLSの60〜80％に**合併**．高齢者に多い．入眠時ミオクローヌス（寝入りばなのぴくつき）はほとんど単発性で，生理的に起きる．

6）概日リズム睡眠障害

時差ぼけ，交代勤務もこの1種．睡眠相後退型（→不登校）・前進型（高齢者に多い）などがある．

7）精神疾患，心理的ストレスによる不眠

気分障害（うつ病，躁うつ病），不安障害（パニック障害，posttraumatic stress disorder：PTSD），アルコール依存症の他，種々の心理的ストレス（大切な人の死，離婚はもちろん，転職や昇進なども）などによる．うつ病に随伴することが多いが，部分症状ではなく**併存症**であり，うつ病の**発症や再発の危険性を増大**させる[5]．

8）精神生理性不眠（原発性不眠）

何らかのストレスの後の"**陰性の条件付け**"（不眠への不安・緊張）による**睡眠恐怖症**といえる．最も高頻度にみられる．

2 必要な診察と検査

1）問診

詳細な問診に尽きる．上述のような情報を本人あるいは家族から聞き出す．そのなかには睡眠状況（就床・入眠・覚醒・起床時刻，中途覚醒の回数・理由；昼寝），不眠の起始・経過・頻度，特定の事象との関連（曜日，月経周期，季節）；日常生活状況（昼間の機能障害，就労状況，運動，飲酒・喫煙・カフェイン摂取），性格傾向，家族状況も含む．**合併症では多くの睡眠薬の禁忌である急性狭隅角緑内障，重症筋無力症がないことを確認しておく．**

2）臨床検査

基本的な見落としがないように，また睡眠薬を投与する前のベースラインとして，末梢血，生化学，尿検査をしておく．RLSでは血清鉄，フェリチン（低値）も．

3）睡眠日誌（図2[1]）

本人の陳述がはっきりしないとき，思うような治療効果が上がらないときなどに，途中からでも付けてもらうととても参考になる．

3 主な治療の流れ

当然，原因の軽減・除去などの対応をしたうえで，対症的に以下の対応をとる．
①**睡眠衛生教育，環境調整**が基本（**表1**[2]，患者指導用に）．そのうえで②**薬物療法**になる

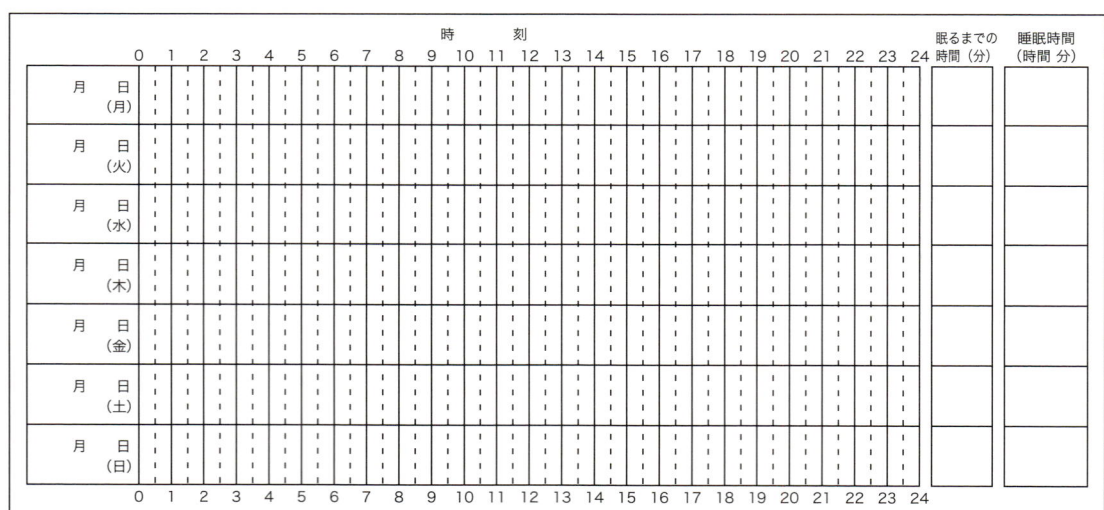

図2 ● 睡眠日誌〈1週間用〉
文献1より引用

(**表2**[1]).BZD系あるいは非BZD系がほとんど.睡眠薬に対する恐怖を抱いている人には安全性(昔の睡眠薬と比べて大量でも死ぬことはないこと(ただし,昔の睡眠薬の残党であるバルビツール酸系の合剤ベゲタミン®などは致死的となることもある),習慣性が少ないこと,連用してもボケないこと)を伝える.また副作用として**ふらつきによる転倒→骨折の危険性**(特に開始や増量時,夜間覚醒時)があること,不要な依存を防ぐために,睡眠薬の

表1 ●睡眠障害対処12の指針

1.睡眠時間は人それぞれ,日中の眠気で困らなければ十分
・睡眠の長い人,短い人,季節でも変化.8時間にこだわらない
・歳をとると必要な睡眠時間は短くなる

2.刺激物は避け,眠る前には自分なりのリラックス法
・就床前4時間のカフェイン摂取,就床前1時間の喫煙は避ける
・軽い読書,音楽,ぬるめの入浴,香り,筋弛緩トレーニング

3.眠たくなってから床に就く,就床時刻にこだわりすぎない
・眠ろうとする意気込みが頭を冴えさせ寝つきを悪くする

4.同じ時刻に毎日起床
・早寝早起きではなく,早起きが早寝に通じる
・日曜に遅くまで床で過ごすと,月曜の朝が辛くなる

5.光の利用でよい睡眠
・目が覚めたら日光を取り入れ,体内時計をスイッチオン
・夜は明るすぎない照明を

6.規則正しい3度の食事,規則的な運動習慣
・朝食は心と体の目覚めに重要,夜食はごく軽く
・運動習慣は熟睡を促進

7.昼寝をするなら15時前の20〜30分
・長い昼寝はかえってぼんやりの元
・夕方以降の昼寝は夜の睡眠に悪影響

8.眠りが浅いときは,むしろ積極的に遅寝・早起きに
・寝床で長く過ごしすぎると熟睡感が減る

9.睡眠中の激しいいびき・呼吸停止や足のぴくつき・むずむず感は要注意
・背景には睡眠の病気,専門治療が必要

10.十分眠っても日中の眠気が強いときは専門医に
・長時間眠っても日中の眠気で仕事・学業に支障がある場合は専門医に相談
・車の運転に注意

11.睡眠薬代わりの寝酒は不眠の元
・睡眠薬代わりの寝酒は,深い睡眠を減らし,夜中に目覚める原因となる

12.睡眠薬は医師の指示で正しく使えば安全
・一定時刻に服用し就床
・アルコールとの併用はしない

文献2より引用

表2 ● 不眠症タイプ別睡眠薬の選び方

	入眠時間 (超短時間型，短時間型)	中途覚醒，早朝覚醒 (中時間型，長時間型)
神経症的傾向が弱い場合 脱力・ふらつきが出やすい場合 (抗不安作用・筋弛緩作用が弱い薬剤)	ゾルピデム（マイスリー®） ゾピクロン（アモバン®） エスゾピクロン（ルネスタ®） ラメルテオン（ロゼレム®）	クアゼパム（ドラール®）
神経症的傾向が強い場合 肩こりなどを伴う場合 (抗不安作用・筋弛緩作用を持つ薬剤)	トリアゾラム（ハルシオン®） ブロチゾラム（レンドルミン®） エチゾラム（デパス®）など	フルニトラゼパム（ロヒプノール®，サイレース®） ニトラゼパム（ベンザリン®，ネルボン®） エスタゾラム（ユーロジン®）など
腎機能障害，肝機能障害がある場合 (代謝産物が活性をもたない薬剤)	ロルメタゼパム（ロラメット®，エバミール®）	ロラゼパム（ワイパックス®，抗不安薬）

文献1をもとに作成

連用は原則一時的，補助的で（うつ病の場合を除く．また急激な中止は反跳性不眠をきたす），**その後は頓用に留める**ことを開始時に明確に伝えることが肝要．また入眠困難に対しては，超短・短時間作用型（短），他のタイプには中・長時間作用型（長）を，**最大でも各1種類以内**（すなわち**多くとも2種類以内**）に留め，**臨床用量を守る**．(短)，(長) それぞれ1種類ずつ**使い馴れて**おき，患者さんから変更の希望があったときなどには，それぞれのグループ内で入れ替えることはあっても**決して重ねて処方しない**ことが大切．上述の**禁忌に注意**．SASはBZD系薬剤使用でかえって悪化させうる．最近メラトニン受容体作動薬〔ラメルテオン（ロゼレム®）〕が利用可能となり，軽症例，高齢者の入眠障害の初期治療に適している．抗うつ薬のトラゾドン（レスリン®，デジレル®），ミアンセリン（テトラミド®）の少量使用も可能．RLS，PLMDでは中枢ドパミン作動薬〔プラミペキソール（ビ・シフロール®）〕，GABA誘導体〔ガバペンチン・エナカルビル（レグナイト®）〕，クロナゼパム（リボトリール®，ランドセン®）を検討する．

4 専門医への依頼

SAS，PLMD，概日リズム障害を疑うケースは**睡眠障害専門外来**へ，アルコール依存症は専門の医療機関へ紹介する．うつ病はSSRI，SNRI，NaSSAなど新しい抗うつ薬を**単剤で十分な量と時間**をかけて治療してもよいが，あまり深追いせずに，他の治療抵抗性の不眠症とともに，心療内科や精神科へ回してよいと思われる．

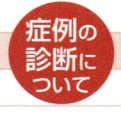

症例の診断について

症例1
よく聞くと1年前から頼りにしている夫が次々に病気にかかり，そのことを気に病んで，最近興味や意欲，集中力の低下がみられ，軽うつ状態と考えられた．甲状腺機能低下がないことを確かめたうえ，緑内障もあるので眼科でのフォローを条件に鎮静作用のあるミルタザピン（レメロン®，リフレックス®，NaSSA）15 mgを投与した．当初，頭痛がみられたが，不眠は次第に改善した．

症例2
　心身のストレス，飲酒量の増大があり，断酒を勧めゾルピデム（マイスリー®）5 mgを処方したが改善せず．妻に来てもらったところ，最近いびきが強く喘ぐような呼吸をすることが判明したため，睡眠障害専門クリニックに紹介した．SAS（閉塞型）と診断され，マウスピース着用で改善した．

文献

1) 睡眠障害の対応と治療ガイドライン　第2版（内山 真 編），じほう，2012
2) 厚生労働省　睡眠障害の診断・治療ガイドラインの作成とその実証的研究班，平成13年度研究報告書
3) Bonnet, M. H., Arand, D. L.: Overview of insomnia, Types of insomnia, Clinical features and diagnosis of insomnia, Treatment of insomnia, Up To Date, 2012
4) 樋山光教：不眠．臨床診断ホップ　ステップ　ジャンプ（大田 健，箕輪良行，鄭 東孝 編），pp.384-391，南江堂，2011
5) 三島和夫：うつ病における併存不眠の治療管理．精神医学，51（7）:635-647, 2009

❖ 不安，抗不安薬について　Column

　不安には抗不安薬が妥当のようだが，その安全性からわが国では安易に使用されすぎるきらいがある．真に適切な使用は，現行の平均的水準より時間的にも対象的にも限られるべきであろう．適応障害レベルの軽い不安・緊張への一時的対処として，その即効性から抗不安薬は有効だが，神経症と名のつくものへの効果は頭打ちで，精神療法の踏み台にするのが適当と思われる．パニック障害では即効性のないSSRIの先兵としての役回りがある．老人のうつ病は不安ばかり訴えることが多く，背後のうつ症状を見落として抗不安薬だけを投与すると，死への不安を和らげ自殺促進的になる危険性を孕む．精神病やせん妄の不安には抗精神病薬が対応の主体となる．

　不安は痛みを初めとしていろいろな身体症状の訴えを増強させる．最近の新薬の治験では，プラセボ効果が大きく新薬との差が意外に小さいものが目につく．この要因のなかには患者さんへの親身な対応（たとえ質問項目が多いというだけでも）があると思われ，それによる患者側の満足感，安心感が治療的な効果をもつと思われる．臨床医には身体診察や検査といった武器があり，これが丁寧な問診や説明と両輪になると，心身を問わず大半の疾患において，それだけできわめて大きな不安軽減，治療効果をもつものである．

　ただ，こういった対応でも軽減しない不安を持つ患者は，心療内科や精神科に相談あるいは紹介するのが適当だろう．

　不安は元来"闘争と逃走"の状況に対する警報であり（もちろん警報が鳴り続けるのも困ったものだが），生存や作業効率を向上させ適応のためには有利という側面を知っておくことも必要である．

＜樋山光教＞

第2章 よくある主訴・症状への対応

18 脳死判定
除外基準，評価項目は何か

田島康敬

症例

症例1：45歳男性
高血圧で加療中であったが，自動車工場で仕事中に突然倒れ救急搬送された．搬入時は心室細動，自発呼吸停止状態であった．電気的除細動その他の処置により自己心拍は再開したが，呼吸状態は改善せず人工呼吸器管理となった．冠動脈造影検査により急性心筋梗塞とこれによる心室細動と判断した．経時的脳画像所見を提示する（図1 ⓐ）．

症例2：55歳男性
高血圧，糖尿病で治療中．突然の頭痛と嘔吐，意識障害（Japan Coma Scale Ⅲ-300）により救急搬送された．頭部CTで脳底動脈瘤の破裂によるくも膜下出血と診断した．動脈瘤に対するコイル塞栓術，脳室ドレナージを実施した．経時的脳画像所見を提示する（図1 ⓑ）．

1 症状のとらえ方と鑑別診断

　脳死の概念に関する歴史的変遷，定義については他書を参考とされたい[1]．
　脳死を示唆される患者は，その時点ですでに，人工呼吸器管理と生命維持に必要な投薬，処置などが行われているはずである．その状況で原疾患が判明し，不可逆的な脳障害により今後の回復が見込めないとされる患者が脳死判定の対象となる．脳死に陥る危険性のある病態は，ある程度の時間的経過を持って進行する，脳腫瘍などによる慢性進行性，外傷，くも膜下出血などに起因する急性の病態がある．急性の経過をとる場合，患者は重度の意識障害と全身症状を呈して搬入されてくる．その初期対応においては，病態の把握，適切な診断と治療に専念すべきである．

2 必要な診察と検査

　適切な診断に基づき治療が行われたが，残念ながら脳が回復不可能な状態に至ってしまっている．そこでの診察と検査が，脳死判定ということになる．
　その実施にあたっては，まず除外基準について知っておかなければならない（**脳死判定には除外基準がある！**）．

1）脳死における**除外基準**

　1）生後12週未満のもの

ⓐ 症例1　　　**ⓑ 症例2**

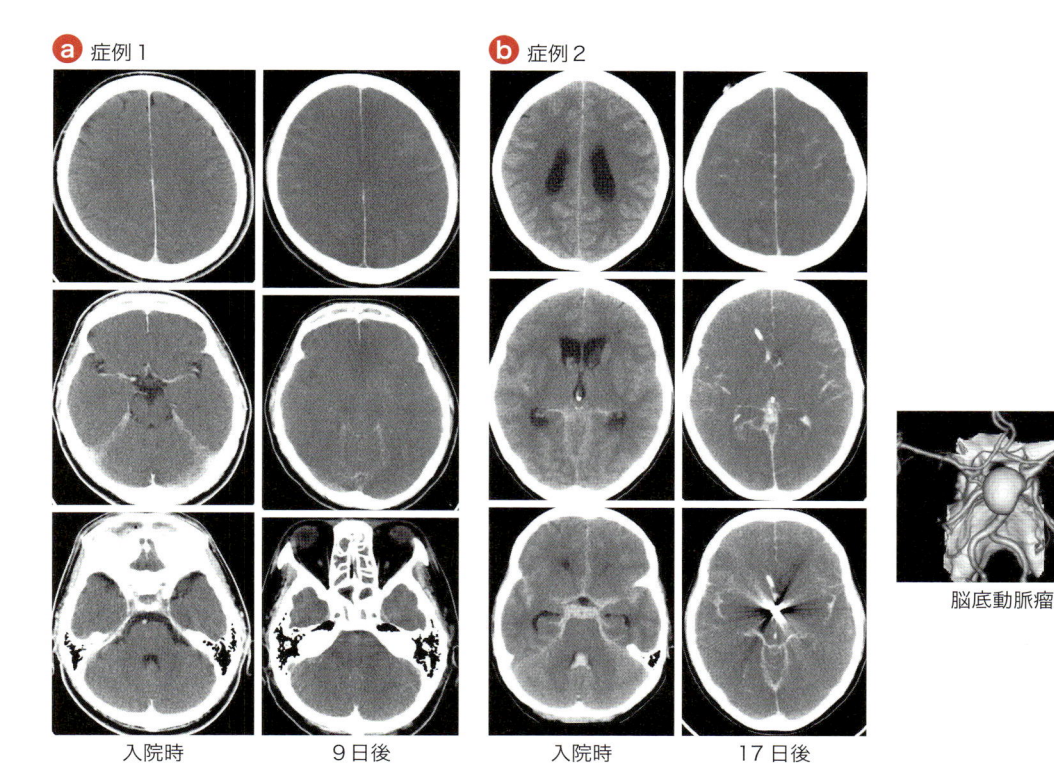

入院時　　9日後　　入院時　　17日後

脳底動脈瘤

図1● 症例1（ⓐ）と症例2（ⓑ）の経時的脳画像所見

2）急性薬物中毒により深昏睡および自発呼吸を消失した状態にあると認められるもの[※1]

3）直腸温が32℃未満（6歳未満の者にあっては35℃未満）の状態にあるもの

4）代謝性障害または内分泌性障害により深昏睡および自発呼吸を消失した状態にあると認められるもの[※2]

5）自発運動，除脳硬直，除皮質硬直，痙攣，ミオクローヌスが認められるもの

2）除外基準に該当しない場合，次の評価を行う

1）深昏睡の判定

眼窩切痕部への強い指での圧迫刺激で顔をしかめる動作があるかをみる．

2）瞳孔の4mm以上の散大と固定の確認（**図2**）

3）脳幹反射の消失の確認

①対光反射の消失（**図2**）

②角膜反射の消失；上眼瞼を挙上した後，こより状にした綿球で角膜に刺激を与え瞬目の有無を確認する（**図3**）

※1　薬物中毒の可能性を，本人から聴取することは著しく困難である場合がある．家族，周囲の関係者からの聞き取りが重要である．関連性が疑われた薬剤について血中濃度を測定することが必要となる．問題となりうる薬剤として，静脈麻酔薬，鎮静薬，鎮痛薬，向精神薬，抗てんかん薬，筋弛緩薬などがあげられている．

※2　肝性昏睡，糖尿病性昏睡，尿毒症性昏睡などは初期から鑑別しておくことが必要である．家族例が明らかでない場合にも，稀な先天性代謝異常症について鑑別しなければならないことがある．

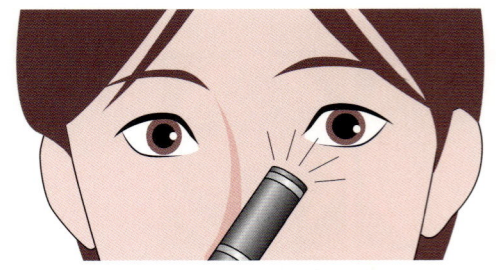

図2 ● 瞳孔の散大，固定と対光反射の消失

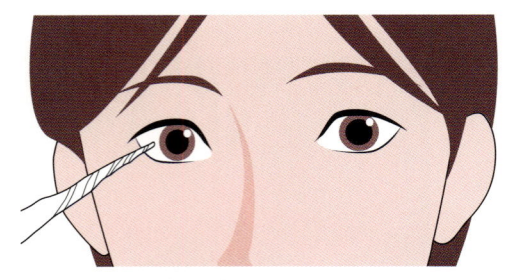

図3 ● 角膜反射の消失

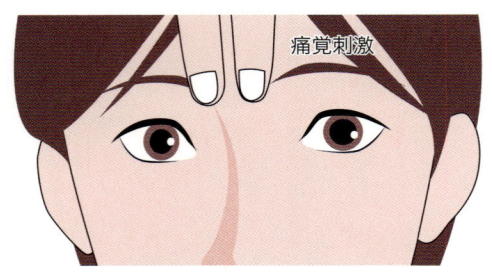

痛覚刺激

図4 ● 毛様脊髄反射の消失

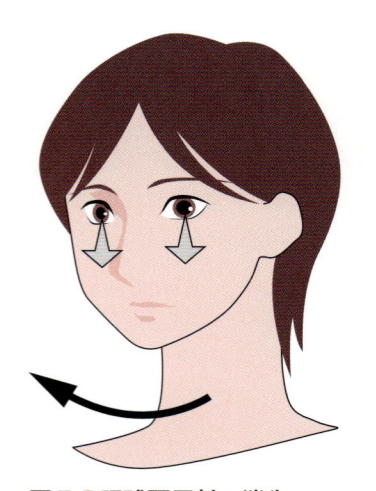

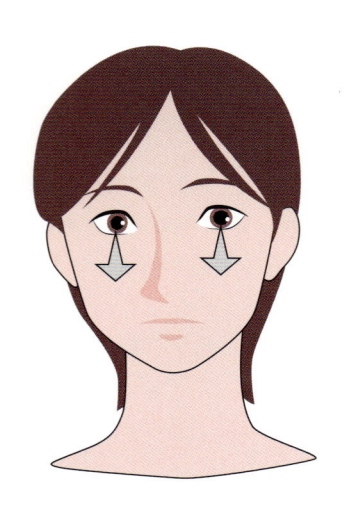

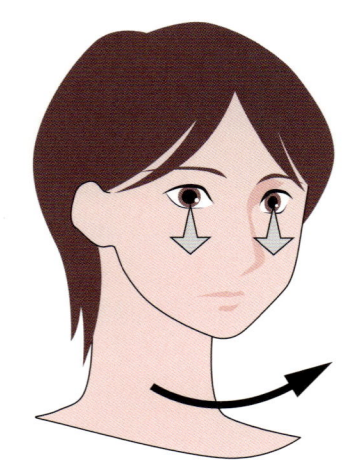

図5 ● 眼球頭反射の消失

③毛様脊髄反射の消失[※3]；両側の上眼瞼を挙上しながら，顔面に痛覚刺激を与え瞳孔の観察を行う．以前は頚部刺激とされていたが，新たな判定マニュアルでは顔面と明記されている（**図4**）．

④眼球頭反射の消失[※3]：両側上眼瞼を挙上し頭部を左右に回転させ，眼球が頭部と逆方向に偏倚するかどうかを確認する．運動に反応せず眼球が固定されている場合に

※3 日本神経学会用語委員会による神経学用語集改訂第3版には，それぞれ毛様体脊髄反射③，頭位変換眼球反射④，前庭眼反射⑤とされている．

較正波形	設定条件を記入
	10 μV/mm時定数0.3秒
	交流遮断フィルター
	ハイカットフィルター（30 Hz以上）
	紙送り30 mm/秒

↓

単極導出	呼名，顔面への痛み刺激

↓

双極導出	呼名，顔面への痛み刺激

↓

較正波形	上記と同様

↓

高感度設定に変更

↓

較正波形	設定条件を記入
	2 μV/mm時定数0.3秒
	交流遮断フィルター
	ハイカットフィルター（30 Hz以上）
	紙送り 30mm/秒

↓

単極導出	呼名，顔面への痛み刺激

↓

双極導出	呼名，顔面への痛み刺激

↓

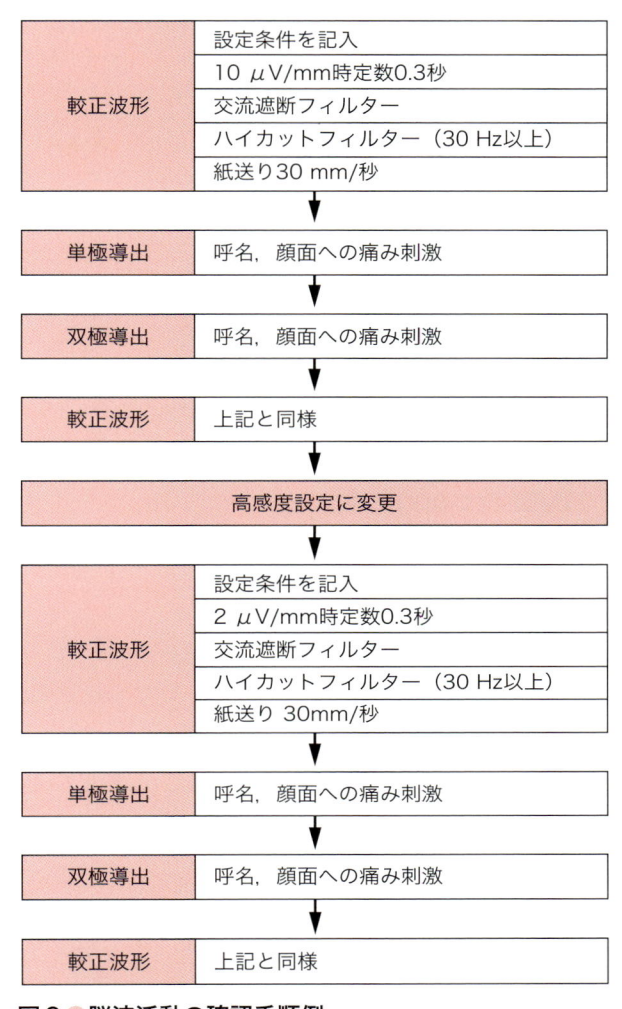

較正波形	上記と同様

図6● 脳波活動の確認手順例
文献2より転載

消失と判断する（図5）．

⑤前庭反射の消失[※3]；一側ずつ外耳道に冷却した50 mLの滅菌生理食塩水を緩徐に注入し，眼球の偏倚の有無を確認する．

⑥咽頭反射の消失；喉頭鏡で充分開口させ，咽頭後壁を刺激し咽頭筋の収縮の有無を確認する．

⑦咳反射の消失；吸引用チューブを気管内チューブを越えて挿入し，機械的に気管支粘膜を刺激し咳が誘発されるかどうかを確認する．

4）脳波活動の消失の確認（いわゆる平坦脳波の確認）

単極導出と双極導出で行い，感度は標準感度10 μV/mmと高感度2.5 μV/mmのそれぞれよりも高い感度で行う．全体で30分以上の連続記録で行い，記録中に呼名と顔面への疼痛刺激を行う．平成22年度脳死判定マニュアルからその手順についての例が示されているので提示する（図6）．

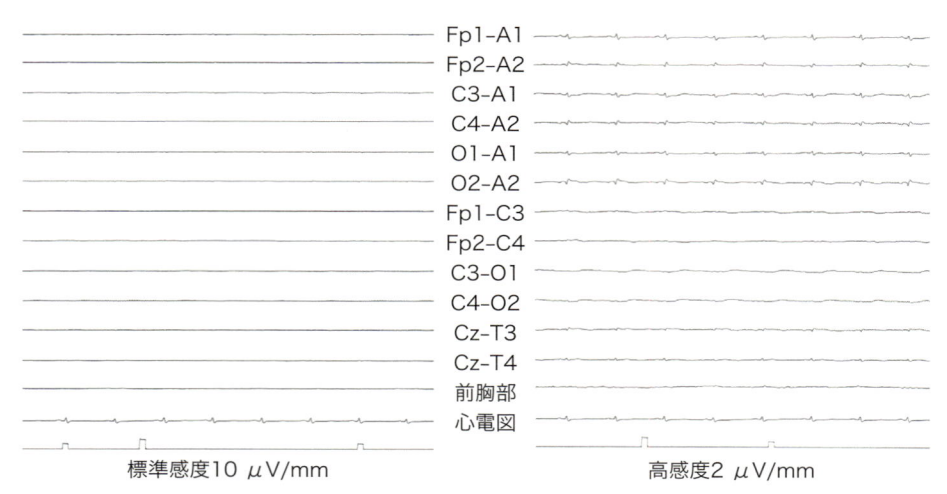

図7● 脳死症例での脳波所見
脳波検査の手順例に従い記録した脳波を提示する．心電図，および他のアーチファクトの混入が明確に指摘できる場合には平坦脳波と確認してよいとされており，ことに高感度記録の際には注意が必要である

なお，脳波検査にあわせ，参考として聴性脳幹誘発反応検査を行いⅡ波（蝸牛神経核）以降の消失を確認しておくことが望ましいとされている．実際例について提示する（図7，8）．

5）自発呼吸の消失の確認（無呼吸テスト）
他の判定項目が終了後の最終段階で行う．
①100％酸素で10分間人工呼吸を行う
②$PaCO_2$がおおよそ35〜45 mmHgであることを確認する
③人工呼吸を中断し，100％酸素を6L/分で投与する
④動脈血ガス分析を2〜3分ごとに行い，$PaCO_2$が60 mmHg以上になっても無呼吸であることを確認する

3 主な治療の流れ

脳死と判定された場合には，脳の不可逆的な機能喪失状態であることから，その治療方法はきわめて限られる．

4 専門医への依頼

脳死の判定は，脳死下臓器提供を前提とした法的脳死判定，その後の移植医療という社会的側面が関連した病態である．医師[※4]，看護師，検査技師，事務職員などと脳死下臓器提供の施設条件を参考に，院内体制を確認しておくことが必要である．

※4 法的脳死判定医の資格として脳神経外科医，神経内科医，救急医，麻酔科医，蘇生科・集中治療医または小児科医であって，それぞれの学会専門医の資格を持ち，かつ脳死判定に関して豊富な経験を有し，しかも臓器移植にかかわらない医師2名以上で行うこととされている．

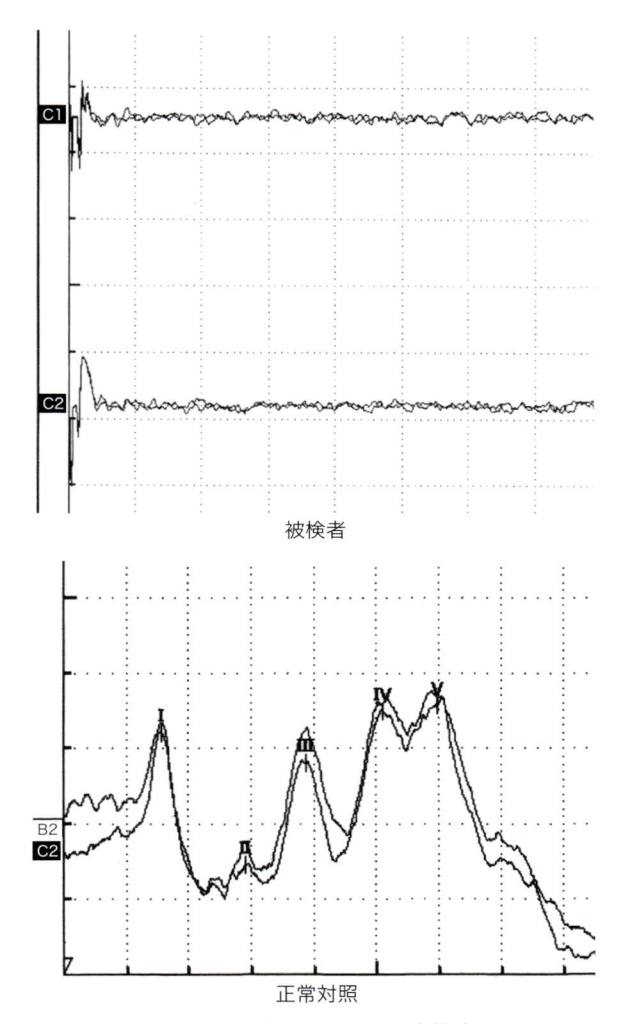

図8 ● 脳死症例での聴性脳幹誘発反応検査
対照例に比べ，被検者では脳幹誘発電位は検出不能であり，脳幹機能の廃絶を示唆している

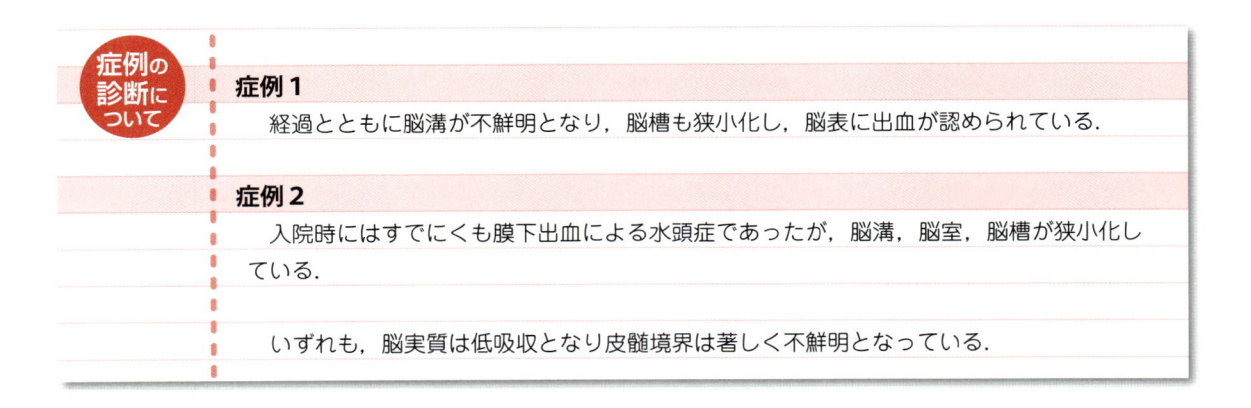

症例の診断について	
症例1	
経過とともに脳溝が不鮮明となり，脳槽も狭小化し，脳表に出血が認められている．	
症例2	
入院時にはすでにくも膜下出血による水頭症であったが，脳溝，脳室，脳槽が狭小化している．	
いずれも，脳実質は低吸収となり皮髄境界は著しく不鮮明となっている．	

まとめ

◆ 人工呼吸器管理が必要な深昏睡の患者において，瞳孔が散大し，対光反射，角膜反射，毛様体脊髄反射，頭位変換眼球反射などの消失（**図2〜5**[※3]）がみられた際には，脳死の可能性について専門医への照会が必要である．
（2012年現在日本救急医学会ホームページに"脳死下での臓器提供事例に係る検証会議「102例の検証のまとめ」，「法的脳死判定のチェックシート」の周知について"が公開されている）

文献

1）「神経症候学　改訂第Ⅱ版」（平山惠造 著），文光堂，2006
2）「法的脳死判定マニュアル」（平成22年度厚生労働科学研究費補助金厚生労働科学特別研究事業「臓器提供施設における院内体制整備に関する研究（研究代表者　有賀徹）」脳死判定基準のマニュアル化に関する研究班），2010
3）「神経学用語集　改訂第3版」（日本神経学会用語委員会 編），文光堂，2008

第3章

知っておくべき
神経疾患

第3章　知っておくべき神経疾患

1 脳卒中①：脳梗塞，一過性脳虚血性発作

山口滋紀

1 疾患概念

　脳梗塞は，その発症機序から主に高血圧，糖尿病，高脂血症などの動脈硬化危険因子を背景とし頭蓋内外の動脈硬化によって生じる**アテローム血栓性脳梗塞**，穿通枝など脳内小動脈の動脈硬化による**ラクナ梗塞**，心房細動などの心疾患による**心原性脳塞栓症**の三者の病型と**その他の原因による脳梗塞**，**一過性脳虚血性発作**に分類される（図1）．

　一過性脳虚血発作（transient ischemic attack：TIA）は，脳梗塞と同様に運動麻痺や感覚障害などの症状が出現するが，その症状が24時間以内（多くは数分以内）に消失する病態であり，脳梗塞の前兆として重要な症候である．

2 診断

　脳卒中（脳梗塞，脳出血）の診断は，病歴（発症様式，既往歴）聴取，一般・神経学的診察，画像診断を合わせて行う．

1）病歴聴取

　脳卒中の病歴聴取の際に最も重要なのは，その発症様式である．突然生じた神経症候を特徴とする．覚醒時に生じた場合は，何時何分頃から生じたのか？起床時に気がついた場合は，就寝時には異常はなかったのか？また生じた症状は，どのような症状（身体の片側が動かしにくい，しびれがある，呂律が回らない，物が二重に見えるなど）なのか？その症状は

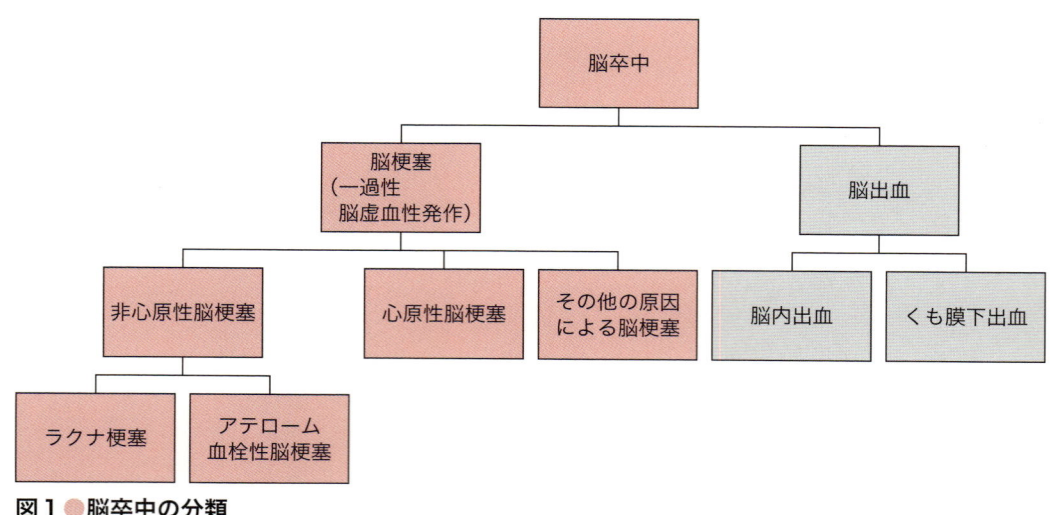

図1 ● 脳卒中の分類

持続しているのか？ 悪化しているのか？ 改善しているのか？ などについて聴取する．

また，患者の既往歴ならびに服薬内容，生活習慣，家族歴についても聴取する．高血圧，糖尿病，高脂血症などの動脈硬化危険因子や心房細動などの不整脈，喫煙・飲酒などの生活習慣，脳卒中の家族歴などがあれば脳卒中の発症を示唆する根拠となる．これらの情報を患者本人または患者の通常の状態を把握している人に聴取する必要がある．

2）一般身体所見と神経学的所見

脳卒中患者では，一般身体所見と神経学的所見を詳細に診察する．

一般身体所見の診察では，血圧（両側上肢で計測），脈拍，体温，呼吸数などのバイタルサインとともに，顔面・顔貌，眼球結膜などの観察，胸腹部・四肢の視診や頸動脈（内頸動脈起始部）の血管雑音の有無，心雑音の有無，浅側頭動脈の触知の有無などに注意する．

神経学的所見の診察では，意識障害の有無と程度，失語・失読・失書・失行・半側空間無視などの高次機能障害の有無を評価する．

脳神経系では，視野の異常，眼球運動障害や複視，瞳孔所見（瞳孔不同や対光反射），顔面筋の左右差（末梢性障害か中枢性障害か），構音障害，嚥下障害の有無に注目する．

運動系では，上下肢の筋力低下・左右差に注意して観察する．脳卒中でみられる運動麻痺は多くが，顔面を含む片麻痺であるが，脳幹部の障害では交叉性片麻痺が生じ，頻度は少ないが上肢や下肢の単麻痺が生じる場合もある．

感覚系の障害では，半側の四肢と体幹に全感覚の障害を生じることが多いが，視床の一部の障害では反対側の口周囲と手掌にしびれが生じる場合もある（**手口症候群**）．

運動失調の診察では，体幹や四肢の失調症状に注目して診察する．Wide-base gaitなどの失調性歩行や継ぎ足歩行の拙劣さを観察する．また指鼻試験などで上肢の失調症状の観察を行う．注視方向性眼振などの眼球運動障害は小脳障害で出現しやすい．

不随意運動も脳卒中の重要な神経症候である．一側のhemiballismやchoreaがみられることがあり，反対側の基底核病変が示唆される．

深部腱反射や表在反射，病的反射は，特に左右差に注目して診察を行う．病的反射であるBabinski反射は，錐体路障害に特異的と考えられており診断価値が高いが，健常高齢者で認められるものもあり評価には注意を要する．

一過性脳虚血性発作では，上記の症候が24時間以内に消失するが，その多くは数分以内である．一過性脳虚血性発作を疑った場合は，年齢や脳卒中危険因子，症候，持続時間によって発症の危険性を評価し，治療開始，原因検索を行っていく（**表1**）．

3）画像検査，生理学的検査

脳卒中の診断をする場合，CTやMRI，超音波検査などの画像診断や生理学的検査は治療方針を決定するために必須である．

CT検査は，出血の有無を検出するのに最も有効である．臨床症候のみでは，脳梗塞か脳出血かの鑑別は困難であり，治療方針をすみやかに決定するためにも第一に行うべき画像検査である．また脳梗塞の場合でも一側被殻の膨化・皮髄境界の不明瞭化（**図2**）・MCA Hyperdense signなどのearly CT signに注意することによって病変の重症度や広がりを把握することが可能になる．

表1 ● ABCD2スコア：一過性脳虚血性発作の発症リスク評価項目

	臨床所見	カテゴリー	Score
A	年齢 (Age)	60歳以上	1
		60歳未満	0
B	血圧 (Blood pressure)	*SBP > 140 mmHg and / or DBP > 90 mmHg	1
		その他	0
C	臨床症状 (Clinical sign)	一側の筋力低下	2
		麻痺を伴わない構音障害	1
		その他	0
D	持続時間 (Duration)	60分以上	2
		10～59分	1
		10分以内	0
D	糖尿病 (Diabetes mellitus)	あり	1
		なし	0
	合計		7

7点満点のスコアで，最初の受診から2日以内に脳卒中を起こすリスクは，スコア0～3の患者は1.0％，4～5の患者は4.1％，6～7の患者は8.1％
*血圧はTIA発作後最初に測定した値を使用する

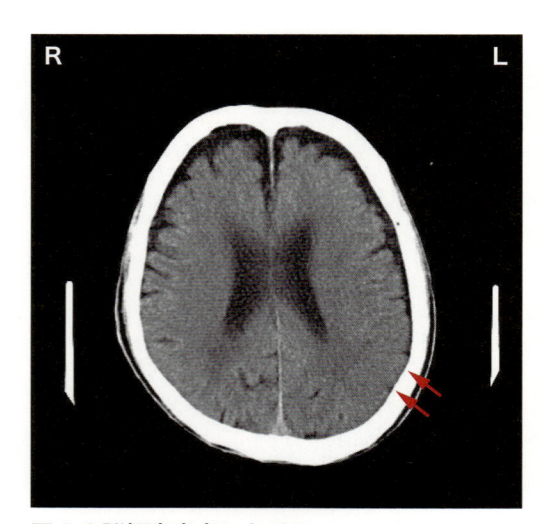

図2 ● 脳梗塞患者におけるearly CT sign
右片麻痺，意識障害で発症した77歳男性．発症後約2時間のCT（血栓溶解療法前）．左半球後部（→）で，右半球に皮髄境界の不明瞭化を認める

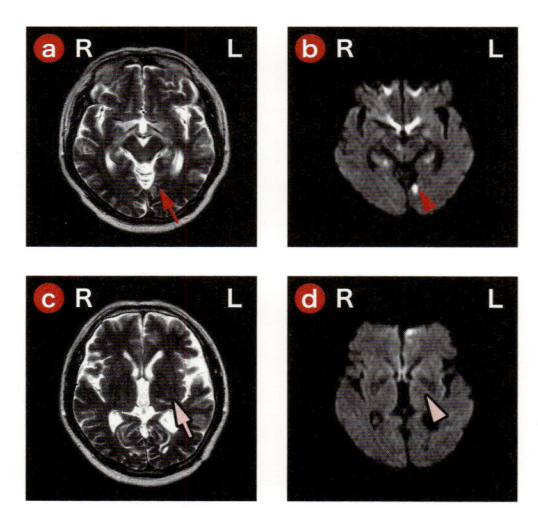

図3 ● MRI拡散強調画像による急性期脳梗塞の描出
拡散強調画像では急性期病変を高信号域として描出する．本例では，後頭葉病変が急性期病変であるのに対して，左視床病変が陳旧性であることがわかる
ⓐ MRI T2強調画像：左後頭葉内側に高信号域（→）を認める
ⓑ MRI拡散強調画像：左後頭葉内側に急性期病変を示唆する高信号域（→）を認める
ⓒ MRI T2強調画像：左視床に高信号域（⇨）を認める
ⓓ MRI拡散強調画像：左視床（▷）には高信号域を認めない

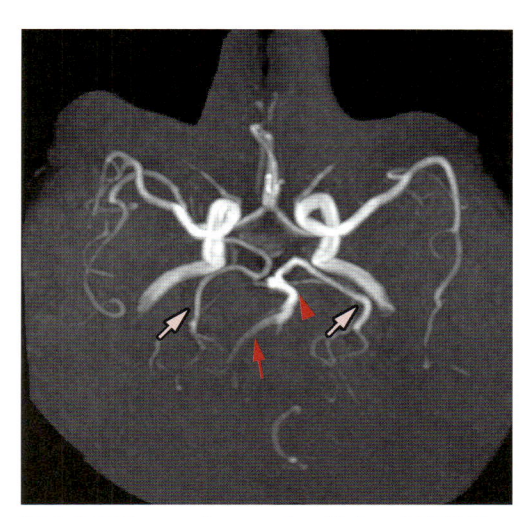

図4● MR amgiography検査：内頚動脈〜Willis動脈輪〜前大脳動脈・中大脳動脈
椎骨動脈（→）〜脳底動脈（▶）〜後大脳動脈（⇨）が描出されている

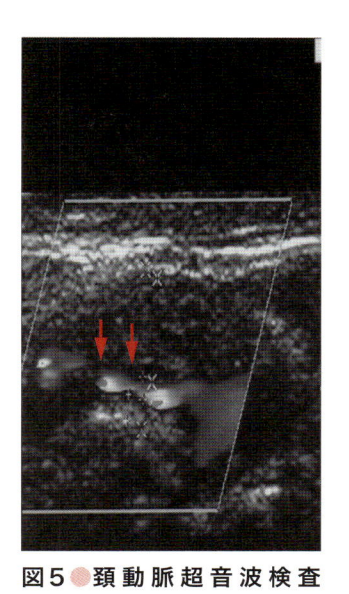

図5● 頚動脈超音波検査（左側が頭側）
内頚動脈起始部の血管壁肥厚により内腔の狭窄を認める（巻頭カラーアトラス図1参照）

　MRI検査は，拡散強調画像を用いることにより発症早期の脳梗塞急性期病変を高信号領域として陳旧性病変と区別して明確に描出することが可能である（図3）．拡散強調画像と灌流画像を組合わせることによって血流の低下している部位と組織障害が生じている部位のミスマッチを検出することが可能であり，超急性期の治療選択に重要である．MR angiography検査（図4）は頚部〜頭蓋内の主幹動脈を描出することによって閉塞部位や血管狭窄など壁不整などの動脈硬化所見の描出が可能である．

　脳SPECT検査は脳血流や代謝の変化を反映する画像検査であり，CTやMRI画像で変化の出現していない超急性期の血流低下をとらえることが可能である．また薬剤を使用することによって血管反応性を評価することが可能であり，主幹動脈の閉塞や高度狭窄部位が存在する場合，バイパス手術など血流再開を目的とする治療法選択に重要な役割を果たす．

　脳血管超音波検査は，頚部血管（総頚動脈〜内頚動脈，外頚動脈，椎骨動脈）と頭蓋内血管（中大脳動脈水平部）の観察に有効である．頚部血管では血管壁の評価が可能であり，Bモードおよび血流速度を継続することによって血管壁肥厚，プラーク形成や内径狭窄の評価が可能である（図5）．頭蓋内血管評価は頭蓋骨を介した経頭蓋超音波検査を行い，左右の中大脳動脈水平部の血流速度，速度波形を比較することで頭蓋内の血行動態評価を可能とする．

　脳血管撮影は，血管内腔の状態評価，側副血行路評価の基準となる検査であり，適応を考慮して施行する．

3 治療

　脳梗塞の治療は，発症から経過する時間によって超急性期である発症3時間以内に施行可能な血栓溶解療法および8時間以内に可能なMerci Retrieverなどのデバイスを用いた血管内

治療による血栓除去療法を行う．急性期には，脳梗塞の発症機序によって①アテローム血栓性脳梗塞やラクナ梗塞など非心原性脳梗塞ではオザグレルナトリウムやアルガトロバンによる点滴による抗血栓療法を，②心原性脳塞栓症ではヘパリン，ワルファリンなどによる抗凝固療法を行う．両者ともにエダラボンによる脳保護療法，グリセリンによる抗脳浮腫療法を症例によって組合わせて行うとともに高血圧，糖尿病，高脂血症，心房細動などの発症危険因子の管理を行う．慢性期には，発症危険因子の管理を継続するとともに，非心原性脳梗塞ではアスピリンなどの抗血小板薬，心原性脳塞栓症ではワルファリン，ダビガトランなどの抗凝固薬を用いて再発予防を行う．

内頚動脈起始部など頭蓋内外の主幹動脈狭窄による一過性脳虚血性発作や脳梗塞の発症機序が疑われた場合，発症予防のため狭窄血管拡張を目的としたCEA（carotid endoarterectomy，頚動脈内膜剥離術）やCAS（carotid artery stenting，頚動脈ステント留置術）などの外科手術や血管内手術療法が選択される場合がある．

脳梗塞・脳出血などの脳卒中の治療は薬物療法のみではなく，リハビリテーションも重要である．急性期からリハビリテーションを開始し，回復期リハビリテーション，慢性期の維持リハビリテーションにつなげていく．シームレスな脳卒中加療を行うために，急性期病院，回復期リハビリテーション病院，地域かかりつけ医との連携が重要である．

文献
1）「脳卒中治療ガイドライン2009」（脳卒中合同ガイドライン委員会 編），協和企画，2009
2）「脳卒中データバンク2009」（小林祥泰 編），中山書店，2009
3）「必携 脳卒中ハンドブック」（田中耕太郎，高嶋修太郎 編），診断と治療社，2008
4）早川幹人，松丸祐司：最近の頚動脈狭窄に関する大規模試験結果の解釈－血管内治療の立場より．脳と循環，17：45-51，2012

❖ 抜歯，消化管内視鏡時に抗血小板薬・ワルファリンの中止は必要か　Column

抗血小板薬やワルファリンなどの抗凝固薬を服用中に観血的な処置を行う場合には，出血性合併症の危険性など，行われる処置によって対応が異なる．抗血小板薬や抗凝固薬の中止による脳梗塞発症リスクを軽減するために，抜歯で圧迫止血など術後出血への対応が容易な場合や生検などの観血的処置を伴わない消化管内視鏡時には，抗血小板薬や治療コントロール域での抗凝固薬の内服継続下での施行が望ましい．

観血的処置を伴う消化管内視鏡検査時で出血性合併症への対応が困難な場合には，抗血小板薬や抗凝固薬の中断が必要となる．生検や粘膜凝固術，クリッピングなどの低危険手技では術前にアスピリン3日，チクロピジン5日，両者併用時7日間の休薬を，超音波ガイド下穿刺，ポリペクトミー，PEGなどの高危険手技では術前にアスピリン7日，チクロピジン10～14日の休薬が基準となる．高リスク時でワルファリンを服用しているときは3～5日前に服薬を中止し，ヘパリン置換（APTT1.5～2.5倍で調節）を行い術前4～6時間前に中止またはプロタミンで中和し，術後からヘパリン再開しワルファリンに移行する．ダビガトランでは現時点ではエビデンスに乏しいが，高リスク時には2～4日間休薬しヘパリン置換を行う．処置後止血が確認されればすみやかにダビガトランを再開する．

これらの指針を参考に，個々の症例でのインフォームド・コンセントが特に重要である．

参考となるガイドライン：「内視鏡治療時の抗凝固薬・抗血小板薬使用に関する指針」www.jgesdb.net/members/pdf/ZENDOS12-13_63110.pdf

<山口滋紀>

第3章 知っておくべき神経疾患

2 脳卒中②：脳出血，くも膜下出血，もやもや病

山口滋紀

脳出血

1 疾患概念

脳出血（脳内出血）は脳実質内に生じた出血であり，**原因の多くは高血圧を基礎疾患とする高血圧性脳出血である**．高血圧により脳内小動脈に生じた血管壊死やフィブリノイド変性による脳内小動脈瘤が破綻することによって生じる（図1）．他の原因としては，高齢者に多い脳アミロイド・アンギオパチーや，脳血管奇形（脳動静脈奇形，海綿状血管腫）などによって生じることが知られている．

2 診断

脳出血は，突然発症する頭痛，嘔吐，意識障害などの症候に加えて，出血部位や血腫量によって異なる神経局所症状を認める．症状は，出血直後から数分〜数時間にかけて増悪する場合が多い．血腫自体は，発症後短時間で止血されることが多いが，時に数時間以上にわたって血腫の増大を伴う場合があり，血腫周囲の浮腫が進行する数日の経過で増悪することもある．

高血圧性脳出血の好発部位は被殻（45〜50％），視床（30〜35％），皮質下（5〜10％），橋（2〜5％），小脳（2〜5％）であり，それぞれの部位で生じやすい局在症状を認める．

1）発症部位による症状

❶被殻出血

主な症候は，対側の顔面を含む片麻痺，病側への共同偏視，対側への注視麻痺である．血腫量が多い場合，片麻痺を伴う重度の意識障害を呈する．尾状核頭部の出血では，血腫の側脳室への脳室穿破を伴いやすく髄膜刺激症状を呈する．

❷視床出血

主症状は対側顔面，上下肢，体幹を含む表在覚，深部覚の障害である．時に意識の変容や自発性の低下，傾眠，健忘症状などを呈することがある．

❸皮質下出血

出血部位に特徴的な神経症候と増悪する頭痛を認める．①前頭葉皮質下出血では，対側の片麻痺や単麻痺，傾眠傾向が主症状である．②側頭葉皮質下出血では，対側の同名半盲（上1/4盲）を認める．優位半球ではWernicke失語を認める．③頭頂葉皮質下出血では対側の感覚障害を認める．優位半球では失語症状，Gerstmann症候群を，劣位半球では構成失行，半

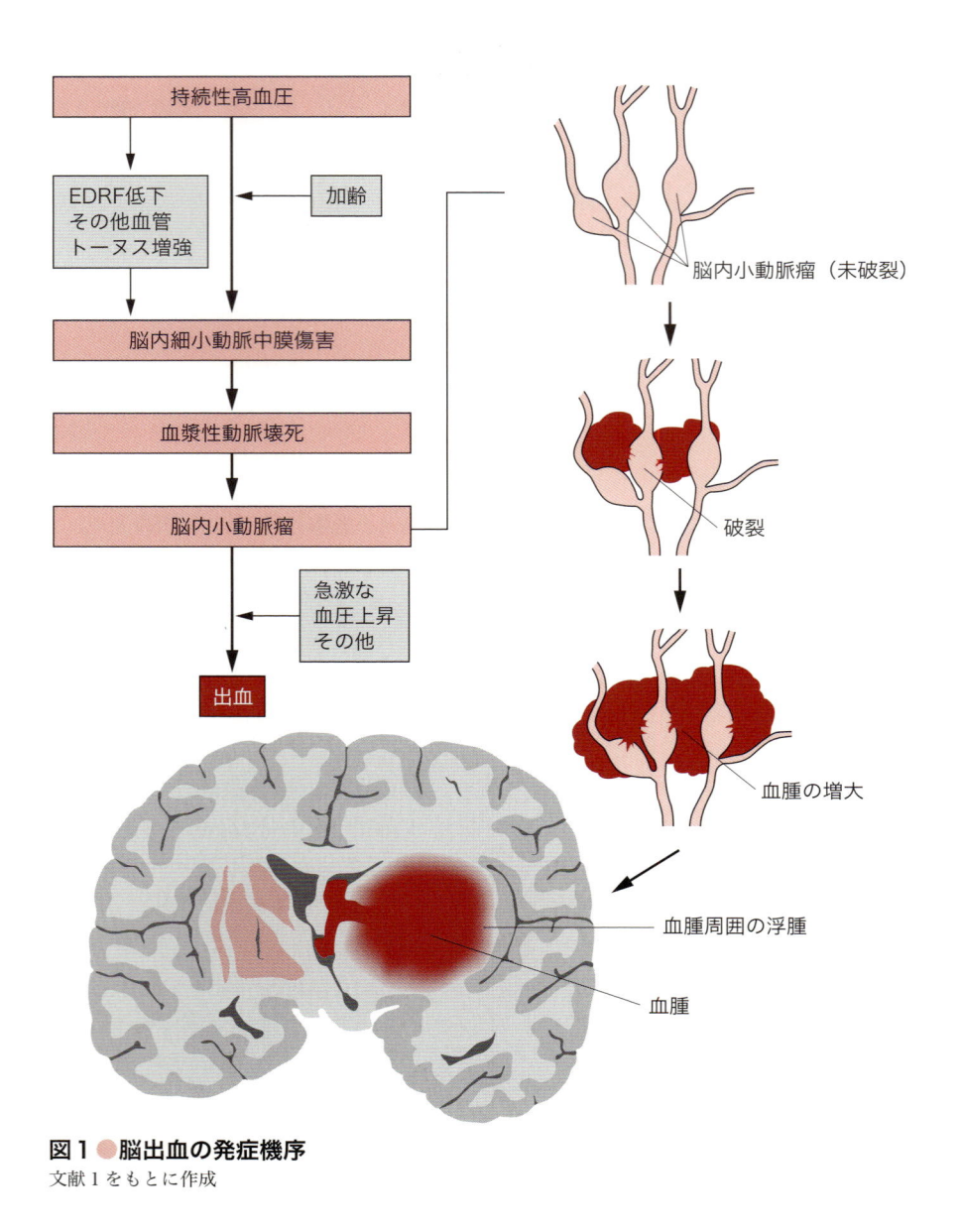

図1 ● 脳出血の発症機序
文献1をもとに作成

側空間無視，病態失認などを呈する．④後頭葉皮質下出血では対側の同名半盲を認める．病側の眼球周囲の頭痛を伴うことがある．

❹橋出血

血腫量が大きい場合は，出血から数分以内に重度の意識障害と四肢麻痺を呈する．両側徐脳姿位，昏睡となる．瞳孔は両側pinpoint pupilsとなる（対光反射は保たれている：橋性瞳孔）．血腫量が少ない場合は部位によってさまざまな症候を呈する．外側被蓋部出血では対側半身の感覚障害・片麻痺，病側の小脳失調を呈する．被蓋部傍正中橋網様体（paramedian pontine reticular formation：PPRF）障害による水平性注視麻痺，内側縦束（medial longitudinal fasciculus：MLF）障害による病側眼の内転障害などの眼症状を認める．

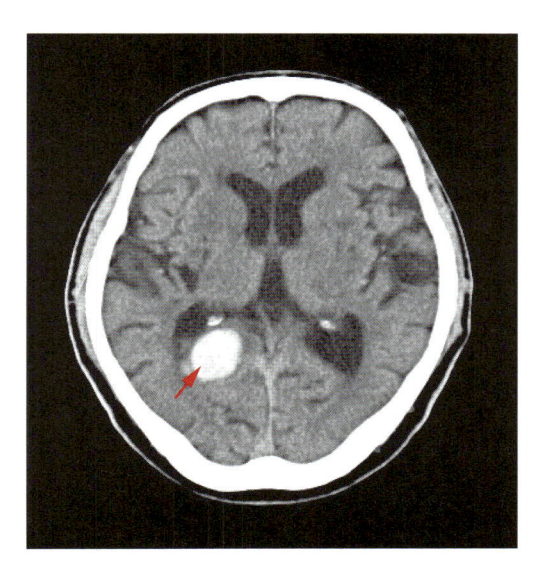

図2● 脳CTにおける急性期脳出血
右海馬傍回に直径約2.5×3 cmの高吸収域（血腫，→）を認める

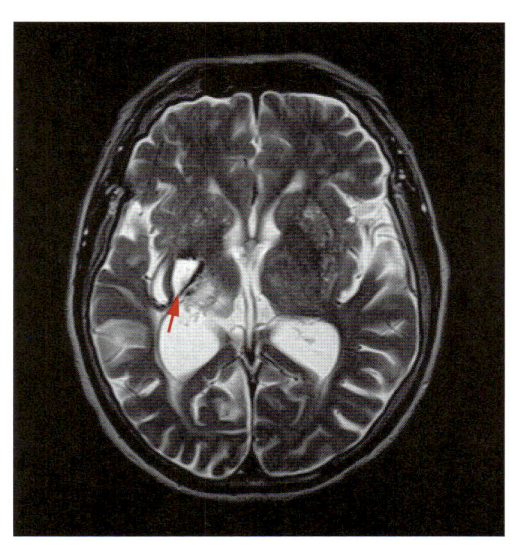

図3● MRI T2強調画像における陳旧性脳出血
右被核の高信号域の周囲にヘモジデリンによる低信号域を認める（→）

❺ 小脳出血

　頭痛，後頸部痛，嘔吐，回転性めまい，眼振，四肢・体幹失調を認める．血腫が第4脳室天蓋部に近接する場合に垂直性眼振を認めることがある．発症後，血腫の増大や浮腫の進行により数時間〜数日かけて症状が進行し意識障害を呈する場合があり，脳室ドレナージや血腫除去術の適応となる場合があり，経過観察が重要である．

2）画像診断

　画像診断としての第一選択は脳CTである．血腫は脳CTで高吸収域を認める（**図2**）．発症直後より血腫はCTで確認可能である．血腫形成は数時間程度で完成し，その後も血腫が増大する場合は少ないため，初回CTで血腫を確認した場合，数時間後にCTの再検査を施行して血腫増大の有無を確認する．脳出血の発症後1〜2日後から血腫周囲の脳浮腫が出現し，1週間前後を極期とし3〜4週間で消退する．血腫量が多い場合，血腫自体および周囲の浮腫によってmass effectを示し頭蓋内圧が亢進する．頭蓋内圧が著明に亢進すると脳ヘルニアを生じる．

　MRIでは，血腫の経時的変化によって信号強度が異なる．発症早期にはT1・T2強調画像ともに等信号を呈する場合が多く，検出困難な場合が少なくないため，血腫の同定にはCTの方が適している．しかし脳動静脈奇形や海綿状血管腫などの高血圧性脳出血以外の原因による脳出血を疑う場合に有効である．血腫の大きさや脳浮腫の広がりの把握には，矢状断や冠状断を加えることで立体的な把握が可能である．慢性期における陳旧性脳出血ではヘモジデリンによるT2強調画像で低信号を呈する（脳梗塞では高信号を呈する）（**図3**）．

3 治療

1) 急性期治療

　脳出血の急性期治療は，補液，低酸素を生じている場合の酸素投与などの全身管理を行うとともに，血圧管理，高張液による脳浮腫管理が中心となる．

　脳出血発症後の血圧は，脳出血発症後に反応性に上昇している（生理的な血圧上昇）ため，**原則として降圧薬は投与せず，安静，鎮静，頭蓋内圧上昇に対するコントロールを主体にして対応する**．収縮期血圧180 mmHg以上，拡張期血圧105 mmHg以上，または平均血圧130 mmHg以上のいずれかの状態が持続する場合は，血腫増大や再出血の予防のために，すみやかに降圧を行う必要があるためにカルシウム拮抗薬などの点滴による降圧療法を開始する．過度の降圧により脳循環障害をきたすことがあるので目標血圧は，脳出血発症前値の80％程度を目標とする．血圧管理と併せて血腫および血腫周囲の浮腫による頭蓋内圧亢進を改善し，神経症状の改善を目的にグリセリンやマンニトール点滴による抗脳浮腫療法を行う．

2) 手術療法

　脳出血では，再出血の防止と血腫周囲の圧迫による脳の二次障害の予防のために意識レベル，出血部位，血腫量，年齢，合併症などを考慮して手術療法が選択される場合がある．被殻出血では，中等度異常の神経症状があり血腫量が31 mL以上で血腫による圧迫所見が高度な場合，皮質下出血では，脳表からの深さが1 cm以内の場合，小脳出血では最大径が3 cm以上で症状が増悪している場合や血腫の圧迫により水頭症をきたしている場合に開頭血腫除去術や定位的脳内血腫除去術が考慮される．視床出血，脳幹出血や脳室内出血では急性の水頭症が疑われる場合に脳室ドレナージ術が考慮される．

3) リハビリテーション

　脳梗塞と同様にリハビリテーションも重要であり，残存する神経症状に応じて在宅・社会復帰に向けて急性期・回復期・維持期のリハビリテーションにつなげていく．

くも膜下出血

1 疾患概念

　くも膜下出血は，非外傷性くも膜下出血と外傷性くも膜下出血に分けられる．非外傷性くも膜下出血の多くは脳動脈瘤や脳動静脈奇形の破綻により生じる．

　脳動脈瘤の破綻によるくも膜下出血の頻度が最も多く，動脈瘤には囊状動脈瘤，紡錘状動脈瘤，解離性動脈瘤などがある．くも膜下出血は，いったん発症すれば死亡率が高く，重篤な後遺症を残す場合も少なくない．

2 診断

　くも膜下出血の症状は，**突然発症する，強い持続性の頭痛が特徴である**．嘔吐を伴うことも多く，頭痛は「今まで経験したことのない」，「金属バットやハンマーで殴られたような」などと激烈な頭痛として表現されることが多いが，出血量が少ない場合（minor leak），それほど強い頭痛を呈しない場合もある．頭痛は数日持続し，頭痛以外の神経症状を呈さない場合も少なくない．脳内血腫を伴う場合は，片麻痺や失語などの神経症状を呈する．出血量が多い場合は，意識障害をきたす．最重症の場合は，発症後短時間で深昏睡，徐脳硬直をきたし予後不良となる．

　くも膜下出血の診断は，通常，脳CTによって行われる．単純CTで脳槽にびまん性に広がる高信号域を認める（図4）．出血量が少ない場合には，MRI（FLAIR画像）で脳溝の高信号域が診断に有効な場合がある．くも膜下出血の原因の多くを占める脳動脈瘤の診断には，MRI/MR angiography（MRA），CT angiography（CTA），脳血管造影が行われる．脳血管造影は，DSA（digital subtraction angiography）を行う．破裂動脈瘤患者では，他の未破裂動脈瘤を合併している場合が少なくないためすべての脳血管の検索が必要である．解離性脳動脈瘤は，椎骨動脈領域に多くpearl and string signやdouble lumenなどの特徴的な所見を呈する．3D-CTAは脳動脈瘤周囲の立体構造の把握に有効であり近年多用されている（図5）．MRAは，低侵襲であり脳ドックにおけるスクリーニング検査に用いられている．

3 治療

　初期治療は，再出血の予防と脳循環維持のための頭蓋内圧コントロールをはじめとする全身管理である．動脈瘤の再破裂による再出血は，24時間以内に多く，特に発症早期に多い．再出血予防のために十分な鎮痛・鎮静を行い，降圧薬による血圧コントロールを行う．動脈

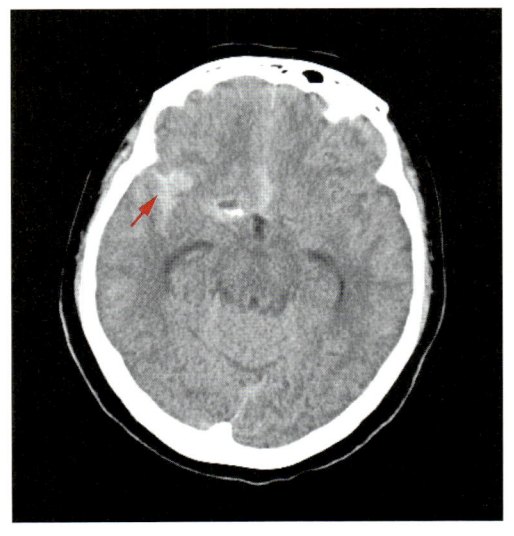

図4● 脳CTにおけるくも膜下出血
右シルビウス裂周囲にくも膜下出血を認める（→）

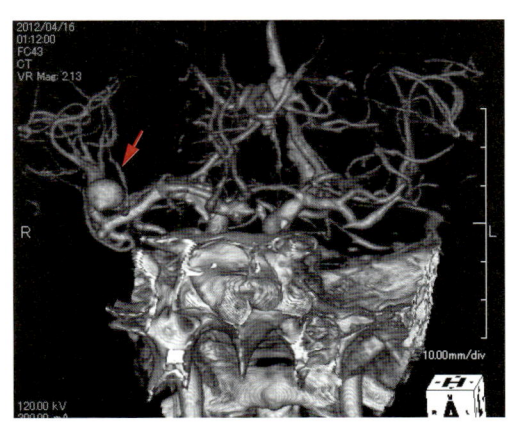

図5● くも膜下出血患者の3D-CT angiography
右中大脳動脈に直径約1 cmの脳動脈瘤を認める（→）

瘤の再破裂予防を目的とした外科手術（クリッピング術）や血管内治療（コイル塞栓術）などが行われる．近年脳ドックでのMRA検査で未破裂の脳動脈瘤が見つけられるケースが増加している．年齢，全身状態，動脈瘤の大きさなどによる予防的手術の適応が検討されている．

もやもや病（Willis動脈輪閉塞症，p.267 第4章3参照）

1 疾患概念

　もやもや病は，両側内頸動脈終末部からWillis動脈輪，脳主幹動脈起始部にかけての血管が進行性に閉塞する原因不明の疾患である．主幹動脈の閉塞による血流障害を代償作用によって穿通枝などの血管が異常に拡張した血管網が側副血行路として出現する．脳血管造影画像検査で，この血管網がもやもやした煙のようにみえることからもやもや病と命名された．

　アジアに多発し特に本邦で多い．発症年齢は5歳前後と30〜40歳代の二峰性のピークを有する．前者（若年型）は脳虚血性発作で，後者（成人型）では脳虚血性発作や脳出血で発症する．家族内発症が約10％にみられる．

2 診断

　症状から脳虚血型（TIA型，TIA頻発型，脳梗塞型），脳出血型，てんかん・不随意運動型，頭痛型，無症候型などに分類される．近年MRI・MRA検査時に無症状で見つかる無症状型の頻度が増加している．

　診断は，脳血管造影画像検査で①頭蓋内内頸動脈終末部，前および中大脳動脈近位部の狭窄または閉塞，②その付近に異常血管網を動脈相に認める，③これらの所見が両側性にある．これらの①〜③を満たすことが必要になる．MRI/MRAによる画像診断のための指針でも同様に①〜③を満たす必要がある．

3 治療

　無症状の場合や頭痛のみを呈する場合は，対症療法以外には特に加療を行わず経過観察する場合もある．内科的治療として虚血症状に対しては若年型では抗血小板療法を行う場合もあるが，成人型では出血の可能性が大きくなるため適応は慎重に検討する必要がある．出血例では血圧コントロールと抗脳浮腫療法などが行われる．外科的治療としては，一過性脳虚血性発作例に対し進行性の虚血を改善かつ成人期以降の脳出血の発症予防目的で浅側頭-中大脳動脈（STA-MCA）吻合術などの直接血行再建術や脳硬膜血管癒合術（EDAS），脳帽状腱膜癒合術（EGS），脳筋肉癒合術（EMS）などの間接的血行再建術を行う．

文献

1)「図説病態内科講座 10：神経 1」（金澤一郎 編），p.56，メジカルビュー社，1994
2)「脳卒中治療ガイドライン 2009」（脳卒中合同ガイドライン委員会 編），協和企画，2009
3)「脳卒中データバンク 2009」（小林祥泰 編），中山書店，2009
4)「必携　脳卒中ハンドブック」（田中耕太郎，高嶋修太郎 編），診断と治療社，2008
5) 小笠原邦明，小川 彰：EC-IC バイパス，脳と循環，13：33-36，2008
6) 枡田宏輔，髙橋 敦，宮本 亨：出血型もやもや病の再出血予防，脳と循環，13：53-57，2008

第3章 知っておくべき神経疾患

3 脊椎脊髄疾患

安藤哲朗

脊椎脊髄疾患の症候の原則

　脊髄は骨性の脊柱管の中にあり，成人では約40〜45 cmの長さの円錐状の構造をしている．成人では脊髄の下端は多くの場合L1/2椎間にあり，それ以下は神経根の集合である馬尾となっている．脊髄の各髄節からは神経根が神経孔を通って脊柱管外に出ていく．神経根は前方から出る運動性の前根と後方から出る感覚性の後根とが脊柱管を出る部分で合流して形成される．

　脊椎脊髄疾患では，神経根症もしくは脊髄症のいずれかあるいは両者が出現する．**神経根症**では障害神経根に一致した運動感覚障害を起こす．椎間板ヘルニアなどで単一の神経根が障害された場合には，その神経根の支配域に一致した感覚障害と運動障害を起こす．神経根症では，脊椎の動きにより手足などに放散する神経根痛が特徴的である．**脊髄症**では脊髄横断面上の障害される部分によって神経症候は異なる．脊髄の横断面をみると，内部に神経細胞体を含む灰白質があり，周辺部は伝導路の白質となっている（図1）．中心灰白質が障害された場合には，その障害髄節に一致した**髄節症候**（感覚障害，弛緩性麻痺，腱反射低下・消失）を起こす．周辺の白質が障害された場合には，**索路症候**（感覚障害，痙性麻痺，腱反射亢進，排尿障害）を起こす．脊髄症の症候は髄節症候と索路症候のいずれかあるいは両者から構成される（図2）．脊髄障害の高位診断には髄節症候をとらえることが重要である．脊髄障害の高位診断のアルゴリズム[1]の簡略版を図3に示す．

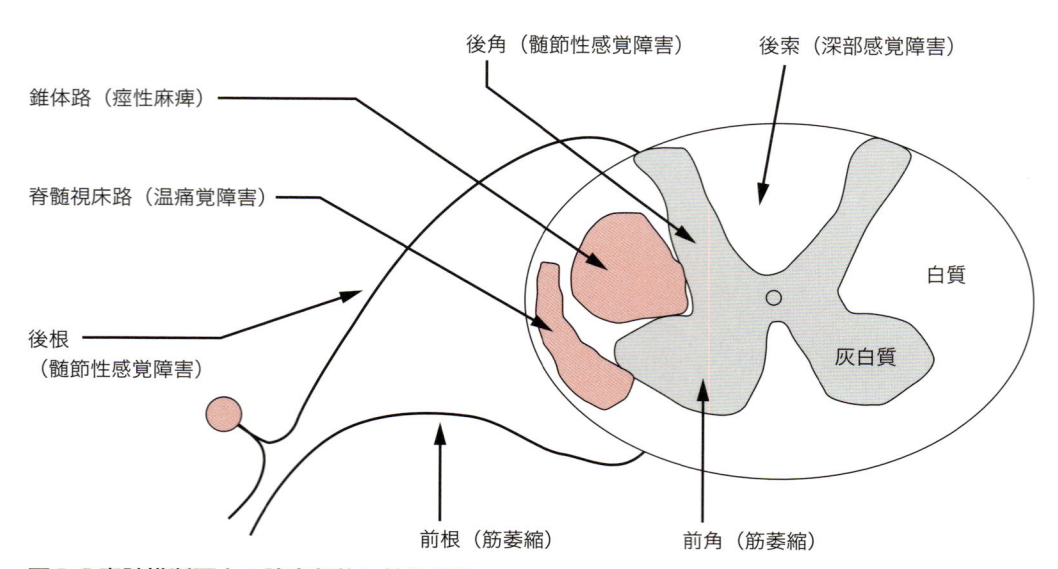

図1 ● **脊髄横断面上の障害部位と神経症候**

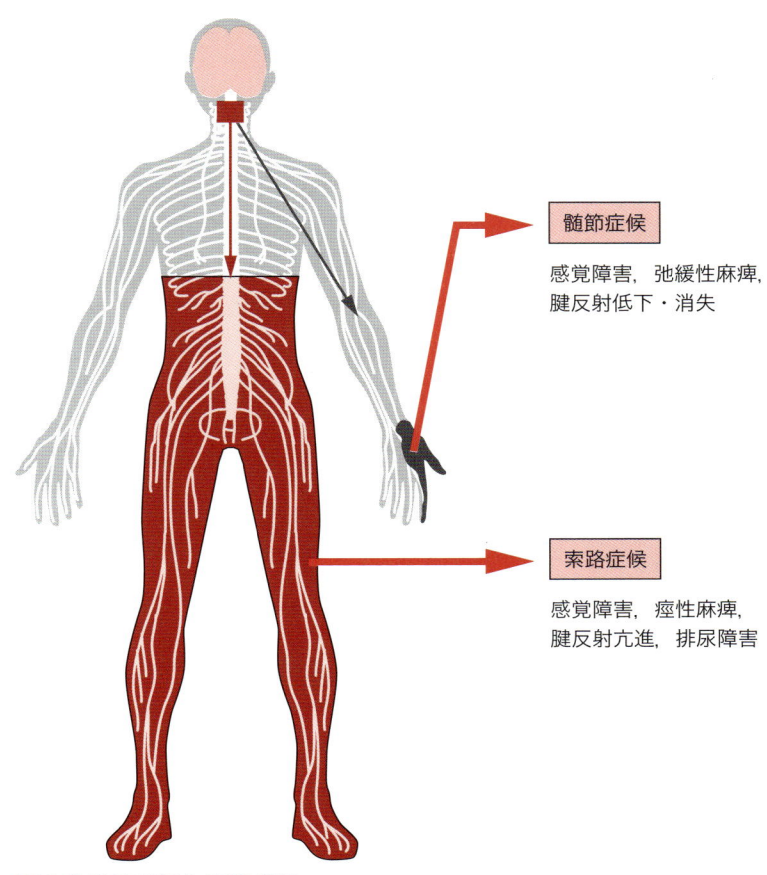

図2● 髄節症候と索路症候

髄節症候
感覚障害，弛緩性麻痺，腱反射低下・消失

索路症候
感覚障害，痙性麻痺，腱反射亢進，排尿障害

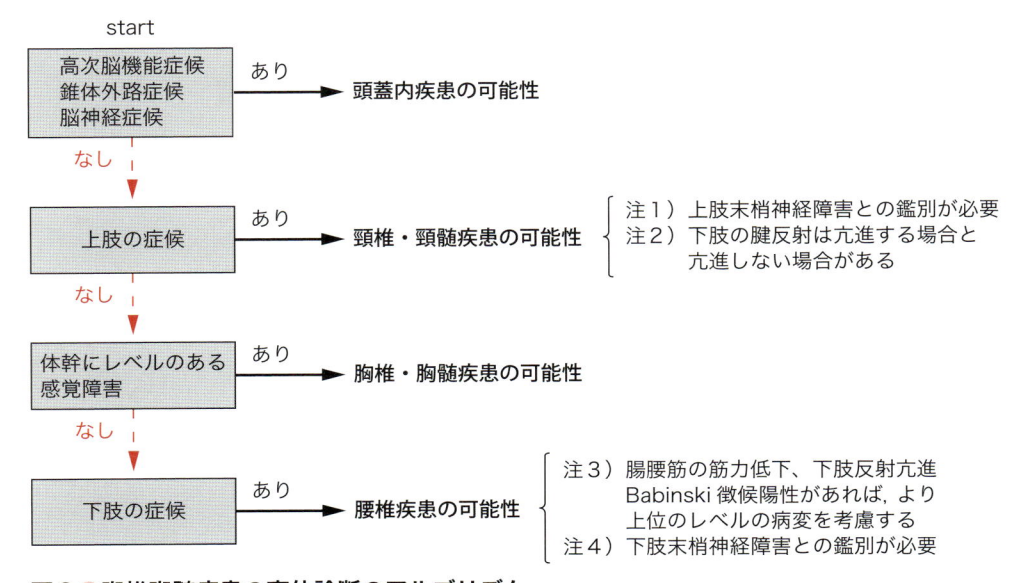

start

高次脳機能症候
錐体外路症候　──あり──→ 頭蓋内疾患の可能性
脳神経症候

↓なし

上肢の症候　──あり──→ 頸椎・頸髄疾患の可能性
　　　　　　　　　　　　　　　　注1）上肢末梢神経障害との鑑別が必要
　　　　　　　　　　　　　　　　注2）下肢の腱反射は亢進する場合と
　　　　　　　　　　　　　　　　　　亢進しない場合がある

↓なし

体幹にレベルのある
感覚障害　──あり──→ 胸椎・胸髄疾患の可能性

↓なし

下肢の症候　──あり──→ 腰椎疾患の可能性
　　　　　　　　　　　　　　　　注3）腸腰筋の筋力低下、下肢反射亢進
　　　　　　　　　　　　　　　　　　Babinski徴候陽性があれば，より
　　　　　　　　　　　　　　　　　　上位のレベルの病変を考慮する
　　　　　　　　　　　　　　　　注4）下肢末梢神経障害との鑑別が必要

図3● 脊椎脊髄疾患の高位診断のアルゴリズム

知っておくべき脊椎脊髄疾患

1 頸椎症

1）概念

　　頸椎症は頸椎の椎間板，鈎関節（Luschka関節），椎間関節などに生じた加齢変性が原因で椎間板膨隆，靭帯の肥厚，骨棘の形成が起こった状態をいう．無症候のことも多いが，神経根や脊髄が圧迫されて障害を受けると神経症候を起こす．障害部位により，頸椎症性神経根症と頸椎症性脊髄症に分類される．頸椎の動きによる動的な障害の関与が大きく，特に頸椎後屈が症候を悪化させることが多い．中高年ではきわめて高頻度の疾患である．

2）臨床症候

❶神経根症

　　神経根症は一側の**神経根痛**で初発する場合が多い．神経根痛は，神経痛様の刺すような激痛のことが多い．この神経根痛は神経根症に最も特徴的で脊髄症との鑑別に重要である．頸椎運動によって増悪し，頸椎後屈や病変側への側屈によって疼痛が誘発される．神経根痛は頸部，肩甲部および上肢など種々の場所に生じる．

　　神経根痛に引き続き，自覚的なしびれが一側上肢にみられることが多い．自覚的なしびれは必ずしも神経支配領域に一致しない場合もある．他覚的な感覚障害は，個人差があるがおおむねC6は母指，C7は中指，C8は小指に存在することが多い（図4）．前根が障害される

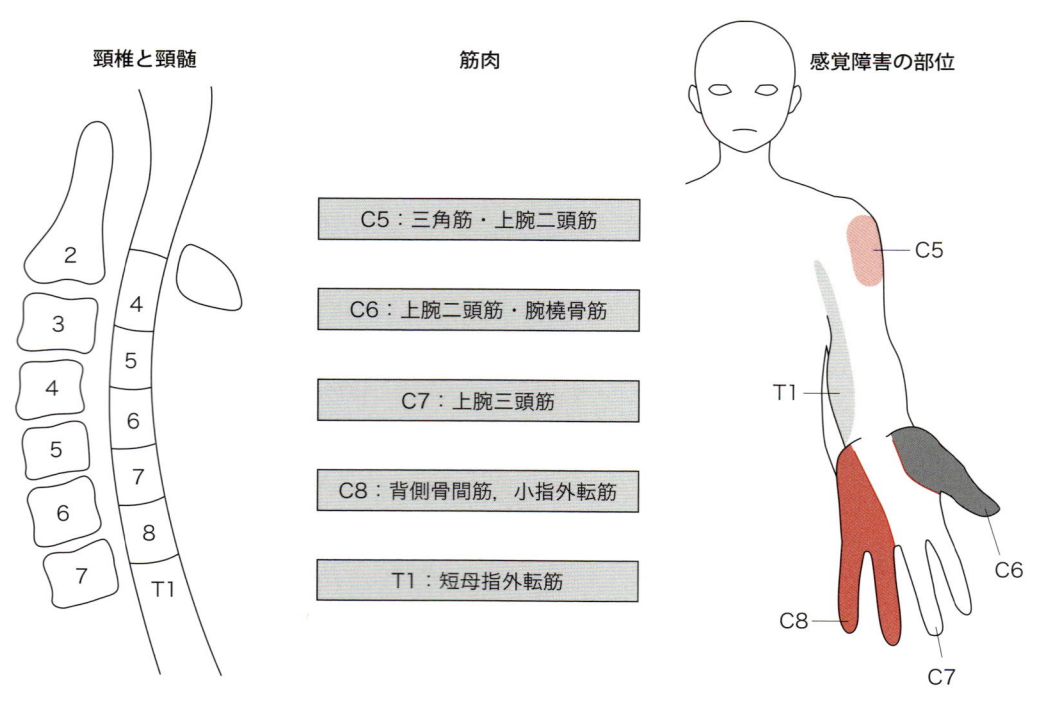

図4 ● 頸椎と頸髄の高位差と髄節症候
頸椎と頸髄には約1.5髄節のずれがある．各椎間に対応した筋肉，感覚障害の部位を示す

と支配筋の運動障害がみられる．前根障害で起こる筋萎縮は必ず限局性である．

障害レベルでの腱反射低下または消失があり，その他の腱反射は正常である．すなわち，C5やC6神経根障害では上腕二頭筋腱反射が，C7神経根障害では上腕三頭筋腱反射が低下または消失する．

❷脊髄症

脊髄症は，神経根痛を伴わず，上肢のしびれで発症する場合が多い．両側の上肢の症状が同時に始まる場合，一側から始まりその後両側性となる場合，あるいは一側のみの症状が続く場合もある．時にはしびれがなく，筋力低下・筋萎縮が徐々に進行する場合がある．

脊髄症は軽微な外傷・不適切な姿勢などの動的障害により急性に発症する場合と，慢性的に発症する場合がある．いずれの場合も頚部，肩甲部の神経痛様の疼痛は伴わないことが多く，痛みを訴える場合も「筋肉がこる」程度である．

脊髄は圧迫されると中心灰白質から障害されることが多いので，頚椎症性脊髄症は髄節症候から始まり，その後障害が進行すると下肢の腱反射亢進，痙性麻痺，体幹下肢の感覚障害を起こす．

❸障害高位診断

頚椎症の診断においては，髄節症候・神経根症候から障害高位を診断し，その高位が画像上でみられる脊髄圧迫におおむね一致するかどうかが重要である．頚椎と頚髄のレベルには約1.5髄節のずれがあり，**C3/4椎間はC5髄節，C4/5椎間はC6髄節，C5/6椎間はC7髄節，C6/7椎間はC8髄節**におおむね相当する[2]（**図4**）．神経根はその髄節から約1.5髄節下方に走行して，椎間孔から脊柱管外に出るので，例えばC5/6椎間高位においては，髄節症候としてはC7が出現し，神経根症候としてはC6が出現しうる．髄節症候と神経根症候とは混在することがあり，またその両者の区別は困難な場合があるので，画像上の圧迫高位と神経症候の高位とは厳密には一致しない．

3）検査
❶画像診断

頚椎単純X線は，側面像で全体のアライメントと椎間板腔の狭小化とともに，発達性脊柱管狭窄の有無を確認する必要がある（**図5 ⓐ**）．C5椎体の中間のレベルで脊柱管前後径が12 mm以下ならば，脊柱管狭窄と判断される．側面像では前屈位と後屈位も撮影して不安定性を評価する．特に後屈位における後方すべりの程度が重要である．斜位像ではLuschka関節の骨棘，椎間関節の骨性増殖による椎間孔の狭窄を評価する．

頚椎MRIでは椎間板の突出，黄色靱帯の膨隆による脊髄圧迫の程度，またT2強調画像で髄内の高信号の有無が評価できる（**図5 ⓑ**）．

❷電気生理学的検査（p.344 **第6章3** 参照）

他疾患の鑑別のための意義が大きい．頚椎症では筋電図にて障害された髄節の筋肉に神経原性変化を認める．障害されていない髄節の筋に広範囲に脱神経所見や神経原性変化を認めた場合には，運動ニューロン疾患の可能性を考慮する必要がある．上肢の神経伝導検査は，末梢神経障害との鑑別に有用である．

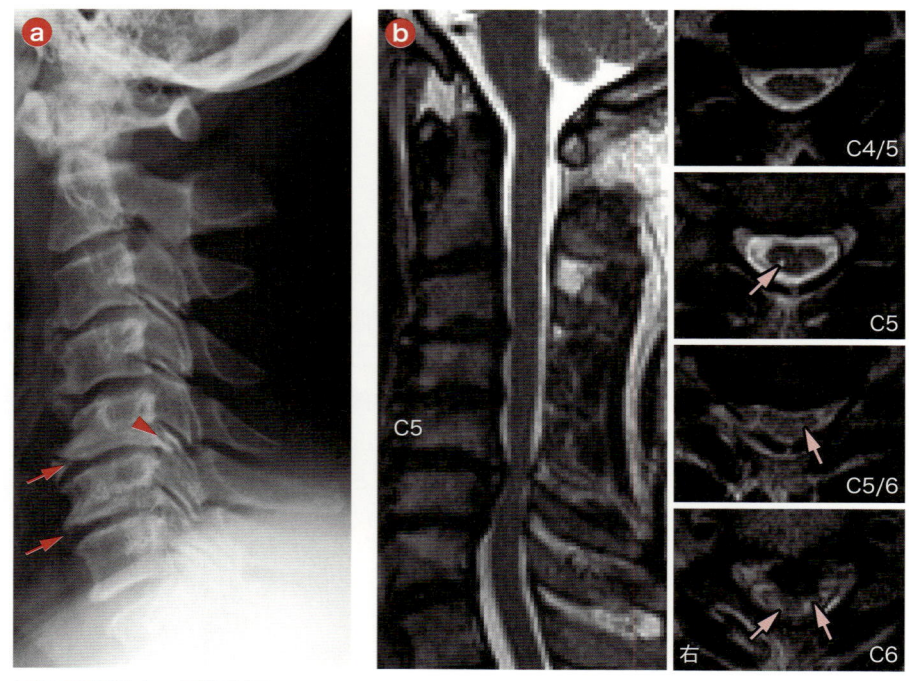

図5 ● 頸椎症の画像所見
ⓐ 単純X線側面像．C5/6，C6/7の椎間板腔の狭小化を認める（→），C5椎体下縁に骨棘を認める（▶）
ⓑ MRI T2強調像．脊髄がC5/6椎間で圧迫されている．横断像ではC5/6およびC6にて脊髄が扁平化しており，C5，C5〜6，C6の横断像では両側後角の位置に髄内高信号を認める（⇨）

4）鑑別診断

　　上肢に運動感覚障害を起こすあらゆる疾患との鑑別診断が必要である．特に手根管症候群，肘部管症候群，橈骨神経麻痺などの末梢神経障害，上肢から初発した筋萎縮性側索硬化症，脳血管障害との鑑別が臨床的に重要である．頸椎症は中年以降では高頻度の疾患であり，また無症候のことが多い．上肢に神経症候がある場合に，画像検査で頸椎症性変化を認めてもそれが責任病変かどうかを考える必要がある．そのためには**上肢の症候が髄節性の分布をとっているかどうか，またそれが画像所見の高位や程度に合致しているかどうか**の検討が必要である．

5）経過・予後

　　頸椎症の神経障害は必ずしも慢性的に進行するわけではなく，間欠的な悪化期がある固定性のことが多い．特に軽症例では悪化しないことが多い．

6）治療・予防

　　予防としては，動的障害を除くことが重要である．具体的には①上を見上げる姿勢はとらない，②腹ばいで本を読まない，③首をぐるぐる回す運動は避ける，④就寝時には頸部までしっかり固定できる面積の広い枕で，自分に合った物を使用する．このような注意をするだけでも神経症候の悪化を防ぐことがある程度可能である．

表 ● 腰椎椎間板ヘルニアの椎間高位別症候

椎間高位	障害神経根	腱反射低下	感覚障害	筋力低下
L3/4	L4	PTR	膝・下腿内側	大腿四頭筋
L4/5	L5	なし	下腿外側 第1趾背側	前脛骨筋 長母趾伸筋
L5/S1	S1	ATR	第5趾背側 足底	下腿三頭筋 長母趾屈筋

PTR：patellar tendon reflex，膝蓋腱反射
ATR：Achilles tendon reflex，アキレス腱反射

外科的な除圧術は軽症例では保存的治療と有意差がないとする報告があるが，**神経症候が高度で圧迫が強く今後も悪化が予測される場合には，外科的治療を考慮する必要がある**．

2 腰椎椎間板ヘルニア

1) 概念

椎間板ヘルニアは髄核を取り囲んでいる線維輪の後方部分が断裂し，変性した髄核が断裂部から後方に逸脱することにより神経根，馬尾，脊髄を圧迫して神経症候を呈したものである．発症好発年齢は20歳代から40歳代で，男女比は2〜3：1で男性に多い[3]．

2) 臨床症状

急性の神経根症として**下肢の痛み**，**しびれ**，**腰痛**で発症することが多い．好発高位はL4/5，L5/S椎間で，次いでL3/4椎間である．L4/5，L5/S椎間では，臀部大腿後面の坐骨神経領域の疼痛を起こし，下肢伸展挙上テストで70°以下で下肢後面に疼痛が起きる（Lasègue徴候陽性）．椎間高位による症候を**表**に示す．

3) 検査

単純X線では椎間板自体はみえないが，椎間板腔の狭小化がみられることが多い．また骨棘などの変形性脊椎症の所見がみられる場合には，変性性脊柱管狭窄の合併を考慮する必要がある．**MRIは必須の検査**であり，椎間板ヘルニアを容易に描出できる（**図6**）．MRIができない場合には，専門医に紹介して脊髄造影および造影後CTを行う．椎間板造影や神経根造影（ブロック）は，外側型のヘルニアの場合に有用である．

4) 経過・予後

椎間板ヘルニアは半数程度は自然退縮するといわれる．そのため保存的治療から始めることが原則である．

5) 治療・予防・リハビリテーション

保存的治療として，疼痛に対して非ステロイド抗炎症薬（NSAIDs）を投与する．疼痛が強い場合には，坐薬も併用する．理学療法として骨盤牽引療法がしばしば行われており，疼

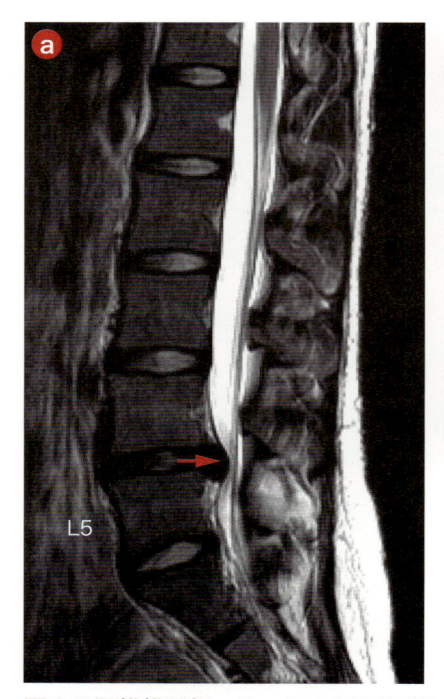

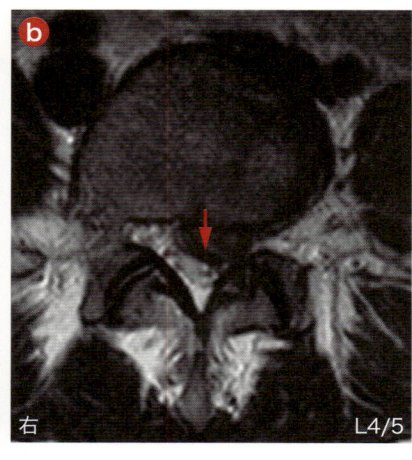

図6 ● 腰椎椎間板ヘルニアのMRI画像
ⓐ腰椎MRI矢状断T2強調画像．ⓑ腰椎MRI横断像T2強調画像（L4/5）．
左傍正中方向に椎間板ヘルニアを認める（→）

　痛の緩和に有効の場合があるといわれるが，骨盤牽引療法単独で腰椎椎間板ヘルニアの症状が改善するエビデンスはないので，効果がない場合に漫然と長期間継続するべきではない．経口薬，坐薬で疼痛のコントロールがつかない場合には，専門医に紹介して神経根ブロックの施行を考慮する必要がある．
　排尿障害が出現した場合には，早期に手術が必要なので，専門医に至急紹介する．3カ月たっても症候が改善しない場合や急速に下垂足などの症候が出現した場合にも専門医に紹介して手術治療を検討する必要がある．

3 腰部脊柱管狭窄症

1) 概念と臨床症候

　腰部脊柱を構成する骨性要素や椎間板，靱帯性要素などによって腰部の脊柱管や椎間孔が狭小となり，馬尾あるいは神経根の絞扼性障害をきたして症状の発現したものである．特有な臨床症状として，**下肢のしびれ**と**間欠性跛行**（**Column**参照）が出現する．原因により先天性と後天性に分類されるが，ほとんどは変形性脊椎症，変性性すべり症などによる加齢による後天性のものである．50歳以上の男性に多い．高齢者の増加とともに本症も増加している．狭窄の好発部位はL4/5椎間である[4]．

2) 検査

腰椎単純X線にて，脊椎症性変化（骨棘，椎間板腔狭小化，椎間関節の変形など）や椎体のすべりの有無を調べる．MRIでは狭窄の程度と馬尾・神経根の圧迫の程度をみることができる．脊髄造影および造影後CTでは，腰椎の前後屈による動的な狭窄変化を評価することができる．神経根造影（ブロック）は，椎間孔内での狭窄が確認できるのに加えて，治療としての効果も期待できる．

3) 治療

腰痛や下肢痛に対しては，NSAIDsを投与する．間欠性跛行がみられる場合には，リマプロスト（オパルモン®）を使用する．

日常生活では，重量物の挙上や中腰姿勢を避けるように指導して，軟性コルセットを用いた装具療法を行う．

間欠性跛行によるQOLの障害が著しい場合には，専門医に紹介して手術療法を検討する．

文献

1) 安藤哲朗：脊髄障害の診断アルゴリズム．脊椎脊髄，23：906-911，2010
2) 安藤哲朗：頸椎症の診療．臨床神経，52：469-479，2012
3) 「腰椎椎間板ヘルニア診療ガイドライン2011（改訂第2版）」（日本整形外科学会診療ガイドライン委員会，腰椎椎間板ヘルニア診療ガイドライン策定委員会 編），pp.1-94，南江堂，2011
4) 「腰部脊柱管狭窄症診療ガイドライン2011（改訂第2版）」（日本整形外科学会診療ガイドライン委員会，腰部脊柱管狭窄症診療ガイドライン策定委員会 編），pp.1-164，南江堂，2011

❖ 間欠性跛行　Column

間欠性跛行は，歩行することによりしびれ，脱力，疼痛が起こりそれ以上の歩行の持続が困難となるが，短時間の休息により再び歩行可能となる症候をいう．間欠性跛行は高齢者において高頻度の症候である．

間欠性跛行の原因としては，腰部脊柱管狭窄による馬尾性間欠性跛行が最も高頻度であり，次いで慢性動脈閉塞症による血管性間欠性跛行が多い．この両者は合併していることがある．

馬尾性間欠性跛行は，歩行により会陰部あるいは下肢（両下肢の場合と一側の場合がある）にしびれを生じる．この場合の特徴は，腰椎の姿勢により影響を受ける点で，歩行のみならず長時間の立位（腰椎伸展姿勢）でも症状が出現し，軽快には坐位もしくは腰椎前屈姿勢をとる必要がある．ショッピングカートや乳母車などを押しながら腰椎前屈位で歩けば間欠性跛行が出現せず，自転車ならばどこまででも走っていける．

血管性間欠性跛行は，下肢の運動負荷で跛行が生じ，多くは一側の腓腹筋に痙攣性疼痛が起きる．腰椎の姿勢を問わないため，前屈姿勢で自転車に乗っていても同様の症状が生じる．立位で休息すると回復してまた歩けるようになる．足背動脈，後脛骨動脈，膝窩動脈，大腿動脈の拍動が減弱あるいは触知できない場合が多い．

＜安藤哲朗＞

第3章 知っておくべき神経疾患

4 Alzheimer型認知症

浦上克哉

1 疾患概念

　今Alzheimer型認知症の早期発見が求められているが，Alzheimer型認知症は気づくことが最も難しい病気である．物忘れが本格的に起こりだすと，"物忘れをすることを忘れてしまう"ため本人の病識がなくなり，自分から医師へ「物忘れ」のことを相談することがなくなる．かかりつけ医に定期的に受診しながらも，「物忘れ」について訴えないのである．

1）Alzheimer型認知症患者によくみられる会話と気づく方法

　では，どのようにして気づけばよいか？ Alzheimer型認知症患者さんとの会話の例を紹介する．表1のごとく，本人は，物忘れはない，病院への受診も楽しみにしている，日常生活についての質問にも毎日元気に畑仕事をしていると話をする．このため診察中の会話のなかで認知症の存在を疑うことがかなり難しい．しかし，家族から話を聞くと，物忘れはひどく，さっき聞いたことを3分もたたないうちに忘れてしまい何回も同じことを聞き，とても家族は困っている，病院への来院も「どこも悪くないから行かない」といって家族を困らせる，毎日畑仕事に行っていないなど，表2のごとく本人の話と家族の話が全く違うことがわかり，物忘れの存在に容易に気づくことができる．このことから，**最も簡単な気づく方法は，家族や介護者から情報を得ることである**．ただし，かかりつけ医を受診する際に家族が同伴することは通常きわめて少ない．そこで，半年に1回あるいは年に1回介護保険の書類を作成する際などに，家族に連絡をとり一緒に受診をしていただくことをお勧めする．そうすれば簡単に認知症の存在に気づくことができるし，たとえ認知症がなかったとしても本人の家庭での状況を適切に把握できた介護保険の主治医意見書を書くことができる．また，地域のケアマネージャーや地域包括支援センターの職員の方から情報が入るようにしておくとよいと思われる．

2）メディカルスタッフからの情報収集

　次の方法としては，院内で一緒に仕事をしているメディカルスタッフから情報を得ることである．メディカルスタッフは，認知症を疑うためのより多くの情報を医師よりも得る可能

表1 ● 患者さんの話

1）物忘れはない
2）病院を楽しみにしている
3）毎日畑仕事をしている

表2 ● 患者さんと家族の話の相違

患者さん		家族
物忘れはない	→	物忘れはある
病院へ行くのが楽しみ	→	病院へ行くのを嫌がる
毎日畑仕事に行く	→	デイサービスへいく

性がある．受付の職員は，「保険証や受診カードなどを持ってくるのをよく忘れる，あるいはなくす」，「受診日を間違えて受診する」，「履物を間違える」，「お金の計算でもめる」，などに気づくことがしばしばある．看護師は，「検査内容の説明をしても理解できない，覚えられない」，「絶食を指示しても受診日に忘れてくる」，などがある．薬剤師では，「薬の内服がきちんとできない」，「薬の服薬指導をしても忘れてしまう」，などである．院内のメディカルスタッフから情報を得られるように，フィードバック機構を作ることが近道と考える．

3) 診察室でみられる言動

医師が診察室で気づく方法としては，話の途中での**"振り向き動作"**，**"取り繕い現象"**などが参考になる．"振り向き動作"は，質問された際，家族を頼りにしてしばしば家族の方を振り向く動作をすることである．家族がいなくてもそのような動作をすることがある．また，"取り繕い現象"は，指摘されたことを上手に理由をつけて話すことである．たとえば患者が「毎日畑仕事に行っている」というので，「本当に毎日行くのですか？」と医師が尋ねると「雨や雪が降ったときには行きません．天気がよい日だけ行きます」というような会話のことである．その他，定期的な検査などを当日しておいて，次回の診察日に説明する方法もある．次回の検査結果説明の前に，「前回した検査のことを説明したいのですが」と切り出し患者さんの様子をみるのである．忘れている方は，「えっ，そんな検査しましたか？」などと反応する．ほんの短時間で物忘れの存在に気づくことができる．

また，かかりつけ医では，患者さんの近況を知っていることがある．そのようなすでに知っている内容を世間話的にして聞いてみるのもよい方法と考える．筆者の経験では，患者さんのお孫さんが国体選手に選ばれ高知へ行った際に本人も喜んで応援に行かれたという情報を事前に得ており，次回の診察の際に尋ねてみた．ところが，「高知なんて行っていない」と言って全く覚えておられなかったため認知症の存在にすぐに気づいたことがある．医師が知らないことを尋ねても"取り繕い現象"があるので，本当かそうではないのかの判断が難しい．このため，すでに知っている確実な情報を尋ねれば，認知症の存在に容易に気づくことができる．

2 認知症の診断

認知症の疑いが持たれたら，その段階ですぐに専門医に直接紹介してよい．しかし，かかりつけ医が典型的なAlzheimer型認知症の診断をして，治療まで結びつけることが望ましい．特にAlzheimer型認知症は現在治療薬があるので，診断・治療までしていただきたい．

Alzheimer型認知症の臨床的特徴としては，物忘れで発症し，楽天的な雰囲気（あまり深刻な雰囲気がない），ゆっくりと症状が進行する，局所神経徴候を欠く，などである．物忘れの発症時期も明瞭でない．「物忘れはいつからですか？」と尋ねても，ある家族は1年前くらいといい，別の家族は2〜3年前からというように，発症時期が特定しにくいのが特徴である．逆に，もし物忘れの発症時期が明確であれば，たとえば何月何日というようにわかれば，Alzheimer型認知症以外の認知症を考えるべきである．さらに，ゆっくりと進行するのが特徴であり，急に悪化することは稀である．急に悪化した場合は，診断が間違っていたか，Alzheimer型認知症自体が悪化したのではなく，別の要因が加わったかを考えた方がよい．暑

い夏の時期など，しばしば熱中症や感染症で症状が悪化している場合が多い．高齢者はしばしば感染症でも発熱をしなかったり，特に認知症があると適切に症状を訴えることができず，周囲が見逃してしまう．また，Alzheimer型認知症では局所神経徴候を欠いており，手足の麻痺や錐体外路徴候（Parkinson様症候）がない．

1）かかりつけ医のための認知症簡易スクリーニング法

認知症のスクリーニング検査としては，改訂長谷川式簡易知能評価スケール（Hasegawa's dementia scale-reviced：HDS-R，p.151参考1），mini-mental state examination（MMSE，p.152参考2）などがあり汎用されている．しかし，多忙なかかりつけ医にとっては，HDS-RもMMSEも時間的にも精神的にもかなり負担となる．時間的には通常10分以上かかり，また質問に細心の注意をはらって取り組まないと患者が怒ったりということも稀ではない．そのため，もっと簡単で短時間にできるスクリーニングテストが望まれる．そこで，遅延再生，時間の見当識，視空間認知機能の3つのみを検査するかかりつけ医向けのより簡易なスクリーニング法を開発した（図1）[1]．視空間認知機能の問題というのは具体的には図2のごとく見本のような立方体をみて，きちんと書けるか否かを評価するものである．この理由は，図3のごとくAlzheimer型認知症では頭頂葉の血流低下が起こり，視空間認知機能の低下をきたす．頭頂葉が視空間認知機能に関係しているからである．このスクリーニング方法だと3〜5分以内に終わり，負担が著しく軽減され検査に導入しやすい．

		点数		
これから言う3つの言葉を言ってみてください（言えた場合それぞれ1点づつ）．あとでまた聞きますからよく覚えておいてください． （以下の系列のいずれか1つで，採用した系列に○印をつけておく） 　1： a）桜　　b）猫　　c）電車 　2： a）梅　　b）犬　　c）自動車		a： 0 ① b： 0 ① c： 0 ①		
今日は何年の何月何日ですか 何曜日ですか （年月日，曜日が正解でそれぞれ1点づつ）	年 月 日 曜日	⓪ 1 ⓪ 1 ⓪ 1 ⓪ 1		
先ほど覚えてもらった言葉をもう一度言ってみてください． （自発的に回答があれば各2点，もし回答がない場合は以下のヒントを与えて正解であれば1点） 　a）植物　　b）動物　　c）乗り物		a： ⓪ 1 2 b： ⓪ 1 2 c： ⓪ 1 2		

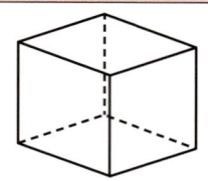

図1 ●物忘れスクリーニング検査

2) タッチパネル式コンピューターを用いたスクリーニング検査

　前述のかかりつけ医向けの認知症スクリーニングテストも時間的に難しく，さらなる改善の要望があり，人が直接質問しなくても可能なタッチパネル式コンピューターを用いた方法の開発を検討した．対象は，Alzheimer型認知症49例，健常対照群29例とした．タッチパネル式コンピューターは音声と映像による対話形式で，質問に答えながらゲーム感覚で検査を受けることができる．言葉や日時に関する質問，立方体を識別する質問など合計5問で構成し，所要時間は結果の印刷まで含めて合計5分以内で可能である．15点満点でAlzheimer型認知症ではほとんどの例が12点以下であり（図4），専門医への受診が望まれる．本法は感度（疾患がある場合，検査が陽性になる割合）96％，特異度（疾患がない場合，検査が陰性になる割合）97％と高い信頼性を示した[2]．この信頼性に加えて，この方法の利点としては，質問者による差がない，精神的，身体的ストレスが少ない，どこでも簡単に施行できる，などがあげられる．定期的に行うことで，確実に認知症の早期発見に役立てることが可能である．この機器は「物忘れ相談プログラム」という商品名で日本光電株式会社から販売されている（図5）．

　このような早期発見の意義の1つとして，Alzheimer型認知症に対して症状の進行を抑制できる薬を投与することができることにある．医療機関で適切な診断，治療を受け，介護者

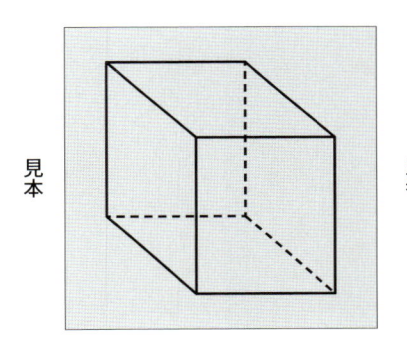

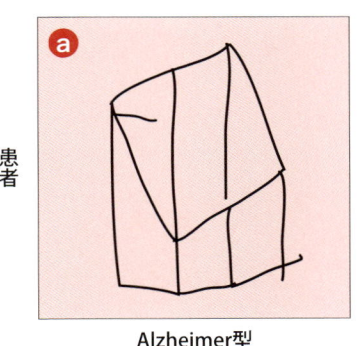

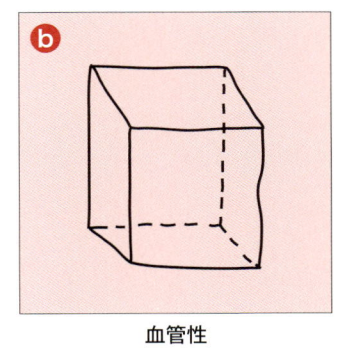

図2● 立方体の模写
ⓐ頭頂葉の機能低下のため，視空間認知機能が低下して立方体がうまく書けなくなる．ⓑ頭頂葉の機能は低下していないので，立方体がうまく書ける

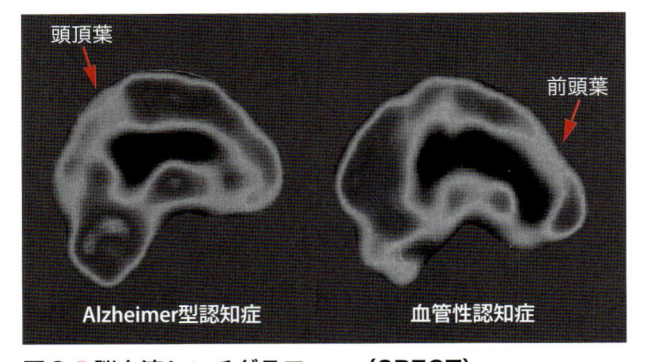

図3● 脳血流シンチグラフィー（SPECT）
（巻頭カラーアトラス図2参照）

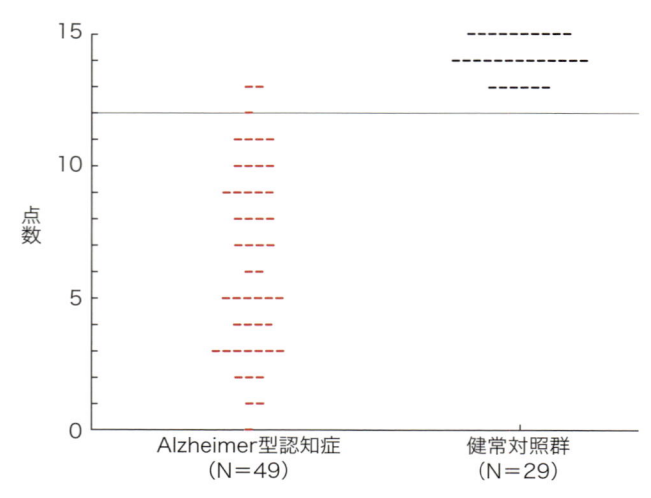

図4 ● タッチパネル式コンピューターを用いたスクリーニング検査結果

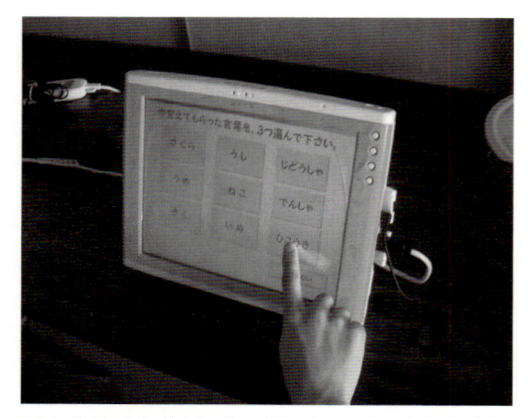

図5 ● 物忘れ相談プログラム：日本光電社製
（巻頭カラーアトラス図3参照）

が正しい知識を持って介護すれば，Alzheimer型認知症の患者さんも質の高い生活をすることができ，介護する家族も安心して暮らすことが可能となる．

3) かかりつけ医にできるAlzheimer型認知症の簡易診断法[3)]

　かかりつけ医にも簡単にできる診断法として，前述した遅延再生，時間の見当識，視空間認知機能の3つを検査し，尿検査，血液検査，生化学検査，画像検査（CT/MRI）を施行する．生化学検査では，甲状腺機能検査（TSH，フリー T_3，フリー T_4）をぜひ入れて欲しい．甲状腺機能低下症は若年者ではMyxedemaといわれるような典型的な病像を示すが，老年者では物忘れ，意欲低下，などAlzheimer型認知症と区別がつきにくい症状を呈することが多い．このため，血液による甲状腺機能検査を行わないと発見が難しい．

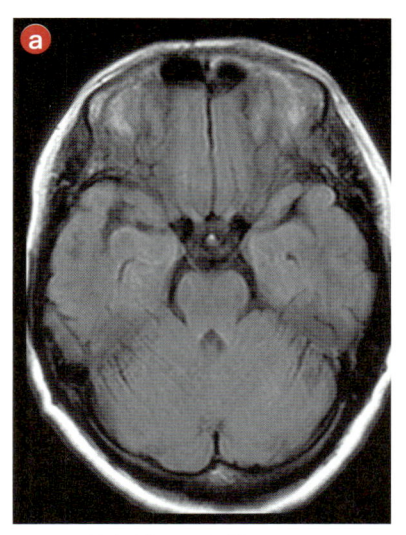

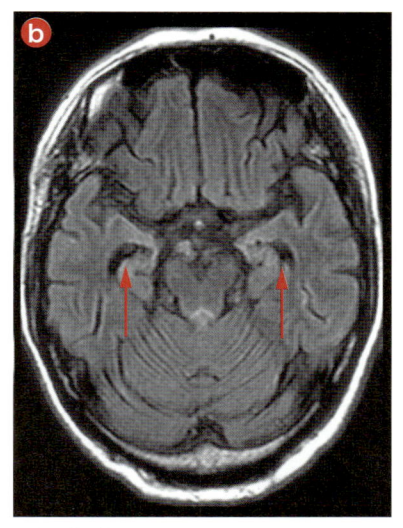

図6 ● 健常対照と比較したAlzheimer型認知症のMRI
ⓐ健常対照群,ⓑAlzheimer型認知症.MRIで側脳室下角の拡大を示す
原図提供:羽生春夫先生(東京医科大学病院 老年病科)

4) 画像検査

❶ CT/MRI

　Alzheimer型認知症の診断の際重要なのは,除外診断である.慢性硬膜下血腫(p.292 **第4章10**参照),正常圧水頭症(p.158 **第3章6**参照),脳腫瘍などの器質的疾患の除外をすることである.積極的な意味合いとしては,Alzheimer型認知症では側脳室下角の拡大である(**図6**).ただし,側脳室下角の拡大が有意なものか否かがわかりにくいので,VSRAD (voxel-based specific regional analysis system for Alzheimer's disease) という方法で定量化するようなソフトも開発され汎用されている.

❷ 脳血流シンチグラフィー (single photon emission computed tomography:SPECT)

　軽度認知障害(MCI)では後部帯状回の血流低下がみられ,Alzheimer型認知症ではそれに加えて側頭,頭頂葉の血流低下がみられることが多い(**図3**).しかし,SPECTの血流低下所見も視覚的のみだとわかりにくいところがあり,eZIS (easy Z-score imaging system)や3D-SSP (three-dimensional stereotactic surface projection)といった統計解析ソフトを用いて定量化する方法も汎用されている(**図7**).

❸ バイオマーカー

　髄液中アミロイドβタンパク1-42とリン酸化タウタンパクの測定が診断に有用であると報告されていた.2012年4月に髄液中タウタンパクとリン酸化タウタンパク測定が保険収載され,早期診断に役立つことが期待される.

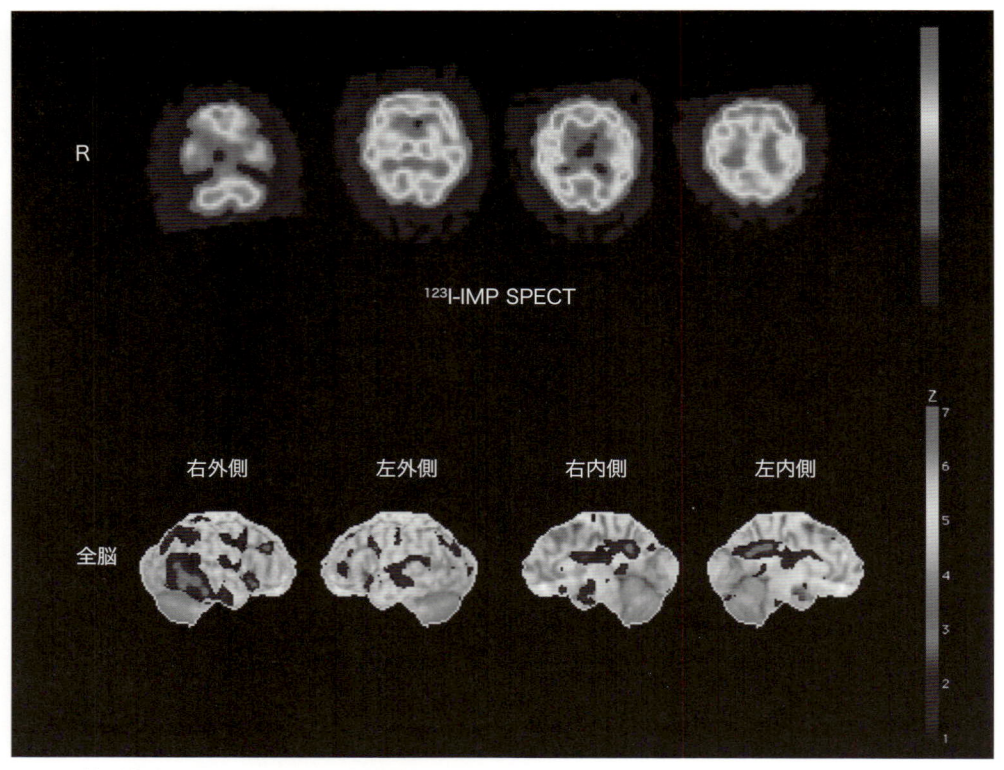

図7 統計解析ソフトを用いて定量化した脳血流検査（下段）
上段は通常の画像
原図提供：北村伸先生（日本医科大学内科）
＊ ^{123}I-IMP：N-isopropyl-P-iodoamphetamine, N-イソプロピルパラヨードアンフェタミン
（巻頭カラーアトラス図4参照）

3 治療

　コリンエステラーゼ阻害薬に分類される薬剤がドネペジル（アリセプト®），ガランタミン（レミニール®），リバスチグミン（イクセロン®パッチ，リバスタッチ®パッチ）の3種類，NMDA受容体拮抗薬に分類される薬剤がメマンチン（メマリー®）の1種類である[3]．

　ドネペジルは，本邦で約12年の使用経験があり安全も高い薬剤である．軽度から高度まで適応があり，使いやすい薬剤である．

　ガランタミンと**リバスチグミン**は本邦での発売は約1年を経過したところで，使用経験はまだ少ない．両剤ともに適応は軽度から中等度である．ガランタミンは切れ味が鋭く，脳血管障害を合併したAlzheimer型認知症に有用と報告されている．リバスチグミンは貼付薬であり，服薬のアドヒアランス向上に有用と思われる．

　メマンチンは中等度から高度のAlzheimer型認知症が適応であるため，単独でも処方可能であるが，コリンエステラーゼ阻害薬との併用利用が多いと考えられる．

氏名		施行日　年　月　日　曜　施行者名	
生年月日　M・T・S　年　月　日		年齢　歳　男・女	
施行場所		備考（教育年数：　　年）	

	質問内容		配点
1	お歳はおいくつですか？（2年までの誤差は正解）		0　1
2	今日は何年何月何日ですか？何曜日ですか？ （年月日，曜日が正解でそれぞれ1点づつ）	年 月 日 曜日	0　1 0　1 0　1 0　1
3	私たちが今いるところはどこですか？ （自発的に出れば2点，5秒おいて，家ですか？病院ですか？施設ですか？ の中から正しい選択をすれば1点）		0　1　2
4	これから言う3つの言葉を言ってみてください．後でまた聞きますので， よく覚えておいてください （以下の系列のいずれか1つで，採用した系列に○印をつけておく） 　　1：a）桜　b）猫　c）電車　　2：a）梅　b）犬　c）自動車		0　1 0　1 0　1
5	100から7を順番に引いてください（100-7は？それからまた7 をひくと？と質問する．最初の答えが不正解の場合，打ち切る）	（93） （86）	0　1 0　1
6	私がこれから言う数字を逆から言ってください (6-8-2，3-5-2-9)	286 9253	0　1 0　1
7	先程覚えてもらった言葉をもう一度言ってみてください（自発的に回答が あれば各2点，もし回答がない場合，以下のヒントと与え正解であれば1点） 　　a）植物　b）動物　c）乗り物		a：0　1　2 b：0　1　2 c：0　1　2
8	これから5つの物品を見せます．それを隠しますので何があったか言って ください（時計，鍵，タバコ，ペン，硬貨など必ず相互に無関係なもの）		0　1　2　3　4　5
9	知っている野菜の名前をできるだけ多く言ってください （答えた野菜の名前を下欄に記入する．途中で詰まり，約10秒持っても出 ない場合にはそこで打ち切る） 5個までは0点，6個＝1点，7個＝2点，8個＝3点，9個＝4点，10個＝5点		0　1　2　3　4　5
		合計得点	点

参考1 ● HDS-R（改訂長谷川式簡易知能評価スケール）

認知症のスクリーニングテストとして用いられており，老人のおおまかな知能障害の有無とおおよその程度を判定することができる．

施行時間は10分程度と短く，事前に被験者の情報を知る必要がなく施行できる簡便な検査である．質問項目数は①年齢，②日時の見当識，③場所の見当識，④3単語の記銘，⑤計算，⑥数字の逆唱，⑦3単語の遅延再生，⑧5つの物品記銘，⑨言語の流暢性からなるカットオフポイントは20/21

1 (5点)	今年は何年ですか？ 今の季節は何ですか？ 今日は何曜日ですか？ 今日は何月何日ですか？
2 (5点)	ここは何県ですか？ ここは何市ですか？ ここは何病院ですか？ ここは何階ですか？ ここは何地方ですか？（例：関東地方）
3 (3点)	物品名3個（相互に無関係，例：桜，犬，飛行機） 検者は物の名前を1秒間に1個言う．その後，被験者にくり返させる 正答1個につき1点を与える．3個すべて言うまでくり返す（6回まで）
4 (5点)	100から順に7を引く（5回で止める）
5 (3点)	3で提示した物品名を再度復唱させる
6 (2点)	（時計を見せながら）これは何ですか？ （鉛筆を見せながら）これは何ですか？
7 (1点)	次の文章をくり返す「みんなで，力を合わせて綱を引きます」
8 (3点)	3段階の命令「右手でこの紙を取り，それを半分に折って私にください」
9 (1点)	次の文章を読んで，その指示に従ってください「眼を閉じなさい」
10 (1点)	何か文章を書いてください
11 (1点)	次の図形を写してください

> 検査の目的：認知症のスクリーニング
> 特　長：①検査項目は，記憶，見当職，計算，記銘など多方面にわたる
> 　　　　②検査項目が少なく，10分程度で簡便に実施できる
> 　　　　③書字表現など，動作性能力も確認できる
> 問題点：①教育歴の影響を受けやすい
> 　　　　②神経症状（麻痺など）が検査結果に影響する可能性がある
> 　　　　③日本語版の標準化が行われておらず，医療機関によって内容が異なることもある
> 評価法：30点満点，カットオフポイントは23/24で，23点以下は認知症の疑いがある

参考2 ● mini-mental state examination（MMSE）

国際的に最もよく使われている簡易認知機能テストである．11項目のテストの合計30点満点で評価し，23点以下では認知症が疑われるが，重症度の判別基準ははっきり示されていない．小海らがN式精神機能検査（NDS）の判定基準に基づいた各重症度別のMMSEの平均得点を算出したところ，境界域認知障害19.1±2.4点，軽度認知障害16.9±3.5点，中等度認知障害11.2±3.8点，重度認知障害4.6±4.1点であった[4,5]．

文献

1) 浦上克哉：痴呆症の治療意義と適切なケアについて―主治医意見書のポイントを含めて―．癌と化学療法，30：49-53，2003
2) 浦上克哉，谷口美也子，佐久間研司 ほか：アルツハイマー型痴呆の遺伝子多型と簡易スクリーニング法．老年精神医学雑誌，13：5-10，2002
3) 「これでわかる認知症診療 かかりつけ医と研修医のために～改訂第2版～」（浦上克哉 著），南江堂，2012
4) 小海宏之 ほか：日本語版 Mini-Mental State Examination-Aino の重症度判別基準．藍野学院紀要，14：59-66，2000
5) 「看護のための最新医学講座〈13〉痴呆」（井村裕夫 監修，武田雅俊 ほか編），pp.22-28，2000

第3章 知っておくべき神経疾患

5 レビー小体型認知症と前頭側頭型認知症

浦上克哉

これまで認知症医療の現場では、"老年期認知症"として対応してきた．しかし、認知症の病態解明や治療薬開発がなされてくるに至り"老年期認知症"という扱いや対応では不十分になってきた．今日、認知症をきたす疾患の病態を正しく理解し、診療することが必要となっている．本稿では、認知症をきたす代表疾患であるレビー小体型認知症と前頭側頭型認知症の病態、ならびにそれにあった対応について述べる．

レビー小体型認知症と前頭側頭型認知症の頻度

現在正確な疫学データといえるものは欠しいが、これまでの報告から認知症全体に占める頻度はレビー小体型認知症が20〜30％、前頭側頭型認知症が数％というのが妥当と考えられる．前頭側頭型認知症は、特に若年性のものが多い．

レビー小体型認知症

1 疾患概念

幻覚、妄想をきたす認知症はレビー小体型認知症を疑う必要がある．それに加えて、Parkinson症状（振戦、筋強剛、無動）、認知症状を示す．幻覚は、ありありと詳細な内容のものがくり返されるという特徴がある（図1）[1]．Parkinson症状のため転倒しやすい傾向もある．筋強剛の簡単な診かたとして、手首の固化徴候（かたさ）をみるのがよい．反対側の手を挙げると、軽い固化徴候でも誘発される．レム睡眠行動異常もよくみられ、寝言、夢幻様行動がみられる．

レビー小体型認知症といわれる由縁は、脳神経細胞の中に多数のレビー小体が出現するためである．

2 診断

画像検査では後頭葉の病変を有し、脳血流シンチグラフィー（single photon emission computed tomography：SPECT）で後頭葉の血流低下を検出できる（図2）[1]．近年MIBG心筋シンチグラフィーでレビー小体型認知症とAlzheimer型認知症の鑑別が可能と報告されている[2]．レビー小体型では、心筋への取り込みが低下している．

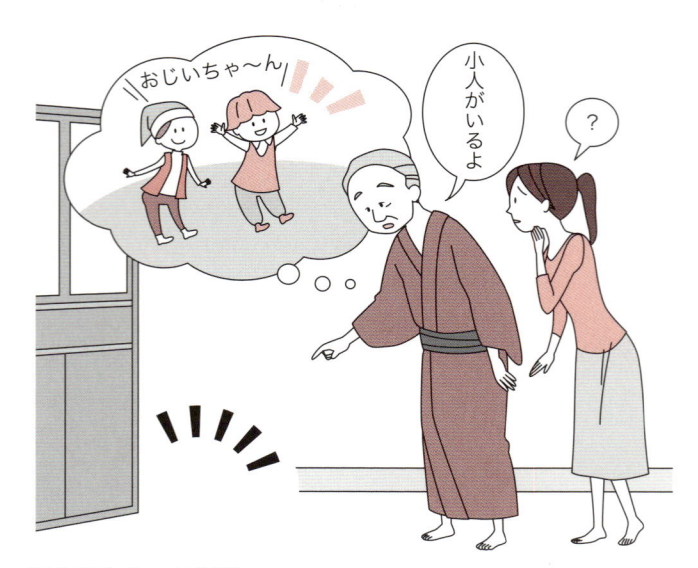

図1● 生々しい幻覚
文献1をもとに作成

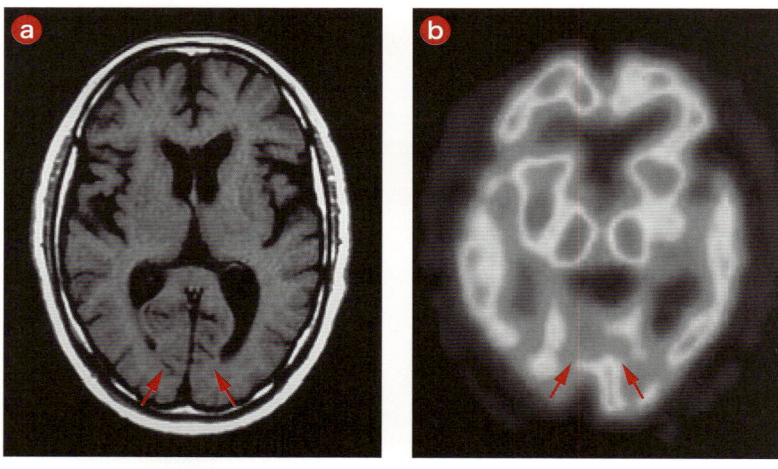

図2● レビー小体型認知症の画像所見
ⓐ MRI，両側後頭葉の萎縮．ⓑ SPECT，両側後頭葉の血流低下（ⓑは巻頭カラーアトラス図5参照）

3 治療

　治療としては，現在正式に厚生労働省から認可されていないがAlzheimer型認知症治療薬であるコリンエステラーゼ阻害薬が有効と報告されている．薬物治療により頑固な幻覚，妄想が軽減される可能性がある．周辺症状（behavioral and psychological symptoms of dementia：BPSD）の治療に関しては，通常の抗精神病薬を使うと過敏性を示すことがあり，安易に投与すべきではない．少量の抗精神病薬を投与しただけでも，嚥下障害やパーキンソニズムの急性増悪，稀にではあるが悪性症候群をきたすこともある．

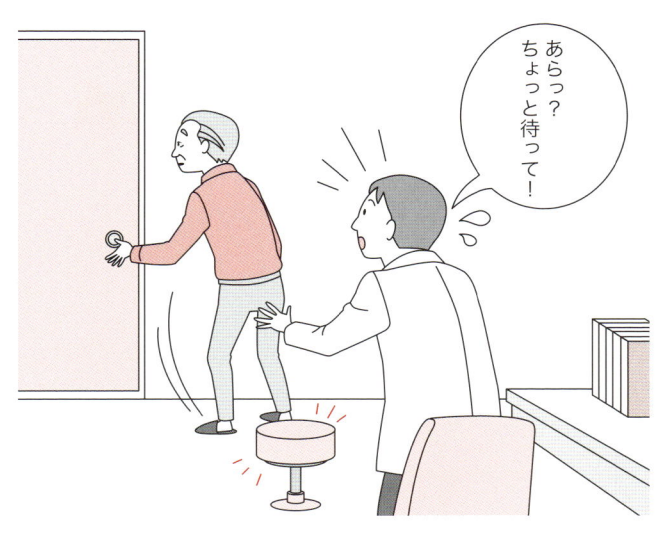

図3● 立ち去り行動
文献1をもとに作成

前頭側頭型認知症

1 疾患概念

　　Alzheimer型認知症では主訴が物忘れで受診されることが多いが，前頭側頭型認知症では物忘れが主訴になることはきわめて稀である．ほとんどが行動異常で受診されることが多い．行動異常にはいろいろなものがあるが，初期症状として大事なのが**食行動異常**である．特に食欲の増加が早期からみられる．また，甘いものや濃い味付けを好むようになるような嗜好の変化もみられる．食行動異常は早期のAlzheimer型認知症との鑑別診断に有用な症状と報告されている[4]．

　　主なものとして系統立った行為をくり返す**常同行動**がみられ，時刻表的な生活となる．毎日，同じ椅子に座るという行動もあり，その椅子に他の人が座っていると，そこをどかせようとしてトラブルになる．

　　加えて**行動の脱抑制**があり，自身の欲求を抑えることができず，感情のおもむくままに行動をする．これを，**わが道を行く行動（going my way behavior）**という．診察場面などでまだ診察途中なのに，自分が興味がなくなると立ち去ってしまう．これを**立ち去り行動**という（**図3**）[1]．車の運転をする場合なども，「赤信号は止まらないといけない」と理屈ではわかっているのだが，実際に運転をすると赤信号でも自分が行きたいと思うと行ってしまう．

　　また，一見徘徊と似ているが，異なる行動パターンとして**周回**という現象がある．これは，ふらっと出かけるが，必ず同じコースを歩き，迷子になることはほとんどない．しかし，これを徘徊と判断して止めようとすると，家族介護者やケアスタッフへの暴言・暴力行為となったりする．

2 診断

病理学的には，前頭葉，側頭葉の脳萎縮がみられ，これが症状の背景となっている．また，臨床的にはMRIで前頭葉，側頭葉の脳萎縮を，SPECTで前頭葉，側頭葉の脳血流低下を認め診断に役立つ（図4）[1]．

3 治療

1）常同行動を利用した対応

現在有効な治療法は確立されていないが，このような病態を把握することで，それにあった介護・ケアができる．周回なのに徘徊と考えて，止めようとすると本症の患者はわが道を行く行動をするので，暴言を吐いたり，暴力行為に及んだりする．前頭側頭型認知症として把握していなくてAlzheimer型認知症と考えていると徘徊と思ってしまう．この病態を周回と的確に理解していれば，迷子になる心配がないので安心して出かけさせてあげることができる．

ケア，リハビリテーションの観点から，常同行動を利用した対応が考えられる．常同行動にうまく乗せれば，毎日時刻表的にきちんとされるので，リハビリテーション等が可能となる．

2）早期診断の意義と治療薬開発の期待

さらに，病気を適切に早期診断する意義として，この病気ではしばしば反社会的行動をとる．万引きなどを起こすことがよくあり，実際元来とてもまじめな公務員が万引きをして懲戒免職になった事例がある．懲戒免職になると当然のことながら退職金ももらえず，家族は路頭に迷うことになる．これは，万引きを起こす前に前頭側頭型認知症を発症しており，これは病気による症状であったのである．本症が的確に早期診断されていれば，このような事

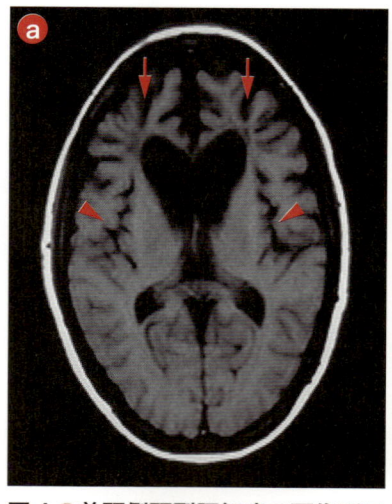

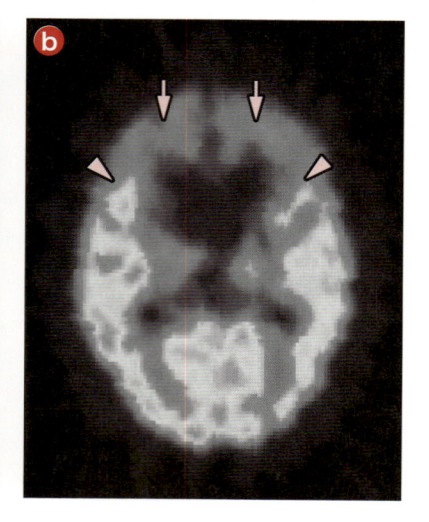

図4 ● 前頭側頭型認知症の画像所見
ⓐ MRI．前頭葉の萎縮（➡），側頭葉の萎縮（▶）．ⓑ SPECT．前頭葉の血流低下（⇨），側頭葉の血流低下（▷）がみられる（ⓑは巻頭カラーアトラス図6参照）

態に至ることを防げたのである．

　研究面では，原因遺伝子としてProgranulin，原因タンパクとしてTAR DNA binding protein of 43kDa（TDP-43）が同定され，病態解明や治療への突破口が開かれている．近年の科学的研究成果から考えると，遠くない将来に前頭側頭型認知症の治療薬開発も実現されることが大いに期待される．

　結論として認知症診療において，前頭側頭型認知症の病態を正確に把握して対応をすれば，よりよい適切な対応を提供できると考える．

文献

1）「これでわかる認知症診療 かかりつけ医と研修医のために〜改訂第2版〜」（浦上克哉 著），南江堂，2012
2）Yoshita, M., Taki, J., Yokoyama, K., et al.：Value of Iodine-123 MIBG radioactivity in the differential diagnosis of DLB from AD. Neurology, 66, 1850-1854, 2006
3）「老年医学の基礎と臨床Ⅱ：認知症学とマネジメント」（浦上克哉 編，大内尉義 監），ワールドプランニング，2009
4）Ikeda, M., Brown, J., Holland, A.J., et al.：Changes in appetite, food preference, and eating habits in frontotemporal dementia and Alzheimer's disease. J Neurol Neurosurg Psychiatry, 73：371-376, 2002

第3章 知っておくべき神経疾患

6 血管性認知症，正常圧水頭症

浦上克哉

血管性認知症

　血管性認知症は本邦では以前は1番多い認知症であったが，Alzheimer型認知症に首位の座を譲り2番目に多い認知症となっている[1]．しかし，これは血管性認知症が減少したわけではなく，Alzheimer型認知症が急激に増えてきたためである．このため，血管性認知症への対応も重要度は落ちているわけではない．

1 疾患概念

1) 主要症状

　血管性認知症の症状では，記憶障害はもちろんあるが，意欲低下，感情失禁などが目立つ．Alzheimer型認知症が比較的楽観的な雰囲気なのに対して，血管性認知症では悲観的な雰囲気が強い．記憶力の検査をしてうまく答えられないと，「自分はどうしてこんなこともわからなくなったんだろう」と言ってとても落ち込まれるようなこともよくある．感情失禁は，悲しくないのに泣いてしまう（強制泣き），おかしくないのに笑ってしまう（強制笑い）などがある[2]．

　血管性認知症では気づきにくいことはあるが必ず脳血管障害が存在するので，神経学的所見を有することが多い．明らかな麻痺はなくとも，軽度な麻痺が存在し**バレーサイン**（図1）を行うとわかるようなもの，明らかな片麻痺歩行ではないが**幅広歩行**というような歩行障害（図2）などがみられる．バレーサインとは，両手の手のひらを上にして前方に差し出し，閉眼してもらう．麻痺のある側の手が図1のごとく下がってくる．このことにより，軽微な麻痺を見つけることができる．幅広歩行は，脳血管障害のために歩行が不安定となり，バランスをとりやすくするために歩幅を広げて歩いている．

2) 経過

　Alzheimer型認知症が緩徐に進行するのに対して，血管性認知症では階段状に悪化する．典型的な血管性認知症では図3@のごとく脳血管障害や脳虚血発作のたびに症状が階段状に悪化する．最初は脳血管障害のために認知症が出現しているが，その後の経過は緩徐でAlzheimer型認知症が加わっているような混合型の症例も多くみられる（図3ⓑ）．

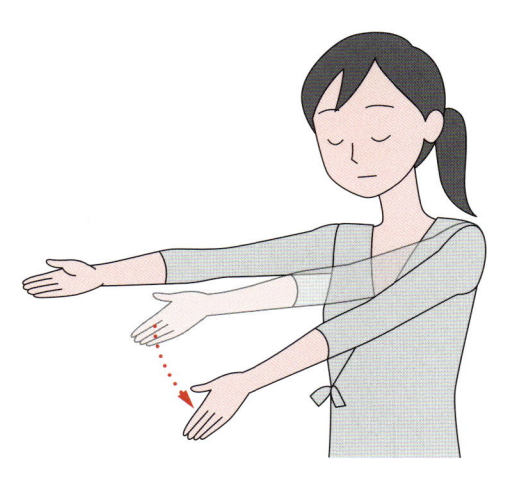

図1●バレーサイン
両上肢を前に伸ばして出し,閉眼をしてもらいます.麻痺側の手が図のごとく落ちてきます

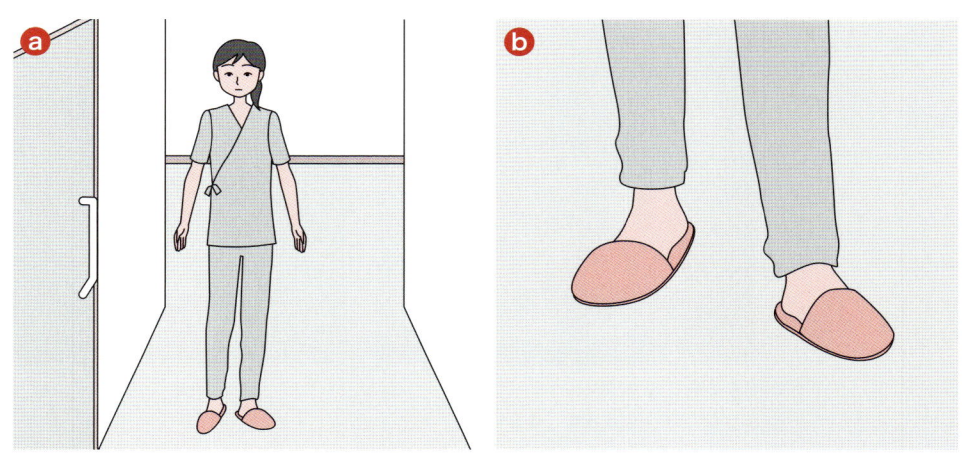

図2●幅広歩行
ⓐ血管性認知症の場合.ⓑ歩行中は肩幅くらいまで足を広げバランスを取り歩行する

ⓐ 血管性

重 ← 症状の程度 → 軽

発作　発作　発作

時間経過

ⓑ 血管性＋Alzheimer型認知症

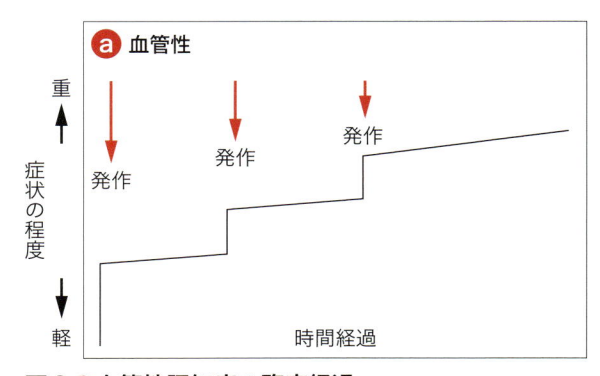

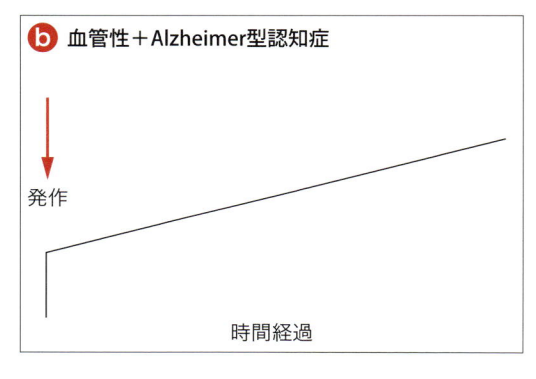

発作

時間経過

図3●血管性認知症の臨床経過

2 診断

1）画像検査

　CT/MRIでは，典型的なAlzheimer型認知症では脳血管障害病変を伴わず脳萎縮のみである（図4ⓐ）のに対して，血管性認知症では脳萎縮とともに脳梗塞病変などの脳血管障害所見を呈することが多い（図4ⓑ）．ただし，注意が必要なのは小さなラクナ梗塞で認知症には寄与していない脳梗塞を血管性認知症と診断しないことである（図5）．脳血流シンチグラフィー（single photon emission computed tomography：SPECT）ではAlzheimer型認知症が側頭葉，頭頂葉に血流低下がみられるのに対して，血管性認知症では通常前頭葉の血流低下がみられる（図6）．Alzheimer型認知症と血管性認知症との臨床的な差異を**表**にまとめたので，参考にしていただきたい．

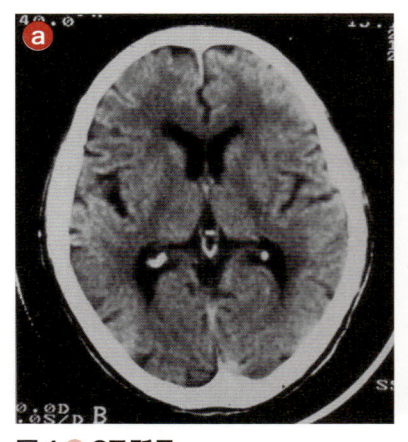

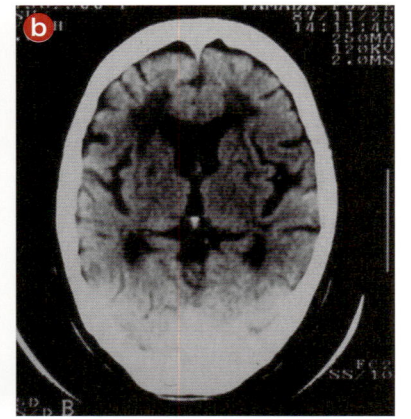

図4 ● CT所見
ⓐ Alzheimer型認知症，ⓑ 血管性認知症

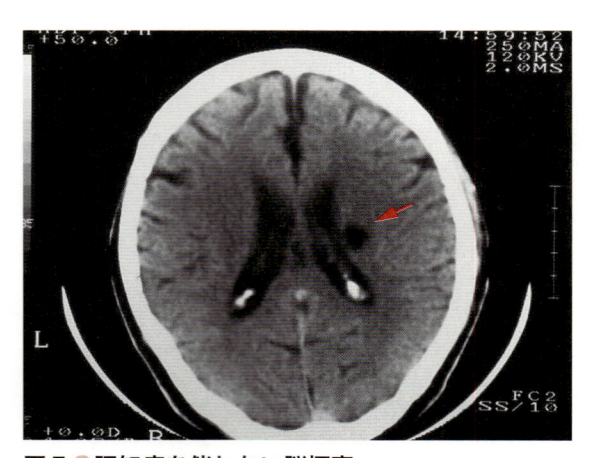

図5 ● 認知症を伴わない脳梗塞
認知症の原因となっていない脳梗塞病変（➡）

2）診断基準

血管性認知症の臨床診断基準にはICD-10[3]，ADDTC[4]，NINDS-AIREN[5]，DSM-Ⅳ[6]などがあるが，定義，病態，画像診断などの内容に差があり，どの基準を用いるかによって診断率が大きく異なってくる．詳細は原著論文を参照いただきたい．これらの診断基準のなかではNINDS-AIRENの診断基準が汎用されているが，脳血管障害発症から3カ月以内に認知症状の出現，増悪が指標となるが，無症候のうちに脳血管障害を発症している例もあり，必ずしも3カ月という期間の設定が適切でない．いずれの診断基準を用いる場合も，病変の部位と大きさが認知症の責任病巣として妥当かどうかの判断が重要である．

3 治療

血管性認知症に有効性が認められている薬剤はない．脳血管障害の再発防止のための抗血栓療法や抗凝固療法がある．脳血管障害後に寝たきりとなり認知症に進展する例もあり，予防対策としてリハビリテーションも重要と考えられる．周辺症状の治療として，抑うつ症状には選択的セロトニン再取込み阻害薬，自発性低下や感情障害にはニセルゴリン，意欲低下にはアマンタジン塩酸塩など試みる価値がある．

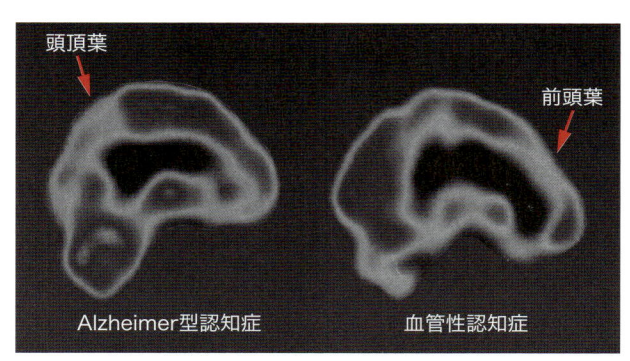

図6 ● 脳血流シンチグラフィー（SPECT）
（巻頭カラーアトラス図7参照）

表 ● Alzheimer型と血管性認知症の鑑別

	Alzheimer型	血管性
雰囲気	楽天的	悲観的
認知症状	物忘れ	意欲低下
神経症状	なし	あり（麻痺，歩行障害）
随伴症状	もの盗られ妄想	感情失禁
脳血流低下	側頭・頭頂葉	前頭葉
経過	徐々に	階段状

❖ 医療における特定疾患と介護保険の活用 Column

厚生労働省の特定疾患（いわゆる難病）治療研究事業における約60疾患が医療保険の治療救済の対象に認定されている一方，介護保険においても16の「特定疾病」があり，二号被保険者がその対象となっている．この二号被保険者とは64歳までの16の「特定疾病」のいずれかを有している場合であり，主治医意見書に従い，「特定疾病」に該当するかを判断してもらい，介護認定審査会を経て要支援（1，2），介護度（1〜5度）を認定してもらうことができる．二号被保険者は65歳になると自動的に一号被保険者になり，二号被保険者としての権利は消失する．

16の特定疾病は，①癌（末期），②整形外科関連疾患では，a.関節リウマチ，b.後縦靱帯骨化症，c.骨折を伴う骨粗鬆症，d.脊柱管狭窄症，e.両側の膝関節または股関節に著しい変形を伴う変形性関節症，③神経系では，f.筋萎縮性側索硬化症，g.初老期における認知症（Alzheimer病，脳血管認知症），神経変性症として，h.進行性核上性麻痺，大脳基底核変性症，Parkinson病（Parkinson病関連疾患），i.脊髄小脳変性症，j.多系統萎縮症，④その他として，k.早老症（Werner症候群等），l.脳血管疾患（脳梗塞，脳出血等），m.慢性閉塞性肺疾患（肺気腫，慢性気管支炎），n.閉塞性動脈硬化症，o.糖尿病（末梢神経障害，腎症および網膜症）である．高齢者に比較的多く出現する16疾患のいずれかを有する64歳までの人に対して二号被保険者として介護認定を行い，介護の面からの救済を目的にしている．活用の仕方など一号，二号に差異はない．

＜齋藤豊和＞

正常圧水頭症

　髄液圧は正常であるが脳室拡大を示す疾患で原因不明の特発性正常圧水頭症と，くも膜下出血や髄膜炎などに続発する二次性正常圧水頭症に分類される．

　典型例では，認知症，歩行障害，尿失禁などの主要な三徴候を示す．しかし，すべての徴候が揃わない例も多く，すべての徴候が揃っていなくても疑う必要がある[2]．画像所見では，典型例は図7のごとく脳室の拡大が著明になっている．治療は脳神経外科に紹介し，腰椎腹腔シャント術あるいは脳室腹腔シャント術を施行してもらうと改善を示す例がある．**正常圧水頭症は治療可能な疾患であり，適切な早期診断が期待される**（次頁Column参照）．

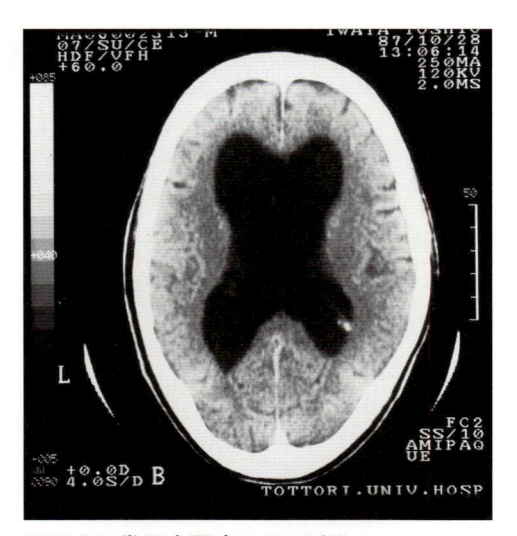

図7● 正常圧水頭症のCT所見

文献

1) Urakami, K., Adachi, Y., Wakutani, Y., et al. : Epidemiologic and genetic studies of dementia of the Alzheimer type in Japan. Dement Geriatr Cogn Disord, 9 : 294-298, 1998
2) 「これでわかる認知症診療 かかりつけ医と研修医のために～改訂第2版～」(浦上克哉 著), 南江堂, 2012
3) World Health Organization. International statistical classification of disease and related health problems, 10th ed (ICD-10), 11, 1992
4) Chui, H. C., Victoroff, J. I., Margolin, D. et al. : criteria for the diagnosis of ischemic vascular dementia proposed by the state of California Alzheimer's disease diagnostic and treatment centers. Neurology, 42 : 473-478, 1992
5) Roman, G. C., Tatemichi, T. K., Erkinjuntti, T. et al. : Vascular dementia : Diagnostic criteria for research studies. Report of the NINDS-AIREN international workshop. Neurology, 43 : 250-260, 1993
6) American Psychiatric Association. Diagnostic and statistical manual of mental disorders, 4th ed (DSM-IV). Washington DC : American Psychiatric Association, 1994

❖ 正常圧水頭症の診断・治療などの流れ — Column

難病情報センターホームページの正常圧水頭症に関するページ[1]では，診断と治療の流れが図のように示されている．

①症状や画像所見から可能性がある場合は，possible iNPHとされ専門医へ紹介する．専門医は②～⑥などでprobable iNPHと診断をつける．手術を行い，改善があったものがdifinite iNPHとなる．改善の可能性の多寡は検査である程度わかるが，もちろん確実な予後は手術後でないと判明しない．

＜大生定義＞

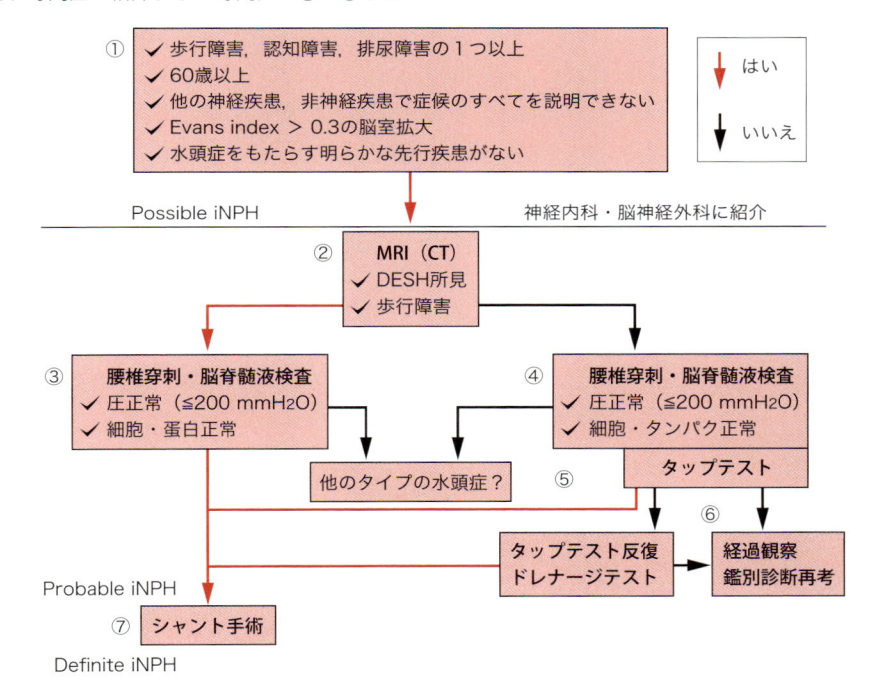

図● 正常圧水頭症（iNPH）における診断と治療の流れ

① 歩行障害，認知障害，排尿障害の1つ以上／60歳以上／他の神経疾患，非神経疾患で症候のすべてを説明できない／Evans index > 0.3の脳室拡大／水頭症をもたらす明らかな先行疾患がない
→ Possible iNPH → 神経内科・脳神経外科に紹介
② MRI（CT）：DESH所見／歩行障害
③ 腰椎穿刺・脳脊髄液検査：圧正常（≤200 mmH2O）／細胞・蛋白正常
④ 腰椎穿刺・脳脊髄液検査：圧正常（≤200 mmH2O）／細胞・タンパク正常
　他のタイプの水頭症？
⑤ タップテスト → タップテスト反復　ドレナージテスト
⑥ 経過観察　鑑別診断再考
→ Probable iNPH
⑦ シャント手術
→ Definite iNPH

Evans index：両側側脳室前角間最大幅／その部位における頭蓋内腔幅
DESH：disproportionately enlarged subarachnoid-space hydrocephalus
タップテスト：脳脊髄液排除試験　ドレナージテスト：腰部持続脳脊髄液ドレナージ試験
文献1より引用

文献
1) 難病情報センター　正常圧水頭症：http://www.nanbyou.or.jp/entry/281

第3章 知っておくべき神経疾患

7 中枢神経系感染症

木村哲也

1 疾患概念

中枢神経系の感染症は感染部位で分類する．**脳炎**は脳実質の，**髄膜炎**は髄膜（図1）の感染である．膿瘍は脳実質にできた場合を**脳膿瘍**，硬膜とくも膜の間にできた場合を**硬膜下膿瘍**，硬膜の外側にできた場合を**硬膜外膿瘍**という．

2 診断

細菌性髄膜炎の三徴は発熱，項部硬直，意識障害であるが，すべてそろうのは3分の2以下といわれている．診断時における身体所見の感度は，発熱が85％，項部硬直が70％，意識障害が67％である．項部硬直はKernig徴候，Brudzinski徴候を観察する（図2）．

1）髄液検査

髄膜炎・脳炎が疑われた場合，髄液検査は原則的に行うべきで，初圧，外観の観察，細胞数，糖（同時血糖），タンパクの測定，グラム染色と培養が必要である（p.336 **第6章1**参照）．髄液検査の施行にあたっては，眼底鏡で乳頭浮腫がないこと，神経学的巣症状のないことを確認する．乳頭浮腫や巣症状がみられたり，意識障害のあるときは，頭部CTまたはMRIで頭蓋内圧亢進徴候を観察する．主な所見は，①sulciやgyriが目立たなくなっていること，②側脳室下角が拡大していること，③皮髄境界が不鮮明であること，④鞍上槽（ペンタゴン）

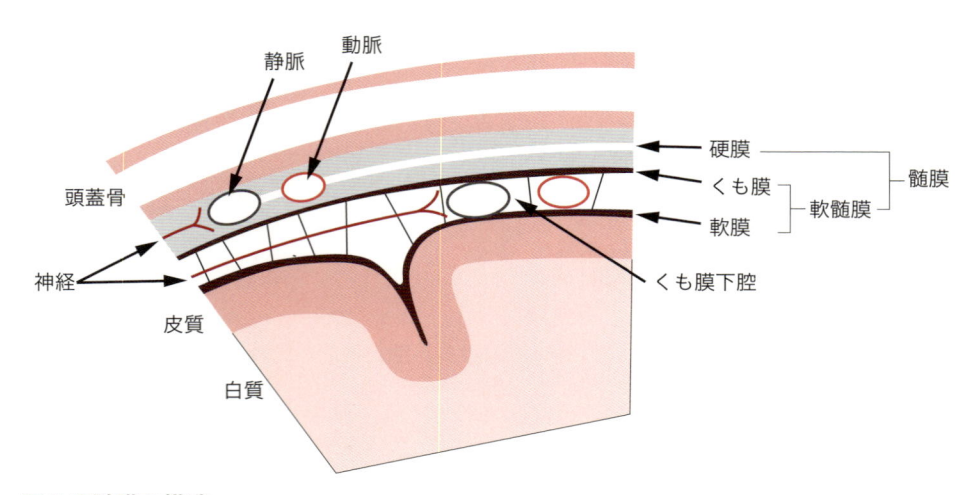

図1 ● 髄膜の構造
脳皮質と脊髄は髄膜に覆われており，髄膜は軟膜・くも膜・硬膜の3層構造を成している．軟膜とくも膜を合わせて軟髄膜（leptomeninges）という．髄液は軟膜とくも膜の間（＝くも膜下腔）を流れている

が狭小化していること，⑤橋槽が狭小化していること，である（図3，4）．なお，膿瘍の有無は画像診断が有用である．

髄液所見の特徴を**表**に示す．

2）髄液の採取と評価

髄液採取にあたっては，1本目が細胞数（分画），2本目に糖とタンパク，3本目は培養，4本目は再度細胞数（分画）の順番を推奨している．Traumatic tap（外傷性穿刺）の場合，1本目に比べ4本目で赤血球数が少ない．くも膜下出血では違いがみられない．なお，「真の

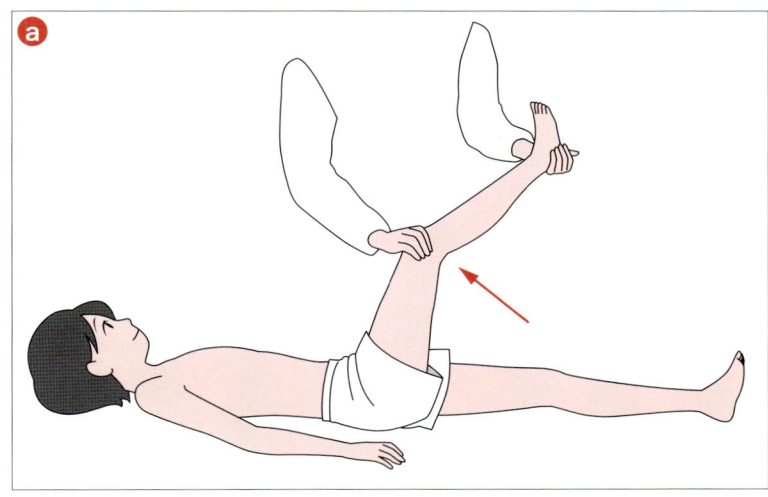

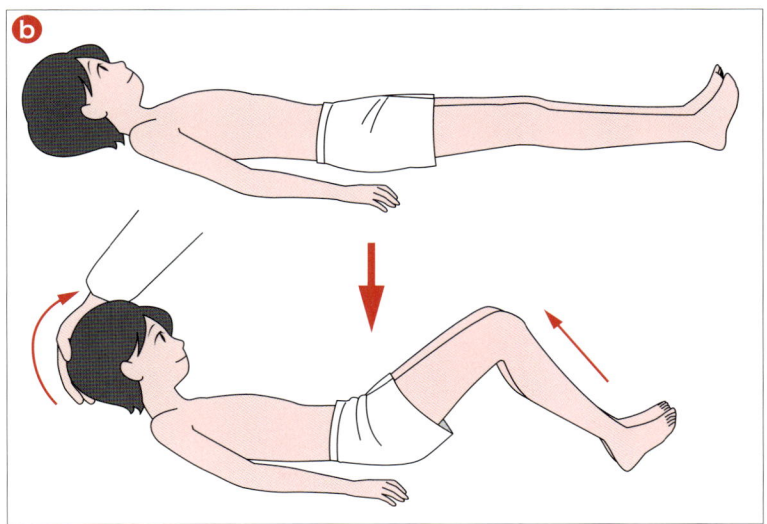

図2●髄膜刺激徴候
ⓐ Kernig徴候：股関節と膝関節を90°に屈曲させた後，下腿を被動的に進展させる．下腿を135°以上伸ばすことができない．ⓑ Brudzinski徴候：患者の頭を被動的に屈曲させると，股関節と膝関節が自動的に屈曲する

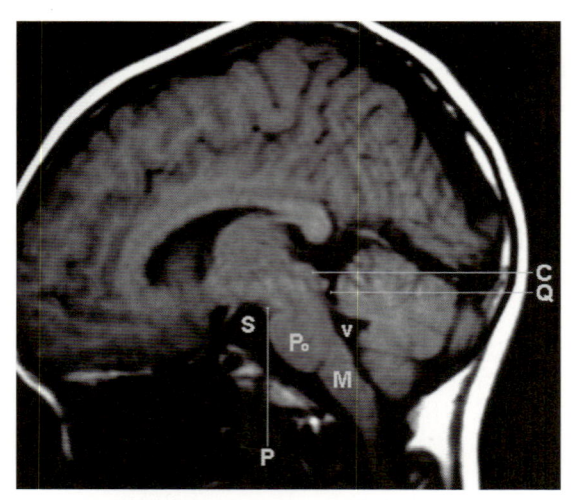

図3● 頭部MRI矢状断図の正常解剖
S：トルコ鞍上槽（suprasellar cistern）　Po：橋（pons）
P：大脳脚（中脳）（cerebral peduncles〈midbrain〉）
M：延髄（medulla）
C：四丘体（上丘および下丘）（quadrigeminal plate〈superior and inferior colliculi〉）
V：第4脳室（fourth ventricle）
Q：四丘体槽（quadrigeminal cistern）　　　　　　　　　　　　文献4より転載

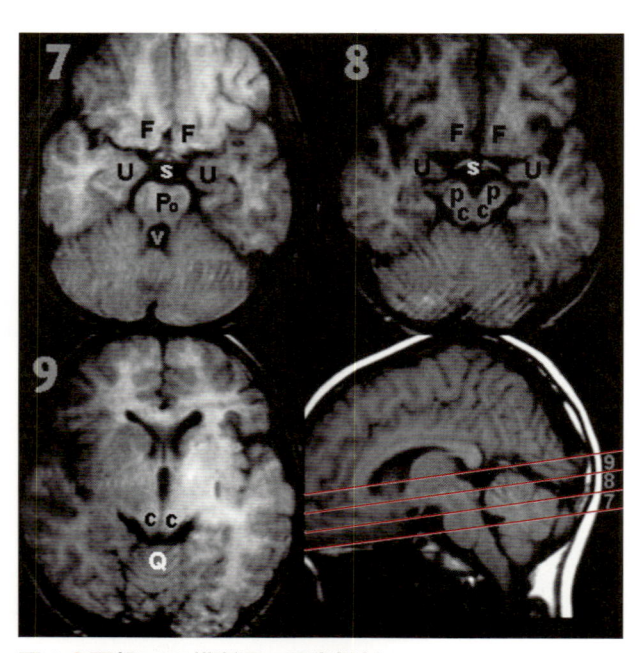

図4● 頭部MRI横断図の正常解剖
F：前頭葉（frontal lobe）　U：鉤（uncinate）
S：トルコ鞍上槽（suprasellar cistern）　Po：橋（pons）
P：大脳脚（中脳）（cerebral peduncles〈midbrain〉）
M：延髄（medulla）
C：四丘体（上丘および下丘）（quadrigeminal plate〈superior and inferior colliculi〉）
V：第4脳室（fourth ventricle）
Q：四丘体槽（quadrigeminal cistern）　　　　　　　　　　　　文献4より転載

表●髄膜炎の種類による髄液所見の特徴

髄膜炎	ウイルス性	細菌性	結核性	真菌性	神経梅毒
髄液圧	→	→〜↑	→〜↑	→〜↑	→
細胞数（/μL）	5〜500 単核球	100〜 多核球	50〜500 単核球	5〜500 単核球	〜300
糖（mg/dL）	→	<45	<45	<45	→
タンパク（mg/dL）	45〜100	50〜1,000	50〜500	50〜500	→〜↑

髄液中の白血球＝髄液中の白血球−（髄液中の赤血球数×末梢血中の白血球／末梢血中の赤血球数）」という計算式もある．赤血球700個に対して，白血球1個の割合で影響を与える．タンパクに対する影響は赤血球700個に対して1 mg/100 mLの増加である．

細胞数の評価には少し注意が必要で，急性期にはウイルス性でも細菌性でも多核球が増加している．ウイルス性では時間経過とともにリンパ球が優位になる．

脳脊髄液は15分以内に検査室に運び，可及的速やかに検査を開始する．培養検査では，髄膜炎菌が考えられるときは室温で保存し，その他の細菌，結核菌，真菌を考えているときは4℃に冷蔵保存する．

脳炎の多くはウイルス性であるが，髄膜炎では常に細菌性を考慮する必要がある．起因菌は，成人では肺炎球菌（*Streptococcus pneumoniae*）が圧倒的に多く，髄膜炎菌（*Neisseria meningitidis*）は学童期以上で考慮するものの日本での頻度は案外少ない．リステリア（*Listeria monocytogenes*）は免疫力が低下している場合，インフルエンザ菌（*Haemophilus influenzae*）は2歳以下で多い．院内感染ではグラム陰性桿菌（*Klebsiella pneumonia*, *Escherichia coli*），連鎖球菌，黄色ブドウ球菌（*Staphylococcus aureus*）の順で頻度が高く，脳室シャントを受けている患者では，表皮ブドウ球菌（*S. epidermidis*），黄色ブドウ球菌，腸球菌，*Bacillus subtilis*，コリネバクテリウムを想定する．

髄膜炎では75％の症例でグラム染色が陽性となるが，リステリアは例外で，通常細胞内に存在するため陽性率は25％程度である．なお，髄膜炎は血行性に，脳膿瘍は副鼻腔炎から広がることが多い．

3 治療

この病態を疑った場合30分以内に抗菌薬投与を行う．**「様子をみる，経過観察を行う」ということは決してしてはならない内科エマージェンシーである**．細菌性髄膜炎の場合，数分の治療の遅れが生死を分けることになりうる．

市中感染では3世代のセファロスポリン（セフトリアキソンまたはセフォタキシム）が推奨される．第1世代は血液脳関門を通過しないので使用しない．重症例ではペニシリン耐性肺炎球菌をカバーするためバンコマイシンを追加し，免疫不全者や高齢者にはリステリアをカバーするためにアンピシリンを追加する．

処方例

セフトリアキソンナトリウム（ロセフィン®） 2 g　12時間毎＋バンコマイシン　1 g　12時間毎＋アンピシリン（ビクシリン®） 2 g　4時間毎

なお，デキサメサゾン療法（成人では10 mgを6時間毎，2～3日間）は，抗菌薬投与直前に行うべきである．また，脳浮腫の軽減や痙攣に対する治療も考慮しておく．脳膿瘍では外科的ドレナージが必要なこともあるため，脳神経外科へのコンサルテーションを忘れない．

文献
1）「レジデントのための感染症診療マニュアル 第2版」（青木 眞 著），医学書院，2007
2）細菌性髄膜炎の診療ガイドライン：http://www.neurology-jp.org/guidelinem/zuimaku.html
3）Bamberger, D, M. : Diagnosis, initial management, and prevention of meningitis. Am Fam Physician, 82（12）：1491-1498, 2010
4）Loren, G., Yamamoto. : Intracranial hypertention and brain herniation syndromes radiology cases in pediatric emergeney medicine volume5, case6. : www.hawaii .edu/medicine/pediatrics/pemxray/v5c06.html

第3章 知っておくべき神経疾患

8 Parkinson病

山田人志

1 疾患概念

　Parkinson病とは，多くは中年以降に発症し，無動，安静時振戦，筋強剛および姿勢反射障害などの運動障害を特徴とする神経変性疾患である．その原因は中脳黒質のドパミン神経の変性によって，線条体ドパミン濃度が低下して運動症状を引き起こす．したがって，レボドパ（ドパミンの前駆物質）を主体とする薬物療法が非常に有効な疾患である．

1）疫学

　有病率は人口10万人当たり100～150人と推定されている．発症年齢は50～60歳代に多く，高齢化社会に伴い有病率は増加している．40歳以下で発症することもあり，若年性Parkinson症候群と呼ばれ，遺伝的要因が高いことが多い．

2）病因

　中脳黒質のドパミン神経の変性・壊死によって線条体でのドパミン濃度が低下し運動症状をきたす．ドパミン神経の障害の原因は環境要因と遺伝的要因からなると考えられているが詳細は不明である．

3）病像の広がり

　近年，無動，安静時振戦，筋強剛および姿勢反射障害などの運動症状以外に嗅覚障害，精神症状（うつ，幻覚，妄想，認知障害など），睡眠障害，自律神経障害（便秘，排尿障害，発汗異常，起立性低血圧など），感覚障害（痛みやしびれ感）などの多彩な非運動症状を呈することが注目されてきている．Parkinson病はドパミン神経の障害だけでなく，広範な中枢神経系障害のみならず，末梢神経（腸管，副腎，心臓交感神経など）にも病変が及んでいることを示している．

2 診断

1）診断基準

　Parkinson病の診断にはいくつかの診断基準があるが，主に厚生省班会議が1996年に作成した診断基準[1]が用いられることが多く（**表1**），この基準に則って診断をすればほとんど診断は可能である．

　ポイントを要約すれば，**①緩徐進行性で，②筋強剛，安静時振戦，運動緩慢のいずれかの1つ以上の症候を認め，③レボドパかドパミン受容体刺激薬が有効であり，④頭部MRIにて明らかな異常がない**ことである．診断にあたって注意することは，姿勢反射障害はある程度

表1 ● Parkinson病の診断基準

1．自覚症状
1）安静時のふるえ（四肢または顎に目立つ） 2）動作がのろく拙劣 3）歩行がのろく拙劣

2．神経所見
1）毎秒4～6回の安静時振戦 2）無動・寡動：仮面様顔貌，低く単調な話し方，動作の緩慢・拙劣，姿勢変換の拙劣 3）歯車現象を伴う筋固縮 4）姿勢・歩行障害：前傾姿勢，歩行時に手の振りが欠如，突進現象，小刻み歩行，立ち直り反射障害

3．臨床検査所見
1）一般検査に特異的な異常はない 2）脳画像（CT，MRI）に明らかな異常はない

4．鑑別診断
1）脳血管障害のもの 2）薬剤性のもの 3）その他の脳変性疾患

診断の判定
次の①～⑤のすべてを満たすものを，Parkinson病と診断する ①経過は進行性である ②自覚症状で，上記のいずれか1つ以上がみられる ③神経所見で，上記のいずれか1つ以上がみられる ④抗パーキンソン病薬による治療で，自覚症状・神経所見に明らかな改善がみられる ⑤鑑別診断で，上記のいずれでもない

参考事項
①Parkinson病では神経症候に左右差を認めることが多い ②深部腱反射の著しい亢進，Babinski徴候陽性，初期からの高度の痴呆，急激な発症はParkinson病らしくない所見である ③脳画像所見で，著明な脳室拡大，著明な大脳萎縮，著明な脳幹萎縮，広範な白質病変などはParkinson病に否定的な所見である

文献1より転載

進行した時期に出現する症状で，発症初期に姿勢反射障害がみられたり，転倒しやすいという訴えがあれば，進行性核状性麻痺などの他のParkinson症候群を疑う必要がある．

2）診断のポイント；MIBG心筋シンチグラフィー

Parkinson症候が明らかにあるが，パーキンソン病治療薬の効果が乏しく診断に迷うときがある．そのようなときの補助診断として，MIBG心筋シンチグラフィーが有用である．Parkinson病では，比較的早期から心臓交感神経の障害があるため，MIBG心筋シンチグラフィー（p.350**第6章4**参照）で早期像，後期像ともにMIBGの心臓への取り込みが低下する．一方，他のParkinson症候群ではMIBGの集積は良好で鑑別診断に役立つ．

3 治療

　Parkinson病と診断した後，いつ薬物治療を開始するかについては一定の見解はない．現在の薬物療法はParkinson病自体の進行を遅らせるエビデンスはないので，基本的には対症療法である．したがって，患者が日常生活に支障を感じたときに薬物療法を開始するのがよいと考えられる．生活に支障がない場合は，生活指導，精神的支え，運動療法などの指導で経過をみていく．これらの生活・運動療法の指導は，患者に過度の不安を与えず，病気に対する理解を深め，医療機関との関係を保つためにも重要である．

1) 早期Parkinson病の薬物療法

　薬物療法は通常レボドパ製剤（レボドパ＋脱炭酸酵素阻害薬配合剤）かドパミン受容体刺激薬で開始する．レボドパ製剤の方が効果は優れているが，長期に服用するとジスキネジアなどの運動合併症が出現する．ドパミン受容体刺激薬からの治療開始は，レボドパで開始するよりもジスキネジアの出現を遅らせるというエビデンスがある．**したがって特別な理由がなければ，最初はドパミン受容体刺激薬で治療を開始し，効果不十分になったときにレボドパ製剤を追加するのがよい**．しかしながら，症状を早期に改善させる事情がある場合はレボドパ製剤から開始する．また高齢者や認知症にドパミン受容体刺激薬を投与すると認知症の悪化や幻覚・妄想などの精神症状を出現させるリスクがあるため，レボドパ製剤から開始するのが安全である．

❶高齢者や認知機能障害のない場合

　麦角系ドパミン受容体刺激薬（ペルゴリド，カベルゴリン，ブロモクリプチンなど）は心臓弁膜症を惹起するリスクがあるため，第一選択薬として使用せず非麦角系ドパミン受容体刺激薬から開始する．

非麦角系ドパミン受容体刺激薬の処方例

①プラミペキソール（ビ・シフロール®，0.125 mg）2錠（1日2回朝夕食後）から開始し，症状が安定するまで1.5〜4.5 mg（1日3回毎食後）の維持量まで徐々に増量．

または

②ロピニロール（レキップ®，0.25 mg）3錠（1日3回毎食後）から開始し，症状が安定するまで3〜15 mg（1日3回毎食後）の維持量まで徐々に増量する．

　十分な効果が得られなかったらレボドパ製剤を追加する．

　非麦角系ドパミン受容体刺激薬は日中の過眠や突発性睡眠が惹起されるリスクがあるため，自動車の運転や危険な作業に従事する患者には使用を控える．このときには麦角系ドパミン受容体刺激薬への変更を考慮する．

麦角系ドパミン受容体刺激薬の処方例

③ペルゴリド（ペルマックス®，50 μg）1錠（1日1回朝食後）から開始し，症状が安定するまで750〜1,250 μg（1日3回毎食後）の維持量まで徐々に増量する．

または

④カベルゴリン（カバサール®，0.25 mg）1錠（1日1回朝食後）から開始し，症状が安定するまで1〜3 mg（1日1回朝食後）の維持量まで徐々に増量する．

または

表2 ● Hoehn & Yahr の重症度分類

1度	症状は一側性で，機能障害はないか，あっても軽度
2度	両側性の障害があるが，姿勢の保持障害はない．日常生活，就業は多少の障害はあるが行いうる
3度	姿勢保持障害がみられる．活動はある程度制限されるが，職業によっては仕事が可能である．機能障害は軽ないし中等度だが，1人での生活が可能である
4度	重篤な機能障害を呈し，自力のみによる生活は困難となるが，まだ支えられずに立つこと，歩くことはどうにか可能である
5度	立つことも不可能で，介助なしではベッドまたは車椅子につきっきりの生活を強いられる

⑤ブロモクリプチン（パーロデル®，2.5 mg）1錠（1日1回朝食後）から開始し，症状が安定するまで 7.5〜22.5 mg（1日3回毎食後）の維持量まで徐々に増量する．

麦角系ドパミン受容体刺激薬を使用する場合，心臓弁膜症やその既往のある患者には禁忌である．また使用中は最低年1回の定期的な心臓エコー検査が必要である．

❷早期に症状の改善が必要な場合または高齢者・認知機能障害のある場合

最初からレボドパ製剤を処方する．

処方例

⑥レボドパ配合錠（ネオドパストン®，100 mg）0.5〜1錠（1日1回朝食後）から開始し，症状が安定するまで 300〜600 mg（1日3回毎食後）の維持量まで徐々に増量する．効果が不十分のときは食前服用，頻回処方，増量を考慮する．

2）進行期 Parkinson 病の治療

早期にはドパミン受容体刺激薬やレボドパが有効であるが，症状の進行に伴い（レボドパ治療開始後4〜5年くらい）症状の日内変動（wearing-off）やジスキネジアが出現する．そのような時期には患者の症状に応じて工夫が必要となってくる．具体的にはレボドパの少量頻回投与，MAOB 阻害薬の併用，COMT 阻害薬の併用，レボドパ製剤とドパミン受容体刺激薬とのバランス調整などである．さらに幻覚，妄想や認知症状などの精神症状が合併すると，薬物療法のみでは治療困難となってくる．患者によっては脳深部刺激療法（deep brain stimulation：DBS）の適応も考慮する必要もある．このような時期には専門医による治療が必須となるので，専門医に紹介する．

4 重症度

現在の病状把握，今後の治療の計画や生活指導などのため，重症度を評価することは重要である．また特定疾患申請のためにも正しく重症度を評価することは必要である．一般には Hoehn & Yahr の重症度分類（表2）と Unified Parkinson's Disease Rating Scale（UPDRS）が用いられている．前者は簡便で1〜5段階に分類している．1度は一側性の障害，2度は両側性の障害だが，姿勢保持障害はない．3度は姿勢保持障害がみられる段階である．4度は立位や歩行は介助なしに何とか可能であるが，日常生活に困難を伴う．5度は立位に介助を要する段階である．現在特定疾患に申請するためには，3度以上の重症度が必要である．

表3● Hoehn & Yahrの重症度分類（改訂版）

0度	パーキンソニズムなし
1度	一側性パーキンソニズム
1.5度	一側性パーキンソニズム＋体幹障害（neck rigidityなど）
2度	両側性パーキンソニズムだが平衡障害なし
2.5度	両側性パーキンソニズム＋後方突進があるが自分で立ち直れる
3度	軽〜中等度パーキンソニズム＋平衡障害，肉体的には介助不要
4度	高度のパーキンソニズム，歩行は介助なしでどうにか可能
5度	介助なしでは，車椅子またはベッドに寝たきり（介助でも歩行は困難）

またHoehn & Yahrの重症度分類は改訂が加えられ，一側性障害に体幹障害が加わったものを1.5度，両側性障害に後方突進はみられるが，自分で立ち直れるのを2.5度とし，さらに細かく分類された（**表3**）．

一方UPDRSはHoehn & Yahrの重症度分類より詳細なもので，Part I（精神機能，行動および気分の評価）には4項目，Part II（日常生活動作）には13項目，Part III（運動能力検査）14項目，Part IV（合併症）には11項目あり，それぞれの項目で2〜5段階評価している．詳細な重症度を評価するのに非常に有用である．日本語版も出ているので参考にされたい[2]．

文献

1) 厚生省特定疾患・神経変性疾患調査研究班（班長：柳澤信夫）．1995年度報告書，p.22, 1996

2) 折笠秀樹，久野貞子，長谷川一子：Parkinson病の重症度を測る日本語版unified Parkinson's disease rating scale（UPDRS）の信頼性評価．神経治療，17：577-591, 2000

第3章 知っておくべき神経疾患

9 Parkinson症候群（パーキンソニズム）

山田人志

1 疾患概念

　Parkinson症候群（パーキンソニズム）とは，無動，安静時振戦，筋強剛および姿勢反射障害などの錐体外路症状をきたす疾患群である．その原因はさまざまであるが，代表は線条体のドパミン低下が原因で起こるParkinson病（Parkinson's disease：PD，特発性パーキンソニズム）である．他には既知の原因による症候性パーキンソニズムと，PD以外の変性疾患によるものがある（表1）．適切な治療方針や予後の判定，また患者への生活指導のために鑑別が必要である．

2 症候性パーキンソニズムをきたす主な疾患

1) 薬剤性パーキンソニズム（drug-induced parkinsonism：DIP）

　中枢神経系のドパミン受容体遮断作用を有する薬剤の服用による．その薬剤を早急に中止すれば症状は改善するので，決して見逃してはならない疾患である．原因となる主要な薬剤を表2に示す．最も頻度が高いのは，制吐・消化管機能促進薬および向精神薬として使用されるメトクロプラミド（プリンペラン®），チアプリド塩酸塩（グラマリール®），スルピリド（ドグマチール®）などである．
　主症状として運動緩慢，筋強剛，仮面様顔貌，小刻み歩行を呈し，PDと非常に類似している．異なる点としては，発症が亜急性であり，左右差が明らかでない点である．治療は可能な限り原因薬剤を中止にすることである．症状が遷延する場合は抗コリン薬かドパミン作動薬（レボドパやドパミン受容体刺激薬）を投与する．

表1 ● パーキンソニズムをきたす主な疾患

1. 特発性パーキンソニズム
Parkinson病
2. 症候性パーキンソニズム
薬剤性パーキンソニズム 　脳血管性パーキンソニズム 　正常圧水頭症 　Wilson病 　脳腫瘍　　など
3. 変性疾患によるパーキンソニズム
多系統萎縮症 　進行性核上性麻痺 　大脳皮質基底核変性症　　など

2）脳血管性パーキンソニズム（vascular parkinsonism：VP）

多発性脳梗塞に伴ってパーキンソニズムが出現する．高齢者に多く，発症初期からすくみ足を伴う歩行障害が目立ち，無動や筋強剛は軽い．筋強剛はあっても鉛管様である．安静時振戦はほとんど認めない．またPDのような左右差はなく，**上肢の症状はほとんど目立たず下肢の症状が重いという上下差があるのが特徴**である．頭部CTやMRIでは，大脳基底核周囲の多発性脳梗塞や広範な大脳白質病変を認める．レボドパなどのパーキンソン病治療薬の効果は期待できない．治療は脳梗塞再発予防として，高血圧や高脂血症などの危険因子のコントロールと抗血小板薬の投与を行う．

3）正常圧水頭症（normal pressure hydrocephalus：NPH）

NPHは脳脊髄液の循環障害より著明な脳室拡大を呈し，歩行障害，尿失禁，認知症をきたす疾患である．原因は不明である特発性と，頭部外傷やくも膜下出血の後遺症として起こる続発性とに分かれる．歩行障害は小刻み歩行やすくみ歩行が目立ち，動作も緩慢となるので，PDとの鑑別にあげられる．頭部MRIでは著明な脳室拡大を認め，特に冠状断で高位円蓋部の狭小化がみられることが特徴である．治療は髄液シャント術が期待される（p.158 **第3章6** 参照）．

4）Wilson病（Wilson's disease）

Wilson病は銅輸送タンパク（ATP7B）の遺伝子異常によって，銅の輸送機能障害が起こり，肝，脳，腎，眼などに銅が蓄積し肝障害やパーキンソニズムをきたす先天性代謝異常症である．発症は主に3〜15歳の小児期であるが，高中年で発症することもあり，PDと鑑別が必要なことがある．診断は遺伝歴（常染色体劣性遺伝），肝障害，角膜所見などから，PDとの鑑別はさほど困難ではない．しかし進行すると肝不全から生命にかかわるので，**非典型的なパーキンソニズムをみたら鑑別診断として考える必要がある**．検査所見では血清セルロプラスミンの低値と血清銅の低値を認める（低値を認めない症例もあるので注意が必要）．治療は銅キレート剤（D-ペニシラミンや塩酸トリエンチン）や亜鉛薬が有効である．進行した場合は肝移植も考慮する．

表2 ●薬剤性パーキンソニズムをきたす主要な薬剤

ベンズアミド誘導体	メトクロプラミド（プリンペラン®） チアプリド塩酸塩（グラマリール®） スルピリド（ドグマチール®）
フェノチアジン系	クロルプロマジン（ウインタミン®） レボメプロマジン（ヒルナミン®） プロクロルペラジン（ノバミン®）
ブチロフェノン系	ハロペリドール（セレネース®） スピペロン（スピロピタン®） チミペロン（トロペロン®）

3 Parkinson病以外の神経変性疾患

進行した時点ではPDとの鑑別は容易であるが，発症初期には鑑別が困難なことがある．特徴としてはPDと比べて進行が速く，レボドパなどのパーキンソン病治療薬の効果は初期には有効なことがあるが，一般に効果は乏しい．

1）多系統萎縮症（multiple system atrophy：MSA, p.179第3章10参照）

MSAは自律神経症状，パーキンソニズム，小脳症状を主症状とする症候群である．パーキンソニズムが主体のパーキンソニズム型（MSA-P：線条体黒質変性症），小脳症状が主体の小脳失調型（MSA-C：オリーブ橋小脳萎縮症），自律神経症状が主体のShy-Drager症候群に分けられる．3疾患とも進行すると3つの主症状が認められ，病理学的にも嗜銀性封入体であるglial cytoplasmic inclusion（GCI）が大脳基底核などのオリゴデンドログリアに認められることより，同一の原因に基づく疾患と考えられている．特にPDと鑑別が問題となるのはパーキンソニズムが主体のMSA-Pである．

MSA-PはPDと類似したパーキンソニズムを呈するが，発症初期から起立性低血圧や排尿障害（頻尿や失禁）などの自律神経障害が目立つことが鑑別の鍵である．頭部MRIでは，ある程度進行すれば特徴的所見が出現する（図1）．被殻の萎縮とT2強調像で被殻の低信号および被殻背外側の線条の高信号域である．また小脳や脳幹の萎縮，T2強調像で橋底部正中の十字状の高信号も特徴的所見であり，診断的価値が大きい．パーキンソン病治療薬の効果はあまり期待できないが，初期には有効の症例がありレボドパを試してみる価値はある．自律神経症状に対しては対症療法を行う．

2）進行性核上性麻痺（progressive supranuclear palsy：PSP）

PSPはパーキンソニズムに加えて易転倒性，核上性眼球運動障害，体幹・頸部ジストニー，認知症をきたす疾患である．発症初期ではパーキンソニズムのみの場合があり，PDとの鑑

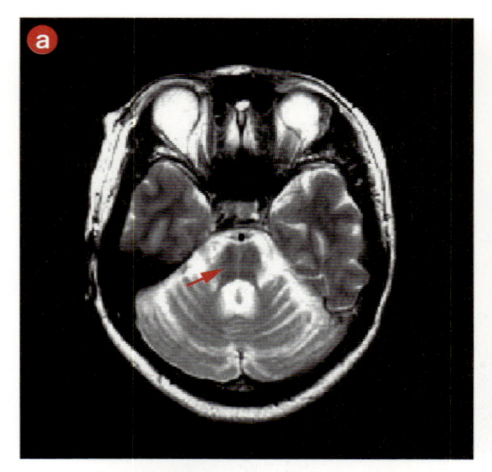

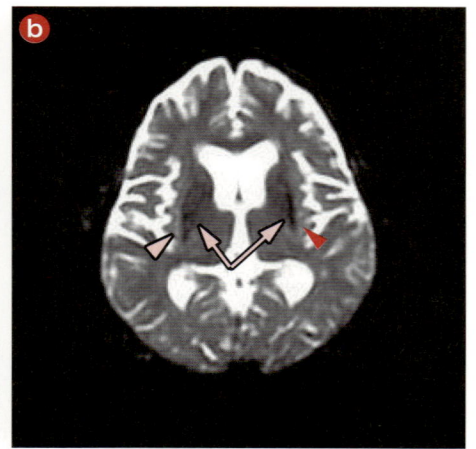

図1●多系統萎縮症の頭部MRI（T2強調像）
ⓐ小脳と脳幹の萎縮，および橋底部正中の十字状の高信号（いわゆる十字サイン，→）を認める．ⓑ被殻の萎縮と低信号（⇨），および被殻背外側の線条の高信号（▶）を認める

別が困難なことがある．しかし後方転倒傾向が比較的発症初期から出現し，姿勢はPDの前傾姿勢とは反対に，頸部は背屈（頸部ジストニー）していることが多いことなどが診断のポイントである．進行すれば核上性の眼球運動障害を認める．最初は上下方向に眼球運動制限がみられるが，徐々に左右にも動かなくなってくる．レボドパなどのパーキンソン病治療薬の効果は初期には有効なこともあるが，ほとんど無効である．頭部MRIでは，橋から中脳被蓋吻側の萎縮，四丘体の萎縮を認める．

3) 大脳皮質基底核変性症（corticobasal degeneration：CBD）

CBDは無動，筋強剛，ジストニアなどの基底核症状に加え，肢節運動失行，他人の手徴候，把握反射などの大脳皮質症状を伴う疾患である．PDと同様かそれ以上，より左右差が目立つことが特徴である．CBDはPDと類似したパーキンソニズムを呈するが，一側のジストニアや大脳皮質症状を認めることより，PDとの鑑別は比較的容易である．頭部MRIでは，左右差のある前頭・頭頂葉の萎縮を示す．パーキンソン病治療薬の効果は期待できない．著明なジストニアや筋強剛で四肢の拘縮をきたしやすいので，ADLを保つためリハビリテーションは必要である．

4 診断の手順

以上述べたことを考慮にいれて，パーキンソニズムを認めた患者の鑑別診断を行う．鑑別にあたっては以下のことに注目する（図2）．

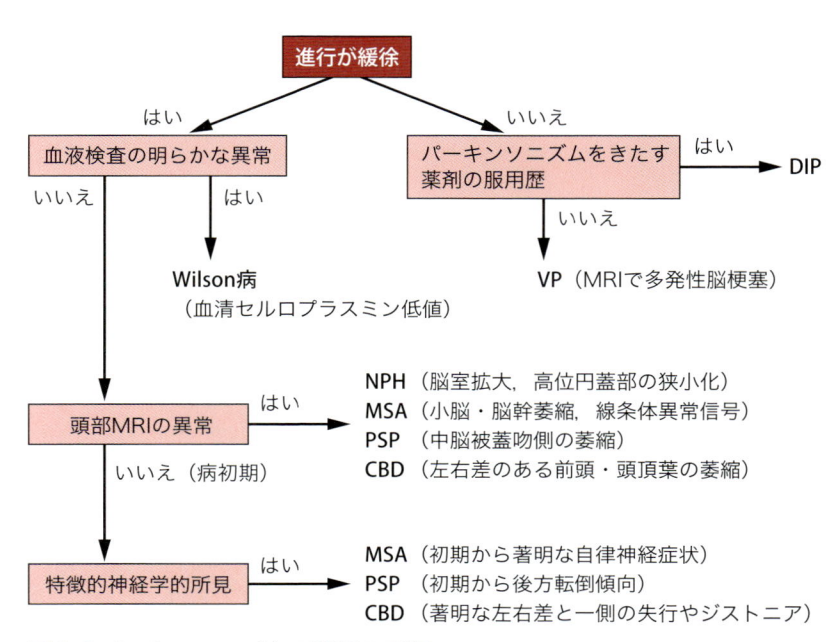

図2 ● パーキンソニズムの診断の手順

DIP：薬剤性パーキンソニズム　VP：脳血管性パーキンソニズム　NPH：正常圧水頭症
MSA：多系統萎縮症　PSP：進行性核上性麻痺　CBD：大脳皮質基底核変性症

1) 問診
発症と進行形式；急性か緩徐か．
パーキンソニズムを引き起こす可能性のある薬剤の服用の有無．

2) 検査所見
血液検査や頭部MRIで異常所見の有無．

3) 神経学的所見の異常の有無
パーキンソニズムの特徴，パーキンソニズム以外の所見の有無など．

5 治療

　PD以外のパーキンソニズムは，パーキンソン病治療薬の効果は期待できないため，薬剤性と正常圧水頭症を除いて，有効な治療法はないのが現状である．しかしパーキンソニズム以外の症状（不眠，不安，便秘，排尿障害など）に対しては対症療法があり，適切な治療を行うことで患者の苦痛を緩和できることは少なくない．また運動療法はADL維持や関節拘縮予防のためにも有用である．疾患に対して有効な治療法が確立されてない疾患ほど，患者と医師との関係を保つことが大切である．

❖ 神経変性：蓄積物質と疾患の分類　Column

　神経変性疾患の多くは特異的なタンパク質が細胞内に蓄積されており，その蓄積物質で疾患を分類することが可能である．主な蓄積物質としてα-シヌクレイン，タウ，ポリグルタミン，TDP-43が知られている．
　α-シヌクレインの蓄積物はレビー小体とグリア細胞封入体であり，前者はParkinson病とレビー小体型認知症，後者は多系統萎縮症でみられる．
　タウの蓄積は神経原線維変化，房状アストロサイト，アストロサイト斑，ピック球などがあり，それぞれAlzheimer病，進行性核上性麻痺，大脳皮質基底核変性症，Pick病に特徴的な病理所見である．

　ポリグルタミンの蓄積は神経細胞体内・核内封入体であり，トリプレットリピート病（Machado-Joseph病，歯状核赤核淡蒼球ルイ体萎縮症，Huntington舞踏病など）に認められる．
　TDP-43の蓄積は筋萎縮性側索硬化症や前頭側頭葉変性症の変性神経細胞やグリア細胞内にみられるユビキチン陽性封入体である．これらの蓄積タンパク質の出現部位は細胞脱落と相関がみられ，疾患発症のメカニズムに深くかかわっていると考えられている．

〈山田人志〉

第3章　知っておくべき神経疾患

10 脊髄小脳変性症

木村哲也

1 疾患概念

脊髄小脳変性症とは，運動失調（四肢・体幹動作の調節障害）を主症状とする神経変性疾患の総称である．緩徐進行性の経過を示し，小脳またはその出入力線維の変性がみられる．本邦では35％が遺伝性で，65％が孤発性である．

1）分類

脊髄小脳変性症は遺伝性（表1）と孤発性に分類される．孤発性で最も頻度の高い疾患が多系統萎縮症で，次が小脳皮質萎縮症である．多系統萎縮症は，オリーブ橋小脳萎縮症（olivoponto cerebellar atrophy：OPCA），線条体黒質変性症（striatonigral degeneration：SND），Shy-Drager症候群（SDS）の3病型を併せた名称で，病因論的には同一であると考えられている．

遺伝性の脊髄小脳変性症は優性遺伝が多く，地域差はあるものの，本邦全体でみればMachado-Joseph病（MJD，SCA 3），SCA 6，SCA 31，歯状核赤核・淡蒼球ルイ体萎縮症（dentatorubropallido luysian atrophy：DRPLA）の頻度が高い．SCA 1，2，3（MJD），6，7，17，DRPLAは原因遺伝子内のCAGリピートが伸長することによって発症するトリプレットリピート病である．一般に，CAGリピートの伸長が大きいと若年発症で重症となるが，小脳・脳幹の萎縮の程度は軽度である．リピート数の短い高齢発症者では，症状に比べ萎縮の程度が強い．**発症年齢と症状はリピート数に比例し，画像変化（小脳・脳幹の萎縮）は反比**

表1 ● 主な遺伝性脊髄小脳変性症

常染色体優性遺伝
脊髄小脳失調症（SCA） 　SCA1，2，3（MJD），6，7，8，14，15，17，31，36 など
歯状核赤核・淡蒼球ルイ体萎縮症（DRPLA）
常染色体劣性遺伝
眼球運動失行と低アルブミン血症を伴う早発性運動失調症（EAOH）
Charlevoix-Saguenay型劣性遺伝性痙性失調症（ARSACS）
ビタミンE単独欠乏性失調症

SCA：spinocerebellar ataxia
MJD：Machado-Joseph disease
DRPLA：dentatorubropalloluysian atrophy
EAOH：early onset ataxia with ocular motor apraxia and hypoalbuminemia
ARSACS：autosomal recessive spastic ataxia of Charlevoix-Saguenay

例すると理解しておくとよい．

　劣性遺伝の頻度は少なく，診断も難しいが，現在まで日本人家系でFriedreich失調症と遺伝学的に確定診断されたケースはなく，多くは眼球運動失行と低アルブミン血症を伴う早発性運動失調症（early-onset ataxia with ocular motor apraxia and hypoalbuminemia：EAOH）であると考えられる．

2) 多系統萎縮症の概念

　1969年 Graham, Oppenheimerらは，オリーブ橋小脳萎縮症（OPCA；MSA-C），線条体黒質変性症（SND；MSA-P），Shy-Drager症候群を包括する概念として多系統萎縮症（multiple system atrophy：MSA）を提唱した．これは病初期にOPCAでは小脳症状が，線条体黒質変性症ではパーキンソニズムが，Shy-Drager症候群では自律神経障害が前景に立つものの，徐々にそれぞれの症状が共通してみられるようになり，さらに重要な点はこれら3疾患において病理学的特徴が共通しているためである．ただし，欧米では多系統萎縮症をMSA-CとMSA-Pに分類することが多いが（Shy-Drager症候群は両疾患のベースに存在するという考え方のようである），本邦では前述のようにShy-Drager症候群を加えて3疾患を包括する概念としてとらえている．

　画像所見では小脳・脳幹の萎縮がみられる．また，MRI T2強調像（もしくはプロトン強調像）における橋のクロスサインはOPCAでは比較的早期から出現し，診断的価値が高いとされている．

2 診断

1) 鑑別診断の考え方

　脊髄小脳変性症は小脳性もしくは後索性の運動失調のみを呈する場合もあるが，錐体路症状，錐体外路症状，自律神経症状，末梢神経症状，高次脳機能障害などを示すことも少なくない．これら症候の組み合わせと，画像所見による萎縮性病変の分布などを考慮して総合的に臨床診断を行う（**表2**）．難病情報センター[1]の「脊髄小脳変性症」ページが参考になる．プライマリ・ケアでは運動失調を診たとき，病歴から遺伝性か否か，遺伝性ならば優性遺伝か劣性遺伝かをまず考えるのがよい．

　次に，孤発性の運動失調症は**表3**を参考に鑑別診断を行うが，考慮すべき原因が多岐にわたり一筋縄ではいかないことが多い．例えば，SCA 6などでは一見孤発性にみえる場合がある．孤発性運動失調症の診断には非遺伝性のみならず，遺伝性の原因もすべて考えておく必要がある．

表2 ● 脊髄小脳変性症の発症様式と特徴

発症様式	特徴
遺伝性 　常染色体優性遺伝 　常染色体劣性遺伝	 家系図が決め手，各世代で発症者が存在する 25歳以前の発症，両親は健康
孤発性	40歳以降の発症，血族に類症者がいない

2）各疾患でみられる症候・症状

❶ Machado-Joseph病（MJD）

MJDは平均発症年齢が37.8歳（14〜45歳）で，歩行失調で始まり，最初の5年間では眼振，痙性，深部反射亢進，構音障害がみられ，その後眼球運動麻痺，筋萎縮などが加わる．ジストニアもこの時期になって出現する．自律神経障害は発症10年以後の晩期の症状である．びっくり眼，facial fasciculation，ミオキミア，ジストニアなどは特徴的な臨床徴候である．原因遺伝子は第14染色体長腕（14q32.1）にあり，タンパク翻訳領域にポリグルタミンをコードするCAGリピートが存在する．画像所見としては小脳・脳幹の萎縮がみられ，特に橋被蓋の萎縮が目立つ．

❷ SCA6

SCA6はかつてHolmes型と診断されたかなりの部分と考えられ，純粋小脳型の臨床病型を示す．原因遺伝子は第19染色体短腕（19p13）に存在し，P/Q型Caチャネルα1サブユニット遺伝子内のCAGリピートが伸長する．SCA6患者では21〜27とごく軽度の伸長を認め（正常上限のリピート数は18），他のCAGリピート病の多くが30〜40リピート以上に伸長するのとは異なっている．画像所見は小脳に限局した萎縮を示し，脳幹の異常はない．遺伝歴がはっきりしない場合，小脳皮質萎縮症をはじめとする孤発性運動失調症との鑑別が問題となる．また，SCA 31も純粋小脳型である．

表3 ● 孤発性運動失調症の鑑別診断

アルコール性小脳変性症
薬物・毒物 　リチウム，フェニトイン，カルバマゼピン，アミオダロン，フルオロウラシル，シタラビン，トルエン，タリウム，水銀
傍腫瘍小脳変性症（paraneoplastic cerebellar degeneration）
免疫介在性失調症（immune-mediated ataxia） 　多腺性内分泌自己免疫症候群，セリアック病，橋本脳症
ビタミン欠乏症 　ビタミンB1欠乏，ビタミンB12欠乏，ビタミンE欠乏
脳表ヘモジデリン沈着症（superficial siderosis）
中枢神経感染症 　急性感染症：水痘（小児），EBウイルス（成人） 　慢性感染症：梅毒，ライム病，*Tropheryma whipplei*，HIV，CJD
ミトコンドリア病（母系遺伝） 　MERRF，MELAS，NARP
脊髄小脳変性症（遺伝性，孤発性）

HIV：human immunodeficiency virus，ヒト免疫不全ウイルス
CJD：Creutzfeldt-Jakob disease
MERRF：myoclonic epilepsy with ragged-red fibers，赤色ぼろ線維を伴うミオクローヌスてんかん
MELAS：myopathy, encephalopathy, lactic acidosis and stroke-like episode，高乳酸血症と脳卒中様症状をもつ脳筋症
NARP：neuropathy, ataxia and retinitis pigmentosa，神経性薄弱運動失調網膜色素変性症

❸歯状核赤核・淡蒼球ルイ体萎縮症（DRPLA）

DRPLAは，発症年齢が小児期から成人までと幅が広く，発症年齢により臨床像が異なるという特徴がある．主な臨床症候は小脳失調，ミオクローヌス，てんかん発作，舞踏アテトーゼやジストニアなどの不随意運動，知能障害である．若年発症ではミオクローヌスてんかん型を呈することが多く，中年以降発症では小脳失調，舞踏アテトーシスなどの不随意運動，認知症が基本症状となり，ミオクローヌスが目立たず，てんかん発作を欠くことが多い（図）．原因遺伝子は第12染色体長腕（12p13.31）にあり，やはりCAGリピート病である．

❹眼球運動失行と低アルブミン血症を伴う早発性運動失調症（EAOH）

EAOHは幼少時に眼球運動失行を呈するが，成長とともに徐々にこの所見は消失する．低アルブミン血症は成人になってから出現し，末梢神経障害を伴う．責任遺伝子は第9染色体長腕（9q13）に存在する*aprataxin*である．

❺オリーブ橋小脳萎縮症（OPCA）

OPCAの平均発症年齢は50歳前後で，初発症状は歩行障害と平衡障害が多く，経過とともに四肢の運動失調，錐体外路症状（パーキンソニズム，p.174 **第3章9**参照））などが加わる．錐体外路症状が前景に出ると小脳失調は目立たなくなり，起立性低血圧や尿失禁などの自律神経症状も加わる．深部反射は亢進することが多いが一定せず，病的反射を伴うことは少ないといった特徴がある．

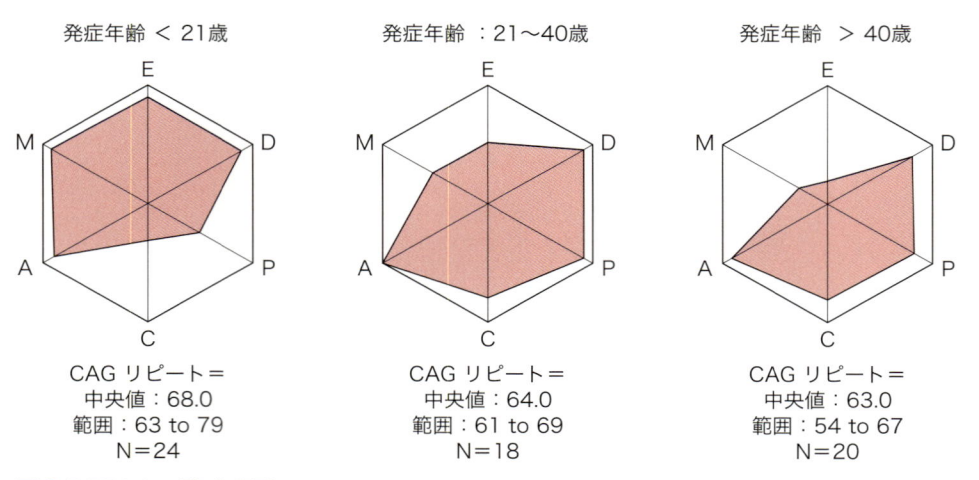

発症年齢 ＜ 21歳　　　　発症年齢：21〜40歳　　　　発症年齢 ＞ 40歳

CAG リピート＝
中央値：68.0
範囲：63 to 79
N＝24

CAG リピート＝
中央値：64.0
範囲：61 to 69
N＝18

CAG リピート＝
中央値：63.0
範囲：54 to 67
N＝20

図● DRPLA の臨床病型
E：てんかん　M：ミオクローヌス　A：失調　C：舞踏アテトーゼ　P：性格変化　D：認知症
文献4より引用

3 治療

　薬物療法としては注射薬であるプロチレリン酒石酸塩水和物（ヒルトニン®）と経口薬であるタルチレリン水和物（セレジスト®）がある．セレジスト®の半減期はヒルトニン®に比べて長く，TSH放出作用は弱いため下垂体-甲状腺系の亢進に伴う副作用を軽減できる．

　多系統萎縮症では声帯外転麻痺による喘鳴やいびきがみられるが，人工呼吸非侵襲的陽圧換気療法（noninvasive positive pressure ventilation：NPPV）によりこれらの症状および低酸素血症の改善が期待できる．

文献
1）難病情報センター：www.nanbyou.or.jp/
2）Sporadic ataxia with adult onset：classification and diagnostic criteria. Lancet Neurol, 9：94-104, 2010
3）The autosomal recessive cerebellar ataxias. NEJM, 366：636-646, 2012
4）T, Ikeuchi., et al.：Dentatorubral-pallido luysian atrophy：Clinical features are closely related to unstable expansions of trinucleotide (CAG) repeat. Ann Neurol, 37 (6)：769-775, 1995

第3章 知っておくべき神経疾患

11 運動ニューロン疾患

成田有吾

　運動ニューロン疾患（motor neuron disease：MND）は，単一疾患を指す病名ではなく，いくつもの疾患の総称である．狭義には，運動ニューロンの系統変性疾患を意味する．MNDは，随意運動に関係する上位および下位運動神経系の慢性進行性の選択的変性を特徴とする．MNDは疾患群であり，下位運動ニューロン，上位運動ニューロン，あるいは脳神経，特に延髄に神経核を有する下位脳神経の障害が比較的顕著なものなど，さまざまな病態を包含している．さらに，発症年齢，家族歴・遺伝性，他系統の神経疾患を合併する例など，いくつかのサブタイプがある[1, 2]．

　本稿では，MNDのうち，筋萎縮性側索硬化症（amyotrophic lateral sclerosis：ALS），脊髄性筋萎縮症（spinal muscular atrophy：SMA），球脊髄性筋萎縮症（spinal and bulbar muscular atrophy：SBMA），および狭義のMNDではないが，平山病（若年性一側上肢筋萎縮症，juvenile muscular atrophy of unilateral upper extremity）について概説する．

筋萎縮性側索硬化症（ALS）

1 疾患概念

　筋萎縮性側索硬化症は，成人発症MNDの代表疾患で，典型的には下位および上位運動ニューロンがともに侵される，きわめて予後不良な神経変性疾患である．有病率は人口10万人に2〜7人程度で，中高年での発症が多いが，40歳以下が10％程度，30歳以下が5％程度，性差では男性にやや多い[1〜3]．

　ALS発症者の約5〜10％は家族性の発症がみられる．原因遺伝子検索では，Cu/Zn superoxide dismutase（SOD1）の変異が最も頻度が高い[4]．本邦の家族性ALS家系の約20％を占める．次いで，本邦ではfused in sarcoma/translated in liposarcoma（FUS/TLS）遺伝子の変異が多い[4]．一方，90％以上を占める孤発性ALSの原因はまだ明らかではないが，AMPA受容体を介したグルタミン酸仮説が有力である[2, 4]．

2 診断

　診断は臨床所見からなされ，特定の診断マーカーはない．臨床的に成人発症の四肢筋力の低下，筋萎縮，腱反射亢進があり，比較的急速に進行する場合にはALSを念頭におく．ALSの診断は除外診断による．不十分な鑑別診断は誤診を招く．症状が軽微な場合，数カ月程度の時間経過における症候の進行を見極める必要がある．経過観察ののちに診断確定に至ることもあり，病初期の診断は容易ではない．

1）進行性

ALSの筋力低下は進行性である．筋力低下の進行が停止，あるいは改善する場合は他疾患を考慮する．

2）さまざまな部位の筋力低下

筋力低下が始まる部位は症例ごとにさまざまである．四肢の筋力低下あるいは球麻痺に始まることが多いが，呼吸筋筋力低下で初発する例もある．筋力低下を脳神経（脳幹），頸髄，胸髄，腰仙髄の各レベルで評価する[1]（**表1**）．ALSの四肢筋力低下では，罹患肢のびまん性萎縮が認められることが多い．この点は，髄節性の筋萎縮を特徴とする頸椎症（p.136 **第3章 3** 参照）や若年性一側上肢筋萎縮症（平山病）とは異なる[5]．一方，ALSでは，下位運動ニューロンの徴候として，split handと呼ばれる特徴的な小手筋萎縮のパターンが注目されている．第一背側骨間筋と短母指外転筋に萎縮が目立ち，小指球（小手外転筋）は非常に良く保たれている[6]．小手筋萎縮が第一背側骨間筋を境に筋萎縮の程度が母指側と小指側で解離している[6]．

3）下位および上位運動ニューロン障害

ALSの診断には下位運動ニューロンと上位運動ニューロン，双方の変性の所見が必要であるが，病初期には臨床所見が少なく，初発身体部位も一定していない．病初期には下位運動ニューロン障害が前景になり，上位運動ニューロン所見を欠く場合，あるいは，上位運動ニューロン障害が初発，前景になる場合もある．上位運動ニューロンの徴候は筋萎縮が進むと不明瞭となることがある．特に，下肢からの発症で，早期から下肢の腱反射が低下，消失することがある．筋萎縮の程度を勘案しても腱反射が相対的に保たれている場合（ALSでは筋力低下により腱反射の際の関節の動きは伴わないものの，筋の速い収縮が視診にて確認される[5]）や，Babinski反射など病的反射の出現を認めた場合には上位運動ニューロン徴候と判断する．

表1 ●下位・上位運動ニューロン障害の徴候

	脳幹	頸髄	胸髄	腰仙髄
下位運動ニューロン所見 麻痺 筋萎縮 線維束性攣縮	下顎，顔面，口蓋，舌，咽頭，喉頭	頸部，上肢，手，横隔膜	背部，腹部，胸郭	下背部，下腹部，下肢，足
上位運動ニューロン所見 反射の病的拡大 クローヌス その他	下顎反射の著明な亢進 口尖らし反射，病的反射 偽性球麻痺 強制泣き，笑い，あくび 痙縮	腱反射の著明な亢進 Hoffmann反射，病的反射 痙縮 麻痺・萎縮筋での腱反射の保存	表在腹筋反射の消失 腱反射の著明な亢進 痙縮	腱反射の著明な亢進 足底反射，病的反射 痙縮 麻痺・萎縮筋での腱反射の保存

文献1をもとに作成

視診による線維束性収縮の疾患特異性は高くない．しかし，筋力低下や筋萎縮とともにみられる場合には下位運動ニューロン徴候と理解される．

4）ALSに典型的ではない徴候

感覚障害，自律神経障害，膀胱直腸障害，眼球運動障害，認知機能障害，小脳症状や錐体外路症状はALSの陰性徴候とも呼ばれ，通常，病初期にはみられない．ただし，長期の経過では，これらの一部が認められることがある．褥瘡の出現も稀ではない[7]．

5）診断を補助する諸検査

診断のための信頼できる生物学的指標がないため，現在，絶対確実なALS診断は不可能である[1]．診断基準に準拠して臨床診断を行う必要がある．臨床でよく用いられる診断基準としては厚生労働省神経変性疾患調査研究班診断基準（**表2**）がある．診断確実性にグレードを付けるものとしてのEl Escorial改訂Airlie House診断基準[1]，さらに針筋電図や神経伝

表2　厚生労働省神経変性疾患調査研究班診断基準：筋萎縮性側索硬化症の診断

神経所見
1．球麻痺所見：舌の麻痺，萎縮，線維束性収縮，構音障害，嚥下障害 2．下位運動ニューロン徴候（前角細胞徴候）：筋萎縮，筋力低下，線維束性収縮 3．上位運動ニューロン徴候（錐体路徴候）：痙縮，腱反射亢進，病的反射

臨床検査所見
針筋電図：高振幅電位，多相性電位 神経伝導検査にて：運動・感覚神経伝導速度は原則正常，複合筋活動電位の低下

鑑別診断
下位運動ニューロン障害のみを示す変性疾患：脊髄性筋萎縮症（SMA） 上位運動ニューロン障害のみを示す変性疾患：原発性側索硬化症 脳幹病変によるもの：腫瘍，多発性硬化症など 脊髄病変によるもの：頸椎症，後縦靱帯骨化症，椎間板ヘルニア，腫瘍，脊髄空洞症，脊髄炎など 末梢神経病変によるもの：運動ニューロパチー（遺伝性，非遺伝性） 筋病変によるもの：筋ジストロフィー，多発筋炎など 偽性球麻痺：脳卒中等による両側性テント上病変など

診断の判定
次の1〜5のすべてを満たすものを，筋萎縮性側索硬化症と診断する 1．成人発症である 2．経過は進行性である 3．神経所見で，上記1〜3のいずれか2つ以上がみられる 4．筋電図で上記の所見がみられる 5．鑑別診断で，上記のいずれでもない

参考事項
診断上次の事項が参考となる 1．遺伝性を示す例がある 2．下肢から発症する場合は早期から下肢の腱反射が低下，消失することがある（下肢型） 3．稀に初期から認知機能障害を伴うことがある 4．感覚障害，眼球運動障害，膀胱直腸障害，小脳症状を欠く ただし長期の経過では，これらの一部が認められることがある

文献1をもとに作成

導検査による診断基準としてAwaji基準があり，治験など，確実な診断を目的に活用されている[8]．一方，上位運動ニューロン徴候が初期には確認しにくい場合や，徴候が限局している場合などがあり，これら診断基準では厳しすぎて，最終的にはALSであっても診断に至らない時期もある．「個々の患者について，これら診断基準を満たさないとALSと診断してはいけないとは，どこにも書かれていない」ことも認識しておきたい．

❶神経生理学的検査

針筋電図および神経伝導検査等の神経生理学的評価はALSの診断には不可欠である．針筋電図は痛みを伴う検査ではあるが，身体部位ごとの下位運動ニューロン機能異常を同定することができる．神経伝導検査はニューロパチー等他疾患を除外するうえで有用である．詳細は，p.344 第6章3 を参照されたい．

❷画像検査

神経画像検査は他疾患の除外のために行う．頭部MRI上，皮質脊髄路の異常信号がALSで認められることがある[1]．拡散テンソル画像（diffusion tensor imaging：DTI）が期待されるが，DTIの結果だけで診断できるまでには至っていない．

❸検体検査

ALSで筋逸脱酵素：クレアチニンキナーゼ上昇（正常値の10倍以上は稀）や髄液タンパク上昇（100 mg/dL以上は稀）が認められることがある[1]．髄液中TDP-43定量などの疾患特異的マーカーの応用はまだ確立していない．

骨格筋，末梢神経やその他の組織生検は診断上不必要である．ただし，ALSとして臨床的，電気生理学的，また，臨床検査上，非定型的と考えられる場合は例外となる[1]．封入体筋炎は臨床的にALSと鑑別しにくいことも稀ではなく，筋生検によって診断に至ることがある．

3 病型と鑑別診断

ALSのなかで，初発や経過中の優位な障害部位から，進行性球麻痺型（PBP），下位運動ニューロン障害型（脊髄性進行性筋萎縮症：SPMA），上位運動ニューロン障害型（原発性側索硬化症：PLS）等に分けて記載されることがある．しかし，ALSでは，経過とともに各部位の症状が混在していく．一方，SPMA病型のなかには，後述する脊髄性筋萎縮症（SMA）の成人型が含まれていることがある．SMA成人型は，きわめて緩徐な経過で，5年を超えても下位運動ニューロンのみの症状であり，呼吸筋麻痺をきたすことは稀である．

鑑別診断としては，多くの疾患があげられている[1, 2]（表2）．特に頸椎症との鑑別は重要で，頸椎症があることを診断してもALSの併存を除外できない[5]．頸椎症合併ALS症例を頸椎症のみの病態と誤診して外科的治療をすべきではない[5]．診断確定には専門医の診察と検査が必要である．

4 治療とケア

ALSを治癒させる薬物はまだない．唯一，リルゾール（リルテック®）で呼吸不全に至るまでの期間延長（数カ月程度）が期待できる[9]．エビデンスのない治療法や代替医療を希望

する患者・家族は少なくない．気持ちに配慮しながらも，コストとリスク，機能を失うまでの貴重な時間について説明を試みる．診断を受け容れられない場合と同様に，セカンドオピニオンを希望されることがある．

　診断確定後の治療とケアは，在宅療養が主体となる．担当医は専門医でなくとも対応可能であるが，神経内科専門医との連携を維持することが望ましい．

　ALSでは，病状進行とともに，嚥下，コミュニケーション，呼吸の機能障害が出現する．病名告知と病状説明は十分な準備と多職種連携を活用して行う[10]．患者・家族の心理的な受け容れ状況に配慮したうえで，病態，治療法の現状に関する説明に加えて，嚥下，コミュニケーション，呼吸の機能障害が生じること，対応方法，支援のための社会資源について伝える．疾患受容への心理支援として，難病医療専門員や臨床心理士からの支援も積極的に活用すべきである．専門医と連携しての在宅医とコメディカルによるチーム医療は予後を改善させる[9]．

　嚥下機能障害には経管栄養法，特に内視鏡下胃瘻造設術（PEG）が用いられることが多い．しかし，呼吸機能障害が重篤（％肺活量が50％未満）になってからの造設は困難を伴う．

　コミュニケーション障害に，種々の方策が考えられてきた（**Column**参照）が，患者が疾患を受け容れ，積極的に技術を習得するには支援者の協力が欠かせない．療養支援チーム内外で支援を依頼する先を事前に検討しておく．

　呼吸機能不全に対して，非侵襲的補助呼吸装置（noninvasive ventilation：NIV）の使用は生命予後を延長させる．重篤な球麻痺，マスク装着が不適切，あるいは呼吸不全が進行してきた場合にはNIVを使用できない．NIV困難例には気管切開を伴う人工呼吸器（tracheostmy invasive ventilation：TIV）装着が考慮される．TIVは生命予後を延長させる．一方，TIV後も症状は進行すること，合併症，在宅療養の現状，長期療養施設入所確保の困難さ，いったん開始したTIVの中止は現在の本邦ではできないことなどを，患者・家族，支援者（含む医療者）が理解しておくことが必要である．

❖ コミュニケーション機器の活用　　　　Column

　多くの神経内科疾患にコミュニケーション障害が生じる．特に筋萎縮性側索硬化症（ALS）では，認知機能が保たれながらも随意運動が障害され，患者には大きな苦痛となる．

　ALSのコミュニケーション支援では，現在，文字盤およびIT機器の利用が一般的である．文字盤には指差しおよび対面式（透明文字盤）のほか，母音式（口文字盤）があり，病状が進んだ段階や電源のないところでも使える利点がある．

　補助・代替コミュニケーション手段としては，随意運動可能な部位（四肢，下顎，眼瞼，眼球運動，外肛門括約筋等）の運動，筋電図，視線，脳波，眼電図，あるいは近赤外光検出による前頭脳血流量の変動等を電気的信号に変換して作動させる機器がある．現行法では「重度障害者用意思伝達装置」や「携帯用会話補助装置」として規定されている．

　もちろん，制度を利用せずに気に入った機器を購入することもできる．しかし，独自に導入する経済的余裕のある療養者は多くはない．現実的には法令の規定が支援機器の選定や入手に影響を与えている．IT機器といえどもALSの病態と関連しており，脳波等の生態現象方式への期待とコミュニケーション成立との間にはまだ乖離がある．

　　　　　　　　　　　　　　　　　　　　　　＜成田有吾＞

脊髄性筋萎縮症（SMA）

　脊髄性筋萎縮症は，脊髄の前角細胞の変性による筋萎縮と進行性筋力低下を特徴とする下位運動ニューロンのみのMNDである．上位運動ニューロン徴候は伴わない．体幹，四肢の近位部優位の筋力低下，筋萎縮を示す．乳児期〜小児期の発症が多い．発症年齢，臨床経過に基づき，Ⅰ型（重症型，急性乳児型，Werdnig-Hoffmann病），Ⅱ型（中間型，慢性乳児型，Dubowitz病），Ⅲ型（軽症型，慢性型，Kugelberg-Welander病），Ⅳ型（成人期以降の発症のSMA）に分類される．Ⅰ，Ⅱ型の95％にSMN（survival of motor neuron）遺伝子欠失が認められ，Ⅲ型の約半数，Ⅳ型の1〜2割においてSMN遺伝子変異を認める[11]．わが国では，乳児期〜小児期に発症するSMAは10万人あたり1〜2人と考えられ，推定患者数は約1,000人前後とされる[11]．

　原因遺伝子として，第5染色体長腕5q13.1に存在するSMN遺伝子が知られている[11]．Ⅰ，Ⅱ型のSMAにおいては，SMN遺伝子の欠失の割合は9割を超えるが，Ⅲ，Ⅳ型においては，SMN遺伝子変異が同定されない例も多く，他の原因も考えられている[11, 12]．SMAの型のなかでも，それぞれ臨床的重症度は多様である．

球脊髄性筋萎縮症（SBMA）

　球脊髄性筋萎縮症はKennedy diseaseとも呼ばれる．通常成人（30〜60歳）男性に発症する遺伝性下位運動ニューロン疾患である[13]．四肢の筋力低下および筋萎縮，球麻痺を主症状とし，睾丸萎縮，女性化乳房，女性様皮膚変化など軽度のアンドロゲン不全症状や，クレアチニンキナーゼ高値，耐糖能異常，高脂血症，軽度の肝機能異常などを合併する[13]．有病率は10万人あたり1〜2人程度と推計され，経過は緩徐進行性である．X染色体長腕近位部上のアンドロゲン受容体遺伝子第1エクソン内にあるCAGのくり返しの異常延長が原因である[13]．男性ホルモンが神経障害の発症・進展に関与しており，男性ホルモン抑制療法について臨床試験が進められている[13, 14]．本症の神経症候は緩徐進行性で，発症10年程度で嚥下障害が顕著となり，発症15年程度で車椅子生活を余儀なくされることが多い[13]．

平山病：若年性一側上肢筋萎縮症

　平山病は「若年性一側上肢筋萎縮症（juvenile muscular atrophy of unilateral upper extremity）」として学会報告（平山惠造，1959）された疾患で，発症は10歳代前半〜20歳代前半，男女比が95：5と男性に多い．片側性の手指脱力に始まり，数年間にわたって緩徐に進行するものの，症状が停止する例が多い．病態は，頸部前屈時に脊髄硬膜管が前方へ移動して，頸髄を後方から圧迫し，脊髄前角に循環障害が起こすことによる[15]．身長が伸びる思春期（発育期）に起こる．治療として，頭部前屈を制限するための頸椎カラー装着がある．頭部前屈を長時間続けるときに頸椎カラー着用することで，脊髄循環障害を防止する効果が知られて

いる[15]．罹患上肢，前腕に斜めに切り取られたようなoblique atrophyが特徴的である[15〜17]．

> **まとめ**
> ◆ 本稿では，MNDのうち，筋萎縮性側索硬化症（ALS），脊髄性筋萎縮症（SMA），球脊髄性筋萎縮症（SBMA），および，若年性一側上肢筋萎縮症（平山病）について，臨床症状と鑑別点，治療と療養支援を中心に概説した．なお2012年現在，日本神経学会で新しいALS診療ガイドライン作成が進んでいる．

文献

1) 日本神経学会治療ガイドライン．ALS治療ガイドライン2002：http://www.neurology-jp.org/guidelinem/als_index.html（アクセス2012年6月19日）
2) Kieman, M. C., Vucic, S., Chear, B. C., Turner, M. R., Eisen, A., Hardiman, O., Burrell, J. R., Zoing, M. C.：Amyotrophic Lateral Sclerosis. Lancet, 377：942-955, 2011
3) Huisman, M. H., de Jong, S. W., van Doormaal, P. T., Weinreich, S. S., Schelhaas, H. J., van der Kooi, A. J., de Visser, M., Veldink, J. H., van den Berg, L. H.：Population based epidemiology of amyotrophic lateral sclerosis using capture-recapture methodology. J Neurol Neurosurg Psychiatry, 82（10）：1165-70, 2011
4) 青木正志：筋萎縮性側索硬化症（ALS）．脳21, 15（1）：6-8, 2012
5) 安藤哲朗：頚椎症の診療．臨床神経, 52：469-479, 2012
6) Eisen, A., Kuwabara, S.：the split hand syndrome in amyotrophic lateral sclerosis. J Neurol Neurosurg Psychiatry, 83（4）：399-403, 2012
7) Hayashi Tomoyo, Narita Yugo, Okugawa Naoko, Hamaguchi Eiko, Shibahara Masako, Kuzuhara Shigeki.：Pressure ulcers in ALS patients on admission at a university hospital in Japan. Amyotrophic Lateral Sclerosis, 8（5）：310-313, 2007
8) de Carvalho, M., Dengler, R., Eisen, A., England, J. D., Kaji, R., Kimura, J., Mills, K., Mitsumoto, H., Nodera, H., Shefner, J., Swash, M.：Electrodiagnostic criteria for diagnosis of ALS. Clin Neurophysiol, 119：497-503, 2008
9) Miller, R. G., Jackson, C. E., Kasarskis, E. J., England, J. D., Forshew, D., Johnston, W., Kalra, S., Katz, J. S., Mitsumoto, H., Rosenfeld, J., Shoesmith, C., Strong, M. J., Woolley, S. C.：Practice parameter update：The care of the patient with amyotrophic lateral sclerosis：multidisciplinary care, symptom management, and cognitive/behavioral impairment (an evidence-based review)：report of the Quality Standards Subcommittee of the American Academy of Neurology. Neurology, 73（15）：1227-1233, 2009
10) 成田有吾：神経難病の告知と面談の仕方．「神経難病在宅療養ハンドブック」（成田有吾 編），メディカルレビュー社, pp.15-26, 2011
11) 難病情報センター．脊髄性筋萎縮症：http://www.nanbyou.or.jp/entry/285（アクセス2012年6月19日）
12) Ito, Y., Shibata, N., Saito, K., Kobayashi, M., Osawa, M.：New insights into the pathogenesis of spinal muscular atrophy. Brain Dev, 33（4）：321-31, 2011
13) 難病情報センター．球脊髄性筋萎縮症：http://www.nanbyou.or.jp/entry/234（アクセス2012年6月19日）
14) 鈴木啓介，坂野晴彦，勝野雅央，足立弘明，田中章景，祖父江元：球脊髄性筋萎縮症の病態抑止治療―リュープロレリン酢酸塩．「アカデミアから新規治療の実現へ　トランスレーショナルリサーチの現状」，神経研究の進歩, 64（3）：237-244, 2012
15) Hirayama K.：Juvenile muscular atrophy of distal upper extremity（Hirayama disease）. Intern Med, 39（4）：283-290, 2000
16) 田中 真．At a glance diagnosis　四肢の異常．Clinical Neuroscience, 30（4）：374, 2012
17) Parihar, A., Khurana, N., Aga, P., Singh, R., Garg, R.K.：Role of dynamic MRI study in Hirayama disease. Ann Indian Acad Neurol, 14（2）：138-139, 2011
18) Hirayama, K., Tsubaki, T., Toyokura, Y., Okinaka, S.：Juvenile muscular atrophy of unilateral upper extremity. Neurology, 13：373-380, 1963

❖ 難病患者の診療にあたって　Column

　究極の難病とされるのが，筋萎縮性側索硬化症（ALS）である．診断や治療については他項に譲るが，病名や経過について告知・説明することは医師の人生に対する姿勢を問われるほど難しいものだと痛感している．

　医師がどのように病気を説明するか，人工呼吸器の装着などの治療手段についてどのようなスタンスをもっているかによって患者・家族の選択に大きく影響を与えることは，患者・家族へのインタビュー調査でよく認識されることである．社会資源の充実や喀痰の持続吸引装置の開発などの機器の向上はあるにしても，家族の介護負担も大変なものである．最も問われるのが，患者の人生観ではないかと思われる．いうまでもなく人間，いつかは病を得て，死に至る．しかし，ALSはそれを否応なく直面させる，恐ろしい疾患である．まさに人生を問う病気である．さまざまな補助具などを使って命をつなげていくことが，患者本人の生きがいにつながるのであれば，素晴らしいことであるが，totally locked-in stateなどコミュニケーションがどんな方法をとっても困難になる例もある．

　医師には，一緒にやっていきましょうというメッセージとともに，いつかは必ず，治療法が見つかるかもしれないという積極的な楽観の気持ちが大切なように思われる．いまのところ根本的治療法がないという現実を理解する冷静な頭脳と，きっといつかという熱い心情の両方が必要なのだといまさらながらに感じている．

＜大生定義＞

第3章 知っておくべき神経疾患

12 筋無力症
重症筋無力症，Lambert-Eaton症候群

佐橋　功

1 筋無力症とは[1, 2]

　随意筋における変動性の脱力・無力（易疲労性）をきたす神経筋疾患である．また，代表的な疾患は，後天性・自己免疫性・液性免疫異常による骨格筋線維側（後シナプス膜）の異常である重症筋無力症（myasthenia gravis：MG）と軸索側（前シナプス膜疾患）の異常であるLambert-Eaton症候群（Lambert-Eaton myasthenic syndrome：LEMS）などがある．

　病態は運動性末梢神経線維の軸索終末と骨格筋線維間のシナプス（neuromuscular junction：NMJ，神経筋接合部）におけるシグナル伝達障害に基づく（図1）．

　MGは，本邦の有病率が約11.8人/10万人と非常にポピュラーな神経難病である．血清中の神経伝達物質アセチルコリン（ACh）の受容体への抗体（抗AChR抗体）陽性のMG（AChR-MG；約80〜85％），筋特異性チロシンキナーゼ（MuSK）に対する抗体陽性のMG（MuSK-MG；約5〜10％）と神経伝達物質アグリン（agrin）受容体であるLRP4に対するLRP4-MGの3つの病因が明らかにされ，AChR-MGが圧倒的に多い．

　LEMSは傍腫瘍性または自己免疫性病態であり，主に電位依存性P/Q型Caチャンネル（VGCC）の活性帯に対する自己抗体（抗VGCC抗体）による．

　MGやLEMSでは血清学的検討に加え，特徴的な電気生理学的検査（waning, waxing現象など），テンシロン試験などの薬理学的診断，胸腺異常，悪性腫瘍の確認などが臨床診断に有用である（表）．

　筋無力症の根治治療法はなく，対症的治療と免疫抑制療法などが施行されている．また，急激な病態の悪化（クリーゼ）への対応など，神経内科医のみならず一般内科医も治療法にはある程度の知識に精通していることが求められる．

2 重症筋無力症（MG）の診断[1〜4]

1）AChR-MG

　圧倒的に多い（約80％以上）MGタイプで，日常診療ではこれをMGという場合が多い．

　結合型抗AChR抗体陽性のMGを通常指し，本抗体にて補体介在性のAChRの破壊により神経・筋伝達ブロックが生ずる．抗AChR抗体（主にIgG1抗体）は多様であり修飾型抗体の陽性例などもあるが，抗AChR抗体価とMG重症度は必ずしも相関しない．

主訴と症状：変動性の筋力低下；外眼筋障害（眼瞼下垂，眼球運動障害，複視），発声・嚥下・咀嚼・呼吸筋麻痺などの球麻痺，四肢の脱力などがあり，休息にて軽快し（日内変動），身体的・精神的葛藤や発熱・感染症罹患で変動・悪化する（日差変動）．病初期は怠け病や心身症などと間違われる危険性もある．深部反射は正常である．

MG変動症状の評価法：患者の主観につき，質問形式によるMG-QOL15スケールがある．

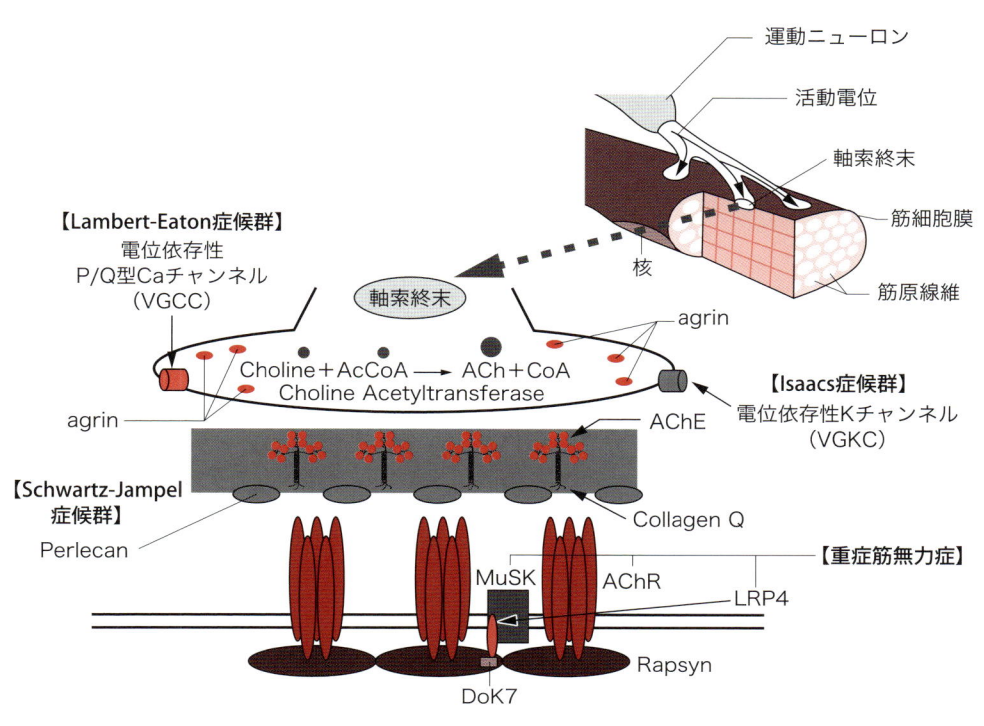

図1　神経筋接合部と疾患
原図・改編協力：大野欽司先生（名古屋大学医学部神経遺伝情報学）

表　筋接合部疾患の分類と診断法

神経筋接合部疾患の分類
自己免疫性後天性疾患
・重症筋無力症（MG） 　　自己抗体陽性のMG（SPMG）；抗AChR・MuSK・LRP4抗体のいずれか陽性 　　自己抗体不明なMG（SNMG） ・Lambert-Eaton症候群（LEMS）；抗VGCC抗体など ・Isaacs症候群；抗VGKC抗体など
先天性疾患
・先天性筋無力症症候群（CMS）；前・後シナプス膜の分子病態の多様な異常 ・Schwartz-Jampel症候群；Perlecan欠損症
神経筋接合部疾患の診断法
・神経生理学検査；運動神経反復誘発筋電図，単筋線維筋電図，針筋電図 ・神経免疫検査；抗AChR抗体，抗MuSK抗体，抗LRP4抗体，抗VGCC抗体，抗VGKC抗体，その他 ・病理検査；神経筋接合部の病理，胸腺の病理ほか ・画像検査；胸腺CT，MRI，断層X線撮影・気縦隔撮影など ・神経薬理学検査；テンシロン試験，ワゴスチグミン試験など ・その他；アイス（ホット）パック・テスト，眼瞼下垂増強の確認など

病型分類：眼症状と全身症状の組合わせで，悪化に従い約4段階までに分類されたosserman分類，MGFA（myasthenia gravis foundation of America，米国MG協会）分類などがあり，最近は後者が主体である．

臨床サブタイプ：全年齢層に発症する．ゆえに病型分類とは別に最近では，①Early onset MG（EOMG），発症は50歳以下で非胸腺腫例，②Late onset MG（LOMG），発症は50歳以上の非胸腺腫例，③胸腺腫合併MGという簡易分類が臨床的な有用性もある．

MG合併症：多くは自己免疫性疾患であり，胸腺異常（過形成，胸腺腫），Basedow病・橋本病，SLE（systemic lupus erythematosus，全身性エリテマトーデス），RA（rheumatoid arthritis，関節リウマチ），皮膚筋炎，視束脊髄炎（neuromyelitis optica：NMO），赤芽球癆，天疱瘡などの自己免疫性疾患．

新生児MG：MG母親の10〜15％に生下時より一過性MGを発症，授乳困難，弱泣，呼吸障害，筋緊張の低下がみられる．数日から数週で軽快するが，事前対応が必要である．

クリーゼ：MG症状の急激な悪化状態であり，AChR-MGでは抗コリンエステラーゼ（AChE）阻害薬不足によるコリナージック・クリーゼとAChE阻害薬の過量によるムスカリン・クリーゼがある．なおMuSK-MGではAChE阻害薬と無関係な悪化状態を指す．

神経生理学検査：運動神経反復誘発筋電図にて，減衰反応（waning現象）を確認する．

病理検査：胸腺摘出時の外肋間筋の生検筋凍結切片において免疫複合体をNMJに確認できる．しかし，専門的技術が必要である．

テンシロン試験：AChR-MGの診断法であり，可能なら抗AChR抗体陽性であることを確認後に施行すべきである（MuSK-MGは悪化ないし無効）．施行はテンシロン液〔速効性AChE阻害薬，エドロホニウム（アンチレクス®静注10 mg）〕をツベルクリン用注射器に1 mL入れ，当初は0.3 mLをゆっくり15〜30秒かけて静注し眼症状など比較的観察しやすい臨床指標の改善を観察し，さらに改善を確認するため引き続き約0.3 mL静注する．この時点でムスカリン様作用（唾液分泌亢進，流涙，心拍亢進，腹鳴など）の程度も勘案しつつ，必要に応じてゆっくり全1 mL（10 mg）まで静注し症状の変化を確認する．作用時間は即効性で数分以内と短いが，ムスカリン様作用を訴える場合はすぐに消失する旨を説明し安静にさせ，通常はアトロピンやロートエキスを投与する必要はない．

なお，クリーゼ時は，悪化病態の判定が必ずしも容易ではなく，不用意なテンシロン検査は禁忌であり，薬物治療は避け呼吸管理に徹する．また，何らかの精神葛藤（心因性）によりMG症状が悪化している可能性があり，かつ患者自身が以前経験したテンシロン試験が有効で試験を望む場合があり，その可能性を除外するために"Sham"（偽）テンシロン試験を生理食塩水を用いて行い反応をみる場合もある．なお，一般外来でテンシロンがない場合は，ネオスチグミン（ワゴスチグミン®注0.5 mg）試験でもよく，成人では皮下または筋注で約半筒（0.25 mg）を注射する．

2）MuSK-MG[1, 5]

臨床所見：圧倒的に女性優位（90％弱），発症年齢は通常は20歳以降に顔面筋・球麻痺が目立つ全身型MGであり，外眼筋麻痺は軽微である．慢性期に頸部筋・球筋の筋萎縮をきたす症例も多い（下肢を含む臍下の筋萎縮や筋力低下は少ない）．

抗MuSK抗体：主にIgG4抗体の阻止型抗体であり，本抗体は①agrin・LRP4複合体と

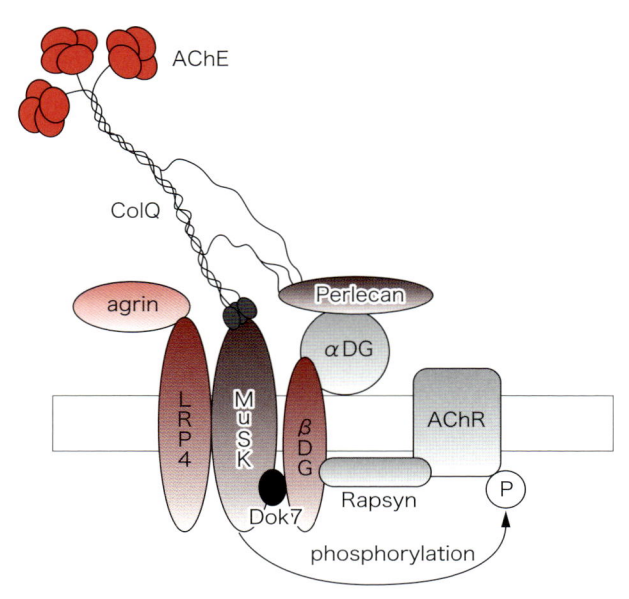

図2 ● MuSK-LRP4-ColQ複合体のシェーマ

後シナプス膜でMuSKはLRP4と結合し，agrin-LRP4の結合によりMuSKは活性化し，シグナル伝達系を誘導し，Dok7とRapsynと結びつきAChRの集合へと導く．また，AChEはColQ尾部でPerlecanとMuSKに結びつきAChRの集合に関与している．なお，LRP4は前シナプス膜への逆行性シグナルも送っている可能性が示唆されている

原図・改編協力：大野欽司先生（名古屋大学医学部神経遺伝情報学）

MuSK，②AChE・ColQ複合体とMuSKとの両結合（**図2**）とシグナル伝達を阻害するが，①と②のいずれが主体であるか研究中である．また，抗MuSK抗体の測定は未だ実験室段階であり，臨床症状と抗MuSK抗体価とは相関しない．

クリーゼ：きわめて頻度が高く，特に病初期に多い．

誘発筋電図所見：AChR-MGと類似である．

胸腺：胸腺腫や胸腺過形成はなく，胸腺腫摘出術の効果は期待できない．

予後：発症3年間後に半数から70％の症例は軽快し，長期予後は60％で良好である．また，受動免疫に伴う新生児MuSK-MGも報告されている．

3) LRP4-MG[1,6]

LRP4-MGの病態は全身型MGであり，高度の四肢脱力と進行性の球麻痺例が多い．また，LRP4-MG単独MG例の頻度は少ないともされ，胸腺腫はない．

抗LRP4抗体はIgG抗体で他のMG自己抗体との合併も多いなど研究段階である．

4) MGの鑑別診断

変動する骨格筋脱力・易疲労性，特に外眼筋，嚥下・構語筋，四肢筋に症状をみる疾患群が中心である．未だ自己抗体の同定がなされていないMGや，下記に記すLEMSや稀な先天性筋無力症などの疾患があり，一方では非器質疾患である心気症が臨床現場では意外に多い．非変動性病態の慢性進行性疾患としては，眼咽頭型筋ジストロフィー，ミトコンドリア脳筋

症，甲状腺眼症，コンタクト・レンズの長期装用による一側眼瞼下垂，眼瞼痙攣をきたす疾患（Meige症候群など）がある．急性発症の疾患としては，周期性四肢麻痺，Fisher症候群，急性脱髄性多発根神経炎（Guillain-Barré症候群，p.217 **第3章16参照**）や慢性型（CIDP），頭蓋内圧迫性病変，有機リン中毒，ボツリヌス中毒，マグネシウム中毒がある．以上の疾患は，それぞれが比較的特異な臨床指標があり鑑別は必ずしも困難ではない．

3 Lambert-Eaton症候群（LEMS）の診断

筋の易疲労性を主体とし，外眼筋や嚥下・呼吸筋症状は軽い．筋力低下やだるさを訴え，脱力は下肢近位筋群に強く深部反射は低下し，症状は運動負荷により改善傾向を示す．

神経終末の前シナプス膜面のP/Q型Caチャンネル（VGCC）である活性帯への抗VGCC抗体が90％に陽性である．本抗体により神経終末へのカルシウム流入が阻害され臨床症状が発現する．

口渇，陰萎，発汗障害，便秘，霧視などの自己抗体による自律神経症状を合併する．

40歳以上の喫煙男性に多く，男女比3：1で，約70％弱の例で悪性腫瘍が合併（担癌例）し，小細胞肺がんに伴う症例（LEMS-SCLS）が40～60％と多い．担癌例の64％で抗*Sox1*抗体陽性．*Sox1*は発達転写因子，神経外胚葉起源の分化因子（神経形成因子）であり，発育早期の神経系に発現する．また，悪性腫瘍の合併のない約30％の症例（非担癌例）は，HLA Dr3-B8-A1をもち，他の何らかの自己免疫疾患を合併する．

誘発筋電図：10Hz以下の刺激でwaning現象，10Hz以上で特異的なwaxing現象が陽性である．
骨格筋病理：一般凍結切片では陰性，NMJ電顕は高度の技術が必要でありルーチン検討は不可能である．
予後：多くは癌死，非担癌例は予後良好．

4 筋無力症の治療[7]

1）AChR-MGの治療

対症療法のAChE阻害薬を中心に，免疫抑制療法，胸腺摘出術，血液浄化療法などが選択されるが，免疫特異的や抗原特異的な本質的な治療法は確立されていない．特に今後は，EOMG，LOMGまた胸腺病理などを参考に，治療経験をもとにテーラーメード医療が期待される．また，呼吸器管理には習熟していなければいけない．

AChE阻害薬：商品ではメスチノン®，マイテラーゼ®，ワゴスチグミン®，アンチレクス®などがあり，メスチノン®が頻用される．各薬剤の持続時間の熟知とムスカリン様作用に注意して選択投与される．一方，AChE阻害薬の過量な病態では通常はロートエキス1回量10～30 mgを内服させる．

胸腺摘出術：MGでは過形成，胸腺腫などの合併例が多い．2012年現在，再評価が進行中（17カ国66施設が参加したMGTX Study；胸腺腫を伴わないMGに対する胸腺摘出術の安全性と有効性を検討する無作為化比較試験）．現時点でコンセンサスは，胸腺腫は絶対適応であり，その他はEOMGでは1年以内の極発症早期に実施し，LOMGは薬物治療を選択する．

免疫抑制薬：多彩な薬剤が使用されている．副腎皮質ステロイド（経口；連日・隔日投与法，

漸減・漸増法・パルス療法ほか）では多様な方法が実施されているが，実施には十分な MG 治療の経験がある医師の意見に従いたい．代謝拮抗薬では，カルシニューリン阻害薬（シクロスポリン，タクロリムス，有害事象には腎障害，耐糖能異常，悪性腫瘍の誘発等），アザチオプリン，ミゾリビンなどがある．

分子標的治療薬：抗 CD20 抗体（rituximab）などが治験中であり，MuSK-MG を含む治療抵抗性 MG に有効とされる．

IVIg 治療：IVIg 400 mg/kg/ 日 5 日間（2011 年 9 月より保険適応；最重症で従来の MG 治療に抵抗性で一定基準を満たした悪化例）に対して使用される．

血液浄化療法：血漿交換療法，免疫吸着療法が MG の急性増悪時に施行される．

点眼薬：Naphtazoline nitrate（α-アドレナリン受容体刺激薬）約 70％の眼瞼下垂に有効．

2）MuSK-MG の治療

AChE 阻害薬の効果は通常は無効や悪化（テンシロン試験はしない）．また，免疫抑制薬・血漿交換療法・副腎皮質ステロイド，IVIg 等の免疫抑制療法の有効性は高いが，胸腺摘出術の適応はない．

3）LEMS の治療

悪性腫瘍の早期発見とその内科的・外科的治療が重要である．

対症療法：神経終末からのアセチルコリンの放出促進作用を持つ経口薬；3,4-ジアミノピリジンの漸増治療や塩酸グアニジンの投与，また AChE 阻害薬や塩酸メチルエフェドリンの効果は限定的であり，グルコン酸カルシウム静注でも一過性改善がある．

免疫抑制療法：血漿交換療法，副腎皮質ステロイド療法，γグロブリン大量投与などが適宜選択される．

謝辞

本原稿に対し，多大な協力をいただいた名古屋大学医学部神経遺伝情報学 大野欽司教授に深謝します．

文献

1）佐橋 功：神経筋接合部疾患の臨床と病因研究の現況．神経眼科，29：82-94，2012
2）高守正治：重症筋無力症の歴史と概念の確立．Clin Neurosci, 26：954-958, 2008
臨床神経学，49：789-793，2009
3）「重症筋無力症（Myasthenia gravis：MG）の治療ガイドライン」（日本神経治療学会・日本神経免疫学会合同神経免疫疾患治療ガイドライン委員会 編），pp.1-78，協和企画，2004
4）日本神経治療学会 治療指針作成委員会（編）糸山泰人，村井弘之，鈴木靖士，本村政勝，檜沢公明；標準的神経治療：高齢発症重症筋無力症．神経治療，27：240-254，2010
5）Kawakami, Y., Ito, M., et al.：Anti-MuSK autoantibodies block binding of collagen Q to MuSK. Neurology, 77：77：1819-1826, 2011
6）Higuchi O, Hamuro J, et al：Autoantibodies to low-density lipoprotein receptor-related protein 4 in myasthenia gravis. Ann Neurol, 69：418-22, 2011
7）吉村俊祐，本村政勝：標準的治療とトピックス．重症筋無力症．「特集/免疫性神経疾患の治療」，神経治療，29：15-21，2012

第3章 知っておくべき神経疾患

13 多発性硬化症，視神経脊髄炎

新野正明，菊地誠志

多発性硬化症（MS）

1 疾患概念

多発性硬化症（multiple sclerosis：MS），視神経脊髄炎（neuromyelitis optica：NMO）ともに中枢神経系に多数の病変を認める疾患である．以前，日本やアジアに多いとされていた視神経脊髄型MSが，抗AQP-4抗体の発見により，MSとは異なる疾患とされ，NMOと分類されるようになってきた．**MSとNMOでは治療方針，特に再発予防の治療は全く異なっており，MSを疑った場合でも抗AQP-4抗体を検討する必要がある**．

ところで，MSにおけるMcDonald診断基準は2010年に改訂され[1]，診断におけるMRIの重要性がますます高まった．MSの場合，神経症状の増悪を認めなくても，MRIで病変が増加することがあるため，定期的なMRIでのフォローアップが必要である．治療としては，MS，NMOともに，再発時の治療，再発予防の治療，対症療法に分けられるが，特に再発予防の治療が異なるため，診断は慎重に行う必要がある．

2 診断

1）病型と症状

❶病型

MSは中枢神経系の脱髄疾患の1つで，20～30歳代の若年の女性に発症することが多い．病型として最も多いのは再発寛解型で，MSの半数以上を占める．この病型が進行すると，明らかな再発を認めないのに症状が少しずつ進行する2次進行型へ移行することがある．一方，はじめから急性症状，すなわち再発を呈さず，症状の増悪が少しずつ進む1次進行型があり，MSの約1割程度がこの病型を呈するとされている．

❷症状

MSは脳・脊髄・視神経といった中枢神経に，文字通り"多発"病変を呈するため，脱力，しびれ，感覚鈍麻，歩行障害，失調，めまいといった多彩な神経症状を呈するのが特徴である．そのなかでも，MSに比較的起こりやすい症状として，有痛性強直性痙攣（painful tonic spasm），三叉神経痛などの発作性疼痛，発作性掻痒などがある．また，主に脊髄病変を有する場合に出現する症状としてレルミット（Lhermitte）徴候がある．これは，頸部を前屈させると，四肢や体幹への電撃様の異常感覚の放散が誘発される症状で，比較的MSに多くみられる．さらに，両側性内側縦束（medial longitudinal fasciculus：MLF）症候群は疾患特異性が高いとされる．加えて，MS患者においては，体温の上昇により症状の一過性の増悪をみることがあり，これを温浴効果（hot-bath effect，Uhthoff現象）と呼んでいる．時に再発と

の鑑別が難しいこともあり，十分な問診と観察が必要である．

一方，てんかん発作や，失語・失行・失認などの大脳皮質症状は比較的稀である．記憶障害は，MRI所見の重症度に相関して，情報処理速度の遅延を特徴とする皮質下性認知症を呈するとする報告がある一方で，必ずしもMRI等の画像で評価できない領域の高次脳機能障害を呈する場合もあり，注意が必要である．情動障害では多幸症，抑うつ状態を認めることがある．MSの重症度の診断としてはKurtzkeらによる基準expanded disability status scale（EDSS）[2]が世界的にスタンダードな評価法として広く用いられている．

2）MRI画像

MRIは，MS患者をフォローするうえで，臨床症状として現れない病巣の増加を確認できる手段としても非常に有効である．さらに最近改訂されたMcDonald診断基準[1]では，診断上非常に重要なツールとなっている．特に，無症候性ガドリニウム（gadolinium：Gd）造影病巣と非造影病巣が同時に認められた場合，1回のMRIで時間的多発性（dissemination in time：DIT）の証明ができるようになったことが画期的なことである．また，最初のMRIから時期を問わないフォローアップのMRIにて新規T2病巣ないしGd造影病巣を認めた場合も，これでDITの証明が可能となった．一方，空間的多発性（dissemination in space：DIS）の証明においても，MRIが重要な役割を果たす．脳室周囲（periventricular），皮質近傍（juxtacortical），テント下（infratentorial），脊髄（spinal cord）の4領域のうち2つ以上の領域においてそれぞれ1個以上のT2高信号病巣を認めれば，DISを証明したことになる．

通常，MSの脳病変を確認する際に汎用されるMRIの撮像は，T1強調・T2強調・FLAIR（fluid attenuated inversion recovery：水抑制画像）横断像およびFLAIR矢状断像で，必要に応じてGd造影T1強調画像が撮像される．この撮像により，病巣の活動性を評価する．MSにおいては脳室周囲に病変を呈することが多いため，病変と髄液が同じく高信号を呈するT2強調画像よりも，水分（髄液）の信号を抑制する撮像法であるFLAIRの方がテント上病変を確認するには優れている（**図1**）．一方，脳幹と基底核のMS病変はFLAIRでは描出しにくいことがあり，特にテント下病変の確認にはFLAIRよりもT2強調画像が優れている．T2強調画像で高信号を呈する病変のなかに，T1強調画像で低信号を呈するものがあり，black holeと呼ばれる．

一方，MSの脊髄病変を確認する際に汎用されるMRIの撮像は，T1強調・T2強調画像で，必要に応じてGd造影T1強調画像を用い，矢状断および横断像にて病巣を評価する．また，脊髄病変の評価には，T2強調画像以外にプロトン密度画像（proton density image）の横断像も有用である．MSでの脊髄病変は1椎体以下のことが多く，2椎体を超えることは少ない．また，横断像での評価では，側索ならびに後索領域に病変を認めることが多い．**脊髄病変が多くなると，矢状断画像で確認した場合，一見それらがつながって長大病変に間違えられることがあるため，注意深い評価が必要である**．そのため長大病変かどうかを判断するためにも，矢状断画像だけでなく，横断画像での評価が必要である．

3）採血・髄液検査

採血検査ではMSに特異的なものはない．しかし鑑別するうえで自己抗体や感染症の検索は必要である．一方，髄液検査（p.336 **第6章1**参照）ではMSにおいて最も大事なものは

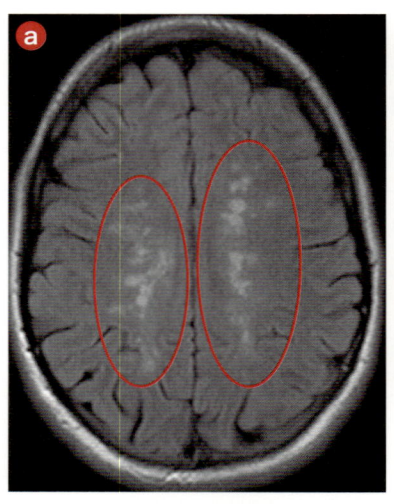

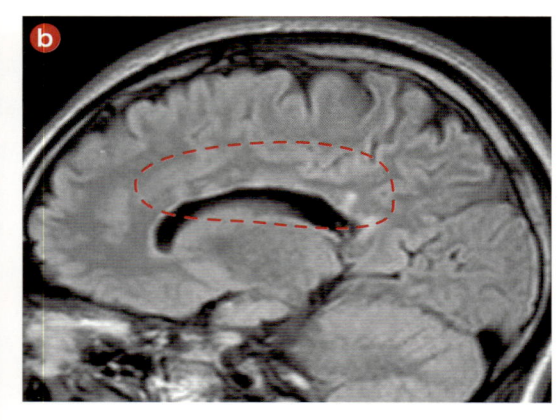

図1 ● MS症例の頭部MRI（FLAIR画像）
ⓐFLAIR横断像．大脳深部白質に多数の高信号領域（◯）を認める．ⓑFLAIR矢状断像．MSにおけるMRI上の病変の特徴の1つとしてovoid lesion（⬭）があげられるが，この楕円形の病巣の長軸は，脳室に対して垂直に存在する．これは，Dawson's fingerとも呼ばれるが，この病変を確認するには，FLAIR矢状断が最も適している．

oligoclonal IgG bands（OCB）であり，欧米のMSの9割以上で陽性とされるが，日本での陽性率はそれよりも下がり，5〜7割程度とされる．細胞数の増加は認めないことが多いが，タンパクは軽度上昇することがある．その他，ミエリン塩基性タンパク（myelin basic protein：MBP）の上昇や，活動期にはIgG indexの上昇を認める．

4）誘発電位，磁気誘発電位

誘発電位には，聴性脳幹反応（auditory brainstem evoked response：ABR），視覚誘発電位（visual evoked potential：VEP），体性感覚誘発電位（somatosensory evoked potential：SEP）などがあり，それぞれの潜時遅延は，無症候性・潜在性病変の発見に有効である．また，磁気誘発電位（magnetic evoked potential：MEP）測定により，中枢伝導時間の評価も可能である．

視神経脊髄炎（NMO）

1 疾患概念

以前，日本やアジアのMSには視神経脊髄型MSといわれるMSの一病型があり，重篤な視神経炎と長大な横断性脊髄炎を伴う症状の重いタイプが指摘されていた．その後，2004年にメイヨークリニックのグループが水チャンネル分子の1つ，アクアポリン4に対する抗体（NMO-IgG，抗AQP-4抗体）を発見した．この抗体は，視神経脊髄型MSの多くの症例で陽性になることから，MSとは異なる疾患，すなわちNMOと考えられるようになってきた．一

方で，抗AQP-4抗体陽性の症例でも，視神経および脊髄だけではなく，広範な脳病変を有する症例や，視神経や脊髄に病変を認めない症例も存在することが明らかになってきた．NMOでは進行型が少なく，再発時には重篤な症状を呈することが多い．NMOやNMO spectrum disorderでは難治性吃逆や嘔吐を増悪初期に認めることが比較的多いとされるため，これらの症状が出現してきたときには注意を要する[3]．

2 診断

1）MRI画像

NMOにおけるMRIの撮像方法はMSと同じであるが，視神経炎を疑う場合に，冠状断の脂肪抑制T2強調画像が有用である．また，視神経炎の活動性評価のために，脂肪抑制Gd造影T1強調画像を撮像することも有用である．NMOでも脳病変を呈することは稀ならずあり，特に脳幹病変をきたすことが多い．またNMOの場合，脊髄MRIでは3椎体以上の長大病変を呈することが多く，病変部の脊髄の腫大を伴うこともある．脊髄病変を横断像で確認すると，中心に大きく病変を認めることが多い．

2）血液・髄液検査

血液検査にて抗AQP-4抗体を検索することが最も重要である．またNMOの場合，抗SS-A抗体や抗SS-B抗体などの自己抗体が陽性になる場合も高いため，それらの検索も重要である．一方，髄液検査では，NMOではOCBが陽性になることは少ないが，細胞数やタンパクの上昇はよくみられる．MBPの上昇や，再発期のIgG indexの上昇も認められることが多い．

MSとNMOの治療

MS，NMOともに治療は再発期，寛解期，対症療法に分けられることが多い．再発期の治療はMSの場合，最初にステロイドパルス療法（ソル・メドロール®静注用1,000mgを3〜5日間点滴）を行い，効果がなければ数回さらに行う．それでも効果がない場合や，重篤な再発の場合には血漿交換・免疫吸着を行う．NMOの場合は，ステロイドパルス療法で効果が乏しいことも多いため，早めに血漿交換・免疫吸着を行うことが多く，また，パルス療法後は経口ステロイドの後療法を行う．

一方，再発予防は全く異なる．MSの治療は再発予防薬として，日本では2種類のインターフェロン製剤（2日に1回のIFNβ-1b皮下注薬，週1回のIFNβ-1a筋注薬，1日1回の経口薬フィンゴリモド）がある．これらの薬剤は，投与方法，効果，副作用等に違いがみられ，それぞれの患者の状況に合わせて使い分ける必要がある．NMOの場合には，経口ステロイドや免疫抑制薬（特にアザチオプリン）を併用，もしくは単独で使用することが多い．NMOの場合，インターフェロンやフィンゴリモドで増悪する場合も指摘されており，MSとNMOの鑑別は慎重に行うことが求められる．

対症療法としては限られたものになってしまうが，脱力や失調に関してはリハビリテーショ

ンが行われることが多い.疼痛に関しては,鎮痛薬やプレガバリン,painful tonic seizure などを伴う場合には,カルバマゼピンやリボトリールやガバペンチンも使用されることがある.

文献

1) Polman, C.H., Reingold, S.C., Banwell, B., et al. : Diagnostic criteria for multiple sclerosis : 2010 revisions to the McDonald criteria. Ann Neurol, 69 : 292-302, 2011

2) Kurtzke, J.F. : Rating neurologic impairment in multiple sclerosis : an expanded disability status scale (EDSS). Neurology, 33 : 1444-1452, 1983

3) Takahashi, T., Miyazawa, I., Misu, T., et al. : Intractable hiccup and nausea in neuromyelitis optica with anti-aquaporin-4 antibody : a herald of acute exacerbations. J Neurol Neurosurg Psychiatry, 79 : 1075-1078, 2008

第3章 知っておくべき神経疾患

14 不随意運動をきたす疾患
Huntington病，顔面痙攣／眼瞼痙攣，痙性斜頸／書痙，本態性振戦

長谷川一子

はじめに

　不随意運動を診療するうえで，運動亢進群（**hyperkinetic movement disorders**）と運動低下群（**hypokinetic movement disorders**）に分類して考えていく方法がある．この分類は，不随意運動の発症のメカニズムをAlexanderらの大脳基底核サーキット[1]に当てはめて病態を理解していくうえで，また，治療薬の選択において有用な方法である．一般に運動亢進群は筋トーヌスが低下し，運動低下群はトーヌスが亢進することが知られている．しかし，筋トーヌスは病態や病期によっても異なることがあり，必ずしも一定ではない．

　運動亢進群は不随意運動が律動的か不規則かなどによりさらに細分類できる．本稿でふれる不随意運動はいずれも運動亢進群に分類され，かつ不規則な異常運動で，意識的に運動を抑制することができない群に属する．それぞれの不随意運動の特徴については**表**に示す．

Huntington病（HD）[2〜4]

1 疾患概念

　舞踏運動と精神症状を主症状とする浸透率がほぼ100％の常染色体優性遺伝疾患である．Huntington病（Huntington's disease：HD）の有病率はコーカソイドでは人口10万人あたり2〜5人程度，わが国では人口10万人あたり0.5人と推定され，人種間および地域による有病率の差異がある．HDは代を経るごとに発症年齢が若年化する傾向があり，これを**表現促進現象（anticipation）**と呼ぶ．これは病因遺伝子であるhuntingtin内の3遺伝子くり返し配列であるCAG repeat数と発症年齢との間に逆相関，重篤度との間に相関があり，親より子でくり返しが多いことにより説明されている．この傾向は父親由来の遺伝子の場合に著しい．多くは30歳代で発症し，15〜20年の罹病期間を示すが，発症年齢は小児期から老齢までさまざまである．

　病因は第4染色体単腕のHuntington遺伝子の変異にあり，延長した不安定なポリグルタミンくり返し配列による，huntingtinのポリグルタミンの異常伸長によるものと特定されている．ハンチンチンは全身にびまん性に発現している高度に保存されている細胞質内タンパク質である．

2 症状

　多くの症例で**舞踏運動**，**精神症状**をさまざまな程度で認めるが，臨床像は必ずしも一定で

表 ● 不随意運動の種類と特徴

1.	舞踏運動 Chorea	不規則で定型的でない不随意運動を指す．舞踏運動の語源はギリシア語でダンスおよびコーラスである．舞踏運動は随意運動や精神的緊張により誘発，増悪する傾向があり，睡眠時には消失する．典型的には手，および手指の開閉，屈伸，回内，回外運動が多い．歩行などで誘発されることが多い．四肢の舞踏運動と同時に，口唇を中心とした歪め運動 grimace がみられる．不随意運動は一症例については定型的に観察されることも少なくない．不随意運動は受動的な抵抗により軽快する．発症早期には不随意運動は神経質な印象や"くせ"と見なされることも少なくない
2.	アテトーシス atethosis	舞踏運動の速度の遅いタイプと考えることができるが，舞踏運動と異なり捻るような要素を有することが多い．この捻るような遅い運動であるため，ジストニアとの異同が問題となる．アテトーシスとジストニアとの差異については，アテトーシスでは不随意運動が持続性でないこと，定型的（常同性）でないこと，反復性でないこと，感覚トリックがないこと，疼痛を伴わないことなどがあげられている．しかし，脳性麻痺などの場合にはジストニアとアテトーシスが混在して観察され，アテトーシスをジストニアの一型と捉える見方もある．また，舞踏運動とアテトーシスも混在することもあり，コレオアテトーシス choreoathetosis と表現される
3.	バリスム ballism	舞踏運動より振幅が大きく，近位部に生じる運動で，一般には一側性である．近年，バリスムと舞踏運動を連続した病態として捉え，バリスムを荒い，振幅の大きい，ボールを投げたり，ボールを蹴るような舞踏運動と表現する傾向にある．バリスムと舞踏運動は共存することも少なくなく，この定義の信憑性を示すものかもしれない
4.	ジストニア dystonia （2004-7-24 ジストニア班 consensus criteria より抜粋）	中枢神経系の障害に起因し，骨格筋の持続のやや長い収縮で生じる症候で，ジストニア姿勢 dystonic posture とジストニア運動 dystonic movement よりなる．前者は異常収縮の結果としての異常姿勢・異常姿位で，後者は異常収縮によるゆっくりとした運動であり，これらはその症例にとって定型的 stereotype である．ジストニア姿勢は一時的であっても必ずみられる．ジストニアにより随意運動の遂行がさまざまな程度に妨げられる．ジストニアは特定の随意運動時に出現，あるいは著しく増強する場合があり，これを動作性ジストニア action dystonia と呼ぶ．原因が現時点で明らかでない場合を一次性ジストニアと呼び，これには遺伝性ジストニアと一次性孤発性ジストニアとが含まれる．原因が特定できるもの，あるいは他の疾患に伴うものを二次性ジストニアと総称する．ジストニアには明らかな痙縮，固縮，拘縮，痙攣によるものは含めない（例：錐体路障害による Wernicke-Mann の肢位など） ジストニア運動には遅い捻転，あるいは屈曲，過伸展性の動きのみでなく，ミオクローヌス，コレア，アテトーシス，振戦様の動きを含むことがある．頭部の局所性ジストニアには，持続の長い異常筋収縮（tonic spasm）あるいは短い収縮のくり返し（clonic spasm）が部分的に生じるが，現象的にジストニア姿勢・ジストニア運動の定義に合致し難い群も含まれる（例：眼瞼痙攣，喉頭ジストニアなど）．また，Psychogenic dystonia/psychogenic movement disorders と一次性孤発性ジストニアの psychogenic factor による増悪の鑑別は困難なことが少なくない
5.	ミオクローヌス myoclonus	短時間の（<100 ms），速い電撃様の，ピクッとした運動で，単一もしくは反復性の筋放電からなる．ミオクローヌスは局所性，多巣性，分節性，もしくは全身性でみられる．また，自発性に，あるいは，随意運動に伴って（動作性ミオクローヌス action myoclonus），外的刺激に反応性（反射性 reflex もしくは驚愕性ミオクローヌス startle myoclonus）に生じる．陰性ミオクローヌスは短時間の筋収縮の喪失（例えば肝不全でのアステリキシス asterixis）による．ミオクローヌスは正常の運動に影響し，随意的に抑制できない．ミオクローヌスは大脳皮質や皮質下病変，もしくは脊髄障害に関連し，低酸素障害（特に心停止後），脳症，神経変性症に随伴する．可逆性ミオクローヌスは代謝性障害（腎不全，電解質異常，低カルシウム血症），毒素，多くの治療薬の服用下でみられる
6.	振戦 tremor	共同筋と拮抗筋との相反性の収縮により生じる律動性の運動で，律動性の起源としては小脳，オリーブ核が起源と推定されている．振戦がみられやすい状態により，安静時（安静時振戦 rest tremor），ある位置をとったとき（姿勢時振戦 postural tremor），目標に到達する運動の際（動作時振戦 kinetic tremor）などに分類される
7.	チック tic	持続の短い反復性，常同性の運動で，意志により短期間であれば抑制できる．1つの筋にみられる単純チックと複数の筋にみられる複雑チックがある

はない．早期には協調運動の微細な障害と軽微な不随意運動，遂行運動の障害，うつ状態もしくは易刺激性などを認める．やや進行すると舞踏運動が明らかとなり，随意運動が障害されてくる．不随意運動は舞踏運動を主体とするが，ジストニア，ミオクローヌスなどさまざまである．次いで構音，構語障害が目立つようになる．さらに進行すると不随意運動は一般に軽度となるが，随意運動機能は障害され，日常生活すべてに要介助となり，無言，自制不能となる．

　HDの精神症状は社会生活を著しく阻害する因子であり，不随意運動の発現前にみられることもある．中核症状は**人格の変化**と**知的機能低下**である．人格の変化はより早期に認められる．情動の不安定さ，短気，易刺激性，不機嫌さが目立ち，精神面での抑制困難とされる．若年型でより著しい．バランスを欠き，社会的良識を欠いた行動を示すこともあり，暴力的行動，犯罪行動などを呈することもある．その他，易疲労性，不眠，うつ状態も頻度の高い症状である．**自殺企図**も少なくなく，発症早期にみられることが多く注意が必要である．易怒性，不機嫌，固執が，感情面や社会活動のうえで執拗に表出され，社会生活や対人関係の維持が不能の原因となる．これにさまざまな妄想，感情の不安定化，思考の滅裂さが加わる．せん妄状態となることもある．これらの精神症状は皮質精神運動の抑制障害によるとされる．てんかん発作を示す症例もあり，若年型HDで頻度が高い．

　知的機能低下は若年型で著しく，記名力低下，判断力低下，学習機能低下などを主体とする．固執性の表現とも考えられるが，保続がみられることが多く，思考の柔軟性，思考の構築が障害される．注意力の低下，説明能力の低下，思考の階層性，論理性の低下もみられる．病状が進行すると，感情面は枯渇し，精神機能は低下し失外套状態となる．

3 検査所見

　特異的な検査所見はないが，MRIなど画像所見で尾状核の萎縮と大脳皮質の萎縮がみられる（図）．脳波は徐波化，不規則化する．わが国では一般的ではないが，MRI画像上萎縮の出

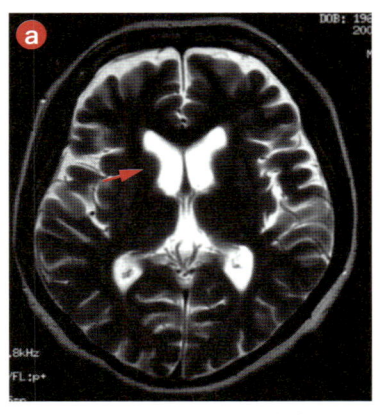

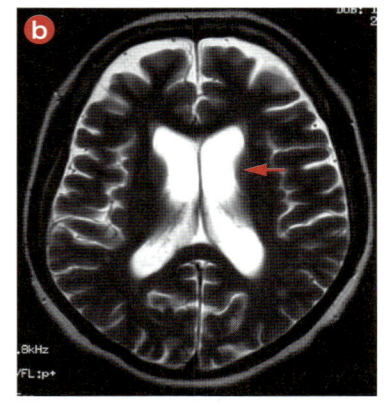

図●自験ハンチントン病患者でみられたMRI T2強調画像（36歳女性，発症6年）
側脳室前角（→）の拡大と大脳皮質の萎縮を認める．側脳室前角の拡大は尾状核頭部の萎縮によると考えられる

現する前や，神経精神学的検査で異常が検出できる以前に，PETで特徴的な線条体の代謝の低下を認める．

4 診断

　　HDの診断は遺伝子検査で確定するが，これには原因不明の舞踏病や非典型的な認知機能障害や精神症状を示す症例では鑑別に役に立つ．遺伝子検査は日本神経学会遺伝子診断に関するガイドラインに従って行う．遺伝カウンセリングも行うことが望ましい．なお，遺伝学的もしくは病理学的に家族の他の構成員がHDと診断されていて，かつ症状が発現している症例には通常，遺伝子検査は必要ではない．

5 鑑別疾患

　　舞踏運動をきたす疾患として脳血管障害，脳腫瘍，薬剤性舞踏病，老人性舞踏病，neuroacanthocytosis，McLeod症候群，遺伝性脊髄小脳変性症のうちDRPLA，SCA17，neuronal ceroid lipofuscinosisなどがある．その他Wilson病，Hallervorden-Spatz病（PKAN），捻転ジストニア，ミオクローヌスてんかんをきたす疾患群があげられる．欧米ではAIDSも頻度の高い原疾患としてあげられている．かつては進行麻痺も鑑別診断として重要であった．nueroacanthocytosisについては有棘赤血球の有無を検討すること，舞踏運動がHDよりも体幹，下肢に生じやすいことで鑑別できる．なお，neuroacanthocytosisの原因遺伝子choreinも近年同定された．

6 治療

　　治療は罹病期間を通して社会的，医学的，精神神経的，患者とその家族に対する遺伝子ガイダンスなど多岐にわたって訓練されたチームで集学的にあたるべきである．ドパミン遮断薬は舞踏運動に中等度有効であるが，これらは無動やジストニアを増悪する．非定型抗精神病薬であるリスペリドン（risperidone），オランザピン（olanzapine）は忍容性があるが効果に乏しい．舞踏病の治療の適応は日常労作や社会的な問題が生じた場合に行う．
　　うつは従来の抗うつ薬に反応する．抗うつ薬による治療の際は，HDの重要な問題行動である躁状態を引き起こしたり，自殺の誘発に関して，十分モニターすることが必要である．不安症状はベンゾジアゼピン類に反応し，同様に抗うつ薬も有効である．長時間作用型ベンゾジアゼピン類の方が，依存効果や逆説的興奮が少ないため，短時間作用型よりも，よく使用される．
　　精神症状には非定型抗精神病薬である，クエチアピン（quetiapine）（100〜600 mg/日），リスペリドン（2〜8 mg/日）が使用される．これらの薬物により少数症例では錐体外路系副作用が生じることがある．これらの薬物に忍容性がない場合には，これらの少量と現在申請中であるテトラベナジン（tetrabenazine）の併用を試みる．現在，HDの運動および認知の低下に対する適当な治療はない．

❖ Huntington病の発症前遺伝子診断と倫理

Column

　Huntington病のみならず，遺伝性神経疾患の遺伝子診断には大きな問題がある．このため，日本神経学会では遺伝子診断のガイドラインを2009年に策定した．発症前遺伝子診断は，もし検査結果が陽性であった場合には，被検者のみならず，家族，およびその属する家系全体にまで影響を与える可能性があることに留意すべきである．

　遺伝子診断ガイドラインによれば「発症前診断は被検者自身，あるいは被検者の子孫における将来の発症を予測する，または回避することを目的として行われ得る．疾患についての医学的な情報，遺伝に関する情報などの説明を含めて，十分な遺伝カウンセリングと心理社会的支援が行える体制のもとで対応すべき課題である」とし，「適切な専門的対応に委ねることが推奨される」としている．

　Huntington病は病因遺伝子については明らかとされているが，治療法が未確立の遅発性遺伝性疾患に属する．すなわち，発症前遺伝子診断には臨床的有用性を欠いている．また，遺伝子診断結果が陽性であっても，その結果が発症年齢を示すものではないことにも留意すべきである．遅発性遺伝性疾患の場合には発症までの通常の生活があり，遺伝子診断で陽性となることはこの通常な生活が十分に行えなくなる危惧もある．

　さらに，Huntington病の場合，発症者本人のみ，もしくは発症者の家族の家系内での疎外が生じることが少なくない．よって，たとえ診断結果告知後の臨床心理的，社会的支援を行う医療機関ができる状況であったとしても，ガイドラインでの発症前遺伝子診断が許容されうる要件としての「検査結果が陽性あるいは陰性であった場合の自分自身・家族の将来に対して十分な見通しを持っていること（十分なanticipatory guidanceがなされていること）」を十分に満たすことは少ない．筆者が相談を受けた場合に具体的に場面を想定した質問を検査希望者に投げかけると，検査を回避することが少なくない．よって，現時点ではHuntington病の発症前遺伝子診断は倫理上も推奨すべきものではない．

＜長谷川一子＞

顔面痙攣／眼瞼痙攣[5)]

1 疾患概念

　孤発性ジストニアで最も多い局所性ジストニアで，有病率は人口10万人当たり数人と推定される．典型的には30〜50歳代にみられ，男性よりも女性に多い．眼瞼痙攣（**blepharospasm**）は眼瞼の瞬目の増加を伴う眼瞼のジストニア収縮で，読書やテレビ鑑賞，運転に障害をもたらす．これは強度の場合機能的な盲の原因となる．顔面痙攣は眼瞼痙攣および下顎ジストニア（**oromandibular dystonia**：OMD）の双方をさまざまな程度に認める．OMDは下部顔面筋，口唇，舌，顎（開口もしくは閉口）の筋収縮である．OMDと眼瞼痙攣の組合わせは60歳以上の女性に多く，blepharospasm-oromandibular dystonia syndrome，もしくはMeige-Brueghel症候群，cranial-cervical dystoniaと呼ばれる．ここではいわゆるMeige-Brueghel症候群についてのみ述べる（p.35 第2章2も参照）．

2 症状

　発症早期には瞬目の増加としてみられ，重症化すると常に閉眼した状態となり，機能的に盲となる．眼部ジストニアは眼輪筋の不随意収縮が主体である．このほか，皺眉筋，鼻根筋，鼻筋など，眼周囲筋の不随意収縮をしばしば合併する．口，舌ジストニアもしばしば合併する．筋収縮は間欠的であるが，時にリズミック，持続性などさまざまである．ジストニアの増悪因子として光，風，上方視，情動刺激が，緩解因子として睡眠，安静，眉のすばやい挙

上，眼部や眼周囲の圧迫があげられる．また，感覚トリックとしては「片目を覆う」，「上眼瞼を引っ張る」などがある．

3 診断

　　眼瞼痙攣は両側性かつ同期性に眼瞼の収縮を認め，眼瞼の筋収縮により開眼が障害される．経過中に顔面，口囲，下顎，さらに頸部にもジストニアを生じることがある．軽症例では瞬目増加を認めるのみであるが，不随意な閉瞼が強くなると開瞼できなくなることもある．また，眼部の痛みを伴うことがある．眼輪筋の収縮は眼輪筋の全周にみられる．眼輪筋の収縮により，眉毛は眼窩上縁よりも下方に位置する（Charcot徴候）特徴的な顔貌を示す．疾患に特異的な検査法はない．自由な開瞼ができない状態を観察した場合に疑う．表面筋電図は診断に有用である．

4 確定診断

　　両側性，同期性であることから鑑別は比較的容易である．鑑別診断としては角結膜刺激症状による二次性の瞬目増加や閉瞼，眼瞼下垂（額に皺を寄せ，眉を上げることで上眼瞼をつり上げ，開瞼しようとする．閉眼筋群の収縮はない），**片側顔面痙攣**（眼瞼痙攣と口部不随意運動が一側性に同期して生じる），眼瞼ミオキミア（一部筋束のみの収縮する），チック（筋収縮時間が短くGilles de la Tourette症候群や習慣性チックでみられる），**開眼失行**（閉眼筋群に筋収縮が観察されない．額に皺を寄せ眉を上げることで上眼瞼をつり上げ，開瞼しようとする．開眼してしまうと，筋収縮による皺寄せなどはみられるなくなる）などがある．比較的多いのは片側顔面痙攣と薬物による二次性ジストニアで，抗精神病薬などの薬物歴があることにより鑑別する．

5 治療

　　内服薬治療としてはminor tranquilizerや抗痙攣薬，抗コリン薬などがあるが治療効果に乏しい．**ボツリヌス毒素注射療法**は著効を示し，早期治療の方が予後も良好である．

痙性斜頸／書痙[5)]

1 疾患概念

　　孤発性の一次性局所性ジストニアに分類される．
　　頸部ジストニア（**痙性斜頸**）は頸部筋と肩周囲の筋群にみられるジストニア収縮であり，頭部の一方向への偏倚（**斜頸** torticollis），前方への偏倚（**首たれ** anterocollis），後方偏倚（**後屈** retrocollis）を生じる．筋収縮は有痛性で，二次性の頸椎神経根症を伴うこともある．
　　四肢ジストニアは上肢か下肢に生じ，しばしば動作特異性で誘発される．**書痙** writer's crampは書字の際にみられる手ジストニアである．動作特異性ジストニアにはその他，楽器演奏（奏

楽者痙攣musician's camp），ゴルフパッティング（yips）などでみられるものがある．

局所性ジストニアは他の体部位に広がることがあり（約30％の症例），しばしば心因性や整形外科的疾患と誤診される．原因は不明であるが，遺伝性素因や自己免疫，外傷などが示唆されている．局所性ジストニアはしばしば本態性振戦（essential tremor：ET）と類似した高頻度の振戦を伴うことがある．ジストニア振戦はETと異なり，ジストニア収縮とともに生じる傾向があり，ジストニアが軽快すると消失する．一次性局所性ジストニアに特異的な検査所見はない．

2 治療

ジストニアの治療の多くは対症療法である．現在利用可能な治療法は，生理学的および感情面への支持療法，理学療法，神経リハビリテーション，薬物療法，そして手術療法である．教育とサポートが最も大切であることを理解しておく必要がある．局所性ジストニアの症例では一部の症例で，感覚性の再訓練が機能回復を補佐する．

薬物療法の効果は不十分であるが，抗コリン薬が有用である．トリヘキシフェニジル（trihexyphenidyl）が最もよく使用される．投与量は小児で時に120≧mg/日必要で，通常，20〜50 mg/日である．成人では稀に高用量に忍容である．使用の限界は便秘，口渇，かすみ目，排尿障害，同時に短期記憶障害，錯乱，幻覚である．ベンゾジアゼピン類（benzodiazepines），クロナゼパム（clonazepam）もしくはジアゼパム（diazepam）もジストニアに有効で，単独もしくは抗コリン薬と併用して用いる．服用量は効果が出るまで漸増し，副作用である鎮静，失調，錯乱などが生じないようにする．バクロフェン（baclofen）も有効で，比較的高用量が必要である（60〜100 mg/日）が，副作用により使用量がしばしば制限される．

ボツリヌス毒素は頸部ジストニアについて有効である．患者の頸部ジストニアがどの筋群によって生じているかを子細に分析し，対象となる筋群に注射する．詳細は成書を参考とされたい．

本態性振戦（ET）

1 疾患概念

本態性振戦（essential tremor：ET）は最も一般的な運動障害で，小児期からみられ，有病率は加齢とともに増加する．ETは高周波数振戦（11 Hz以上）で，上肢により目立つ．振戦はしばしば姿勢時，動時振戦である．典型的には両側性で対称性であるが，一側性に始まることもあり，非対称が残ることもある．強度のET患者ではオーバーシュートや運動の速度低下を伴った企図振戦を示すこともある．振戦は〜30％の患者で頭部，〜20％で声，〜20％で舌，〜20％で顔面／下顎，〜10％で下肢を障害する．振戦はアルコールで軽快し，ストレスで増悪する特徴がある．かすかな協調運動障害や継ぎ足歩行の障害がみられることもある．通常は神経学的検査では振戦以外は正常である．

ETの病因や病態生理は不明であるが、ほぼ50％の患者は常染色体性優性遺伝様式を示す家族歴を有する．遺伝子関連解析では染色体上で3q13（ETM-1），2p22-25（ETM-2）と6p23（ETM-3）が同定されている．最近の全ゲノム解析研究ではLINGO1遺伝子が，特に若年発症のETの病因で関連していたが，他の未発見の遺伝子座がありそうである．候補遺伝子にはドパミンD3受容体や小脳に分布するタンパク質などが含まれる．小脳や下オリーブ核は"振戦のペースメーカー"の可能性がある責任部位として見なされているが，それは小脳症状がみられること，これらの患者で同部位の代謝や血流が亢進していることによる．最近の病理学的研究ではプルキンエ細胞の減少，軸索腫大が示されている．しかし，病理変化とETとの関連については明らかにすべきことが残されている．

ETに関連する検査所見はない．

2 鑑別診断

最も鑑別すべきはジストニア振戦とParkinson病（PD）である．しかし，PD患者でも姿勢時振戦，ETでも安静時振戦がみられることを理解しておく必要がある．PDの振戦の典型は数秒の潜時をおいて震えだすことにある（**re-emergent tremor**）．

3 治療

多くの症例は軽症で，治療は必要ではない．時に振戦が強度で食事や書字，日常生活に支障をきたすことがある．これは老齢のときにみられる．

β遮断薬やプリミドン（primidone）がET治療の標準薬（ともに保険適応外）で，50％程度の症例に有用である．プロプラノロール（propranolol）（20〜80 mg/日，分割投与）が比較的低用量で，通常効果がある．しかし，高用量が有用な患者もある．徐脈や喘息の患者には禁忌である．手の振戦が最もよく改善するが，頭部振戦はしばしば難治性である．プリミドンは有用であるが，低用量（12.5 mg）で開始すべきで，鎮静を避けるために緩徐に増量する（125〜250 mg分3）．海外ではガバペンチン（gabapentin）とトピラマート（topiramate）が有効との報告もある．ボツリヌス毒素注射も四肢や声振戦には有用であるが，二次性の筋力低下が生じる可能性もある．

視床のVIM核を対象とした手術療法は強度の患者や薬物抵抗性の患者に大変有効であることがある．

おわりに

運動亢進群に属する不随意運動の一部について概説した．不随意運動を呈する疾患は難治性のことが多いが，軽症の場合には薬物でコントロールすることが可能である．早期発見が患者のQOLを改善するのに必要な点と思われるが，不随意運動を診察するうえで，不随意運動が軽微な場合には"くせ"と本人も周囲のものも見なしていることが多く，それを不随意運動と診断するか否かについては経験が必要な点である．奇異と感じる感覚を磨いて欲しい．

参考文献

1) Alexander, G. E., Crutcher, M. D. : Functional architecture of basal ganglia circuits : neural substrates of parallel processing. Trends Neurosci, 13 : 266–271, 1990
2) Bruyn, G. W. : Chapter 13 Huntington's chorea. In Vinken Bruyn Handbook of Clinical Neurology. Amstredam, 2002
3) Part II Dementias and Neurodegenerative disorders. in Movement disorders in nuerology and neuropsychiatry Second edition（Joseph AB and Young RR ed.）Blackwell science, 1999
4) Shannon, K. M. : Treatment of Chorea. Continuum, 13 : 7293, 2007
5) Jankobic, J. et al. : Blinking and blepharospasm. Mechanism, diagnosis and management. JAMA, 248 : 3160–3164, 1982

第3章 知っておくべき神経疾患

15 てんかん

廣瀬源二郎

1 疾患概念

　てんかんとは慢性で反復性の脳電気的律動異常により大脳機能障害をきたす発作性神経疾患である．臨床的に患者のてんかん発作の起始発作型や脳波変化が最初から両側半球起源で左右差がみられず対称性で，年齢依存があり家族歴などの遺伝的素因が推定されるものを**全般てんかん**と分類する．発作型も左右非対称性で脳波には1側半球に明らかな局在異常がみられるてんかんを**局在関連てんかん**（焦点，局所，部分てんかんとも言われる）と分類し，てんかん（てんかん症候群）は一般に2群に大別される（**表**）．明らかに局在する異常が疑われるがその病因が未だ解明されていない場合は例外的に**潜因性てんかん**と分類される．

　さらにてんかんはその病因からも2群に分類され基礎病因となる中枢神経疾患が明らかで画像・病理学的にも異常が確認できる場合には**症候性てんかん**と呼ばれ，画像・病理所見が明らかでなくその脳波や発作も左右対称性の場合には**特発性てんかん**と呼ばれる．現在ではこのてんかん2分法を世界共通の分類法として使用するようInternational League against Epilepsy（ILAE）が唱導している[1〜3]．

2 診断

1）誘発因子の有無

　てんかんは疾患分類名であり，その症状はてんかん発作からなる．てんかんの診断にはまず起こったてんかん発作が初回の場合，その発作が何ら誘発原因なく起こったのか，背景に誘発因子があって起こったのかをまず考える必要がある．アルコールや薬物の禁断，頭部打撲，全身性や環境因子の異常に合併した場合には中枢神経系には必ずしも解剖学的・病理学的異常はなく，誘発性てんかん発作であり直ちにてんかんあるいはてんかん症候群とは診断されない．2回以上のてんかん発作が何らの誘発因子なしに起こった場合に初めててんかんと診断するのが一般である．ついでてんかん発作の発作型の分類・診断が必要であり，特に薬物療法の選択には発作型診断が基本となる．

表　てんかんの分類

	全般てんかん
病因	特発性全般てんかん 症候性全般てんかん |//
	局在関連てんかん
病因	特発性局在関連（部分）てんかん 症候性局在関連（部分）てんかん

2) 発作型による診断

　　全般てんかんでみられる発作が全般発作であり，局在関連てんかんでみられる発作は焦点発作（最近はfocal seizureという用語が繁用される）である．それ故，患者の発作型がいかなるものかを病歴を詳細にとることにより明らかにするプロセスが診断には必要である．てんかん患者の多くは意識障害をきたすことから発作についての詳細は本人からは得られず，家人や友人同僚の発作目撃者の証言が必要となる．目撃者からは発作中の眼球・頭部偏倚の有無，開眼・閉眼の状態，手足の動き・痙攣発作の有無，左右差，発声，顔色などが重要な情報となる．発作目撃者から発作の初期に頭位・眼位が偏倚していたか否かの確たる情報を得るだけで全般てんかん・全般発作か局在関連てんかん・焦点発作かが診断でき，治療の方針が立てられる．

　　診断において気をつけるべきは，焦点発作が徐々に進行して最後には両側の痙攣発作をきたす全般発作は二次性全般化と呼ばれ，外見は全般てんかんのようにみえるが，実際には局在関連てんかんの局所神経細胞の異常な過剰発火が視床に進展して，そのため視床・皮質系サーキットを介して両側全皮質に伝搬して全般化した発作であり，発作初期の頭位・眼位，上肢の姿勢（フェンシング姿位など）の把握からあくまでも局在関連てんかんとして分類し治療しなければいけない点で留意が必要である．

　　発作型診断には全般発作では強直発作，間代発作，強直・間代発作が主な発作型であるが，小児期の短時間の意識消失のみからなる欠神発作や若年者でみられる瞬間的に起こる全身ミオクローヌスについても注意を払う必要がある．

　　成人患者を診る内科医，神経内科医は中枢神経疾患が基盤にある症候性てんかんを診察する機会が多く，その大部分は**側頭葉てんかん**でてんかん全体の50～60％を占め，ついで**前頭葉てんかん**が約30％みられる．これらの発作型は焦点発作であり，特に意識障害を伴う複雑部分発作であることが多いことを念頭において診断する．側頭葉てんかんのなかで海馬病変（アンモン角硬化）を持つ**内側側頭葉てんかん**はその発作型は複雑部分発作であり，名状しがたい感情，既視感，未視感，心窩部不快感・嘔気やゲップを前兆として，発作の第１相は数秒の意識消失とともに動作停止・１点凝視，第２相として咀嚼，嚥下，瞬目などの常同性自動症が１分ほど続き，第３相でやや意識消失が軽減して手足の複雑な自動症が１～２分続くのが一般的であり，病歴からこれらの症状の変化をも捉える必要がある．

　　治療のために必要なのはてんかん発作型が全般発作か焦点発作なのかを診断することが先決であり，また複雑部分発作からなる**内側側頭葉てんかんは治療抵抗性がある**ことを念頭において診断したい．

3) 検査

　　脳波記録はてんかんにおいては重要な補助的診断検査法の１つである．脳波計のある施設では上記のてんかん発作の二分法を確認するため，是非発作の早期に記録したいものである．てんかん性放電の分布，波形は病歴からの発作診断・てんかんおよびてんかん症候群分類をより確実にすることができる．すなわち背景脳波からまず突出した異常波を見つけ，鋭波（持続時間：70～200 msec）か棘波（持続時間：20～70 msec）を認識しさらに後続する徐波成分をも把握することが有用である（p.340 **第６章２**参照）．

画像診断はてんかんおよびてんかん症候群診断には必要である．MRI検査が特に有用であり，てんかん診断の補助的検査としてはCTはほぼ完全にMRI診断に置き換えられたといえよう．またMRI撮像ではその磁場強度の差異も重要で，3T装置がそのS／N比がよいため1.5T装置に優る．特に限局性皮質形成異常や側頭葉海馬硬化の診断では前者の有用性が確認されており，冠状断画像が必須であろう．ただしこれらの検査は局在関連てんかんでは有用であるが，全般てんかんに対する適用はないといえよう．

3 治療

1）治療開始のタイミング

　てんかん発作が成人で初めて何ら誘因なしに起こった発作は孤発発作と呼ばれその再発率は5年で約35％しかなく，2回目発作が出現した後の1年間では73％が再発することから，前者の孤発発作では原則的に治療せず，2回目発作が起こった時点で治療を開始する．ただし高齢者の場合には脳血管障害，神経変性疾患，頭部外傷の既往が明らかであり，その再発率も70～90％と高いことから，初回発作後にすみやかに症候性部分てんかんとして治療を開始するのが賢明である．

2）薬物療法における予後

　一般にてんかん治療の効果は第一選択薬単剤で70％はコントロール可能とされ，残りの30％に2剤・多剤の必要性があるとされ，専門医が治療を行うことで半数の15％はコントロール可能，残りの15％は薬物治療に抵抗することから難治てんかんと呼ばれ，内側側頭葉てんかんが大部分である．このうち約5％は外科的療法で改善・寛解が期待されるが，残りの10％には完治の手立てはなく施設入所や要介護などの社会的養護を必要とする[4]．
　てんかん治療にはまず発作型の診断が先決である．抗てんかん薬はその作用機序から発作型に特異な有効性が確認されている．日本神経学会の監修したてんかん治療ガイドラインでも発作型による薬物選択が推奨されている[5]．

3）全般てんかんに対する薬物療法

　全般発作からなる全般てんかんでは第一選択薬はバルプロ酸である[5, 6]．小児期に発症して15歳以降に神経内科に転院してくる場合には，バルプロ酸を治療域（50～100 μg/mL）に保ち治療すれば20歳までに約半数の患者では発作の再発がなくなり，25～30歳でさらに残りの半数が発作から開放されるのが本症の一般的な予後である．欠神発作ではバルプロ酸かエトスクシミドで治療されて小児科から転院してくれば，同じ治療を継続すれば同様の予後を示す．また全般てんかんのなかには，夜間あるいは休息中に瞬間的なミオクローヌスを呈し稀に全般発作を起こす若年性ミオクローヌスてんかんがあり，バルプロ酸にクロナゼパムを上乗せすることで発作抑制ができることが多く，本症では30歳以降も服薬するのが望ましい．本症や欠神発作にカルバマゼピンを処方すると発作増悪がみられることがあり注意を要する．
　新規抗てんかん薬のなかで全般てんかんにわが国で処方できるのはラモトリジンのみで，バルプロ酸でコントロール不十分なときの上乗せ療法が認められている[5]．この新薬は催奇

性が多剤に比し有意に少ないことが判明しており[7]，妊娠の可能性のある女性てんかん患者に必要な抗てんかん薬であり，妊娠最初3カ月期ではバルプロ酸を中止するか800 mg以下にできるだけ減量してラモトリジン50〜100 mgを2回投与する．

4) 部分てんかんに対する薬物療法

大部分の部分てんかんはその病因分類からは症候性であり，その第一選択抗てんかん薬はカルバマゼピンである[5,6,8]．第二選択薬としてはフェニトイン，バルプロ酸，ゾニサミドが候補となる．新規抗てんかん薬としては，現在ガバペンチン，トピラマート，ラモトリジンとレベチラセタムが処方可能であるが，これらはすべて部分てんかんに対して既存薬に上乗せする治験により認可されており，これらが第二選択薬となりうる[5,6,8]．薬剤効果有用性の面からみるとレベチラセタム，トピラマート，ラモトリジンの順のエビデンスがあり，ガバペンチンの効果は弱いとされ，また忍容性の面からはラモトリジン，レベチラセタム，ガバペンチンが優り，トピラマートはやや劣るとされる[9]．

高齢者の使用ではその有害事象も問題となることから薬効のみからは選択できず，常に有害事象の可能性，高齢者の腎機能低下の有無などを考慮する必要があり，安全性が高い新規抗てんかん薬はガバペンチンやラモトリジンである．ただし後者には重篤な皮膚疾患Stevens-Johnson症候群が稀にみられることを知っておくべきであろう．そのためラモトリジン投与は少量からの比較的長期の漸増療法が不可欠であり，急激な治療にはやや不向きであろう．

5) 薬物療法にあたっての原則と注意点

一般に新規抗てんかん薬は有害事象が少なく，薬物間相互作用も軽減されて使用しやすい利点が多い[8]．てんかん患者治療では薬物の血中濃度が一定以上の治療域に到達する必要がある．しかし急激な大量投与は急性の眠気，ふらつきあるいは消化器症状である食思不振，嘔気・嘔吐を訴えることが多く，少量からはじめるtitrationが必要である．また発作のコントロールが悪いからすぐに2剤・多剤を試みるよりは，患者の服用コンプライアンスをチェックする意味で抗てんかん薬の血中濃度測定を行い，至適濃度内にあることを確認して次の抗てんかん薬を試みるべきである．てんかん治療の原則は最適な抗てんかん薬を至適濃度の上限まであげる用量を試みるべきで，最適な薬物を至適濃度下限かそれ以下で治療して有効性がないと判断すべきでない．有効至適血中濃度はカルバマゼピン4〜12 μg/mL，フェニトイン10〜20 μg/mL，バルプロ酸50〜100 μg/mLである．新規抗てんかん薬の有効濃度参考値ではガバペンチン2〜20 μg/mL，トピラマート5〜20 μg/nL，ラモトリジン2.5〜15 μg/mL，レベチラセタム8〜26 μg/mLとされており[10]，これらを参考にして治療効果をあげることが必要である．

文献

1) Commission of Classification and Terminology of the International League Against Epilepsy. Proposal for revised classification of epilepsies and epileptic syndromes. Epilepsia, 30 : 389–399, 1989

2) Berg, A. T., Berkovic, S. F., Brodie, M. J. et al. : Revised terminology and concepts for organization of seizures and epilepsies: Report of the ILAE Commission on Classification and terminology, 2005-2009. Epilepsia, 51 : 676-685, 2010
3) Shorvon, S. D. : The etiologic classification of epilepsy. Epilepsia, 52 : 1052-1057, 2011
4) Matson, R. H. : Medical management of epilepsy in adult. Neurology, 51 (Suppl 4) : S15-S20, 1998
5) 「てんかん治療ガイドライン2010」(てんかん治療ガイドライン作成委員会 編, 日本神経学会 監), pp.1-60, 医学書院, 2010
6) Karceski, S., Morrell, M. J., Carpenter, D. : Treatment of epilepsy in adult : expert opinion, 2005. Epilepsy Behav, 7 (Suppl 1) : S1-S64, 2005
7) Meador, K., Reynolds, M. W., Crean, S., et al. : Pregnancy outcomes in women with epilepsy : A systematic review and meta-analysis of published pregnancy registries and cohorts. Epilepsy Res, 81 : 1-13, 2008
8) Marson, G., Al-Kharusi, A. M., Alwaidh, M., et al. : SANAD Study group. The SANAD study of effectiveness of carbamazepine, gabapentin, lamotrigine, oxcarbazepine, or topiramate for treatment of partial epilepsy : an unblinded randomized controlled trial. Lancet, 369 : 1000-1015, 2007
9) Zaccara, G., Messori, A., Ciucotta, M., et al. : Comparison of the efficacy and tolerability of new antiepileptic drugs : What can we learn from long-term studies?
10) 廣瀬源二郎:抗てんかん薬のPK/PD(Pharmacokinetics/Pharmacodynamics). ICUとCCU, 32 : 1131-1138, 2008

Column: てんかんおよびてんかん症候群の分類について

「発作」と「てんかん(症候群)」の2つをきちんと診断することが重要である．例えば若年性ミオクローヌスてんかんについて，本項p.214では「バルプロ酸にクロナゼパムを上乗せすることで発作抑制ができることが多く，本症では30歳以降も服薬するのが望ましい」との記載があるが，これについて現場でありがちなことを追加する．
1) しばしば欠神を伴い，側頭葉起始の複雑部分発作と誤診すると，治療薬がカルバマゼピンやフェニトインなどになる可能性が高く，服薬により発作症状が悪化することがある．
2) また，本症は全身強直間代痙攣を伴うこともあり，もしフェニトイン，フェノバルビタールが投与されると，無効である．

1981年のILAE (International League against Epilepsy)『てんかん発作の国際分類』と1989年ILAE『てんかんおよびてんかん症候群』がいまだに実用的とされている．

1997年からILAE関連委員会では国際的に統一的な，より優れた分類を実現するために2001年，2006年，2010年の委員会報告書を出しているが，皆が納得する分類は難しいようだ．

〈大生定義〉

第3章　知っておくべき神経疾患

16　末梢神経疾患

齋藤豊和

Guillain-Barré症候群（GBS）

1 疾患概念

　　Guillain-Barré症候群（Guillain-Barré Syndrome：GBS）は感染後に四肢の弛緩性運動麻痺をきたし，末梢神経の電気生理学所見で脱髄，病理学的所見では急性炎症性変化と脱髄を呈する疾患で，過去のAIDP（acute inflammatory demyelinating polyneuropathy）とほぼ同義語である．近年，*Campylobactor jejunii*（*C. jejunii*）による前駆する消化器感染，血清抗ガングリオシド（GGD）抗体の存在，電気生理学的，病理組織学的検査から運動神経軸索がprimaryに障害される軸索障害型GBS（acute motor axonal polyneuropathy：AMAN，急性運動性軸索ニューロパチー）の存在が明らかとなり，①脱髄型，②軸索障害型の2型に分類されている．

　　GBSはわずかの劇症例を除いて予後良好とされてきたが，現在では予後不良（ADLを左右する後遺症）の例も少なくなく，その原因の1つとしてAMANの存在があげられている．臨床徴候，電気生理学的検査や初期の治療方針を立てるうえでこの2型を早期に鑑別することがきわめて重要となる．

2 診断

1）前駆感染

　　上気道感染（発熱，咳，咽頭痛など）としては大多数がウイルス感染であり，激しい持続性下痢をきたす消化器感染症の起炎菌として*C. jejunii*が圧倒的に多い．

2）主要神経徴候

　　前駆感染から約10〜14日を経て，急性発症の対称性の四肢筋力低下（弛緩性運動麻痺）が出現してくる多発ニューロパチーである．運動麻痺は早くて数日，時に2週間前後でピークに達し（4週間まで進行する場合もある），以後回復に向かう．脳神経麻痺（外眼筋麻痺，嚥下・構語障害，顔面神経麻痺など），時に呼吸筋麻痺も出現する．対称性の自覚的な感覚障害（しびれ，疼痛）を伴うこともあり，稀に自律神経障害（高血圧，頻脈等）をきたすこともある．

3）脳脊髄液検査

　　細胞数増多を欠如するタンパク増加（タンパク細胞解離）が通常みられるが，早期の髄液採取では正常なこともある．

4）末梢神経伝導検査（重要な検査項目）

脱髄型と軸索型の鑑別に重要となり，予後の推測にも役立つ．脱髄型は四肢の運動神経伝導速度（motor nerve conduction velocities：MCV）が遅延し，時に伝導ブロックがみられる．軸索の機能の指標となる複合活動電位（compound muscle action potentials：CMAPs）は正常かごく軽度の低下を示す．逆に軸索型ではMCVは基本的に正常で，CMAPsが著明に低下する．

5）軸索型（AMAN）

大多数例は急速な進行と高度の運動障害をきたし，消化器系先行感染を認め，便培養でC. jejunii の分離，抗C. jejunii 抗体の検出がみられる．血清IgG抗ガングリオシド（GM1b等）抗体の陽性率が高い[1]．

3 治療

1）主要治療法の選択

ランダム化比較試験（randomized control trial：RCT）で有効性が確立しているものは，❶免疫グロブリン静注療法（IVIg），❷単純血漿交換療法（plasma exchange：PE）である．副腎皮質ステロイド（ステロイド）療法はRCTで経口，静脈注射（パルス）療法ともにその有効性は否定され，現在は選択されない．脱髄型，軸索型で治療法に大きな差異はないが，❶，❷の治療はGBSのHughesの重症度，functional gradeにより選択される．Grade 3（歩行器，または支持があれば5 mの歩行が可能）以上の症例（Grade 4；支持があっても5 mは歩行不能でベッド上，車椅子に限定，Grade 5；補助換気が必要，Grade 6は死亡）で必須であり，Grade 2（支持なしで5 mの歩行が可能）でも進行が十分に予測される場合にはIVIg，PEを選択する．軸索型も同様である．

❶ IVIg [2]

わが国では保険適用が認められている．GBSに対する本療法はPEとの比較試験で同等以上の効果があるが，IVIgとPEの併用では単独治療と効果に差がない．1回0.4 g/kg体重，1日1回点滴静注，連日5日に限定される（症状が進行する場合はさらなる投与継続も可能ではある）．本剤投与ではショック，過敏症の既往患者は使用禁忌であり，IgA欠損症，腎機能障害，脳・心血管障害や既往歴のある患者，血栓・塞栓症の危険性のある患者は慎重投与が必要である．また本剤投与では初期に頭痛，筋肉痛，無菌性髄膜炎，皮疹などの副作用が報告されている．

❷ PE

GBSは液性免疫の関与が主体とされ，液性因子の除去を目的としている．PEには3種の方法（①単純血漿交換療法，②二重膜ろ過血漿交換療法，③免疫吸着療法）があり，わが国では3法いずれも保険診療上，月7回までが認められており，わが国では②，③の使用頻度が高い．また初回治療でIVIgとPEのいずれを選択するかが問題になるが，IVIg施行後にその反応が不十分な場合，PEに切り替えるのは矛盾している（投与したヒト免疫グロブリンを浄化してしまうことになる）．PEは機器が用意されている施設でしか施行できず，また高

齢者，小児（体重40kg未満）患者や自律神経に異常のある心血管系患者では血圧低下など負担が大きく施行できない．

2）軸索障害型の治療方針

軸索障害型の治療上，明らかなエビデンスは得られていないが，一部の報告ではIVIg有効であったとされている．軸索型GBSは欧米より本邦に多く存在し，できるだけ早期からの積極的なIVIgを試みることが望まれる．軸索型GBSに対するPEのエビデンスはない．

GBSでは発症1年後の調査で8％は死亡し，神経症候が遷延化して介助なしでの歩行不能例は9％，逆に走るまでに回復した例は62％であり，予後良好は覆された．①高齢発症，②*C. jejunii* 感染，③発症時，極期に人工呼吸器使用例（Hughesのfunctional grade 5），④電気生理検査で軸索障害を示唆する，等の症例が予後不良因子としてあげられている．

Fisher症候群

1 疾患概念

Fisher症候群〔（Miller）Fisher syndrome〕は外眼筋麻痺・運動失調・四肢腱反射消失の三徴候からなるもので，脳幹部に主座を置く予後良好な脳幹脳炎，Guillain-Barré症候群（GBS）の亜型等の論争があったが，現在では責任病巣は末梢神経系であるとされた．しかし時にBickerstaff型脳幹脳炎への移行など中枢神経系への広がりもあり，ユニークな症候群である．近年，本症候群では外眼筋麻痺に対する特異性の高い自己抗体，血清IgG抗GQ1b抗体の存在[4]が明らかとなり，早期診断に有用となった．

2 診断

1）病歴

2/3の症例で発症に先立つ1〜2週間前に何らかの感染症状（主に上気道炎で，最近は*Haemophilus influenza*が注目されている）がある．

2）典型例の神経徴候

典型例では次の三徴候がみられる．
外眼筋麻痺：動眼・滑車・外転神経すべてが障害されうるが，外転障害が早く出現する．外眼筋麻痺は軽度の複視から完全麻痺までさまざまである．稀に内眼筋麻痺（緊張性瞳孔）を伴うものもある．
運動失調：四肢の運動失調より体幹失調が目立つ．
四肢腱反射消失：低下，消失は80％の症例にみられる．

3）その他，稀にみられる神経徴候

顔面神経麻痺，舌咽・迷走神経麻痺，舌下神経麻痺を伴うことがある．四肢筋力低下の強

い場合，GBSへの移行例や外眼筋麻痺を伴うGBSと位置づけられることもある．また意識障害や腱反射亢進例ではBickerstaff型脳幹脳炎と診断されることもある．

4）検査所見

約90％の症例でガングリオシドGQ1bに対する血清IgG抗体が検出され，診断マーカーとして有用である．神経症状発症前にすでにこの抗体は上昇しており，通常は発症直後に最大の抗体価をとり，以後低下し始める．外眼筋麻痺のないGBSでは本抗体は上昇せず，抗GQ1b抗体と外眼筋麻痺との密接な関連が示唆されている（GQ1b糖鎖抗原は外眼筋支配の脳神経の傍絞輪部に強く集積している）．

3 治療

治療に関しての明らかなエビデンスはないが，GBS等の疾患単位の位置づけからは，GBSに準ずる治療が行われているのが現状である．したがってステロイド療法は行われず，治療選択はIVIgであろう．しかしながら，予後が比較的良好であるためIVIgを施行しなくても完全回復した症例もある．診断確定までは飲酒歴がなくてもビタミンB1剤の投与は行うべきであろう．完全外眼筋麻痺など重症患者では10％に後遺症が残るともされ，IVIg，PEの導入も検討すべきである．

慢性炎症性脱髄性多発ニューロパチー（CIDP）

1 疾患概念

Guillain-Barré症候群（GBS）とともに，免疫介在性の機序を示すいくつかの共通する所見を呈するもう1つの末梢神経疾患が慢性炎症性脱髄性多発ニューロパチー（Chronic Inflammatory Demyelinating Polyneuropathy：CIDP）であり，過去に慢性再燃性多発ニューロパチー，慢性再燃性GBS，再発型GBSなどとも呼ばれた．本邦のCIDPに関する疫学調査では1.6人/人口10万人，発症率は0.48人/人口10万人でともに男性優位であり，海外における有病率もわが国とほぼ同じである．近年，厚生労働省の特定疾患に認定され，治療負担が軽減された．

過去に多くの診断基準が設けられたが，2005年ヨーロッパ連合神経学会・末梢神経学会共同作業部会による新ガイドライン[3]が作成された．従来の診断基準と同様，電気生理診断基準（脱髄の存在）は必須としているが，いくつかの変更点があげられた．免疫グロブリン静注療法（IVIg）や副腎皮質ステロイド（ステロイド）療法などの免疫療法後の臨床的改善があればCIDPとしてよいとしている．その理由として電気生理検査が不可能な施設では，電気診断をはずしてCIDPの診断と治療を行う場合が多く，（電気診断がなくても）他の支持基準や免疫治療効果などを組み合わせることにより診断できるよう配慮した点にある．

2 診断

1）臨床症状

　　GBSと異なり，四肢の筋力低下が4週以上にわたり慢性進行性，あるいは段階性，再発性の左右対称性の四肢近位，遠位筋力低下と感覚障害がみられる（眼球運動障害，顔面神経麻痺，球麻痺筋力低下，呼吸麻痺を伴うことは稀である．筋力低下は再発，再燃することも稀でなく，時に自然回復もある）．また，四肢腱反射の低下，消失がみられる．

2）電気診断

　　四肢の運動神経伝導速度の遅延，F波の遅延，運動神経の部分的伝導ブロック，異常な時間的分散など脱髄を示唆する所見がある．

3）支持基準

　　①髄液検査（タンパク細胞解離），②MRIにおける頸髄・腰髄・仙髄神経根や腕・腰・仙椎神経叢・馬尾神経におけるガドリニウム造影や神経肥厚，③神経生検における脱髄所見の確認，④免疫療法後の臨床的改善があげられる．

3 治療

　　CIDPでランダム化比較試験（RCT）により有効性が確立されているのは①ステロイド療法，②IVIg，③PEの3治療法で，時に導入される免疫抑制薬による治療にはエビデンスはない．これらの治療でも全員同じように効果がみられるわけではないが，大多数の患者は①，②，③の治療法のうちのいくつかに反応する．免疫治療によっても完全回復から，部分的改善，長期の治療継続を施していかないと安定しない（治療依存性），など個々の反応にも違いがある．時に何カ月もかかって自然に回復することもあり，治療の遅れで軸索変性に起因する筋萎縮が起こり運動障害の残存することもある．第一選択をいずれにするかについては，症状，糖尿病など合併症の有無，年齢，経済状態なども考慮される．3治療法はいずれも保険適応になっている．治療効果のある（responder）群と不反応（non-responder）群の解析が行われている．効果発症時期，再燃などを推測する因子は不明である．

1）ステロイド療法

　　安価で経済性，簡便性で他療法より優れているが，効果発現までや，漸減し維持量に至るまでに時間がかかる．投薬量も多く，成長期にある小児，免疫能の低下する高齢者には使用が制限される．さまざまな副作用（長期にわたるために易感染性，耐糖能の低下，肥満，骨粗鬆症，胃潰瘍，ステロイド精神病等）を惹起するために第一選択薬には不適である．

2）IVIg[4]

　　速効性があり，簡便性の点では第一選択となるが，高価であり，経済的負担が大きい．投与法はGBSに準ずるが，長期間にわたり，月1回1クールの継続を余儀なくされる場合もある．IVIgが奏功した場合は，寛解維持のために慎重にステロイド療法に移行する場合もある．また初回投与した後に全く効果がない場合はCIDPの診断を再考すべきとの意見もある．

IVIgで効果がみられた場合は次にどの治療法を選択するか：①IVIgの投与法を変えて継続する，②ステロイド療法に切り替える等を考慮する．ステロイド療法に反応しない患者（non-responder）ととらえた場合は免疫抑制薬の使用も考慮する．ステロイド減量中に再発，再燃したらすみやかにIVIg療法を導入する．

3）PE

単純血漿交換療法の選択，適応等はGBSの治療に準ずる．治療期間は短く，効果も長く持続しない傾向があり，低血圧など侵襲性があり，低体重の小児，高齢者，心，腎不全の患者には適応されない．

4）免疫抑制薬（保険適応外）

一般にはシクロスポリン3 mg/体重kg/日，血中トラフト値を100〜150 ng/mLに維持する．必要に応じ増量もありうる．またシクロフォスファミドの投与で完全寛解をきたした報告もある．その他アザチオプリン，タクロリムスなども使用されている．

治療反応性については長期化に伴い再発，再燃などの症状がはっきり現れない慢性進行型がある．早期からの四肢の筋萎縮出現，電気生理検査で複合筋活動電位（CMAP）が正常より低い場合（軸索障害の重要性）は免疫グロブリン療法の反応性が低い．

多巣性運動ニューロパチー（MMN）

1 疾患概念

多巣性運動ニューロパチー（multifocal motor neuropathy：MMN）[3]は，CIDPの特徴をいくつか要しており，免疫介在性の末梢神経疾患の1つとされている．その基本は運動神経のみを障害するが，他覚的な感覚障害もあるものはLewis-Sumner症候群（LSS）とも呼ばれているが，欧米ではLSSは用いられておらず，MMNが一般的となっている．四肢の電気診断で（生理的絞扼部位を含まない部位で）持続する伝導ブロックがみられ，多くの患者の血清中にGM1に対するIgM抗体が検出される．CIDPと同様に免疫療法が用いられるが，CIDPと異なるのは，IVIg療法は有効であるがステロイド療法は無効な点である．

2 診断

1）臨床徴候

①1カ月以上にわたって緩徐に進行，あるいは階段状に進行する左右非対称性の四肢筋力低下，または少なくとも2本の運動神経（たとえば橈骨神経，脛骨神経など）に分布する運動麻痺症状がみられる．②感覚障害は他覚的にみられない．この①，②の両方を満たさなければならない．

2）その他の神経徴候（支持基準）

上肢優位の障害（下肢発症は10％）が多いこと，脳神経麻痺のないこと，障害された四肢では筋痙攣，線維束性収縮がみられること．

3）電気診断

正中神経，尺骨神経，腓骨神経などの運動神経に明らかな伝導ブロックが存在し（生理的絞扼部位を含まない部位で確認），感覚神経伝導所見と感覚神経活動電位振幅が正常であること．

4）検査所見

IgM抗GM1抗体の上昇．

5）画像診断

MRIにおける腕神経叢のガドリニウム造影および/または肥厚．

3 治療

IVIgが有効である．治療方法はGBS，CIDPに準ずる．ただしCIDPに有効なステロイド療法は無効である．

4 経過，予後

病気が発症しても，すべての患者が一様に同じ経過はとらず，さまざまな経過をとる．多くの症例は治療前には緩徐，進行する．治療後は長期間変化しない，時には階段状の進行をとることもある．いつの間にか症状が僅少になることもある．どのくらい長期間続くかの予測は困難で，治療の反応が不十分にもかかわらず上肢機能が良好で経過することもある．大多数の患者は日常生活に不便さを有しているが，15年後に自立歩行は十分可能にもかかわらず，上肢機能障害が治療前に比して5倍に進行したとの報告がある．

文献

1) Yuki, N. et al. : Clinical features and response to treatment in Guillain-Barre syndrome associated with antibodies to GM1b ganglikoside. Ann Neurol, 47 : 314-321, 2000
2) van der Meche, F. G. A. et al. : A randomized trial comparing intravenous immune globulin and plasma exchange in Guillain-Barre syndrome. New Engl J Med, 326 : 1123-1129
3) Joint Task Force of the EFNS and the PNS : European Federation of Neurological Societies/Peripheral Nerve Society Guideline on management of chronic inflammatory demyelinating polyradiculoneuropathy. J Peripher Nerve Syst, 10 : 220-228, 2005
4) Van Doorn, P. A. et al. : Intravenous immunoglobulin treatment in chronic inflammatory demyelinating polyneuropathy. A double blind, placebo-controlled, crossover study. Neurology, 40 : 209-212, 1990
5) 千葉厚郎：Fisher症候群．神経内科，70：45-50, 2009

第3章 知っておくべき神経疾患

17 顔面神経麻痺，外転神経麻痺，滑車神経麻痺，その他の脳神経麻痺

林 竜一郎

本稿では運動麻痺をきたす単一の脳神経障害のうち代表的なものについて，その臨床的特徴をまとめる．

1 疾患概念

1）顔面神経麻痺

顔面神経麻痺[1]は最も多い脳神経麻痺であり，日常遭遇する頻度が高い．「特発性」のBell麻痺が代表で，帯状疱疹に関連したRamsay Hunt症候群や外傷性・糖尿病と関連した微小血管障害性，さらにはサルコイドーシスやGuillain-Barré症候群等の全身疾患の一部として出現するものもある．このうちBell麻痺は近年単純ヘルペスウイルス1型（HSV-1）感染との関連が示唆されている．

第Ⅶ脳神経である顔面神経は橋下端から脳幹を出て，内耳道で骨に入り，顔面神経管を経て茎乳突孔から骨を離れ，耳下腺部から各表情筋に分布しこれを支配する．骨の中の狭い通り道を屈曲して走行するという神経束の特徴から，神経炎症に加え浮腫による圧迫や虚血により，麻痺が生じると考えられている．

2）眼球運動障害をきたす脳神経麻痺（動眼神経麻痺，滑車神経麻痺，外転神経麻痺）(p.39第2章3参照)

それぞれ特徴的な複視で発症し，外転神経麻痺が最も多い．原因として外傷性の他，微小血管障害による虚血性機序（特に糖尿病と関連）が想定されている．いずれもまず圧迫性病変，特に動眼神経麻痺においては動脈瘤による圧迫を除外する必要がある．

第Ⅲ脳神経である動眼神経は，中脳の複数の核からの線維で構成され，上直筋・下直筋・内直筋・下斜筋のほか瞳孔括約筋や上眼瞼挙筋も支配する．ちなみに上直筋は反対側の核から支配されており，両側の上眼瞼挙筋はともに正中にある単一の神経核から支配される．動眼神経は大脳脚の内方から腹側に出て，後大脳動脈と上小脳動脈の間を通り抜け，海綿静脈洞の外側壁を辿って上眼窩裂に入り，上下枝に分かれて各筋を支配する．

第Ⅳ脳神経である滑車神経は，上斜筋を支配する．神経核からの線維は交差して中脳背側から出て，大脳脚の横を前方に走り，海綿静脈洞に入る．その後静脈洞の外側壁を通り上眼窩裂を抜けて上斜筋に至る．

第Ⅵ脳神経である外転神経は，外直筋を支配する．神経核は橋背側にあり，線維束は橋と延髄の境界から腹側を出て，橋腹側のくも膜下腔を長く上行し，海綿静脈洞に入る．その後は一時内頸動脈にそって上行する交感神経線維と併走し，上眼窩裂から眼窩内に入り，外直筋を支配する．

3）下部脳神経麻痺（迷走神経麻痺，副神経麻痺，舌下神経麻痺）

迷走神経は軟口蓋や咽・喉頭の運動を支配し，単独麻痺はその分枝である反回神経麻痺をきたす．このため声帯麻痺による嗄声を生じ，耳鼻科で検索されることが多い．外傷性や腫瘍による圧迫，頭蓋外内頚動脈解離，ウイルス感染や特発性などが知られているが，単独麻痺は稀である．

第XI脳神経である副神経は胸鎖乳突筋・僧帽筋を支配し，頚部手術や外傷などによる障害の他，稀に一過性単独麻痺が報告されている．

第XII脳神経である舌下神経は下部脳幹から出て舌下神経管を通り抜け舌に達するが，単独麻痺の場合，外傷以外にはまず腫瘍性圧迫の除外を行う．

2 診断

1）顔面神経麻痺；Bell麻痺を中心に

Bell麻痺[1]では，急に顔面の違和感や口角からの水分の漏れなどを自覚し，朝洗面時に眼がしみたり，鏡をみて左右差に気づく，あるいは家人から顔が下がっているなどと指摘され来院することが多い．進行は数時間～数日で，数週間以上かけて進行することはあまりない．脳卒中との鑑別が問題となるが，一般身体所見や神経学的所見を把握したうえで，末梢性顔面神経麻痺の所見を確認する．

典型的には，①一側の額のしわ寄せや閉眼ができず，②鼻唇溝が消失し，③口角が下垂して水分が漏れる．上方視や頬膨らませ・歯をみせるなどの動作で判断する．脳卒中等による上位運動ニューロン障害との鑑別では，額が障害されないことの他，自然な笑顔で麻痺が改善することがある点（情動性顔面筋支配は上位ニューロン経路と異なる）を利用する．ただし不全麻痺の場合，表情の個人差もあり，時に鑑別が難しい．この場合は，顔面神経の他の成分の障害（アブミ骨筋の障害による聴覚過敏，流涙や舌前3分の2の味覚低下）が有用かもしれない．また表情筋の麻痺に伴い，自覚的な顔面の違和感・しびれを訴えることがある．聴力低下や感覚障害が明らかな場合，多発脳神経麻痺の除外が必要となる（p.18 第1章2 参照）．

Bell麻痺の次に多い顔面神経麻痺の原因は，帯状疱疹ウイルス感染（Ramsay Hunt症候群）である．症状はより重く，時期はさまざまだが耳介や外耳道に発赤・疼痛・水疱を生じるため，同部位を観察する．水疱を生じない場合Bell麻痺との鑑別は困難である．その他の原因には，外傷性や腫瘍による圧迫，脳幹小病変などがあげられ，耳下腺腫脹の有無や他の身体・神経所見に注意する．両側性顔面神経麻痺はBell麻痺でも生じるが，Guillain-Barré症候群（p.217 第3章16 参照），サルコイドーシスやLyme病（ボレリア感染症），アミロイドーシスなどでみられる．

補助検査としては，顔面神経伝導速度検査が，予後判定や鑑別診断上用いられる．また初発症状から数週間かけて進行する場合や，数カ月しても回復傾向がみられない場合など非典型的な場合には，脳画像検査が必要となる．

2）動眼神経麻痺，滑車神経麻痺，外転神経麻痺

はじめに診察により，眼球運動障害が動眼・滑車・外転神経の単独障害かどうかを判断す

る（眼球運動障害の評価法については p.39 **第2章3** 参照）．単独障害であれば，まず圧迫性病変（特に動脈瘤）の除外が必要だが，幸い多くの例はいわゆる微小血管障害によるものとされ，自然回復が期待できる．したがって（造影を含む）脳MRI検査は，**表**に示す特定の患者群に対して行われるべきとされる[2]．

動眼神経麻痺の場合，内頸動脈〜後交通動脈等の動脈瘤による圧迫の鑑別には緊急性がある．この場合，眼筋麻痺に先行して瞳孔障害（散瞳）が出現することがある．これは瞳孔を支配する副交感神経線維が動眼神経束の背外側にあり，圧迫は受けやすいが，微小虚血性病変による神経束内部の障害では影響を受けないためとされる．ただしこの「瞳孔の大きさと反応性が正常の動眼神経麻痺（pupil-sparing）では圧迫性病変は考えにくい」とする原則は，あくまで眼筋麻痺が重度の場合にのみ適応される[3]．不全麻痺では圧迫性を否定できず，数日経過観察すると瞳孔異常が現れることがあり，積極的に造影を含む脳血管画像検査を検討する．滑車神経麻痺・外転神経麻痺は眼筋麻痺のみとなるため，上記の原則に従って経過観察を行う．外転神経の場合，脳幹を出てからの走行が長いため，神経自体の障害ではなく頭蓋内圧亢進の一症状として外転障害が出現することがある（偽性局在徴候）．

画像検査の適応がなければ数カ月経過観察するが，増悪や新たな症状がみられればその時点で検査を行う．採血検査により糖尿病や脂質異常症など動脈硬化の危険因子の有無や，高齢者の場合側頭動脈炎の除外目的に，炎症所見の有無を確認する．眼筋麻痺発症後に糖尿病の診断がつくこともある．脳神経の微小血管障害による虚血は直接確認することは難しく，急性発症で，時に一過性の疼痛を伴い，動脈硬化の危険因子があり，他に症状がなく，数カ月の後に改善すれば，結果的に微小血管障害と診断できる．

3）下部脳神経麻痺（迷走神経麻痺，副神経麻痺，舌下神経麻痺）

迷走神経麻痺では麻痺側の軟口蓋が下垂し，健側の軟口蓋が挙上して口蓋垂先端が健側を向くいわゆるカーテン徴候（p.45 **第2章4** 参照）が生じる．また前述のごとく分枝である反回神経の障害にて嗄声が生じる．副神経障害では僧帽筋上部の脱力が，舌下神経麻痺では舌挺出時に障害側への偏倚が生じる．

表 ● 脳MRI検査が必要な動眼神経麻痺，滑車神経麻痺，外転神経麻痺[2]

・50歳未満
・癌の既往（種類や時期を問わず）
・その他の神経学的症状・所見がある
・3カ月以内に改善がない
・動眼神経麻痺にて，瞳孔異常があるか，不全麻痺の場合

3 治療

1) 顔面神経麻痺

　Bell麻痺であれば7割以上が自然回復するとされるため，必ず副作用や禁忌事項を検討したうえで各治療を選択する．まず副腎皮質ホルモンが早期治療により神経浮腫を軽減し，予後を改善するとされており，可能ならば発症3日以内に，経口の場合プレドニゾロンを1 mg/kg/日または60 mg/日で開始し（高齢者や中等症以下では半量投与も可），5～7日継続後，1週間かけて漸減中止する．抗ヘルペスウイルス薬併用には有効性の面で議論があるが，HSV-1や帯状疱疹ウイルス感染を完全に除外できないため，特に重症の場合に使用されることがある．バラシクロビル1回500 mg 1日2回，5～7日間が使用されるが，高齢者ではせん妄など精神症状に注意する．Ramsay Hunt症候群ではより高用量のバラシクロビルが必要となり，耳鼻科にて治療されることが多い．種々の末梢神経障害に対して使用されるメチルコバラミン1回500 μg 1日3回は，副作用の少なさから使用されることが多い．二次的な兎眼性角膜炎に対する点眼薬（予防も含む）も必要である．

　顔面神経麻痺[1]は社会生活への影響も大きく，精神的な問題を生じる場合もある．回復期の指導も含めリハビリテーション訓練を導入することで，不安の軽減も期待できる．後遺症に対しては形成外科的に，笑い表情の再建などを目標として手術加療を検討する．

2) 動眼神経麻痺・滑車神経麻痺・外転神経麻痺

　圧迫性などでは治療は原疾患によるが，微小血管障害の場合は経過観察のみで自然回復が期待でき，特異的な治療はない．

3) 下部脳神経麻痺（迷走神経麻痺，副神経麻痺，舌下神経麻痺）

　原因疾患の治療が優先される．特発性が疑われる場合は他の徴候がみられないか経過観察を行う．

文献
1) 日本神経治療学会治療指針作成委員会：標準的神経治療：Bell麻痺．神経治療，25（2）：169-185，2008
2) Murchison, A.P., Gilbert, M.E., Savino, P.J. : Neuroimaging and acute ocular motor mononeuropathies. Arch Ophthalmol, 129（3）: 301-305, 2011
3) Bruce, B.B., Biousse, Valerie, Newman, N.J. : Third nerve palsies. Sem Neurol, 27（3）: 257-268, 2007

第3章 知っておくべき神経疾患

18 よくみるニューロパチー

長谷川 修

概要

　本稿では，しばしば見かける末梢神経疾患について解説する．しびれや痛みといった自覚症状が強い場合以外はあまり注目されないが，末梢神経障害をもつ患者は意外と多く，国民の1割以上と考えられている．神経は細胞体，軸索，髄鞘からなるため，それぞれが単独であるいはともに障害される病態がある．

　多発ニューロパチーは，全身で系統的に末梢神経が侵される病態で，両側ほぼ対称性かつ長い軸索から障害されることから，症状や症候は足底や足趾から始まることが多い．最も多い原因疾患は糖尿病で，国民の1割以上がこれに該当する．他の代謝，中毒，免疫疾患などさまざまな原因が知られている．遺伝性ではCharcot-Marie-Tooth（CMT）病が最も多い．多発ニューロパチーの多くは感覚優位に障害されるが，一部には運動優位の場合もある．

　単ニューロパチーは特発性に生じることが多い．顔面神経麻痺がよく知られており，特発性の場合は特にBell麻痺と呼ばれる．動眼神経麻痺は，糖尿病性と動脈瘤による圧迫性との鑑別が重要である．神経栄養血管の障害による糖尿病性では，神経幹の周辺を走り，髄液に接しているため瞳孔線維は障害されにくいが，外部から圧迫される動脈瘤性では強く障害され散瞳する．

　圧迫（絞扼）性ニューロパチーは，神経幹が解剖学的に狭い場所を通過する，あるいは姿勢により過伸展されることが原因となる．手根管症候群が最も多く，肘部尺骨神経ニューロパチーがこれに次ぐ．次に述べる多発単ニューロパチーの初発を含む．

　多発単ニューロパチーは，単ニューロパチーが時間経過に伴い多数生じるもので，血管炎などが原因となる．

多発ニューロパチー

1 疾患概念

1）疫学と原因，分類

　末梢神経を比較的均一に，遠位部優位に障害する全身疾患である．イタリアの研究では，55歳以上の4,191人中734人が多発ニューロパチーを疑わせる症状を呈したという．糖尿病が最も高頻度にみられる危険因子であり，次いでアルコール，他の肝疾患，HIV感染，CMT病，薬剤の副作用などが原因となる（表1）．進行の度合いと経過，病変が軸索変性か脱髄かを知ることが原因検索に役立つ．軸索型は，病態面から中毒性，自己免疫性，遺伝性，感染性などに分ける（表2）．診断のアルゴリズムを図1に示す．

表1 ● 臨床型に基づく慢性多発ニューロパチーの原因分類

臨床型	感覚優位	運動感覚	運動優位
高頻度	糖尿病，癌性	尿毒症	重症疾患
低頻度	ビタミンB12欠乏，慢性肝障害，HIV感染，Lyme病	癌性，多発性骨髄腫，単クローン性ガンモパチー，アミロイドーシス	ビタミンB1欠乏
稀	甲状腺機能低下症，COPD，巨人症	クリオグロブリン血症	ポルフィリア，低血糖
薬剤性	シスプラチン，メトロニダゾール	アミオダロン，INAH，タキソール，ビンクリスチン，ヒ素，有機リン，タリウム	

HIV：human immunodeficiency virus，ヒト免疫不全ウイルス
COPD：chronic obstructive pulmonary disease，慢性閉塞性肺疾患
INAH：isonicotinic acid hydrazide，イソニコチン酸ヒドラジド

表2 ● 慢性軸索型多発ニューロパチーの原因分類

遺伝性	CMT病2型，家族性アミロイドポリニューロパチー
代謝性	糖尿病，末端肥大症，低血糖（インスリン分泌腫瘍），粘液水腫，尿毒症
欠乏性	ビタミンB12，葉酸，ビタミンB1，ビタミンE
中毒性	アルコール，化学物質（アクリルアミド，ヒ素，二硫化炭素，六炭素化合物，鉛，有機リン，タリウム），薬物（ジスルフィラム，金，INAH，メトロニダゾール，白金，サリドマイド，ビンクリスチン）
感染性	らい
自己免疫性	傍腫瘍性（癌，リンパ腫，真性多血症），異常タンパク性（MGUS，多発性骨髄腫，Waldenstromのマクログロブリン血症），結合織病（関節リウマチ，SLE，血管炎）
その他	サルコイドーシス，重症疾患など

CMT：Charcot-Marie-Tooth
INAH：isonicotinic acid hydrazide，イソニコチン酸ヒドラジド
MGUS：monoclonal gammopathy of undetermined significance，良性単クローン性ガンマグロブリン血症
SLE：systemic lupus erythematosus，全身性エリテマトーデス

2）特徴

❶中毒

　アルコール，化学療法，重金属などによる中毒性ニューロパチーの多くは，曝露の状況によって，急性にも亜急性にも慢性にもなりうる．多くは軸索型であるが，n-hexaneでは脱髄型を呈する．

❷糖尿病

　軸索変性主体であるが，同時に炎症，代謝，虚血の要素を含む．血糖上昇の程度と期間に応じて進行する．

❸他の全身性ニューロパチー

　軸索型が主である．長期のHIV感染，アミロイドーシス，甲状腺機能低下症，ビタミン欠

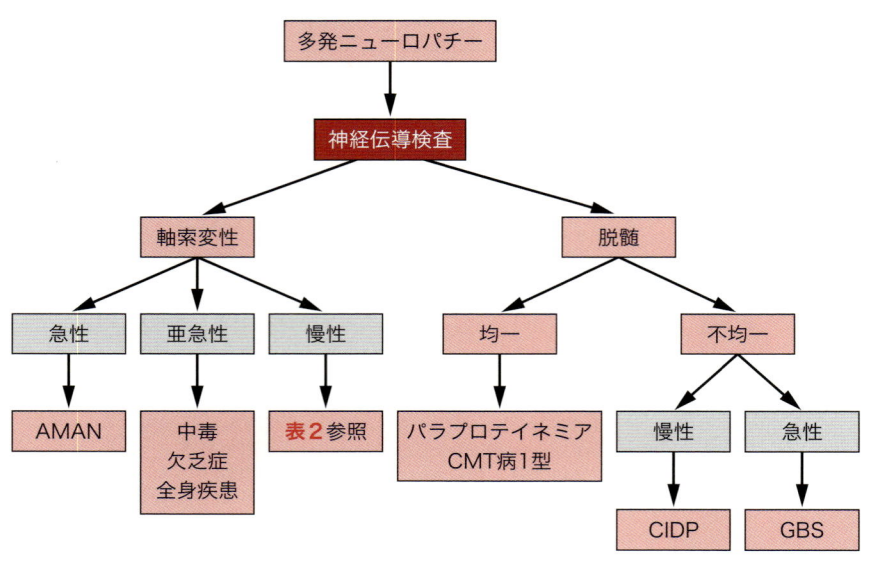

図1 ● 多発ニューロパチー診断のアルゴリズム

AMAN：acute motor axonal neuropathy，急性運動軸索型ニューロパチー
CMT：Charcot-Marie-Tooth
CIDP：chronic inflammatory demyelinating polyneuropathy，慢性炎症性脱髄性多発ニューロパチー
GBS：Guillain-Barré症候群

乏，Lyme病などによる．重症疾患（critical illness）でも多臓器不全の1つとして多発ニューロパチーを伴う．例外的に，単クローン性高ガンマグロブリン血症に伴う多発ニューロパチーはしばしば脱髄性である（**表1**）．CMT病の1A，1B，Xは脱髄が主で軸索消失も併存するが，CMT病2型などは軸索型である．

❹急性自己免疫性ニューロパチー

いわゆるGuillain-Barré症候群であるが，最近の統計では脱髄性（acute idiopathic demyelinating polyneuropathy：AIDP）と軸索型（acute motor axonal neuropathy：AMAN, acute motor-sensory axonal neuropathy：AMSAN）とが半々とされる（p.217 **第3章16**参照）．

❺環境因子

振動病，寒冷曝露，低酸素血症などは軸索障害を呈する．

2 診断

1）臨床症状

神経障害の症状には，陽性症状と陰性症状とがある．陽性症状は**刺激症状**とも呼ばれ，神経の異常興奮や異常伝播によるしびれや痛みあるいは筋痙攣などを指し，患者のQOLを阻害する．

一方，陰性症状は**欠落症状**とも呼ばれ，感覚低下や筋萎縮に相当するが，進行しないと自覚されにくい．陰性症状が，本来の神経障害の程度を反映する．典型的には，対称性，遠位優位の感覚低下を呈するため症状は足底や足先から始まる．ニューロパチーの存在は，しびれや痛みといった陽性症状で気づかれることが多い．

2）病歴

❶慢性軸索型多発ニューロパチー（chronic axonal polyneuropathy：CAP）

糖尿病や尿毒症などに代表され，最も頻度が高い．障害は軸索の長さに依存するため，足先や足底から症状が出現する．運動障害より感覚障害が先行しやすい．緩徐進行性の感覚低下やしびれ・痛みが足部にみられる．進行すると，足部の筋力低下も加わり，典型的な手袋・靴下型の感覚低下となる．

❷急性軸索型多発ニューロパチー（acute axonal polyneuropathy：AAP）

中毒物質への曝露やポルフィリアでは痛みが主となる．軸索型Guillain-Barré症候群（AMANやAMSAN）では，運動麻痺や運動感覚障害がみられ，1～3週間で悪化，平坦になった後数カ月かけて改善する．

❸慢性炎症性脱髄性多発ニューロパチー（chronic inflammatory demyelinating polyneuropathy：CIDP）

筋力低下と感覚低下が同時にみられる．

❹急性脱髄性多発ニューロパチー

Guillain-Barré症候群（AIDP）に代表され，運動神経優位に障害される．手足遠位部にしびれを訴える患者もおり，深部感覚障害による歩行障害や手の巧緻運動障害もしばしばみられる．経過は軸索型Guillain-Barré症候群と同様であるが，やや予後が悪いとされる．

❺遺伝性多発ニューロパチー

しびれや痛みなどの陽性症状は通常訴えない．発症がきわめて緩徐であるため，患者本人や家族もはっきりと欠落症状や筋萎縮に気づかない．

3）鑑別

多発ニューロパチーと多発単ニューロパチーを鑑別するのに，病歴はきわめて重要である．多発ニューロパチーでも，多少の左右差がみられることがある．多発単ニューロパチーの急性型では，正中神経の一部と腓骨神経といったような非系統的分布で障害が始まることが多い．詳細に検討すると，例えば脛骨神経領域など，一部が障害を免れていることが知れる．

4）身体所見

自覚症状は**1）臨床症状**の項で述べた．身体所見として，アキレス腱反射消失，母趾基部や足底での振動覚や触覚などの感覚低下，短趾伸筋に代表される小足筋萎縮などが多くみられる（図2）．

急性脱髄性多発ニューロパチーはGuillain-Barré症候群（AIDP）として知られ，全身性の運動症状を呈しやすい．遠位筋優位に障害されるが，患者によっては近位筋も障害される．感覚も低下し，反射はびまん性に低下ないし消失する．

5）臨床経過

❶慢性軸索型多発ニューロパチー

年余にわたってゆっくりと進行する．例えば，糖尿病ニューロパチーや高齢者の特発性軸

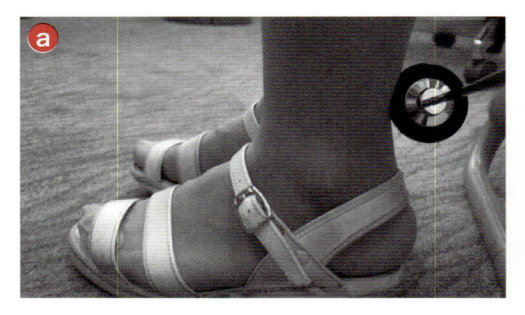

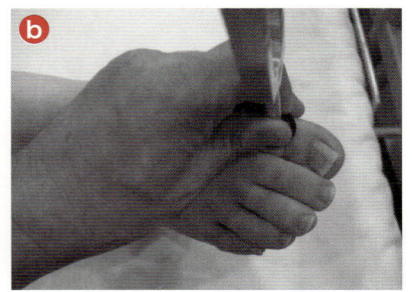

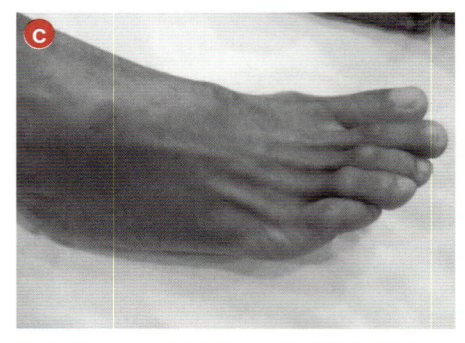

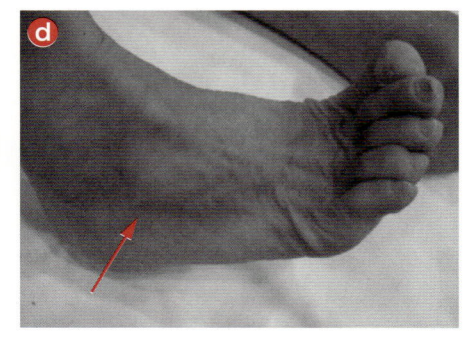

図2● ニューロパチーを示す身体所見
ⓐアキレス腱反射の検査．ⓑ振動覚検査であるが，母趾基部で行うとよい．ⓒ短趾伸筋が萎縮している．明瞭に観察できるⓓ（→）と比較

索型ニューロパチーでは，感覚低下が足部から次第に上行して明瞭化しその後手に広がる．アルコールなど中毒性の多発ニューロパチーでは，原因物質の曝露量に従って悪化する．重症疾患多発ニューロパチー（critical illness polyneuropathy：CIP）などで軸索型多発ニューロパチーが一度生じると，回復は遅く数カ月から数年かけて徐々にかつ不完全な形で起こる．

❷炎症性脱髄型多発ニューロパチー

Guillain-Barré症候群では1～6週間かけて悪化し，ピークに達した後数カ月かけて改善する．回復は当初の重症度に依存する．慢性炎症性脱髄型多発ニューロパチーの臨床経過はさまざまで，安定後に増悪が起こることがある．

❸先天性脱髄性多発ニューロパチー

CMT病では，同一家系でも臨床経過が異なることがある．発症の時期はさまざまであるが，一度発症するときわめて緩徐に症状が進行する．

6）診断基準と鑑別のための検査

❶多発ニューロパチーの診断基準

米国神経学会（AAN）や米国神経筋電気診断医学会議（AANEM）などから研究目的の診断基準が出されている．神経症候として，アキレス腱反射の消失，遠位部での感覚低下と筋萎縮ないし筋力低下を評価し，さらに神経伝導検査が行われる．自覚症状より他覚症候が重んじられ，さらに電気生理学的異常となるが，異常の数が多いほど信頼性が高まる．診断は

表3 多発ニューロパチー診断のために行う検査

	初期	追加検査
軸索変性	血糖，ビタミンB12，血清タンパク分画，抗核抗体，血沈，梅毒，HbA1c，甲状腺機能	HIV，血液／尿（重金属，ポルフィリン），RF，Sjögren症候群の検査，Lyme病，肝炎ウイルス（B，C）
脱髄性	血清タンパク分画，免疫電気泳動，肝炎ウイルス（B，C），腰椎穿刺	MAG抗体（感覚障害優位時），抗GM1抗体（運動障害優位時）

電気生理検査だけでは行わない．複数の症状＋症候＋電気生理学的異常が多発ニューロパチーとして最も診断的価値が高い．

❷鑑別のための検査

①**電気生理検査**（p.344 第6章3 参照）：筋疾患なのか末梢神経疾患なのか，多発ニューロパチーなのか多発根炎なのか，軸索型なのか脱髄型なのかを決定できる．脱髄型では，伝導遅延，波形の時間的分散，伝導ブロック，遠位潜時の著明な延長がみられる．軸索型では伝導速度が比較的保たれるのに対して波形振幅低下がみられる．

②**臨床検査**：病歴と電気生理所見をもとに，一般検査に加えて目的を絞った特殊検査が薦められる．例えば，脱髄性では甲状腺機能検査は不要である．多発ニューロパチーではまず，血糖，ビタミンB12，タンパク分画を調べ，さらに腰椎穿刺（p.336 第6章1 参照），遺伝子検査（p.359 第6章6 参照），神経筋生検となる（表3）．炎症性脱髄性ニューロパチーでは，根障害により細胞増多なしに髄液タンパク上昇を呈するため，腰椎穿刺が役立つ（表3）．

③**神経生検**（p.354 第6章5 参照）：アミロイド・ニューロパチー，らいなどの感染症，慢性炎症性脱髄性多発ニューロパチー，血管炎やサルコイドーシスのような多発単ニューロパチーで診断に役立つ．亜急性や慢性の遠位対称性多発ニューロパチーでは適応が少ない．

3 治療

原因疾患の治療と症状軽減の2つがある．軸索型では，原因物質を遠ざける．糖尿病では血糖管理，リウマチや甲状腺も背景疾患の治療が大切である．

❶背景疾患の治療

原因除去や基礎疾患の改善が基本である．脱髄性では免疫に由来する炎症が絡むことが多く，慢性炎症性脱髄性多発ニューロパチーの主な治療はガンマグロブリン静脈投与，ステロイド，血漿交換となる．IgG，IgA単クローン性ガンモパチーはIgMより反応が良い．慢性炎症性脱髄性多発ニューロパチーであっても，多発性骨髄腫やマクログロブリン血症などの基礎疾患を検索し治療することが大切である．

❷症状軽減および合併症予防

ガバペンチン，三環系その他の抗うつ薬が有効である．

単ニューロパチー

1 圧迫性ニューロパチー

1）疾患概要

❶病態生理

　神経機能障害（neuroapraxia）か軸索断裂（axonotomesis）を含む局所的神経圧迫は，神経への直接圧迫と神経虚血が主な役割をなす．軽症例では，姿勢によって間欠的に症状が出現する．手根管症候群では，手関節を屈曲したときに虚血により手のしびれを呈する．圧迫がさらに持続し慢性的になると，脱髄が生じる．症状が持続性となるが，ある姿勢や運動で増悪する．痛みや筋力低下が顕著になる．神経幹の遠位部ではワーラー変性が起こる．ひどい場合は神経の遠位部分が変性し，切断時のようになる．

　生理的な面からは，圧迫部ですべての神経インパルスが伝導している間は無症候でいられる．虚血や脱髄が起こると，神経伝導が遅延し，ブロックされる．完全な伝導ブロックにより機能的な感覚低下や筋力低下が生じる．圧迫が悪化すると，さらに多くの神経に伝導ブロックが起こる．圧迫部では神経インパルスが全く通らなくなり，遠位部での神経変性が始まる．

❷疫学

　手根管症候群の頻度はオランダで3.4％，女性に多く，男性では0.6％．

2）主な疾患と治療

❶手根管症候群

　手根管症候群では，中指と示指に感覚低下や異常感覚を訴えることが最も多い．しびれや痛みは夜間増強し，夜中や明け方に目が覚めてしまうと訴えるのが典型的である．手作業で症状が悪化するが，手を振ることによって軽減する．母指球筋や第2虫様筋の萎縮に手指の感覚障害が加わって，指先が不器用になる．負荷検査として，Tinel徴候は手根管部を皮膚上から軽くタッピングすると正中神経支配領域にジンジン感が広がるときに陽性と判断する．Phalen徴候は手関節を30〜60秒屈曲すると，正中神経が横手根靱帯の近位端と隣の屈筋腱との間で圧迫されることにより，しびれを生じる．診断には神経伝導検査がきわめて役立ち，存在診断には手根管通過に伴う伝導障害を検出すればよい．

❷肘部尺骨神経ニューロパチー

　軽症では，第4・5指の感覚低下としびれを呈する．もう少し重症になると，手の骨間筋の筋力低下が明瞭になり，握りにくく，手指の巧緻性がなくなる．肘部の痛みもしばしばみられる．

❸治療

　いずれも圧迫除去が基本となる．神経幹に負荷のかかる姿勢の長時間持続を避ける．特に夜間にスプリントやサポーターの使用，除圧手術などが行われる．

2 他の単ニューロパチー

　顔面神経麻痺（Bell麻痺）；特発性の末梢性顔面神経麻痺は乳突部で生じる．浮腫軽減のためプレドニゾロン 0.5 mg/kg を短期間使用する．極期でも顔面筋を多少動かせる場合は数カ月で回復する．全く動かせない場合は，筋の短縮を予防する工夫が必要である．

多発単ニューロパチー

　血管炎性ニューロパチーに代表される．これは，神経支配血管が虚血に陥ることにより生じる．全身性血管炎の部分症状として出現する場合と，ニューロパチー単独で出現する場合とがある．神経損傷機序は免疫複合体沈着と細胞性免疫によるものとがある．後者はB型肝炎に伴うクリオグロブリン血症や結節性多発動脈炎との関係がいわれている．多発単ニューロパチーは，潜行性に起こる場合も，急性に起こる場合もある．血管炎として，Churg-Strauss症候群，結節性多発動脈炎，Wegener肉芽腫症，顕微鏡的多発血管炎，関節リウマチ，非全身性血管炎性ニューロパチーなどが多くみられる．

文献

1）長谷川 修：末梢性ニューロパチー診断の方策．神経進歩，47（4）：472-479, 2003
2）Dumitru, D., Amato, A.A., Zwarts, M.J.：Nerve conduction studies. In Electrodiagnostic medicine. 2nd ed. Philadelphia：Hanley & Belfus, pp.159-223, 2002
3）UpToDate：以下のトピックが役立つ．Overview of polyneuropathy

第3章 知っておくべき神経疾患

19 筋疾患（ミオパチー）
筋ジストロフィー・筋強直症候群，特発性炎症性ミオパチー，感染性・遠位型・先天性・代謝性ミオパチーなど

門間一成，川井　充

　筋疾患（ミオパチー）とは，何らかの理由で骨格筋が直接侵される疾患を指す．主な症状は筋力低下・筋萎縮・筋痙攣であり血清クレアチンキナーゼ（CK）はしばしば高値を呈する．さらに原因として，神経系または骨格系の異常を除外できることが重要である．

　この原因は遺伝子変異・感染・代謝性疾患に加え，薬剤性まで多彩である．このため病型分類にはさまざまな方法がある．今回は，国内および海外での分類をもとに便宜的に表のように分類した[1]．

表 ミオパチーの病型分類

筋ジストロフィー	代謝性ミオパチー
Duchenne/Becker 型筋ジストロフィー Emery-Dreifuss 型筋ジストロフィー 肢帯型筋ジストロフィー 先天性（福山型・非福山型）筋ジストロフィー 顔面肩甲上腕型筋ジストロフィーなど 眼咽頭型ジストロフィーなど	糖原病 VLCAD 欠損症 原発性カルニチン欠損症 多種 acyl-CoA 脱水素酵素欠損症など
筋強直症候群	**その他のミオパチー**
筋強直性ジストロフィー 先天性筋強直性ジストロフィー 先天性筋強直症（Thomsen病） 先天性パラミオトニアなど	ミトコンドリア病 　MELAS（ミトコンドリア脳筋症・乳酸アシドーシス・脳卒中様発作症候群） 　MERRF（赤色ぼろ線維・ミオクローヌスてんかん症候群） 　CPEO（慢性進行性外眼筋麻痺症候群）など
特発性炎症性ミオパチー	内分泌性疾患
多発筋炎 皮膚筋炎 封入体筋炎 好酸球性筋炎など	甲状腺ホルモン異常 副甲状腺ホルモン異常 副腎皮質ホルモン異常など
感染性ミオパチー	薬剤性ミオパチー
ウイルス・細菌・寄生虫感染症など	アルコール性ミオパチー ステロイドミオパチー スタチンミオパチー
遠位型ミオパチー	周期性四肢麻痺
三好型ミオパチー 縁取り空胞を伴う遠位型ミオパチー 眼咽頭遠位型ミオパチー Welander 型遠位型ミオパチーなど	
先天性ミオパチー	
ネマリンミオパチー セントラルコア病 ミオチュブラーミオパチー 先天性筋線維タイプ不均等症など	

本稿では標記の3疾患を中心に，それぞれの疾患概念と治療について述べ，最後にその他のミオパチーについて概説する．

筋ジストロフィー，筋強直症候群

1 疾患概念

1）筋ジストロフィー

筋ジストロフィーは一般的には「骨格筋の変性・壊死を主病変とし，臨床的には進行性の筋力低下をみる遺伝性の疾患である」と定義されている[2]．Duchenne/Becker型・Emery-Dreifuss型，肢帯型（limb-girdle muscular dystrophy：LGMD）・先天性（福山型・非福山型），顔面肩甲上腕型（facioscapulo humeral muscular dystrophy：FSHD）・眼咽頭型等に分類される．

Duchenne/Becker型は筋ジストロフィー全体のうち約50％を占め，四肢・体幹の筋力低下による歩行障害・呼吸筋障害に加え心不全などの合併症があることが知られている．

2）筋強直症候群

筋強直症候群のうち最も有病率が高いのが，筋強直性ジストロフィーであり*DMPK*（dystrophia myotonica protein kinase）遺伝子の3'-非翻訳領域のCTG反復配列が50回以上に伸張することにより発症する．臨床症状はきわめて多彩で筋強直症状（ミオトニア）や心筋障害のみならず，中枢神経（認知機能障害など）・内分泌（耐糖能機能異常など）および眼症状（白内障など）を合併する．

その他，先天性筋強直性ジストロフィー・先天性筋強直症（Thomsen病）・先天性パラミオトニアも筋強直症状を呈する．

2 治療

筋ジストロフィー（特にDuchenne/Becker型）および筋強直性ジストロフィーは，遺伝子の変異によって発症することが知られている．治療は，遺伝子治療が開発中であるが，現状では対症療法が中心となる．すなわち，嚥下機能障害への対応（経管栄養の使用など）・呼吸筋障害への対応（喀痰排出介助や吸引器具・人工呼吸器の使用）が重要である．また四肢筋力低下の進行に伴うADL低下に対しては，食事補助具や移動補助具（杖・車椅子）の使用を検討する．これらの治療については，文献3，4を参照いただきたい．

特発性炎症性ミオパチー

1 疾患概念

　特発性炎症性ミオパチーには**多発筋炎・皮膚筋炎**および**封入体筋炎**がある．診断には臨床症状と，筋生検が重要である．

　多発筋炎では，筋線維周囲および筋線維内へのリンパ球の浸潤がみられる．皮膚筋炎では筋束周辺の筋線維萎縮が特徴的である．

　成人の皮膚筋炎では，腫瘍性病変の合併頻度が高い．近年さまざまな自己抗体が同定されてきており，それぞれの抗体と臨床・病理学的変化の関連について整理されつつある．

　封入体筋炎は高齢者にみられる疾患であり，大腿四頭筋と深指屈筋が重度であるのが特徴的である．病理学的には，筋線維周囲へのリンパ球浸潤に加えて縁取り空胞を認める．

2 治療

　多発筋炎・皮膚筋炎の治療として通常，副腎皮質ステロイドの内服が行われる．プレドニゾロン換算で体重1 kgあたり1 mg/日を初回投与量として用い，2～4週間継続したのち，徐々に漸減する．大半の場合，漸減終了すると再発するため，10 mg/日程度の内服継続を要する．

　初回投与量の内服治療で十分な効果が得られない場合には，ステロイドの増量（1.5倍程度）またはステロイド大量療法を行う．プレドニゾロン換算で1日1,000 mg静注を3日間行い，以降は内服治療に切り替える．

　ステロイド無効な場合には，免疫抑制薬（アザチオプリン・メトトレキサート・シクロホスファミドなど）やヒト免疫グロブリンが使用されることもある．

感染性・遠位型・先天性・代謝性ミオパチー

1 疾患概念

1）感染性ミオパチー

　感染性ミオパチーの原因としては主に**ウイルス性**が多いが，**細菌性**や，ごく稀に**寄生虫感染**も報告される．ウイルス性筋炎の原因として，コクサッキーウイルス・エコーウイルス・インフルエンザウイルス・HIV・パルボウイルスなどが知られている．

2）遠位型ミオパチー

　筋疾患の多くは近位筋優位に侵されるが，例外的に遠位筋優位に侵される一群の遺伝性筋疾患を総称して遠位型ミオパチーという．神経原性筋疾患との鑑別が重要である．本邦では**三好型ミオパチー・縁取り空胞を伴う遠位型ミオパチー（distal myopathy with rimmed vaculoes：DMRV）・眼咽頭遠位型ミオパチー**の3疾患が広く知られている．

3）先天性ミオパチー

臨床的には①フロッピーインファント（floppy infant：生下時または乳児期早期より筋緊張低下を示す），②頚部屈筋群の筋力低下，③顔面筋罹患（高口蓋），④呼吸筋麻痺を呈することが多い．これらの症状を呈する疾患群を先天性ミオパチーと分類する．臨床経過からは生下時より呼吸障害や嚥下障害が強い**重症型**，発達遅延があるものの非進行性または緩徐進行性の**良性先天型**および**成人発症型**の3型に分類される．

4）代謝性ミオパチー

筋でのエネルギー産生は，ミトコンドリアでの呼吸鎖の他に細胞質内での解糖系や脂肪酸β酸化などに依存している．解糖系の異常では糖原病をきたすが，特に**糖原病Ⅱ型（Pompe病）**は酸性α-グルコシダーゼ欠損によりライソゾーム内にグリコーゲンが蓄積し，肝細胞障害・肥大型心筋症・筋力低下を示す．脂質代謝異常には**very long chain acyl-CoA dehydrogenase（VLCAD）欠損症**など横紋筋融解症をきたす疾患もある．

5）その他のミオパチー

ミトコンドリア病（p.282**第4章8**参照）・内分泌性疾患（p.298**第5章1**参照）・薬剤性ミオパチー（p.330**第5章7**参照）および周期性四肢麻痺は本書の他項を参照いただきたい．

2 糖原病Ⅱ型（Pompe病）の新しい治療

糖原病Ⅱ型（Pompe病）では酸性α-グルコシダーゼ欠損により，筋にグリコーゲンが蓄積する．このため四肢および呼吸筋力低下を呈するが，この欠損酵素を経静脈的に補充する治療が開発された．2007年6月から，日本でも健康保険収載されて使用されている．

この治療により四肢の筋力低下のみならず，呼吸筋力低下の改善がみられる．さらに治療開始時期が早いほど，より症状が改善することが示唆されており，早期診断の重要性が増している[5]．

文献

1) Myology, 3rd ed. (Engel, A. G., Franzini-Armstrong, C, eds), McGraw-Hill, New York, 2004
2) Walton, J. N., Nattrass, F. J.：On the classification, natural history and treatment of the myopathies. Brain, 77：169-231, 1954
3)「非侵襲的人工呼吸器療法ケアマニュアル～神経筋疾患のための～」（石川悠加 編著），日本プランニングセンター，2004
4)「筋強直性ジストロフィー――患者と家族のためのガイドブック」（ピーター・ハーパー 著，川井 充ら 訳），診断と治療社，2005
5)「ポンペ病（糖原病Ⅱ型)」（衛藤義勝 編），診断と治療社，2009

第3章 知っておくべき神経疾患

20 頭痛・顔面痛
片頭痛，緊張型頭痛，群発頭痛，三叉神経痛

竹島多賀夫

　頭痛・顔面痛はありふれた症状である．くも膜下出血や脳腫瘍，髄膜炎，脳炎など器質性頭蓋内疾患の症状として出現することもある．
　このような器質疾患がないのに頭痛，顔面痛をくり返す患者が多数存在する．器質疾患がなく，頭痛をくり返すことが問題である場合には，一次性頭痛として取り扱う．神経疾患として，頭痛症のタイプを正しく診断し，適切に治療をする必要がある．
　一次性頭痛の代表的なものには，片頭痛，緊張型頭痛，群発頭痛がある．また，顔面領域の感覚は三叉神経が司っている．三叉神経痛では，一側顔面の激しい痛みが出現する．

片頭痛（migraine）

1 疾患概念

　頭痛発作をくり返す疾患である．
　閃輝暗点などの前兆がある片頭痛と前兆のない片頭痛に大別される．
　片頭痛は人口の約8.4％，頭痛外来を受診する患者の約50％が罹患する一次性頭痛である．女性に多く，30歳代，40歳代に有病率が高い．
　生活支障度が高く，治療介入が必要な神経疾患である．

2 診断

　国際頭痛分類第2版（ICHD-Ⅱ）[1]の診断基準に沿って診断する（**表1，2**）．
　片側性の拍動性頭痛が特徴であるが，両側性で非拍動性の片頭痛もある．頭痛による生活への支障，動作による頭痛の悪化，悪心，嘔吐などの自律神経症状と音過敏，光過敏など外的刺激に対する過敏性が重要である．
　前兆は閃輝暗点がよく知られている．感覚障害，失語性言語障害が前兆として出現することもある[2]．前兆として運動麻痺，脱力が出現する場合は片麻痺性片頭痛とする．複視（p.39 **第2章3**参照）や構音障害（p.50 **第2章5**参照），失調など脳幹部に由来すると考えられる前兆がある場合は脳底型片頭痛と診断する．

3 治療

　頭痛発作時には非ステロイド性抗炎症薬（NSAIDs）や，セロトニン作動薬であるトリプタンを用いる．

表1 ● 前兆のない片頭痛の診断基準（ICHD-II [1]）

A.	B～Dを満たす頭痛発作が5回以上ある
B.	頭痛の持続時間は4～72時間（未治療もしくは治療が無効の場合）
C.	頭痛は以下の特徴の少なくとも2項目を満たす
	1．片側性
	2．拍動性
	3．中等度～重度の頭痛
	4．日常的な動作（歩行や階段昇降などの）により頭痛が増悪する，あるいは頭痛のために日常的な動作を避ける
D.	頭痛発作中に少なくとも以下の1項目を満たす
	1．悪心または嘔吐（あるいはその両方）
	2．光過敏および音過敏
E.	その他の疾患によらない

文献1より転載

表2 ● 前兆のある片頭痛の診断基準（ICHD-II [1]，抜粋）

A. Bを満たす頭痛が2回以上ある		
B. 片頭痛の前兆がサブフォーム1．2．1～1．2．6のいずれかの診断基準項目BおよびCを満たす		
C. その他の疾患によらない		

1．2 前兆のある片頭痛（migraine with aura）のサブフォーム

1．2．1　典型的前兆に片頭痛を伴うもの

A. B～Dを満たす頭痛発作が2回以上ある	B. 少なくとも以下の1項目を満たす前兆があるが，運動麻痺（脱力）は伴わない	1．陽性徴候（例えばきらきらした光・点・線）および・または陰性徴候（視覚消失）を含む完全可逆性の視覚症状
		2．陽性徴候（チクチク感）および・または陰性徴候（感覚鈍麻）を含む完全可逆性の感覚症状
		3．完全可逆性の失語性言語障害
	C. 少なくとも以下の2項目を満たす	1．同名性の視覚症状または片側性の感覚症状（あるいはその両方）
		2．少なくとも1つの前兆は5分以上かけて徐々に進展するかおよび・または異なる複数の前兆が引き続き5分以上かけて進展する
		3．それぞれの前兆の持続時間は5分以上60分以内
	D. 「前兆のない片頭痛」の診断基準B～Dを満たす頭痛が，前兆の出現中もしくは前兆後60分以内に生じる	

E. その他の疾患によらない	
1．2．2	典型的前兆に非片頭痛様の頭痛を伴うもの
1．2．3	典型的前兆のみで頭痛を伴わないもの
1．2．4	家族性片麻痺性片頭痛
1．2．5	孤発性片麻痺性片頭痛
1．2．6	脳底型片頭痛

文献1より転載

軽症の片頭痛にはNSAIDs，中等度以上の片頭痛発作にはトリプタンが第一選択である．
　トリプタンは，拡張した脳硬膜上の血管壁の5-HT$_{1B}$受容体を刺激して正常な太さに収縮させ，三叉神経に存在する5-HT$_{1D}$受容体を刺激して三叉神経を鎮静化させることにより，片頭痛を特異的に頓挫させる．わが国では，スマトリプタン，ゾルミトリプタン，エレトリプタン，リザトリプタン，ナラトリプタンが使用できる．
　トリプタン5剤とも経口錠がある．また，スマトリプタンには点鼻薬，皮下注射もある．さらにゾルミトリプタン，リザトリプタンは，水がなくても服用できる口腔内崩壊錠（速溶錠）もある．
　トリプタンは頭痛が始まってからなるべく早く，頭痛がまだ軽いうちに服用するのが有効率を上げるポイントである（early intervention）．
　片頭痛発作の頻度が多い場合，急性期治療薬による治療のみでは，片頭痛による日常生活

❖ 薬物乱用頭痛と慢性片頭痛　　　　　　　　　　Column

　片頭痛は4時間〜3日の頭痛発作をくり返す反復性の疾患（episodic disorder）であるが，慢性化して連日性の頭痛となることが大きな問題となっている．鎮痛薬やトリプタンなどの急性期治療薬の過剰使用により月に15日以上にわたり頭痛が連日性に起こるようになったものは薬物乱用頭痛である．乱用している急性期治療薬の中止により，2カ月以内に，連日性の頭痛が軽減して元の反復性頭痛のパターンに回復する．
　薬物乱用がないのに片頭痛が慢性化した場合，乱用薬物から完全に離脱しても頭痛が軽減しない場合は慢性片頭痛と診断する．片頭痛の慢性化と慢性片頭痛の定義，取り扱いは頭痛医療の大きなトピックスであり，診断基準については議論が続いている．2006年に付録診断基準として公開されたものを**表3**に示した[5]．片頭痛の慢性化には，薬物乱用のほか，加齢，頭痛発生頻度（高頻度），性別（女性），肥満，社会的階層（低教育歴，低所得），ライフイベントによるストレス・うつ，いびき・睡眠障害，頭頸部外傷などがリスク要因になることが指摘されている[6]．

表3 ● 慢性片頭痛の付録診断基準（2006年）

A.	頭痛が月に15日以上の頻度で3カ月以上続く
B.	1．前兆のない片頭痛の診断基準を満たす頭痛発作を少なくとも5回は経験している患者に起こった頭痛
C.	少なくとも3カ月にわたり，次のC1またはC2あるいはその両方を満たす頭痛が月に8日以上ある．すなわち，前兆のない片頭痛の痛みの特徴と随伴症状がある
	1．以下のa〜dのうちの少なくとも2つを満たす 　（a）片側性 　（b）拍動性 　（c）痛みの程度は中程度または重度 　（d）日常的な動作（歩行や階段昇降など）により頭痛が増悪する，あるいは頭痛のために日常的な動作を避ける そして，以下のaまたはbの少なくとも1つ 　a）悪心または嘔吐（あるいはその両方） 　b）光過敏および音過敏 2．上記C1の頭痛発作に進展することが推定される場合にトリプタンまたはエルゴタミン製剤による治療により頭痛が軽減する
D.	薬物乱用が存在せず，かつ，他の疾患によらない

文献5より転載

の支障，QOLの阻害が十分に解消できない場合には，予防薬による治療を行う[3]．

予防薬にはバルプロ酸（200～300 mg，1日2回）やカルシウム拮抗薬のロメリジン（5～10 mg，1日2回）が使用される．この他，β遮断薬のプロプラノロール，メトプロロール，抗うつ薬のアミトリプチリンなども有効である．抗てんかん薬のトピラマートも，広く用いられている．

緊張型頭痛（tension-type headache）

1 疾患概念

緊張型頭痛は，締め付けるような軽度～中等度の痛みである．通常30分から7日間程度，頭痛が続く．動作による頭痛の増悪がなく，悪心，嘔吐，光過敏，音過敏など片頭痛に特徴的な随伴症状を欠く．身体的ストレス，精神的ストレスが誘因，増悪因子となる．

2 診断

ICHD-Ⅱに従って行う（表4）．頭痛の平均日数が月に15日未満のものを**反復性緊張型頭痛**，15日以上であれば**慢性緊張型頭痛**とする．頭蓋周囲の圧痛の有無によりサブタイプを細分する．

3 治療

反復性緊張型頭痛は通常，鎮痛薬やNSAIDsが有効である．ただし月に10日以内の使用に留めるように指導する．発作頻度の少ない反復性緊張型頭痛は，必ずしも薬物療法は必要な

表4 ● 頻発反復性緊張型頭痛の診断基準（ICHD-Ⅱ[1]）

A.	3カ月以上にわたり，平均して1カ月に1日以上，15日未満（年間12日以上180日未満）の頻度で発現する頭痛が10回以上あり，かつB～Dを満たす
B.	頭痛は30分～7日間持続する
C.	頭痛は以下の特徴の少なくとも2項目を満たす
	1．両側性
	2．性状は圧迫感または締め付け感（非拍動性）
	3．強さは軽度～中等度
	4．歩行や階段の昇降のような日常的な動作により増悪しない
D.	以下の両方を満たす
	1．悪心や嘔吐はない（食欲不振を伴うことはある）
	2．光過敏や音過敏はあってもどちらか一方のみ
E.	その他の疾患によらない

文献1より転載

い．体操やストレッチなどを勧めるのみでもよい．発作頻度の高い反復性緊張型頭痛，慢性緊張型頭痛は予防的治療が必要である．三環系抗うつ薬，アミトリプチリンは，高いエビデンスがある．5～10 mgの少量から開始し，効果をみながら緩徐に漸増する．SSRI，SNRIなども効果が期待できる．わが国では，筋弛緩薬が広く使用されているがエビデンスは乏しい．エチゾラムを投与する場合は，短期間の使用に留める．長期連用すると，効果が減弱し依存性が問題となることがある．エチゾラムは鎮痛薬，NSAIDsと併用で発作時の頓用使用が有用である．

群発頭痛（cluster headache）

1 疾患概念

厳密に一側性の重度の頭痛発作が眼窩部，眼窩上部，側頭部のいずれか1つ以上の部位に発現し，15～180分間持続する．夜間，早朝，睡眠中に頭痛発作が起こることが多い．発作頻度は1回/2日～8回/日である．発作時には同側に，結膜充血，流涙，鼻閉，鼻漏，眼瞼浮腫，前頭部および顔面の発汗，縮瞳，眼瞼下垂などの自律神経症状を伴う．多くの患者は発作中に落ち着きのなさや興奮した様子がみられる．群発頭痛は若年男性に多いが，最近の統計では女性の群発頭痛患者が増えてきている．

2 診断

ICHD-Ⅱの診断基準を表5に示した．頭痛発作は，夜間，早朝に起こりやすいが，日中にも起こる．一定期間，頭痛発作が群発することから群発頭痛という名称が用いられているが，現在では頭痛の特徴が重視されており，1年以上寛解期がない慢性群発頭痛も定義されている[1]．

表5 ●群発頭痛の診断基準（ICHD-Ⅱ[1]）

A.	B～Dを満たす発作が5回以上ある
B.	未治療で一側性の重度～きわめて重度の頭痛が，眼窩部，眼窩上部または側頭部のいずれか1つ以上の部位に，15～180分間持続する
C.	頭痛と同側に少なくとも以下の1項目を伴う
	1．結膜充血または流涙（あるいはその両方）
	2．鼻閉または鼻漏（あるいはその両方）
	3．眼瞼浮腫
	4．前頭部および顔面の発汗
	5．縮瞳または眼瞼下垂（あるいはその両方）
	6．落ち着きがない，あるいは興奮した様子
D.	発作頻度は1回/2日～8回/日である
E.	その他の疾患によらない

文献1より転載

3 治療

　群発頭痛の発作時にはスマトリプタンの皮下注が有効である．注射後約10分で頭痛が軽減する．正しく診断された群発頭痛患者に適正に使用すれば，ほぼ100％近い有効率が得られる．在宅自己注射が認可されており，多くの患者に福音となっている．スマトリプタンの点鼻も有効である．トリプタンの経口錠は注射薬のような即効性がない．このため，頭痛発作の持続が2～3時間の症例では一定の効果が期待できるが，持続が1時間以内の患者ではメリットが乏しい．また発作時には，純酸素の吸入（マスクで7～10 L/分，15分）が有効である．

　群発期の予防療法として高用量のベラパミル（80～120 mg，1日3～4回）が国際的に標準治療として用いられている．高用量を用いる際には，徐脈，心抑制，便秘，イレウスに注意する．副腎皮質ホルモンは有効で即効性が期待できるが，群発期を通して連用すると副作用も無視できないことが多い．ベラパミルの効果が発揮され始めるまでの，治療開始2週程度の使用に留めるのが安全である．処方例としてプレドニゾロン，20～30 mg，1日2回を1週間，その後，1週で漸減中止する．バルプロ酸やガバペンチン，トピラマートも使用されることがある．慢性群発頭痛にはリチウムが有効な例がある．

❖ 三叉神経自律神経性頭痛（TAC） Column

　群発頭痛は，三叉神経領域の痛みと副交感神経系の活性化に由来する自律神経症状により特徴づけられる疾患であることから，三叉神経自律神経性頭痛（trigemino-autonomic cephalalgia：TAC）の名称が用いられている．TACには群発頭痛のほか慢性発作性片側頭痛（chronic paroxysmal hemicrania：CPH）と結膜充血および流涙を伴う短時間持続性片側神経痛様頭痛発作（SUNCT）が含まれる．CPHは発作持続時間が2～30分と短いこと，発作頻度が多いこと，インドメタシンに完全に反応し頭痛が消失することが特徴である．SUNCTは持続が5～240秒とさらに短い．きわめて難治性の頭痛である．

メモ

その他の一次性頭痛：国際頭痛分類第2版には，一次性穿刺様頭痛，一次性咳嗽性頭痛，一次性労作性頭痛，性行為に伴う一次性頭痛，睡眠時頭痛，一次性雷鳴頭痛，持続性片側頭痛，新規発症持続性連日性頭痛などが掲載されている．睡眠時頭痛は眠前のカフェイン，少量のリチウムが有効．持続性片側頭痛はインドメタシンが著効する．

三叉神経痛（trigeminal neuralgia）

1 疾患概念

　三叉神経痛は，短時間の電撃痛が突然発現し，突然終了する．一側の三叉神経枝の支配領域の1つまたはそれ以上の部位に限局して生じる．洗顔，髭剃り，喫煙，会話や歯磨きなどの些細な刺激がトリガーとなって誘発される．

　トリガー刺激がない発作もある．誘発部位（トリガー域）は，しばしば，鼻唇溝，オトガイ領域に存在する．痛みをくり返す発作期間はさまざまであるが，ある時期がくれば自然に寛解する．

　典型的（特発性）三叉神経痛と**症候性三叉神経痛**に大別される．典型的三叉神経痛では多くの場合，蛇行した血管による三叉神経の圧迫が認められる．帯状疱疹や腫瘍など，血管圧迫以外の原因による三叉神経痛を症候性三叉神経痛とする．

2 診断

　ICHD-Ⅱの診断基準に沿って行う（**表6**）．第2枝（上顎神経）領域の罹患が約38％と一番多く，次いで第3枝（下顎神経）の35％である．第1枝（眼神経）は約5％，第1，2枝合併が約5％，第2，3枝合併が約15％とされている[4]．症候性三叉神経痛では，感覚鈍麻や異常感覚を伴うことが多い．

3 治療

　カルバマゼピンが第一選択薬である．50 mg，1日2～3回程度から十分な効果が得られるまで漸増する．維持量は通常100～200 mg，1日2回で，最高1日1,200 mgまでとする．薬疹に注意する．他の抗てんかん薬ではフェニトイン（100 mg，1日1～2回），バルプロ酸（200～300 mg，1日2回），クロナゼパム，ガバペンチン，プレガバリン，トピラマートなどが用いられる．バクロフェンもよく使用されている．薬物療法で十分な治療効果が得られない場合は，神経ブロック，微小血管減圧術，γナイフ治療も検討される．

表6 ● 典型的三叉神経痛の診断基準（ICHD-Ⅱ[1]）

A.	三叉神経分枝の支配領域の1つまたはそれ以上の部位の発作性の痛みが数分の1秒～2分間持続し，かつBおよびCを満たす
B.	痛みは以下の特徴のうち少なくとも1項目を有する
	1．激痛，鋭い痛み，表在痛または刺痛
	2．トリガー域から発生するか，またはトリガー因子により発生する
C.	発作は個々の患者で定型化する
D.	臨床的に明白な神経障害は存在しない
E.	その他の疾患によらない

文献1より転載

> **メモ**
>
> **用語について**:国際頭痛分類では,一次性,二次性の用語を避けて典型的三叉神経痛と症候性三叉神経痛に分類している.歴史的に一次性と考えられていた典型的な三叉神経痛の多くは血管の圧迫であることが明らかとなっており,これは二次性とすべきとも考えうるが,臨床的な混乱を避けるために,この用語を採用している.

> **メモ**
>
> **その他の頭頸部神経痛**:三叉神経痛以外にも,舌咽神経痛(舌後部,扁桃窩,咽頭,下顎角直下,耳),中間神経痛(耳深部),後頭神経痛(後頭部,耳介後部)などがある.

文献

1) 「国際頭痛分類第2版 新訂増補日本語版」(国際頭痛学会頭痛分類委員会 著,日本頭痛学会国際頭痛分類普及委員会 訳),医学書院,2007
2) 竹島多賀夫:片頭痛治療の進歩 片頭痛の概念と診断.神経治療学,26(2):109-124,2009
3) 「慢性頭痛の診療ガイドライン」(日本頭痛学会 編),医学書院,2006
4) 黒岩義之,日本神経治療学会治療指針作成委員会:標準的神経治療:三叉神経痛.神経治療学,27(1):105-132,2010
5) 竹島多賀夫,間中信也,五十嵐久佳,平田幸一,坂井文彦,日本頭痛学会・新国際頭痛分類普及委員会:慢性片頭痛と薬物乱用頭痛の付録診断基準の追加について.日本頭痛学会誌,34(2):192-193,2007
6) 竹島多賀夫:薬物乱用頭痛,慢性連日性頭痛(慢性片頭痛,変容片頭痛,慢性緊張型頭痛).「頭痛診療ハンドブック」(鈴木則宏 編),pp.200-224,中外医学社,2009

第3章 知っておくべき神経疾患

21 プリオン病・亜急性硬化性全脳炎

三浦義治，岸田修二，水澤英洋

プリオン病

1 疾患概念

　　プリオン病（prion disease）は，脳内に異常型プリオンタンパク（PrP^{SC}）が蓄積し，神経細胞を障害することによって発病する進行性・致死性脳症である．この核酸を含まない異常型プリオンタンパクそのものが感染因子であると考えられている．また近年牛海綿状脳症（bovine spongiform encephalopathy：BSE）や変異型Creutzfeldt-Jacob病（variant Creutzfeldt-Jacob disease：vCJD）の出現で知られているように，人獣に共通する感染性疾患でもある．プリオン病は第5類感染症に指定されており，医師は診断後1週間以内に保健所に届け出ることが義務づけられている．またプリオン病は特定疾患治療研究事業対象疾患に指定されており，医療助成を受けることができる．

2 疫学

　　ヒトのプリオン病は年間100万人あたり約1人の発症率である．2011年8月までにCJDサーベイランス委員会でプリオン病と認定された症例は1,691例であり，男性720例と女性971例で女性にやや多く，発症年齢は15～94歳にわたり平均67.5歳で，発症から死亡までの平均罹病期間は17.9カ月であった．近年は年間150～160例の患者が報告されている．
　　ヒトのプリオン病は，原因不明の孤発性CJD（古典型および視床型），プリオンタンパク遺伝子の変異による遺伝性プリオン〔家族性CJD，Gerstmann-Straussler-Scheinker病（GSS），致死性家族性不眠症〕，他のプリオン病からの感染による感染性（獲得性）CJD（硬膜移植後，vCJD等）の3つに大別される．全登録患者の内訳は，孤発性CJD 1,297例（77％），硬膜移植歴を有するCJD 79例（5％），GSS 65例（4％），致死性家族性不眠症4例であり，BSE罹患牛からの感染とされるvCJDが2005年2月に1例確認されている．

3 プリオン病の診断

　　プリオン病の診断には臨床症状，脳画像検査，脳波検査，遺伝子検査，そして病理解剖検査が重要である．

1) 臨床症状

　　大部分を占める古典型の孤発性CJD（典型例）では急速進行性の神経精神症状を示す．認知機能障害や視覚障害，小脳失調で発症することが多く，その後高次脳機能障害，錐体路お

および錐体外路徴候，ミオクローヌスなどが複合して出現，進行し平均して発症3.5カ月で無動無言に陥る．しかし，遺伝性のものを含め非典型的な症例もあり疑いをもって検査を進めることが大切である．

2）検査
❶脳画像検査，脳波検査，髄液検査，遺伝子検査

最も重要な検査は，MRI拡散強調画像（diffusion-weighed image：DWI）で大脳皮質と線条体に異常高信号を認めることである．脳波では周期性同期性放電（PSD）といわれる特徴的な所見がみられる．髄液中では14-3-3タンパク，タウタンパクの増加がみられ，最近では脳脊髄液中の異常型プリオンタンパク（PrP^{SC}）増幅検出法RT-QUICや，新規の脳脊髄液マーカーであるH-FABPが注目されている．検査所見も擬陽性だったり陰性のこともあり，これらの組合わせや，臨床経過とも合わせ他疾患を除外するという総合的判断が必要となる．

血液細胞を用いたプリオンタンパク遺伝子検査と血清タウタンパク測定も報告されている．血液中の白血球を用いたプリオンタンパク遺伝子検査は，遺伝性（家族性）プリオン病の診断を確定するために必要な検査である．また，健常人にも観察されるプリオンタンパク遺伝子の多型（129番アミノ酸の多型，219番アミノ酸の多型）は，プリオン病の臨床像や病型にも関係していて，プリオンタンパク遺伝子検査は遺伝性（家族性）プリオン病以外のプリオン病の診断にも役立つ．

❷病理解剖検査

CJDは，患者の死後，剖検を行い，脳を病理学的に検索することで初めて確定診断がつく疾患であり，病理解剖がきわめて重要な疾患の1つである．

4 プリオン病の治療

プリオン病では根本的治療法はまだ確立していない．しかしながら，これまでにマラリアの治療薬であるキナクリン（試薬として流通）やキニーネ（わが国では劇薬指定），鎮痛薬であるフルピルチン（国内未承認），抗菌薬であるドキシサイクリン，高脂血症の治療薬であるシンバスタチンなどにプリオンの増殖を抑える効果やプリオンによる神経細胞障害を抑える効果が報告されている．

キナクリン，キニーネ，フルピルチンは試験的治療が行われている．キナクリンやキニーネでは一過性の脳機能改善効果があったが，肝障害などの副作用が高率に発生し，現在積極的な投与は行われていない．フルピルチンは，認知機能障害の改善に有効であったが，生命予後を改善する効果はない．

一方，ドキシサイクリンやシンバスタチンは，イタリアとドイツで実験的治療が始まっており，日本国内においても，これらの試験的治療の準備が進められている．

それ以外に，間質性膀胱炎や静脈炎の治療薬であるペントサンポリサルフェート（PPS）脳室内持続投与による治療が報告されている．vCJDで延命効果を認める可能性があるものの，亜急性に進行する症例では効果がなく，緩徐に進行する症例で効果が評価されている．PPS脳室内投与による臨床試験では，脳の不溶性PrPが減少していることが示唆される剖検例があり，治療による影響の可能性が考えられた．また英国のvCJDのPPS治療例で長期生

存が報告されている．PPS脳室内持続投与は，安全で長期治療にも耐えうる治療法である可能性がある．

亜急性硬化性全脳炎（SSPE）

1 疾患概念

亜急性硬化性全脳炎（subacute sclerosing panencephalitis：SSPE）は，麻疹から回復後にもウイルスが持続感染し，7〜9年の潜伏期の後に発症する致死性脳炎である．SSPE患者から分離されるウイルスは通常の麻疹ウイルスとは性状が異なり，SSPEウイルスと呼ばれる．このウイルスは感染性ウイルス粒子形成能を欠失しているが，神経親和性，神経病原性を獲得している．ウイルス粒子形成能の欠失にはウイルスのMタンパク質やFタンパク質の変異が，また神経病原性の獲得にはHタンパク質等の変異が関与している．SSPEウイルスは，ウイルス粒子の形成と細胞からの遊離に重要なMタンパク質をつくるM遺伝子に特有の変異が生じてMタンパク質の機能が失われており，感染性のある遊離ウイルス粒子を産生せず，隣り合う細胞を融合させて感染が徐々に拡大する．

SSPEの発症メカニズムはまだ不明であるが，1歳未満で麻疹に罹患した場合や免疫機能が低下している状態で麻疹に罹患した場合にSSPEを発症する割合が高くなることから，宿主側要因も発症に関与すると考えられている．

麻疹ウイルスはパラミキソウイルス科モルビリウイルス属に属し，遺伝子塩基配列の違いに基づいてAからHまでの8種類のcladeと23種類のgenotypeに分類される．ウイルス粒子は，脂質二重膜からなるエンベロープに包まれた直径100〜300 nmの球型から多型で，内部にウイルスゲノムRNAとN，L，Pタンパク質からなるリボヌクレオタンパク質複合体が存在する．麻疹ウイルスゲノムは約16,000塩基のマイナス鎖，一本鎖RNAからなる．

2 疫学

麻疹に罹患した数万人に1人の割合でSSPEを発症する．特定疾患治療研究事業における臨床調査個人票の2010年までのデータでは，入力者数129であった．性別が男性69，女性60と男性にやや多く，発病年齢は平均11.9歳で1歳から39歳であり，好発年齢は学童期である．わが国は先進国中で唯一の麻疹流行国であり，SSPEの発症が持続している一方，欧米ではSSPE発症がほとんどない．わが国における年間発症数は，以前は10〜15人ほどであったが，麻疹ワクチンの普及により，最近では年間5〜10人となっている．

SSPEを発症するのは，1歳未満で麻疹に感染した場合や，免疫機能が低下している状態（ステロイド，免疫抑制薬，抗がん剤の長期服用など）で，麻疹に感染した場合に多いのが特徴である．

3 亜急性硬化性全脳炎の診断

1) 臨床症状

初発症状は，成績低下，記憶力低下，異常行動，感情不安定などの精神症状や，歩行障害，脱力，書字障害，失立発作などの運動症状がある．

SSPE患者の経過は通常，4つのステージに分けられる（表）．全経過は通常数年だが，3〜4カ月でⅣ期に至る急性型や，数年以上の経過を示す慢性型もある．

2) 検査

診断に有用な特徴的な検査所見は，**血清麻疹抗体価の上昇**，**髄液麻疹抗体価の上昇**，脳波検査上で特にⅡ期からⅢ期にかけてみられる**周期性同期性高振幅徐波結合**と呼ばれる特徴的な脳波所見の3つである．

4 亜急性硬化性全脳炎の治療

SSPEに対する有効な治療法は開発されていない．イノシンプラノベクス（イソプリノシン®）内服療法と，インターフェロン（αまたはβ）髄注もしくは脳室内投与療法が現在保険適応のある治療法である．また近年，研究的治療法としてリバビリン脳室内投与療法（**メモ**）も試みられるようになっている．

1) イノシンプラノベクス内服療法

抗ウイルス作用と免疫賦活作用をもつ薬剤で，SSPE患者の生存期間を延長することが報告されている．

副作用として血中尿酸値の上昇，肝機能異常，赤血球増加，血小板増加，消化管出血，尿路結石，白血球減少などがみられる場合がある．

2) インターフェロン療法

ウイルス増殖阻害作用をもつ薬剤で，イノシンプラノベクスとの併用により有効とする報告がみられる．

副作用としては，発熱，頭痛，筋肉痛，全身倦怠感，食思不振，意欲低下，白血球減少，血小板減少，甲状腺機能異常，耐糖能異常，間質性肺炎，不眠，うつ状態，網膜症，脱毛，皮膚掻痒，皮疹，一過性の低血圧，頻脈，上室性期外収縮，心筋炎などが報告されている．

表 ● 亜急性硬化性全脳炎の進行ステージ（Jabbourの臨床病期分類）

第Ⅰ期	知的障害，性格変化，脱力発作，歩行異常などの症状出現
第Ⅱ期	ミオクローヌス，知的障害の進行．歩行障害などが著明になる
第Ⅲ期	知能，運動障害はさらに進行．歩行困難，食事摂取不能．時に体温上昇，唾液分泌亢進，発汗異常などの自律神経の症状出現
第Ⅳ期	意識消失，筋緊張の亢進．ミオクローヌスも消失し，自発運動もなくなる

> **メモ：リバビリン脳室内投与療法**
>
> ① **リバビリンの特徴**：広い抗ウイルススペクトルを有する薬剤で，SSPEウイルスに対しても優れた抗ウイルス効果がある．リバビリンは現在のところSSPEに対する保険適応はなく，本療法は未だ研究的治療法である．
> ② **治療法と効果**：リバビリン脳室内投与療法は，病期の比較的早い時期（第Ⅱ期）に治療が開始された場合には臨床症状に明らかな改善が認められる症例が多い．他方，病期の進んだ症例（第Ⅲ期以降）では，痙攣や筋強直の軽減などの軽微な改善や，髄液麻疹抗体価の低下を認めるが，病期が改善するほどの効果は出ていない．
> ③ **副作用**：オンマイヤーリザーバーによるリバビリン脳室内投与療法では，副作用や治療終了後の症状増悪例もある．
> ④ **その他に試みられている治療法**：上記の副作用や増悪に対応するため，皮下埋め込み型持続輸注ポンプによるリバビリン脳室内持続投与法の臨床試験も試みられている．

文献

1）水澤英洋：プリオン病の最近の知見．神経内科，63（5）：409-416，2005
2）中村好一，渡邉至，山田正仁ほか：プリオン病の疫学：本邦と世界の状況　厚生労働省難治性疾患克服研究事業　プリオン病および遅発性ウイルス感染に関する調査研究班　平成16年度報告書，厚生労働省，pp.295-299，2005
3）山田正仁ほか：厚生労働科学研究費補助金難治性疾患克服研究事業　プリオン病及び遅発性ウイルス感染症に関する調査研究　平成23年度総括分担研究報告書，厚生労働省，pp.1-135，2012

第3章 知っておくべき神経疾患

22 めまい
BPPVを中心に

野村 悠, 箕輪良行

1 疾患概念

　めまいは救急でみる比較的頻度の高い疾患であるが,「めまい」とは患者が訴える主訴であり曖昧な概念である. 筆者らの勤務した山間部や離島のへき地診療所では高齢者が多く,「ふらつく」「ふわふわする」といった不定愁訴と思われるような表現もよく聞かれ, その訴えを解読するだけでも非常に難しいことが多い（p.73 第2章10参照）.

　自覚症状であるめまいを医学的に分類した場合, おおむね4つ程度に整理されることが多く, この分類をスタートに問診および身体所見から原因疾患の鑑別を行うことが重要となる. その4つとは, **前失神（pre-syncope）, 回転性めまい（vertigo）, 平衡障害（disequilibrium）, ふらつき（浮動性めまい, light-headedness）**であり, 大まかには**表1**のような表現や鑑別疾患が当てはめられる[1,2].

　疾患頻度としては, 大部分が末梢前庭障害, 特に良性発作性頭位めまい症（benign paroxysmal positional vertigo：BPPV）とされ, めまいで受診する患者の20〜50％を占める. 一方, 最も見逃したくない脳卒中（p.124 第3章1, 2参照）によるめまいは1〜3％に過ぎないといわれている[3].

1) 危険なめまいと良性のめまい

　診療に当たっては, まず見逃したくない危険なめまいを除外したい. この代表の1つは前失神をきたす心血管系や出血・敗血症などによる脱水由来のめまいである. ただしこれらは症状出現の仕方やバイタルなどから比較的鑑別しやすいものと思われる. もう1つは小脳・脳幹など中枢性疾患由来, 特に脳卒中によるめまいである. めまい以外の神経学的所見を伴

表1 めまいの分類と鑑別疾患

めまいの分類	訴え・表現	鑑別疾患
前失神 (pre-syncope)	目の前が真っ黒（白）になる 気（意識）を失いそうになる	心血管系失神, 起立性失神（出血・貧血・脱水）, 血管迷走神経反射
回転性めまい (vertigo)	ぐるぐる回る, 地球（壁・天井など）が回る, 上下左右に流れる・揺れる 意識はある	内耳, 小脳, 脳幹
平衡障害 (disequilibrium)	まっすぐ歩けない, 船酔いや車酔い 意識はある	脊髄・筋・眼・前庭・小脳・脳幹のどこかに異常あり
ふらつき／浮動性めまい (light-headedness)	何となくふらつく, ふわふわする, 体調がすぐれない 意識はある	鑑別多数

う場合にこれらを疑うことは容易であるが，神経学的所見を伴わない場合の対応に難渋する．
　しかし上述のように，脳卒中によるめまいの頻度が低く，大部分が良性疾患であるBPPVと報告されていることから，明らかに脳卒中を疑うような神経学的所見がみられなかった場合には末梢性めまい，特にBPPVを念頭に置いた診察を行う方が効率的であると考えられている[3]．

2) BPPVの特徴

　高頻度であるBPPVは，高齢者で多く，男性よりも女性で多い疾患である．原因としては耳石が半規管内に移行する半規管結石症とクプラに耳石が付着するクプラ結石症と考えられており，その多くは半規管結石症である．症状は体動で悪化するが，頭位変換を伴う動作が誘因であり，病歴上**「一定方向の頭位変換で増悪する」**ことが特徴である．蝸牛症状などの関連症状はなく，吐気・嘔吐を伴い歩けないほどの激しい症状を呈することもあるが，1回の発作自体は数分以内で治まる．明らかな神経学的所見がみられないことを確認するとともに特徴的な眼振検査（Dix-Hallpike test）を行い，BPPVと診断されたら，簡便な耳石置換法（Epley法）で寛解へ導くことができる[4]．
　本稿では頻度が高くプライマリ・ケア医でも対応可能なBPPVを中心に述べる．

2 診断

1) 危険なめまいを見逃さないために!! 〜診断の流れ〜

　見逃したくない危険なめまいは脳幹や小脳における脳卒中であり最初に除外したい．次に高頻度である末梢前庭障害，特にBPPVに対する評価を行う．これらに特徴的な眼振が認められない場合には小脳下部障害由来のめまいである可能性を調べる．
　流れとしては，①脳幹・小脳上部の脳卒中をチェック，②末梢前庭障害をチェック，③小脳下部障害をチェック，となる（図1）[3]．

❶脳幹・小脳上部の脳卒中をチェック

　急性発症のめまいで来院した場合に，**明らかな麻痺，感覚障害，構音障害，眼球運動障害や四肢の運動失調**などがあれば直ちに脳卒中を疑う．この段階で脳幹と小脳上部の脳卒中は診断がつく．

❷末梢前庭障害をチェック

　めまい以外の神経学的所見が認められない場合もしくは不明確な場合，頻度の高い末梢前庭障害をチェックする．**頭位・頭位変換眼振検査により末梢性めまいで特徴的な眼振を探す**ことになる．「懸垂頭位での回旋性眼振」や「右下および左下頭位で方向交代性眼振」，「頭位によらない一方向性水平性眼振」をチェックする．

❸小脳下部障害をチェック

　めまいが強いのに特徴的な眼振がみられない場合に，小脳下部障害由来の可能性を考える．検索法としては**起立・歩行障害を調べる**ことになる．片足起立が可能なら脳卒中の可能性は低く，起立・歩行が障害されている場合には小脳下部の脳卒中の可能性が高い．

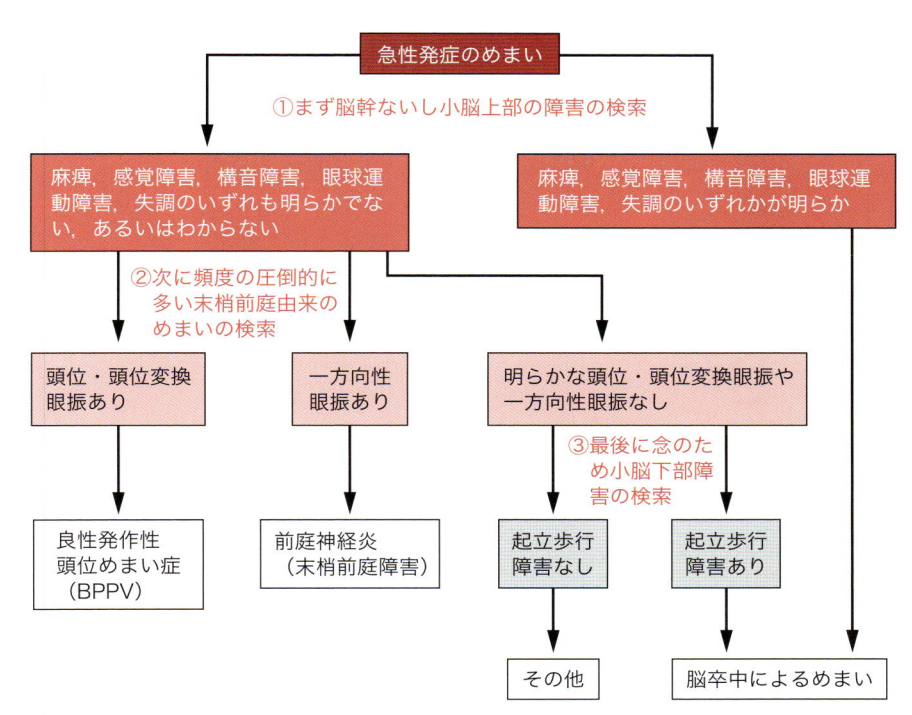

```
                    急性発症のめまい
                    ┌──────┴──────┐
              ①まず脳幹ないし小脳上部の障害の検索
    ┌──────────────────────────┐    ┌──────────────────────────┐
    │麻痺，感覚障害，構音障害，眼球運│    │麻痺，感覚障害，構音障害，眼球運│
    │動障害，失調のいずれも明らかでな│    │動障害，失調のいずれかが明らか │
    │い，あるいはわからない         │    └──────────────────────────┘
    └──────────────────────────┘
         ②次に頻度の圧倒的に
           多い末梢前庭由来の
           めまいの検索
    ┌────────┐  ┌────────┐  ┌──────────────────┐
    │頭位・頭位変換│  │一方向性   │  │明らかな頭位・頭位変換眼振や│
    │眼振あり    │  │眼振あり   │  │一方向性眼振なし       │
    └────────┘  └────────┘  └──────────────────┘
                                  ③最後に念のた
                                  め小脳下部障
                                  害の検索
    ┌────────┐  ┌────────┐  ┌──────┐ ┌──────┐
    │良性発作性  │  │前庭神経炎  │  │起立歩行 │ │起立歩行 │
    │頭位めまい症│  │(末梢前庭障害)│  │障害なし │ │障害あり │
    │(BPPV)    │  │          │  └──────┘ └──────┘
    └────────┘  └────────┘        │         │
                                    ▼         ▼
                                ┌─────┐  ┌──────────┐
                                │その他 │  │脳卒中によるめまい│
                                └─────┘  └──────────┘
```

図1● 脳卒中を見逃さないための診療の流れ
文献3より引用

2）頻度の高いめまいに対応するために !! ～BPPVの診療～

　　上述した診療の流れを踏まえつつ病歴聴取と身体診察を行う．危険なめまいである脳卒中を除外できた場合，特に頻度の高いBPPVを正確に診断・除外することが重要である．

❶病歴

めまいの性状：回転性が多く，1回の発作は数分以内に治まる．
誘因：「頭位変換を伴う動作」＝寝返り，振り向き，見上げなど，一定方向の頭位変換で増悪することが特徴．
随伴症状：蝸牛症状（耳鳴・難聴）は生じない．吐気・嘔吐を伴い時に症状が激しい．
　　特に有用な病歴は，**「寝返りで誘発される」**（オッズ比16），**「持続時間が2分以内」**（同3.7），**「回転性めまい」**（同8.5）と報告されている[5]．

❷身体所見

・危険なめまいを除外するために神経学的所見を簡便にチェックする．
・病歴や神経学的所見がないことからBPPVの可能性が高い場合，眼振検査を行う．
・眼振検査
①注視眼振
　・左右上下30°で静止させ注視したときの眼振を確認
　・顔を動かさず眼だけを動かす
　・30°以上外側では生理的眼振を検出することがある

- 末梢性眼振は注視抑制がかかる→固視させずに観察する
- 注視抑制がかからず固視しても明らかな眼振がある→中枢性を疑う

②頭位変換眼振テスト（Dix-Hallpike test）（図2および表2）

BPPVの大半を占める後半規管型に対して有用である．

方法
（1）坐位から懸垂頭位にしたときの眼振を観察する．
（2）地面方向への眼振・めまいが出現したらBPPVの診断で患側は地面側．

注意
- 眼振出現までには短い潜時がある→懸垂頭位は長めに保持
- めまいは短時間で消失する（1分以内）
- 頭位変換をくり返すと慣れの現象により出現しなくなる（減衰）
- 坐位に戻したときに反対方向の眼振が観察される
- 頸椎損傷，脳圧亢進などが疑われるときは禁忌

3 治療

BPPVの治療に特別な薬物は必要とされていない．簡便な耳石置換法で症状を寛解に導くことができる．

1）耳石置換法（Epley法，図3および表3）

Dix-Hallpike testで後半規管型BPPVと診断されれば引き続いて行う．NNT（number needed to treat）2とする報告がある[6]．

方法
（1）坐位から患側を下にした懸垂頭位をとる（Dix-Hallpike testと同様）
（2）ゆっくり顔を反対側に向ける
（3）側臥位になり顔を地面に向ける
（4）足を出して座る

注意
- 体位を変えるときは素早く動かす
- 各体位，頭位ではしばらく動かずに待つ
- 一度うまくいかなくてもくり返すとうまくいくことがある

なお，Dix-Hallpike testやEpley法などはインターネット上で動画が多数公開されているのでご参照いただきたい．

2）他の耳石置換法

Semont法：Epley法のような十分なスタディはない．
（1）ベッドに横座りして頭を健側45°にむける
（2）そのまま一気に患側へ倒れる
（3）なるべく顎先を挙げる
（4）一気に反対側へ体を倒す：おでこがベッドにつくように倒れ，めまいが治まるまで我

図2 ● Dix-Hallpike test
文献1より引用

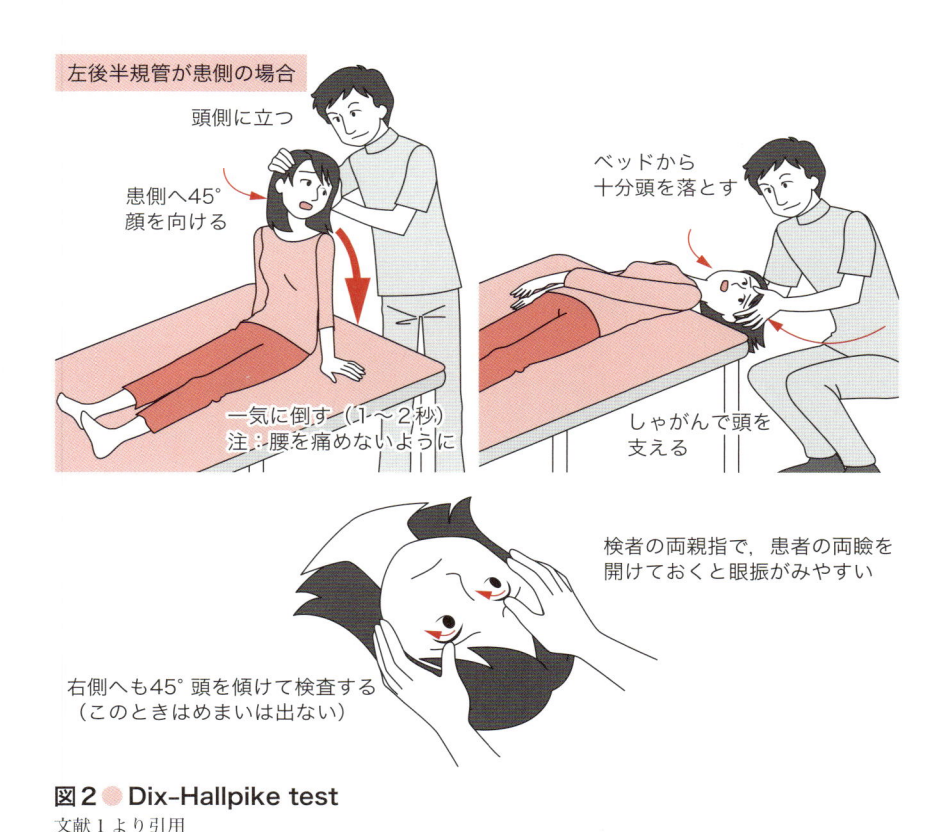

表2 ● 正しいDix-Hallpike test

1	臥位になったときに頭がベッドから落ちるような位置に座ってもらう
2	検者は患者の頭側に立ち，患者の顔を斜め45°に向けたまま1～2秒で素早く坐位から懸垂頭位（水平面から45°下方へ頭部を下げた状態）にする．患者は目を閉じようとするので，検者の指で患者の両眼を開けて眼振を確認する
3	地面側に急速相のある純回旋性もしくは水平回旋混合性の眼振が出現すればBPPV．左下（顔が左向き）で起これば左の後半規管，右下なら右の後半規管に浮遊耳石があることになる．眼振の水平成分を見逃さないために，黒眼だけでなく眼球全体を観察する
4	浮遊耳石を思わせるキーワード
①	潜時（latency） 数秒～20秒程度の後，めまいが出現．浮遊耳石がリンパ液の中を，重力の影響を受けて動き出すのに少し時間がずれる
②	短時間のめまい発作（short duration） 短時間（多くは持続が1分以内）でめまいが消失すればBPPVが疑わしい．動いた耳石が重力の影響で半規管内の一番下まで到達して止まる
③	減衰（fatigue） くり返すことで前庭神経に抑制がかかり，眼振が出現しにくくなり，めまいも弱くなる
④	坐位に戻すと眼振が反対方向に出る 耳石は後半規管内を反対に動くので眼振も反対方向に出る．出た瞬間を見逃さない

文献1より引用

左後半規管のBPPVのとき

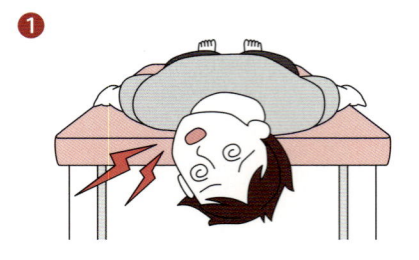

❶ まずはDix-Hallpike test同様，めまいが強くなる方向へ素早く懸垂頭位で倒す．十分頭を下げ，嘔吐してもじっくり30秒〜1分待つ

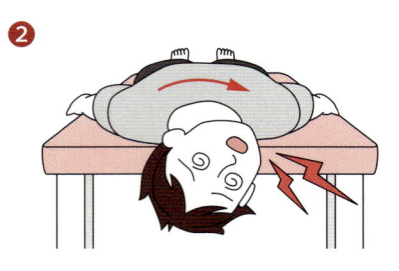

❷ 頭を対側へ回す．ここもじっくり耳石が移動するのを待つ．じっと我慢

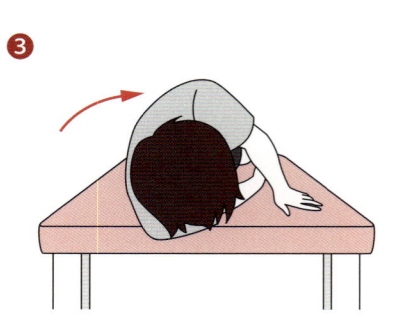

❸ 体を側臥位にすると同時に，頭を地面側に向ける．ここでもじっくり30秒〜1分待つ．このステップを忘れやすいので注意

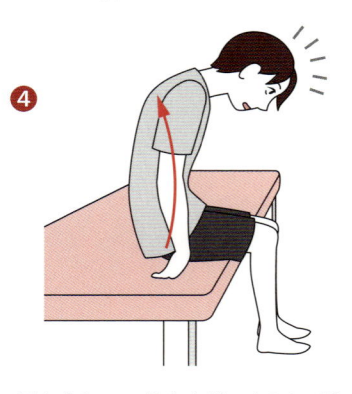

❹ 足を出して，起き上がるように手伝う．頭はやや前傾のまま

図3 ● Epley法
文献1より引用

表3 ● 成功するためのEpley法 4step

step 1	Dix-Hallpike testと同様に患側を下に顔を斜め45°向けたまま素早く倒す
耳石が十分に半規管の先まで動くようにじっくりと待つ．頭をしっかり懸垂頭位に保つ．吐気・嘔吐により患者が頭を挙げようとするが，保持して下げたままにするように指示する．患者がつらそうでもすぐに次の動作に入らない．最低30秒，できれば1分近く待つのがよい．患者には，そのうち落ち着くから待って欲しいこと，大丈夫であることを説明する	
step 2	ゆっくり頭を反対側へ回す
ここでも患者は耳石の移動に伴い吐気・嘔吐を伴うが頭はしっかりと下げたまま落ち着くのを待つ．30秒〜1分待つ	
step 3	体を側臥位にして顔を地面側に向ける
このstepを飛ばすとうまくいかない．しっかり体を側臥位にして，患者の顔は地面を向くようにする．頭部はややお辞儀をするような前傾姿勢．ここでもじっくり30秒〜1分待つ．側臥位にするときに落ちないように，ベッドの広さや人手に配慮する	
step 4	足を出して座らせる
体を支えるのに人手が必要．頭はやや前傾のままにする	

文献1より引用

慢してもらう
（5）体を起こす

Lempert法：外側半規管型BPPVに対する治療法.
（1）患側に頚部を90°回旋させた状態から頭部を健側に90°ずつ回す
（2）めまいが治まるまで続ける

3）薬物療法[7]

❶炭酸水素ナトリウム（メイロン®）

　本邦では一般に評価が高く好んで用いられるが，エビデンスに乏しく自然軽快と区別がつかずに漫然と使用されることが多い.

❷ベタヒスメチンメシル酸塩（メリスロン®）

　メニエール病で多く検討されており長期のめまいコントロールに有効という結果も示されている.

❸ジフェニドール塩酸塩（セファドール®）

　海外では使用されていない．ヒドロキシジン塩酸塩（アタラックス®）はめまい急性期に有効と結論づけている研究もある.
　一方海外では抗ヒスタミン薬が多く使用され，嘔吐の強い患者に対して制吐薬を使用し，抗コリン薬禁忌例にはベンゾジアゼピンが用いられるなど本邦とは若干の解離がある.

4）さいごに

　エビデンスの有無と実際の薬物療法については各医師の裁量にもよるため肯定も否定もしないが，有効と考えられている耳石置換法を試みたうえで薬物療法を選択していただくことが，患者の辛い症状をより早く安楽にできる方法ではないかと考える.

文献

1）Step Beyond Resident 6（林 寛之 著），羊土社，2010
2）川城麻里，川島篤志：13. めまい. レジデントノート，14（1増刊）：107-114，2012
3）城倉 健：めまい診療を難しいと感じるのは効率的なアプローチ法を知らないからだ. レジデントノート，10（3）：367-375，2008
4）船越 拓，生坂政臣：よくあるめまい，特にBPPVを診療する. 救急・ERノート1もう怖くないめまいの診かた，帰し方（箕輪良行 編），40-46，羊土社，2011
5）野田和敬ほか：めまい診断に有効な問診項目の検討. 総合診療医学，12（1）：78，2007
6）White, J., et al.：Canalith repositioning for benign paroxysmal positional vertigo. Otol Neurotol, 26（4）：704-710, 2005
7）田中 拓：薬物療法のEBM. 救急・ERノート1もう怖くないめまいの診かた，帰し方（箕輪良行 編），pp.103-108，羊土社，2011

第4章

一歩進んだ診察のために
知っておきたい疾患

第4章 一歩進んだ診察のために知っておきたい疾患

1 進行性多巣性白質脳症

三浦義治，岸田修二

1 疾患概念と疫学

　進行性多巣性白質脳症（Progressive multifocal leukoencephalopathy：PML）は，免疫不全を契機に発症し，ヒト大脳白質に脱髄を起こす致死性疾患である．JCポリオーマウイルス（JCV）が原因ウイルスである．

　これまで男性にやや多く，また40歳以上の高齢者に多いことが報告されている．発症頻度は人口100万人に1人以下で，HIV（human immunodificiency virus）感染者では1,000人に1～3名程度であると考えられている．

　この疾患は重篤な細胞性免疫不全を伴って発症することが特徴であり，主に後天性免疫不全症候群（acquired immune dificiency syndrome：AIDS）患者や免疫抑制系薬剤使用患者などに発症する．薬剤誘発因子としては多発性硬化症患者治療薬のナタリツマブが有名であり，報告ではナタリツマブ治療1,000人当たり1.51の発症率であり，死亡率は18％であった[1]．

2 臨床症状と検査

　初発症状は，片麻痺や四肢麻痺，半盲など視力障害，知能・記憶障害など認知機能障害症状，失語症，脳神経麻痺などである場合が多い．亜急性進行性の経過をたどることが本疾患の特徴であり，経過中に病巣が多くなるにつれ，運動麻痺や認知機能障害の率が高くなり，その他言語障害，嚥下障害などさまざまな症状が出現し，数ヵ月の経過で無動・無言の状態となる．小脳や脳幹部の症状からも発症することがある．

　一般的血液検査では炎症所見はみられない．また血清でのJCV抗体は感染の既往を確認できるが，多くの健常人が陽性を示し，診断的価値はない．脳脊髄液検査では細胞数がわずかに増加する症例があり，またタンパクも軽度増加する例がある．ミエリン塩基タンパクは軽度上昇する例はあるが，IgG上昇はない．髄液からJCV遺伝子を検出，特有な遺伝子配列を確認すれば本症の確率が高くなり，診断上重要である．脳MRIでは，特にMRI T2強調画像，FLAIR画像，拡散強調画像は鋭敏で，大脳白質に高信号域を示す左右非対称性の大小不同の多巣性脱髄病巣がみられる[2]．この病巣は通常は脳浮腫などを伴わず，造影剤増強効果もないのが通常である．

　PMLの病理所見は皮髄境界から皮質下白質を中心に大小さまざまな脱髄斑が多数，融合性にみられることが多い．HE染色ではJCVの封入体を意味する両染性の腫大核をもつオリゴデンドログリア細胞が特徴的である[3]．

3 診断

PMLの診断は，上記症状と亜急性進行性の経過，脳画像所見，髄液JCV PCR検査が重要である．

厚生労働省プリオン班および遅発性ウイルス感染症に関する調査研究班の2003年度の診断基準では，
①成人発症の数カ月で無動性無言症の状態に至る亜急性進行性の脳症
②脳MRI／CTで白質の脳浮腫を伴わない大小不同，融合性の病変が散在
③白質脳症をきたす他疾患を臨床的に除外できる
④脳脊髄液からPCRでJCV DNAが検出
⑤剖検または生検で脳に特異的病理所見とJCV感染を証明
の5項目のうち⑤を満たせばdefinite PML，①～④を満たせばProbable PML，①②および③を満たせばPossible PMLと判定する[4]．

4 治療と予後

治療の第一は低下した免疫能の回復である．HIV感染者ではHAART（highly active anti-retroviral therapy）療法を行うことが生命予後を改善すると考えられる．AIDSでは治療が奏功し，免疫力が回復した場合，数年にわたり生存し，症状の進行が停止したり，改善する例もあるが，長期生存例でも高度な後遺症を残すことが多く，現在のところ多くは進行し，ほとんど1年以内に死亡する．HIV非感染者の場合では免疫抑制療法の中止を第一に考える．最近，抗マラリア薬のメフロキンが*in vitro*でJCVの増殖を抑制し，臨床的にもPMLの症状を抑制し，米国で治験が進行中で，わが国でも有効性を示す症例報告がある[5]．

ナタリツマブ関連PMLについては血漿交換や免疫吸着にて残存している抗体を除去するとともにメフロキンを開始する．患者の免疫力が回復してくると炎症反応が惹起され，いわゆる免疫再構築症候群（**用語解説**）が生じやすく，重症では高用量の副腎皮質ステロイドが必要となる場合がある．また抗ウイルス療法ではCytarabine（Ara-C）とCydofovirが*in vitro*でJCVの増殖を抑制し，臨床的にも有効症例の報告があるが，多数例の解析では効果は否定的である．IFN-αもPMLに対する効果は確立されていない．リスペリドン，ミルタザピンなどの5-HT2Aセロトニン受容体阻害薬はJCVのオリゴデンドログリアへの侵入を抑制する．

用語解説

免疫再構築症候群（immune reconstitution inflammatory syndrome：IRIS）：
AIDSのHAART療法の際に，免疫が回復し，病原体に対する免疫応答が一時的に増強し臨床症状が増悪することがある．これを免疫再構築症候群と呼び，重度の場合，ステロイド治療が必要となる．

文献

1) Warnke, C., Menge, T., Hartung, H. P., et al : Natalizumab and progressive multifocal leukoencephalopathy : what are the casual factors and can it be avoided? Arch Neurol, 67 : 923-930, 2010
2) Shah, R., Bah, A. K., Chapman, P. R., et al : Imaging manifestations of progressive multifocal leukoencephalopathy. Clin Radiol, 65 : 431-439, 2010
3) 水澤英洋, 岸田修二, 西條政幸ほか：進行性多巣性白質脳症. 臨床神経, 51：1051-1057, 2011
4) 岸田修二, 黒田康夫, 余郷嘉明ほか：進行性多巣性白質脳症の診断基準に基づいた全国疫学調査結果. 厚生労働省科学研究費補助金難治性疾患克服研究事業プリオン病および遅発性ウイルス感染症に関する調査研究. 平成15年度研究報告2004, pp.227-232, 2004
5) Kishida, S., Tanaka, K. : Mefloquine treatment in a patient suffering from progressive multifocal leukoencephalopathy after umbilical cord blood transplant. Intern Med, 49 : 2509-2513, 2010

第4章 一歩進んだ診察のために知っておきたい疾患

2 副腎白質ジストロフィー

鈴木康之

1 疾患概念

　副腎白質ジストロフィー（adrenoleukodystrophy：ALD）は中枢神経系の脱髄，副腎機能低下，極長鎖脂肪酸の蓄積を特徴とする伴性劣性遺伝病で，男性1〜5万人に1名の割合で発病する．本症はペルオキシソーム膜に存在するALD protein（ALDP）の異常が一次的な原因であり，炭素鎖長24以上の極長鎖脂肪酸のβ酸化が低下する．ALD遺伝子（ABCD1）はXq28に位置し，原則として男性のみが発病するが，女性保因者の一部も壮年期以降に軽度の神経症状を認めることがある．ALDには多くの臨床病型が存在するが（表1），遺伝子変異や極長鎖脂肪酸蓄積と病型・重症度とは関連がなく，同一家系内（同一遺伝子異常）でもさまざまな病型が存在する．

2 発症機序

　ALDにおける極長鎖脂肪酸の蓄積は，ALDPの異常だけでなく，ミクロソーム鎖長延長系の活性亢進も関与していると考えられ，オレイン酸C18：1，エルカ酸C22：1などの1価不飽和脂肪酸は，鎖長延長系を抑制することにより極長鎖脂肪酸の蓄積を軽減させるが，神経症状の改善には結びつかない．極長鎖脂肪酸の蓄積はニューロンやグリア細胞の膜機能を障害し，脱髄に至ると推測されているが，そのメカニズムは不明である．脱髄部位に炎症性細胞浸潤が認められることから，免疫学的機序も働いていると推測され，神経症状の発症前からTRL-IKK-NF-κB系の活性化とleptin/adiponectin系の低下が存在することが報告されている[1]．

表1 ● ALDの臨床病型

病型	発症年齢	臨床症状
小児大脳型	3〜10歳	知能障害，視力・聴力障害，歩行障害，嚥下障害から臥床状態へ進行
思春期型	11〜21歳	小児大脳型と類似するが，やや緩徐な進行
Adrenomyeloneuropathy（AMN）	成人期	歩行障害，直腸膀胱障害．緩徐な進行．成人大脳型に進展する場合がある
成人大脳型	成人期	知能障害，精神症状，歩行障害，臥床状態
小脳脳幹型	成人期	歩行障害，平衡障害．成人大脳型に進展する場合がある
Addison病	全年齢	色素沈着，易疲労性．全病型に合併しうる
女性保因者	壮年期以降	軽度の神経障害

表2 ● ALDに対する造血幹細胞移植の適応

対象病型	小児大脳型，思春期型が主な対象となる．近年，成人移植例も報告されている
IQ	動作性IQ 80以上が望ましい[4]．移植準備期間中に進行する場合も多く，迅速な移植が必要である
MRI	Loes Score* 10未満が望ましい[5]
ドナー	同胞の場合はすみやかな移植が可能であるが，保因者をドナーとすべきか結論は出ていない．近年，臍帯血移植が増えている
前処置	ブスルファン（BU）は中枢神経毒性があるため，BUを用いないさまざまな前処置法が開発されつつある

＊ALDで侵される部位に関して変化があるかをみるスコアシステム

3 治療法と今後の展望

　ALDに対する造血幹細胞移植（hematopoietic stem cell transplant：HSCT）は1980年代から試みられるようになり[2]，現在，適切な症例に対して実施すれば有効であると考えられている．HSCTは極長鎖脂肪酸蓄積を軽減する以外に，免疫系を調整して炎症を抑制し，グリア細胞も供給することにより中枢神経に効果を発揮すると推測されている．HSCTの適応は慎重に検討すべきで（表2），進行した神経症状を改善させることは困難である．

　2009年には，フランスのグループにより遺伝子治療が初めて報告された[3]．HSCTが実施できなかった患者に対してlentivirusを用いた遺伝子治療が行われ，症状進行が停止し，良好な経過をたどっており，今後のさらなる研究が期待される．

　ALDの治療成績向上のためには早期診断が不可欠であり，**早期症状として，小児〜思春期では性格変化（不登校，心身症と誤診されやすい），学業不振（学習障害，注意欠陥多動性障害と誤診されやすい），視力低下（中間透光体や眼底には異常を認めない），聴力低下（純音聴力検査では異常を認めない），副腎機能低下などに注意すべきである．成人では歩行障害，直腸膀胱障害，知能障害（認知症や精神病と誤診されやすい）に注意すべきである**．ALDは多様な病型があり，しばしば診断に難渋するが，HSCTが可能であり，家系解析によって早期診断，遺伝カウンセリングが可能であることから，本症を念頭に置いた診療が望まれる．

文献

1) Schlüter, A., Espinosa, L., Fourcade, S., et al. : Functional genomic analysis unravels a metabolicinflammatory interplay in adrenoleukodystrophy. Hum Mol Genet, 21 : 1062-1077, 2012
2) Aubourg, P., Blanche, S., Jambaqué, I., et al. : Reversal of early neurologic and neuroradiologic manifestations of X-linked adrenoleukodystrophy by bone marrow transplantation. N Engl J Med, 322 : 1860-1866, 1990
3) Cartier, N., Hacein-Bey-Abina, S., Bartholomae, C.C., et al. : Hematopoietic stem cell gene therapy with a lentiviral vector in X-linked adrenoleukodystrophy. Science, 326 : 818-823, 2009
4) Peters, C., Charnas, L.R., Tan, Y., et al. : Blood. Cerebral X-linked adrenoleukodystrophy : the international hematopoietic cell transplantation experience from 1982 to 1999, 104 : 881-888, 2004
5) Loes, D.J., Fatemi, A., Melhem, E.R., et al. : Analysis of MRI patterns aids prediction of progression in X-linked adrenoleukodystrophy. Neurology, 61 : 369-374, 2003

第4章 一歩進んだ診察のために知っておきたい疾患

3 ウィリス動脈輪閉塞症（もやもや病）

野川　茂

1 疾患概念と疫学

　1968年Kudo[1]は，両側内頚動脈終末部から脳主幹動脈にかけて血管閉塞をきたした症例12例を「**ウィリス動脈輪閉塞症**（spontaneous occlusion of the circle of Willis）」と名付け，本邦に特有の疾患として報告した．一方，Suzukiら[2]は，脳血管造影で脳底部にもやもやとした異常血管網（側副血行路）が出現してくることから，本疾患を「**もやもや病**（moyamoya disease）」と呼んだが，現在欧米ではこの名称が用いられている（ICD-10）．本疾患は厚生労働省の**特定疾患（難病）**となっており，**診断・治療ガイドライン**[3]が作成されている．

　本疾患は本邦や韓国をはじめとする東アジア諸国に多く，約10～15％に家族歴が認められる．1994年度の疫学調査では，人口10万人当たりの**有病率**は3.16，**推定発症率**は0.35であったが，近年頭痛や脳ドックなどで施行されたMRIで，偶然診断される症例が増加しており，医療受給者証所持者数は2005年に10,812名となっている．**男女比**は1：1.83と女性に多く，特に出血型では1：2.68と性差が認められる[4]．病理学的には，内頚動脈終末部の血管内膜における平滑筋細胞の増殖，弾性線維の増生およびそれに伴う中膜の菲薄化が認められ，内弾性板は屈曲蛇行することが特徴とされる．

2 脳血管写像分類と自然史

　Suzukiら[2]の脳血管撮影の追跡研究により，おおむね**図1**のように病期が進行することが明らかにされたが，実際には第6期まで至る例は少なく，60％以上は第3期で発見される．現在の診断基準では，成人では両側例のみが「**確実例**」とされるが，片側例から両側例への移行は10～39％にみられ[3]，家族性もやもや病の同一家系内に両側例と片側例が混在することから，両者は本質的には同じであると考えられつつある．このため，成人片側例を「**疑い例**」とする現在の診断基準は，変更が検討されている．

　初発症状の**発症年齢**は5歳前後と30～40歳台に2つのピークを有し（**図2**），前者を"**若年型**"，後者を"**成人型**"と呼ぶ．若年型は脳虚血発作で発症するのに対し，成人型では脳虚血のみならず頭蓋内出血で発症することが多い．最近の北海道での悉皆調査では，有病者数は明らかなピークを示さずなだらかに推移する[5]．したがって，初期には脳主幹動脈閉塞により虚血症状が出現するが，やがて側副血行路の形成により代償され症状の改善がみられる（あるいは無症状で経過する）．しかし，晩期には血行力学的ストレスにより側副血行路が破綻し，出血をきたすものと考えられる．

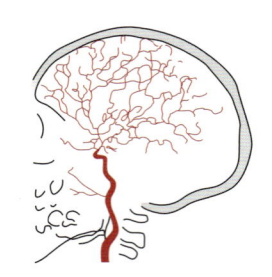

第1期　carotid fork狭小期

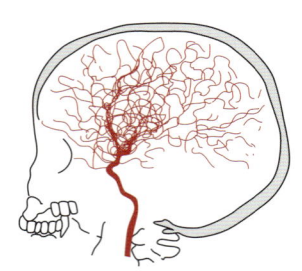

第2期　moyamoya初発期
（脳内主幹動脈拡張）

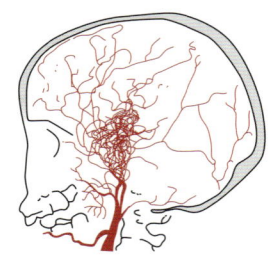

第3期　moyamoya増勢期
（中および前大脳動脈脱落）

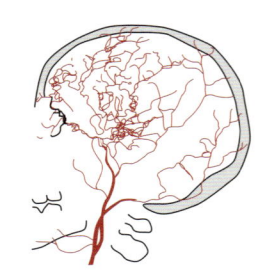

第4期　moyamoya細微期
（後大脳動脈脱落）

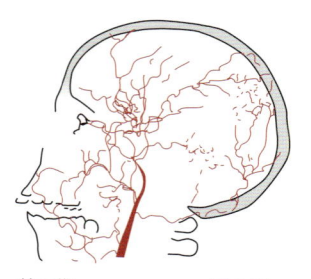

第5期　moyamoya縮小期
（内頚動脈系全主幹動脈消失）

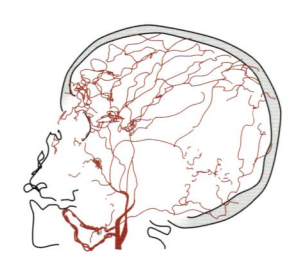

第6期　moyamoya消失期
（外頚動脈系よりのみの血流保全）

図1●ウィリス動脈輪閉塞症の6期相分類
文献2より引用

3 臨床症状──どのようなときに本疾患を疑うか

　本疾患の**初発病型**は，「**梗塞型**」，「**TIA型**」，「**TIA型頻発型（1カ月に2回以上）**」，「**出血型**」，「**てんかん型**」，「**頭痛型**」，「**無症状型**」，「**その他**」に分類される（p.129 **第3章2**参照）．小児例では血管狭窄の進展とともにTIAで発症することが多く，典型的には，激しい運動，啼泣，ハーモニカ演奏，熱い食べ物を吹いて冷ましながら食べるときなどの**過換気時**に，意識障害，脱力発作，**不随意運動**（舞踏病，limb shakingなど）が一時的に出現する．梗塞を発症しなくても，慢性虚血が残存する症例では，知能低下が進行し就学に支障をきたすこともある．

　頭部CTのみで本疾患を診断できることは少ないが，若年者の分水嶺領域梗塞や，高血圧症の既往が明らかではない成人の脳深部出血・脳室内出血では，本疾患を疑ってMRAを施

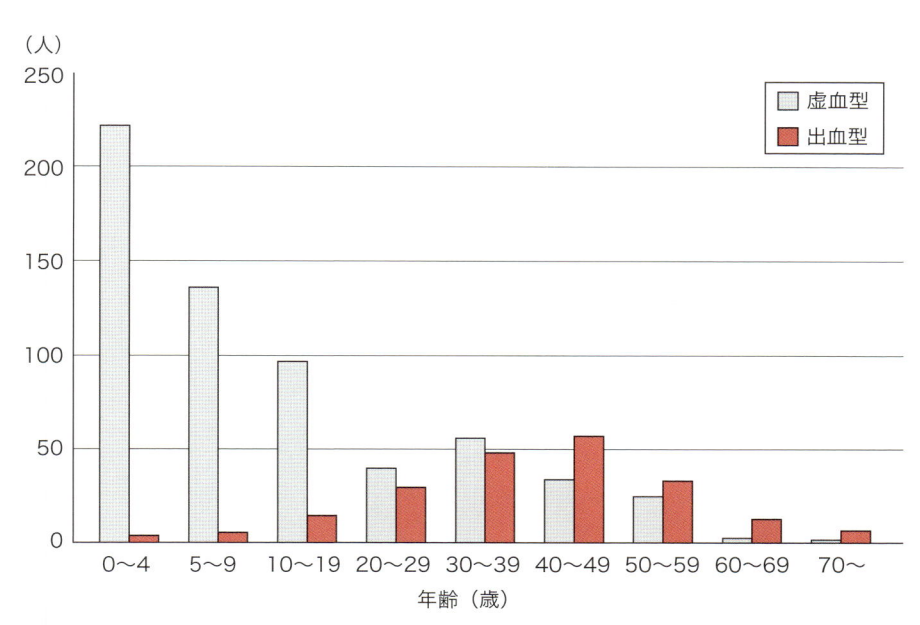

図2● 虚血型と出血型の発症年齢分布

行すべきである．また，T1強調画像で基底核部に拡張した穿通枝血管がみられた場合にも，MRAを確認する．脳波で過換気負荷終了後，高振幅徐波が出現する「re-build up現象」が有名であるが，梗塞を誘発する危険があるため最近ではあまり行われない．

4 外科的および内科的治療

外科的治療として，虚血発作をくり返す小児に対して，脳血流検査で**"貧困灌流"**が認められる脳表部位に，外頚動脈系の血管を含有する組織を付着させて血管新生を促す**"間接的血行再建術"**が施行されることがある．また，TIA頻発型や急速進行例，あるいは成人例では**"直接血行再建術"**である浅側頭—中大脳動脈（STA-MCA）吻合術が行われる．出血例においては，脳卒中（出血性および虚血性）の再発予防にSTA-MCA吻合術が有効とされており，現在その有効性を検証する**Japan Adult Moyamoya（JAM）Trial**が進行中である．

内科的治療としては，若年の虚血型に対して抗血小板薬，脳血管拡張薬が使用されることがあるが，成人以降に出血を助長する可能性も否定できない．また，痙攣を頻回に起こす患者には抗痙攣薬が用いられる．本疾患に合併する頭痛には，トリプタン製剤は禁忌である．無症候例への対応に関してはエビデンスがなく，今後の検討が必要である．

5 病因と遺伝──疾患解明の糸口となるか？

本疾患の発症機序は不明であるが，頭頚部感染症，**甲状腺機能亢進症**，凝固異常症，**赤血球形態異常**などとの関連が報告されている．また，同様な血管異常を呈する基礎疾患（「**類もやもや病**」と呼ばれる）として，**Down症候群**，**神経線維腫症Ｉ型**（von Recklinghausen

病）などが知られている．最近のトピックスとして，ゲノムワイド解析により日本人患者の70％が同じ変異を有する遺伝子 **RNF213**（17q25-ter）が同定された[6]．この遺伝子変異は白人には認められず，発症リスクは190倍に増加するという．このほか，3p24-p26，6q25（D6S441），8q23，12p12，19p13に遺伝子座が存在することが報告されている．

文献

1) Kudo, T. : Spontaneous occlusion of circle of Willis. Neurology, 18 : 485-496, 1968
2) Suzuki, J., Takaku, A. : Cerebrovascular moyamoya disease. Disease showing abnormal net-like vessels in base of brain. Arch Neurol, 20 : 288-289, 1969
3) 厚生労働科学研究費補助金　難治性疾患克服事業　ウイリス動脈輪閉塞症における病態・治療に関する研究班．もやもや病（ウイリス動脈輪閉塞症）診断・治療ガイドライン．脳卒中の外科, 37；321-337, 2009
4) 山口啓二, 野川 茂, 福内靖男：Willis動脈輪閉塞症（もやもや病）の全国調査．神経内科, 54：319-327, 2001
5) Baba, T., Houkin, K., Kuroda, S. : Novel epidemiological features of moyamoya disease. J Neurol Neurosurg Psychiatry, 79 : 900-904, 2008
6) Kamada, F., Aoki, Y., Narisawa, A. : A genome-wide association study identifies *RNF213* as the first Moyamoya disease gene. J Hum Genet, 56 : 34-40, 2010

第4章 一歩進んだ診察のために知っておきたい疾患

4 肥厚性脳・脊髄硬膜炎

米川　智，吉良潤一

1 疾患概念と疫学

　肥厚性脳・脊髄硬膜炎（hypertrophic cranial/spinal pachymeningitis：HP）は脳，脊髄の線維性肥厚を主徴とする難治性炎症性疾患である．硬膜の慢性炎症と肥厚に起因する頭蓋内圧亢進，脳神経麻痺，脊髄障害をきたす，比較的稀な疾患であるが，現在のところ発症機序は明らかになっておらず，原因不明の特発性と，続発性とに分類される．合併症では，ANCA関連血管炎，Wegener肉芽腫症が多く，血管炎，肉芽種との関連も注目されている．また，ついで多臓器線維症（肺線維症など）の合併も多く，IgG4関連疾患との関連も報告されている[1]．

　筆者らが最近実施したHPの初の全国臨床疫学調査（未発表）によれば，**初発症状として，頭痛，発熱が最多であるが，特発性の場合は視力低下，複視で初発することも多く，ANCA陽性の場合は難聴，中耳炎などの耳症状で初発することが多い**．このことは，耳周囲のANCA関連血管炎や肉芽腫から炎症が波及し，HPをきたした可能性が考えられる[2]．経過中の神経症状は，頭痛，痙攣，意識障害，脳神経障害，四肢感覚，運動障害，四肢失調など多彩である．血液検査では，特発性，続発性にかかわらず白血球増多，血沈亢進，CRP上昇などの非特異的炎症反応所見を認める．髄液検査では，細胞増多やタンパク上昇を認めることが多いが，その程度はさまざまである．ANCAなど各種自己抗体が陽性となる場合や，IgG4増加も認める場合もある．

2 診断

　診断には造影MRIが有用であり，T1強調画像で肥厚硬膜の低信号または等信号，T2強調画像で低信号，ガドリニウム造影T1強調画像では増強を認める（**図1，2**）．

　鑑別疾患としては，頭部の場合では軟膜炎，多発性硬化症，視神経脊髄炎，アミロイドーシスなどによる多発脳神経炎，腫瘍，低髄液圧症候群，慢性硬膜下血腫などがあげられる．多発性硬化症や視神経脊髄炎では，再発寛解をくり返す，視力障害や脊髄症状をきたすことから，鑑別上問題になる場合もある．低髄液圧症候群では，造影MRI所見は非常に似ており，脳硬膜の全周性の増強効果を認めるが，T2強調画像でHPは肥厚硬膜が低信号になるのに対し，低髄液圧症候群では高信号である点で鑑別できる．さらに炎症反応がなく起立時に頭痛をきたすなど特徴的な所見は低髄液圧症候群を支持するが，HPでも時に立位で頭痛が増強する例があり，注意が必要である．脊髄HPの場合，硬膜外腫瘍，硬膜内膿瘍，血腫，黄色靱帯骨化症，椎間板ヘルニアなどの圧迫病変，脊髄炎などが鑑別疾患にあがる．

　病理所見としては，膠原線維の増生，リンパ球，形質細胞の浸潤などの非特異的炎症像を呈し，硬膜の厚さは平均8 mm（3〜20 mm）に達し，脊髄空洞症を併発した症例も報告されている．

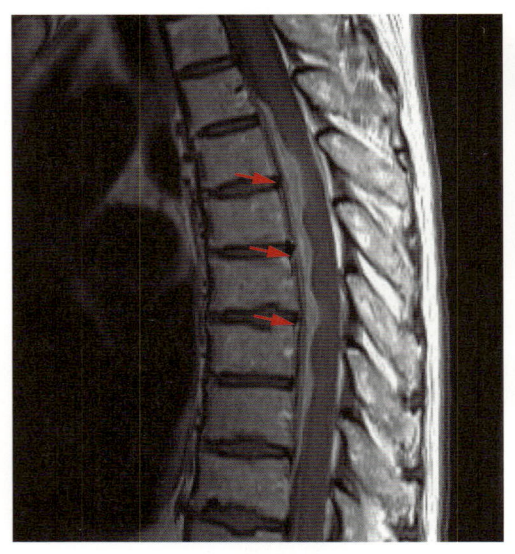

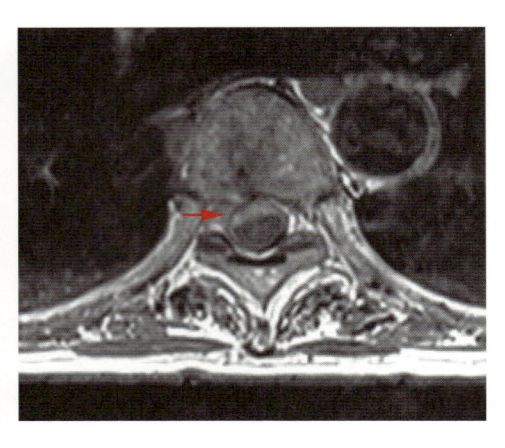

図1● 68歳女性　脊髄肥厚性硬膜炎
胸部，下肢の痛みで発症．Th4〜10レベルにGd enhanceされる硬膜肥厚を認めた（→）

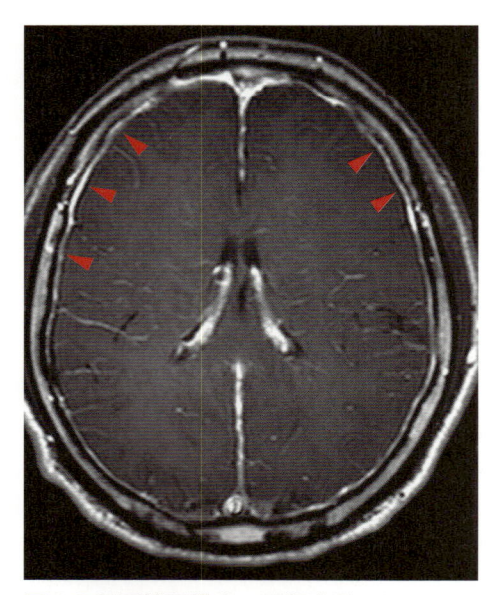

図2● 肥厚性硬膜炎の頭部造影MRI
両側前頭葉から側頭葉にかけて，硬膜の肥厚，造影増強を認める（▶）

3 治療

　治療に関しては，続発性の場合は原疾患の治療が重要となる．特発性も含め，炎症の改善目的に副腎皮質ステロイド療法が第一選択となる場合が多く，大量静注療法の後に経口維持療法を行う．不十分な改善のみで，減量に伴い再発をくり返す場合は，10 mg前後の継続内服が必要となる．ステロイド薬の効果が不十分な場合は，免疫抑制薬（アザチオプリン，シクロホスファミド，メトトレキサートなど）の併用が有効である場合もある．その使用量は症例によって異なり，シクロホスファミドでは大量静注療法が施行されている例もある．その際にも経過をみながら漸減していくが，少量の維持内服療法が必要とされることがある．また，外科的治療としてシャント術や，肥厚硬膜による圧迫の解除目的に肥厚硬膜の切除，椎弓形成術が施行され，状況に応じて治療法を選択する必要がある．臨床症状の改善は硬膜肥厚の消失に先行するとされる場合があり[3]，再発する可能性もあることから，年単位の長期的な経過観察が必要である．

　以上のことから，原因不明の頭痛と視力障害，耳症状などの脳神経症状を認めた際には本疾患の可能性を考え，造影MRIを行い，治療方針や予後にもかかわるためANCAを含めた自己抗体や，IgG4の測定を検討するべきである．

文献

1) 陸 重雄，橋詰良夫，吉田眞理，陸 雄一：肥厚性硬膜炎は「IgG4関連疾患」か？．臨床神経，49：594-596，2009
2) 深見 覚，春名眞一，平林秀樹ら：耳症状で初発し肥厚性硬膜炎を合併したWegener肉芽腫症疑い例．Otol Jpn，20 (3)：173-179，2010
3) 石原 修：肥厚性脳硬膜炎，神経症候群，I，727-729，1999

第4章 一歩進んだ診察のために知っておきたい疾患

5 急性散在性脳脊髄炎

新野正明，田代　淳，菊地誠志

1 疾患概念

　急性散在性脳脊髄炎（acute disseminated encephalomyelitis：ADEM）は中枢神経系の炎症性脱髄性疾患の1つであるが，有病率は10万人あたり2.5人程度とされている．ADEMは大きく3つのグループ，すなわち感染性，ワクチン性，特発性に分けられる．

　感染性ADEMの原因としては，麻疹，風疹，水痘，インフルエンザなどさまざまなものが指摘されている．ただ，起炎病原体を同定できないことも多い．ワクチン性ADEMとしては，インフルエンザ，日本脳炎，種痘，百日咳，ジフテリア，狂犬病，B型肝炎などのワクチン接種1～4週後に発症することが多い．特発性ADEMは，感染症やワクチン接種など原因となるものがはっきりしないものを指し，時に多発性硬化症（multiple sclerosis：MS，p.198 第3章13参照）の初発との鑑別が必要になることがある．

　ADEMは通常単相性であるが，5.5～21％に再発がみられたとの報告がある．また，当初ADEMと診断された患者のうち9.5～27％がMSに移行するとされる．一般に感染性ADEMは小児に，特発性ADEMは成人に多いとされる．**発症すると，まず発熱・倦怠感・頭痛・悪心・嘔吐などといった症状に始まり，脱力，失調，意識障害，痙攣などさまざまな中枢神経症状を呈することが多い**．診断基準に「脳症」（行動異常，意識変容）の存在を必須条件として提案しているグループがある．なお，ADEMには急性出血性白質脳炎（acute hemorrhagic leukoencephalitis）という劇症型が時に小児にみられる（成人の場合もあるが，比較的稀とされる）．意識障害・痙攣・四肢麻痺などが出現して急速に進行する．広範な大脳の浮腫を伴い，数日で致命的な転帰をたどることもあり，早期の治療が求められる．

2 検査所見

　血液検査では，特異的な所見はないが，白血球増多，赤沈亢進やCRP陽性を1/3の症例に認めるとの報告もある．髄液検査では，軽度の細胞増多（リンパ球優位で300/mm³を超えることは稀）やタンパク上昇（200 mg/dLを超えることは少ない），IgGの増加（IgG indexの上昇）を認めることが多い．ミエリン塩基性タンパク（myelin basic protein：MBP）が上昇することも多い．またオリゴクローナルバンド（oligoclonal band：OCB）が陽性になることもある．一方，糖やClは正常値のことが多い．また，髄液塗抹検査，培養検査やPCRなどで，病原体を検出することはない．MRIでは，急性期においてガドリニウムにて造影効果を認める病変が，側脳室周囲，脳幹，小脳，脊髄等に広範に認められることが多い．病変は髄鞘が豊富な白質に多いが，皮質や視床，基底核に認められることも少なくない．視床，基底核の病変は，左右対称性であることが特徴的である．これらの病変はT2強調画像やFLAIRで高信号に認められる．脊髄においては，病変部は腫大することもある．

MRI所見におけるMSとの鑑別では，①2個以上の脳室周囲病変，②Black holeの存在，③病変分布が両側びまん性ではない，の3項目のうち2項目を満たすときに初発のMSと分類するとした場合，感度81％，特異度95％，陽性予測能95％，陰性予測能79％であったという報告がある．

3 治療

　通常，急性期にメチルプレドニゾロン1 g/日（小児の場合は30 mg/kg/日）を3〜5日間点滴静注するステロイドパルス療法を行う．その後，経口ステロイドを1 mg/kg（体重）を後療法として用い，漸減することもある．一度のステロイドパルス療法で効果が不十分な場合は，2回もしくは3回くり返すこともある．それでも効果が不十分な場合には血漿交換ないし免疫吸着療法を行う．その他，保険適応はないが，免疫グロブリン大量静注療法や免疫抑制薬の使用を行うこともある．

　ADEMでは多くの場合，単相性の経過をとり，全体としての予後は比較的良く，完全に回復することも多い．ただ，急性出血性白質脳炎の場合には予後不良のこともあるため注意を要する．また，ADEMでも再燃する場合もあるため，慎重な経過観察が求められる．

文献

1) Tenembaum, S., Chitnis, T., Ness, J., et al. : International Pediatric MS Study Group. Acute disseminated encephalomyelitis. Neurology, 68 : S23-36, 2007
2) Callen, D.J., Shroff, M.M., Branson, H.M., et al. : Role of MRI in the differentiation of ADEM from MS in children. Neurology, 72 : 968-973, 2009

第4章 一歩進んだ診察のために知っておきたい疾患

6 痙性対麻痺

長谷川一子

はじめに

　　痙性対麻痺とは両側下肢が痙縮のために十分な随意運動を遂行できない病態を指す．歩行可能な状態では一般に鋏状歩行を呈する．原因疾患は以下に述べるようにさまざまである．痙性対麻痺を主症状とする疾患の診断をする場合には発症年齢，病歴，家族歴を聴取したうえで，解剖学的な脊髄レベルの有無，随伴する症状の有無－純粋な痙性対麻痺か，感覚障害や小脳症状，自律神経症状，脳神経症状，高次機能障害の有無など－，発症からその時点までのプロファイルについて検討する．その後補助検査として，筋電図検査や各種誘発電位検査，画像検査を行い，病因に対応した治療法の選択や機能予後に関する考案を行うことが必要である．本稿では痙性対麻痺をきたす疾患の鑑別疾患といわゆる家族性痙性対麻痺について述べる．

1 痙性対麻痺をきたす疾患[1]

1) 外傷

　　最も頻度が高く，交通外傷やスポーツ外傷，労災，放射線障害 (radiation myelopathy)，戦争などがある．外傷機転による急性の経過を示し，当初は脊髄ショックを呈し，弛緩性麻痺であることも多い．その後，治癒機転に伴い痙性対麻痺をきたす．発症機転は強い外力による脊柱変形と脊髄離断，硬膜下血腫による圧迫，循環障害である．

2) 脊髄占拠性病変

　　原発性脊髄腫瘍，転移性脊髄腫瘍による．通常，病変部位の脊髄レベルに一致した部位の疼痛で発症する．進行性の対麻痺と感覚障害，排尿障害を示す．発症機転は圧迫性病変による循環障害である．

3) 感染症

　　細菌，真菌，原虫，ウイルスによる肉芽腫性病変や膿瘍による圧迫性病変，原虫による梗塞などにより対麻痺をきたす．以前は梅毒や結核による対麻痺の頻度が高かった．原病に対する治療とともに，椎弓切除術による減圧が必要なこともある．
　　HTLV1-associated myelopathy (HAM) はHTLV1保因者で見出された疾患で，カリブ海のものはtropicalspastic paraparasisと呼ばれる．病理学的には炎症周囲の脊髄実質の軸索，髄鞘の崩壊変性がみられ，感染したTリンパ球のその量に比例して炎症が強いとされる．

4) 血管障害

　　動静脈奇形，動静脈瘻，動脈瘤，前脊髄動脈症候群などがある．Foix-Alajouanine病もこの範疇に含まれるが，現時点では微細な動静脈奇形や動静脈瘻によるものと考えられている．稀な原因として，医原性のものもあり，胸部手術や腹部手術による脊髄動脈の循環不全もあげられる．発症機転は出血や血管拡張に伴う脊髄圧迫による循環障害，梗塞，出血である．

5) 中毒

　　クリオキノール（キノホルム），トリオルトクレシルリン酸，ラテイリスムなどの中毒が報告されているが，エンデミックな例が多い．医原性の例としてはメトトレキサートやサイトシンアラビノシドの髄注がある．

6) 代謝性疾患

　　ペラグラ，亜急性連合性脊髄変性症，マンノシドーシスがあげられる．マンノシドーシスは成人での痙性対麻痺の病因となる．アミノ酸代謝異常症ではアルギニン血症で頻度が高い．他の先天性代謝障害，特にリピドーシスでは発症から遅れて痙性四肢麻痺を示すことが多い．

7) 系統疾患

　　サルコイドーシス，Sjögren-Larsson症候群，皮膚筋炎，関節リウマチ，Fanconi症候群，真性多血症，Pantothenate Kinase-Associated Neurodegeneration（PKANadrenoleukodystrophy），多発性硬化症なども痙性対麻痺の原因となる．

2 遺伝性痙性対麻痺

　　遺伝性痙性対麻痺（hereditary spastic paraplegia：HSP）は遺伝様式により**優性遺伝**，**劣性遺伝**，**伴性劣性遺伝**，遺伝性が明らかでない**孤発性**に分類される．優性遺伝のHSPは純粋型を示すことが多い．主たる症候は下肢優位の錐体路徴候で，痙縮と筋力低下を示す．随伴する症状としては後索症状，視神経萎縮，網膜色素変性症，眼振，難聴，精神発達遅滞，痙攣，認知障害，魚鱗癬，などさまざまである．随伴症状の有無により純粋型と複合型に分類される．検査所見では異常所見に乏しく，一部の病型でのみ脳梁低形成がみられる．運動失調は必ずしも前面に出ていないが，過去の病理学的検討から伝統的に脊髄小脳変性症に分類されている．HSPの原因遺伝子は遺伝性疾患のデータベースであるOMIM[2]によれば現在SPGシリーズで48種類の遺伝子座の報告がある．HSPの頻度は明らかではないが，稀少難病の1つである．頻度の比較的高い病型について以下に概説する．

1) SPG3A（OMIM：#182600）：原因遺伝子atlastin，常染色体性優性遺伝様式をとる

　　幼児期発症例が多いが，成人での発症もある．純粋な痙性対麻痺を示すが，軽度の振動低下，下肢筋萎縮，側弯，凹足などをみることもある．緩徐進行性で予後は比較的良好である．原因遺伝子はatlastinでミスセンス変異がほとんどである．atlastinはdynamin familyに属するGTPaseである．

2) SPG4（OMIM：#182601）：原因遺伝子 spastin，常染色体性優性遺伝様式をとる

最も頻度が高い純粋型HSPで，発症年齢はさまざまであるが，多くは30歳未満で発症する．さまざまな随伴症状を呈することがあり，認知障害の頻度が比較的高い．spastinの変異は家系ごとに異なり，ナンセンス変異とフレームシフトが多い．孤発性とされる群でspastin変異を示すことが比較的多い．spastinの機能は未だ不明である．

3) SPG11（OMIM：#604360）：原因遺伝子 spatacsin，常染色体性劣性遺伝様式をとる

脳梁の菲薄化を伴う常染色体性劣性遺伝性痙性対麻痺として報告された．平均発症年齢は14歳前後で，痙性歩行もしくは精神発達遅滞で発症する．MRIでほぼ全例で脳梁の菲薄化を認める．白質病変，大脳皮質萎縮が高頻度でみられる．spatacsinの機能も不明である．

4) ARSACS：autosomal recessive spastic ataxia of Charlevoix-Saguenay（OMIM：#270550）：原因遺伝子 SACS，遺伝子産物 sacsin，常染色体性劣性遺伝様式をとる

常染色体性劣性遺伝様式を示すHSPで，わが国の症例の平均発症年齢は5.4歳である．典型例では痙性対麻痺と小脳失調，構音障害，眼振，病状の進行とともに遠位筋萎縮が認められる．ケベック例では網膜有髄線維がみられる頻度が高いが，わが国では頻度が低い．MRIでは小脳虫部上葉の萎縮を特徴とする．SACS遺伝子変異はさまざまであるが，多くは巨大エクソンの変異である．sacsinは多機能を有するタンパク質と推定されているが，詳細は不明である．

おわりに

痙性対麻痺をきたす病態にはさまざまな疾患がある．紙面の関係で概説にとどめたが，臨床上診療の機会が比較的高い疾患であり，適切な治療を行ううえで鑑別診断が重要である．また，HSPについてはそれぞれの遺伝子の同定とともに，病因遺伝子の機能解析によりさまざまな神経機能の解析へと進む可能性があり，期待される分野の1つである．

参考文献

1) Bruyn, G., W. : Differential diagnostic work-up of spastic paratetraplegia. In Handbook of Clinical Neurology vlo15 (59) : disease of the motor system JMBV deJong ed Elsevier Science Publisher BV., 1991

2) online mendelian inheritance in man (OMIM) : http://www.ncbi.nim.nih.gov/omim/

第4章 一歩進んだ診察のために知っておきたい疾患

7 HAM（HTLV-1関連脊髄症）

山野嘉久

1 疫学

　ヒトTリンパ球向性ウイルス1型（HTLV-1）関連脊髄症（HAM）は，脊髄の慢性炎症による進行性の錐体路障害を特徴とする．HTLV-1感染者は全国で約110万人存在するが，その約0.3％がHAMを発症し，日本での患者数は約3,000名．現在，HAM患者登録サイト（http://hamtsp-net.com）がある．
　HTLV-1は成人T細胞白血病も起こすことがあるがその合併は稀である．

2 診断

　HAMは，早期の診断と治療介入がきわめて重要で，病気を見逃さない注意が必要である．表のような症状の患者を診たら，ぜひHAMを思い浮かべてほしい．症状の特徴から整形外科や泌尿器科を受診するケースも多いが，**HAMを疑ったらすぐに神経内科医に紹介**してほしい．
　痙性対麻痺を呈しHAMの可能性が考えられる場合，血清中の抗HTLV-1抗体の有無をEIA法またはPA法でスクリーニングし，陽性の場合はウエスタンブロット法で確認，感染を確定する．感染が確認されたら髄液検査を施行し，髄液の抗HTLV-1抗体が陽性の場合，他のミエロパチーをきたす脊髄圧迫病変，脊髄腫瘍，多発性硬化症，視神経脊髄炎などを鑑別したうえで，HAMと確定診断する．

3 検査

　髄液検査では細胞数増加（単核球優位）を約3〜4割に認め，ネオプテリン（保険未承認，外注測定可）の増加を約8割に認める．細胞数よりネオプテリンの方が脊髄炎症の程度を把握するうえで感度に優れており，また細胞数やネオプテリンの値は病勢と相関が高く，治療方針決定や治療効果判定に有用である．MRIでは胸髄萎縮がしばしば認められ，発症早期にT2強調での髄内強信号が認められる場合がある．

表● HAMの初期症状

何となく歩きにくい，両下肢のつっぱり感，足がもつれる，つまずく，走ると転びやすい，などの歩行障害に関する症状
排尿障害や便秘も早期から自覚されることが多く，尿閉や頻尿，くり返す膀胱炎で泌尿器科を受診しHAMと診断されることもある
稀に，持続する両下肢のしびれ感，痛みなどを早期から認めることがある

4 経過

　HAMは10〜20年の経過で歩行不能になる場合が多いが（緩徐進行例），時に数カ月〜2年以内で歩行不能になる例（急速進行例）もあり，重症例では両下肢の完全麻痺，躯幹の筋力低下による座位保持不能で寝たきりとなる例もある．一方，歩行障害が軽度のまま数十年以上症状の進行が乏しい例（軽症例）もある（図）．このように，HAMの経過には個人差が大きいが，その経過は脊髄炎症の程度を反映している場合が多く，病勢の把握は治療方針を決定する指標となる．

5 治療

　HAMは病勢に応じた治療が必要である．発症後数カ月単位で階段昇降や歩行に補助が必要となるような急速進行例は，髄液の細胞数やネオプテリンも高く，ステロイドパルス療法とその後の内服療法が有効の場合がある．また症状が緩徐に進行し，髄液所見が炎症活動期と判断される慢性進行例では，ステロイド少量内服やインターフェロンα療法が有効の場合がある．ほとんど進行が認められず髄液所見もおとなしい軽症例は，これら治療薬の必要性に乏しく，排尿・排便障害や痙性に対する対症療法や継続的なリハビリをしながら経過観察が推奨される．また，常に副作用を念頭におき，症状の進行具合や髄液所見を参考に，できるだけ減量や中止の可能性を検討する．特にステロイド性骨粗鬆症には注意が必要で，ガイドライン[1]に基づいた対応が求められる．

6 合併症の治療

　HAM患者は多彩な合併症を伴う．排尿障害に関しては，適切な治療薬の選択や間欠的自己導尿を行うことによりADLが大きく改善するので，泌尿器科医と連携した対応が望まれる．痙性に対しては，その程度に応じて抗痙縮薬の量を調整する．下肢の激しい疼痛を伴う場合は，神経障害性疼痛治療ガイドライン[2]に基づいた対応が推奨される．その他，便秘，褥瘡，

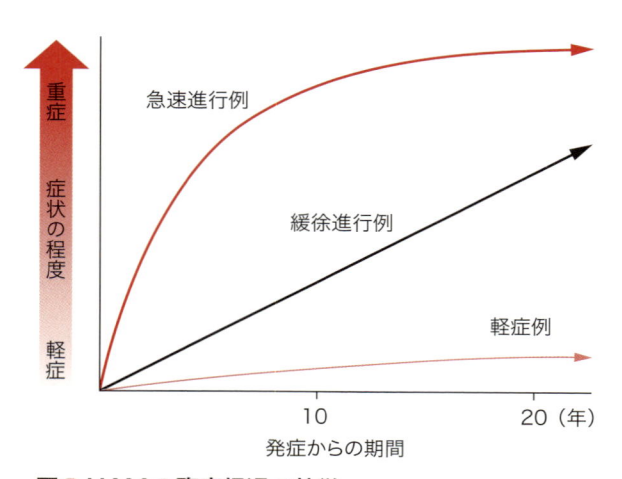

図　HAMの臨床経過の特徴

ブドウ膜炎や肺胞炎などを伴うこともあり，全身検索も忘れてはならない．これら合併症のコントロールや継続的なリハビリは，患者の日常生活を維持するうえできわめて重要であり，他科と連携しながらきめ細かな治療を行う必要がある．

文献

1）Nawata, H. et al : Guidelines on the management and treatment of glucocorticoid-induced osteoporosis of the Japanese Society for Bone and Mineral Research (2004). J Bone Miner Metab, 23 : 105-109, 2005
2）「神経障害性疼痛薬物療法ガイドライン」（日本ペインクリニック学会神経障害性疼痛薬物療法ガイドライン作成ワーキンググループ 編），真興交易医書出版部，2011
3）山野嘉久ら：HTLV-1関連脊髄症（HAM）の治療法を確立していくために―その現状と展望―．日本臨床，70（4）：705-713，2012

第4章 一歩進んだ診察のために知っておきたい疾患

8 ミトコンドリア病（ミトコンドリア脳筋症）

後藤雄一

1 ミトコンドリア病とは？

　ミトコンドリア病とは，細胞小器官であるミトコンドリアの機能障害を本態とする病気の総称である．ミトコンドリアの最大の役割は細胞内のエネルギー産生であり，したがってミトコンドリアの機能障害はエネルギー不足をきたし，細胞の機能が低下したり，細胞が失われたりする．ミトコンドリアはあらゆる細胞に存在し，その機能障害はいろいろな症状を引き起こす可能性がある．実際は，エネルギーを多量に使用すると考えられる中枢神経（神経細胞），骨格筋（筋細胞），心臓（心筋細胞）が障害されやすく，以前はミトコンドリア脳筋症と称していたが，現在ではミトコンドリア病と呼ばれることが一般的になった．

2 ミトコンドリア病の疫学

　ミトコンドリア病の臨床的特徴は多様性である．ミトコンドリアはあらゆる細胞に存在するので，エネルギーを多量に必要とする神経細胞，筋細胞，心筋細胞などに加えて，ホルモン分泌細胞，血管細胞なども障害されることで，まさにあらゆる臨床症状を引き起こす可能性がある．したがって，ミトコンドリア病の診断は症状から見極めることは難しく，世界的に定まった診断基準もない．

　そのためにミトコンドリア病の正確な有病率を求めることは難しく，典型的な病型や代表的な遺伝子変異の頻度などの統計が断片的にあるのみである．ミトコンドリア病の頻度は，10万人あたり9.2～16.3人とされ，最も頻度の高い遺伝子変異である3243変異による典型的な症状を示すのは10万人あたり3.7人という報告がある．また**3243変異は糖尿病・難聴**という臨床病型をとることがあり，糖尿病患者の約1％で認められることが欧米各国から報告されている．

3 発症機序・病態

　ミトコンドリア病を理解するには，ミトコンドリア異常を解剖学的な種々のレベルに分けて考える必要がある（図1）．

1）DNAレベル

　DNAレベルでは，核DNA変異とミトコンドリアDNA異常とがある．核DNA上には，ミトコンドリアに関連するタンパクをコードするおおよそ1,500種類の遺伝子があるとされており，今までのところヒトの病気に関連する100種類以上の原因遺伝子が同定されている．さらに，最近の次世代シークエンサーによる検索で新たな原因遺伝子が次々と判明している（図2）．

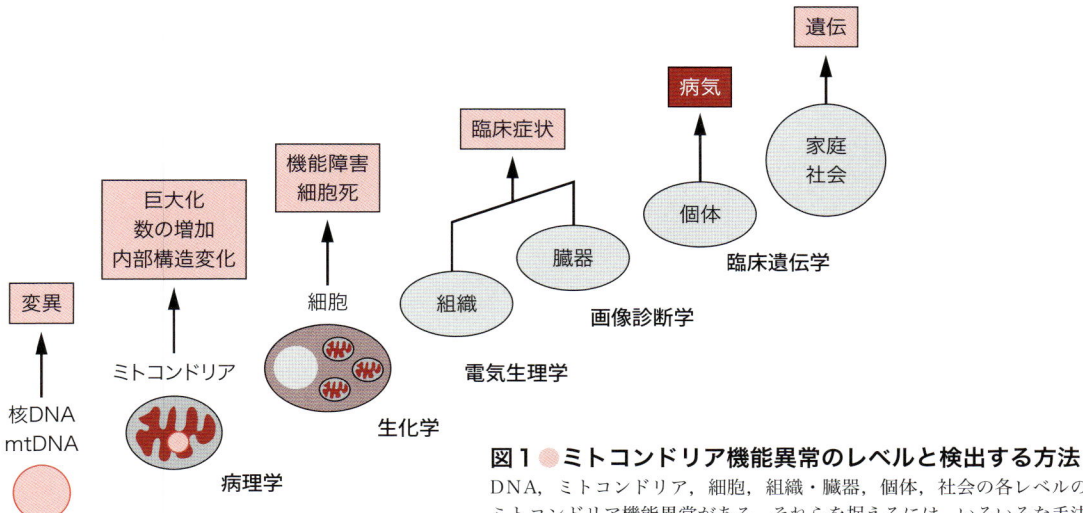

図1 ● ミトコンドリア機能異常のレベルと検出する方法

DNA, ミトコンドリア, 細胞, 組織・臓器, 個体, 社会の各レベルのミトコンドリア機能異常がある. それらを捉えるには, いろいろな手法を駆使する必要がある

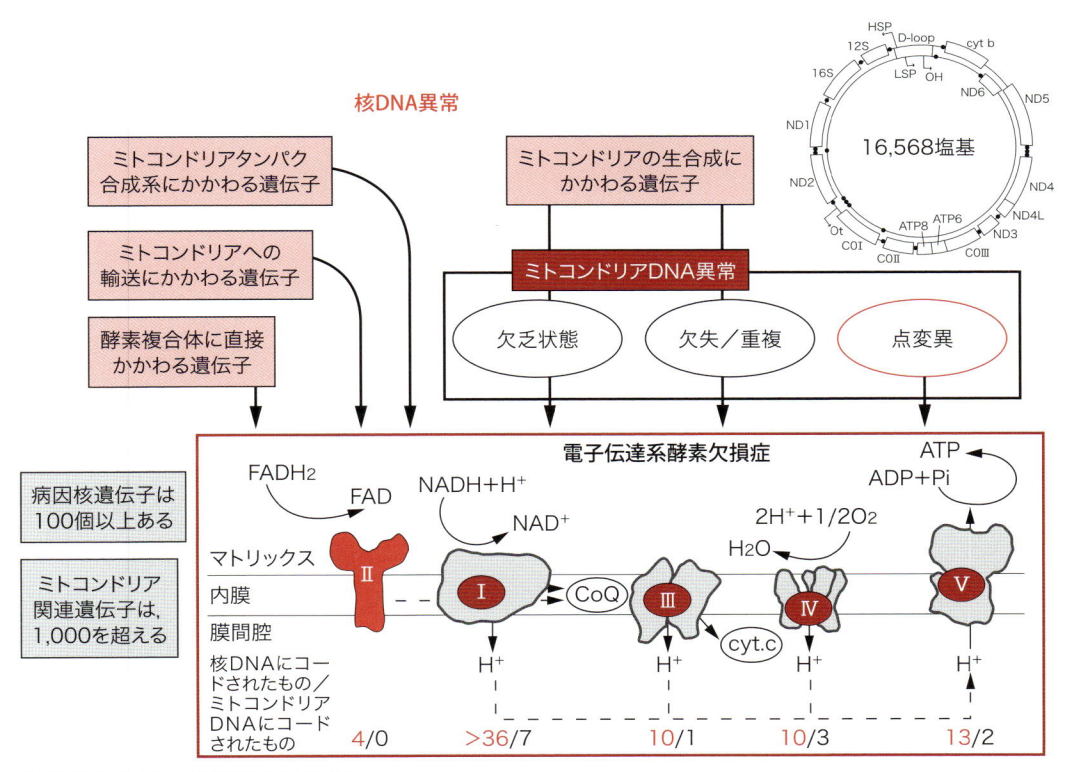

図2 ● ミトコンドリア病の病因

ミトコンドリアDNAの異常と核DNA上の遺伝子変異がある. ミトコンドリアDNA異常があると, 電子伝達系酵素活性が低下する. その理由は, ミトコンドリア上にコードされているタンパク質は, 複合体Ⅰサブユニットが7個, 複合体Ⅲユニットが1個, 複合体Ⅳサブユニットが3個, 複合体Ⅴユニットが2個であるからである. また, 核DNA上の原因遺伝子は, 現在すでに100個以上が報告されている. 今後, 次世代シークエンサーを用いた網羅的な検査が実用化されるであろう.

$FADH_2$：還元型フラビンアデニンジヌクレオチド　FAD：フラビンアデニンジヌクレオチド　NADH：還元型ニコチンアミドアデニンジヌクレオチド　H^+：水素イオン　NAD^+：ニコチンアミドアデニンジヌクレオチド　CoQ：コエンザイム　cyt. c：シトクロムC　H_2O：水　O_2：酸素　ADP：アデノシン二リン酸　Pi：リン酸　ATP：アデノシン三リン酸

一方，ミトコンドリアDNAは核DNAと異なり，細胞質に存在するミトコンドリア内に5～10コピー，1細胞内では数千コピー存在する．核DNA上の遺伝子が，父由来，母由来の2コピーしか存在しないことと大きく違っている．この違いは，ミトコンドリアDNA異常の特徴に反映され，ミトコンドリア病患者ではミトコンドリアDNAの量が減少する場合（ミトコンドリアDNA欠乏症候群）と，ミトコンドリアDNAの欠失／重複や点変異などの質的変化を認める場合がある．その際，欠失／重複の場合と点変異の一部は，1細胞内に野生型と変異型が混在する状態（ヘテロプラスミーという）で存在する（図3）．

2）ミトコンドリアレベル

　ミトコンドリアレベルの変化は，形態学的な変化として捉えられる．ヒト疾患では，主に骨格筋を用いて研究されてきたが，ミトコンドリアの数が増加し，大きさが増し（巨大化），内部構造の変化（クリスタの増殖，封入体など）を認める．骨格筋のように融合して存在する組織の場合は，このような形態変化が同定できるが，神経細胞や血液細胞などのように単独で存在している細胞はミトコンドリア異常があると細胞死に陥り，ミトコンドリアレベルの変化が捉えられないことが多い．

　またミトコンドリアの生物学的役割はエネルギー産生が最も重要であることは疑いないが，それに加えて，活性酸素の発生，アポトーシスへの関与，細胞内カルシウムイオン濃度調節，感染防御などのさまざまな機能もある．ミトコンドリア病において，エネルギー代謝障害以外のこれらのミトコンドリア機能がどのように変化しているかは解明されているとはいえない．しかし，エネルギー産生だけ改善させても症状がよくなるかどうかについては，今後の病態研究，治療研究において追求すべき問題である．

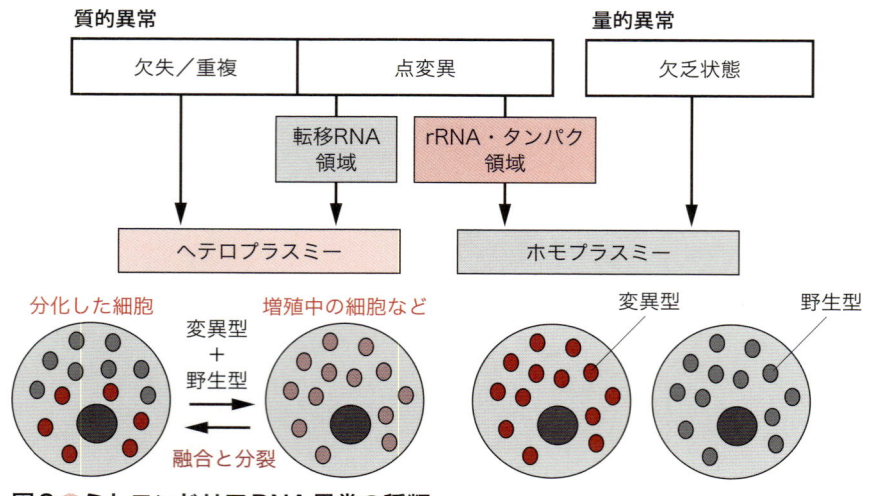

図3　ミトコンドリアDNA異常の種類

ミトコンドリアDNAは1細胞に数千コピー存在する．それらがすべて同じ場合をホモプラスミー，2種類以上の配列の異なるものが存在する場合をヘテロプラスミーという．病気の違いや変異の種類によって，ヘテロプラスミーの場合とホモプラスミーの場合がある．増殖中の細胞内ではミトコンドリアが融合と分裂をくり返しており，もしもヘテロプラスミーがあれば，平均化している可能性が高い．一方，分化した細胞ではミトコンドリアの融合と分裂が不十分であり，ミトコンドリアごとに変異率が異なる可能性がある

3）細胞レベル

　細胞レベルのミトコンドリア異常は，細胞の機能障害と細胞死としてみられる．ヘテロプラスミーのミトコンドリアDNA変異で起きる病態の場合，細胞ごとに変異率が異なることが知られており，さらに変異率がある値（閾値）以上にならないと細胞機能障害が起きない．また細胞分裂ごとに変異率が変化してゆくことも知られており，分裂増殖する細胞では変異率が変化してゆく．

4）組織・臓器レベル

　組織・臓器レベルでみると，変異率の高い細胞が集まっている組織や臓器で臨床症状が出現すると考えられる．個々の症例で変異率の高い細胞の分布がどのようになっているかの予測は難しく，よって予後の予測は困難である．またこの組織・臓器ごとの違いにより，臨床症状が大きく異なり，この性質がミトコンドリア病でみられる，いかなる症状，いかなる年齢，いかなる臨床経過をも示す「臨床症状の多様性」の根拠となっている．

　このようなヘテロプラスミーを示す代表的な病型は，眼球運動障害を主徴とする慢性進行性外眼筋麻痺症候群，脳卒中様症状を特徴とするMELAS（mitochondrial myopathy, encephalopathy, lactic acidosis and stroke-like episodes，**図4**），MERRF（myoclonus epilepsy associated with ragged-red fibers）などが知られている（**表1**）．

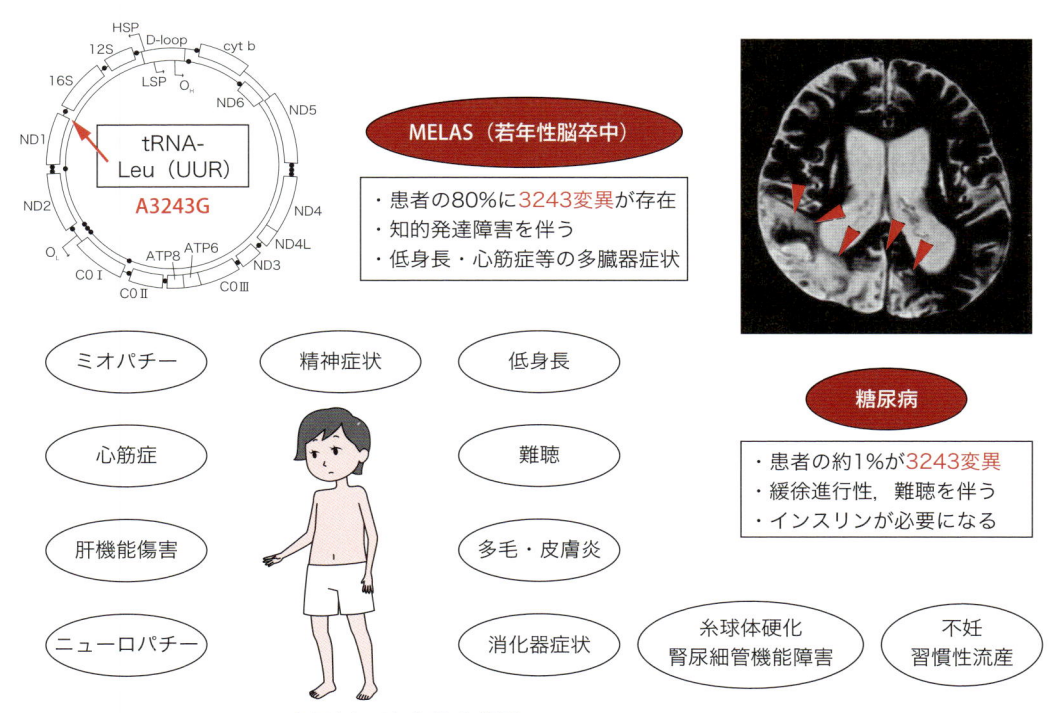

図4　MELASの3243変異例の臨床的多様性
3243変異は脳卒中様症状を特徴とするMELAS患者の80％に認める変異である．中枢神経症状以外にも，心筋症，肝障害，低身長，難聴，腎障害，糖尿病などを認めることが知られている．MRI（T2強調）は典型的な所見で，病変部位（▶）は血管支配領域に一致しないことが多く，同時に浮腫性の変化を伴うことが多い

表1 ● 代表的なミトコンドリア病

病型	慢性進行性外眼筋麻痺症候群	ミトコンドリア脳筋症・乳酸アシドーシス・脳卒中様発作症候群	赤色ぼろ線維・ミオクローヌスてんかん症候群	Leigh脳症	Leber遺伝性視神経萎縮症
英文略語	CPEO	MELAS	MERRF	—	—
英文名	chronic progressive external ophthalmoplegia	mitochondrial myopathy, encephalopathy, lactic acidosis and stroke-like episodes	myoclonic epilepsy associated with ragged-red fibers	Leigh encephalopathy	Leber's hereditary optic neuropathy
mtDNA変異	単一欠失, 多重欠失	3243, 3271, 13513変異など	8344変異など	8993, 9176, 13513変異など	11778変異など
核DNA変異	*ANT1*, *POLG*, *TP* など	—	—	*SURF1*, *PDHA1* など	—
遺伝形式	さまざま	主に母系遺伝	主に母系遺伝	さまざま	母系遺伝
発症年齢	小児～成人	小児～成人	小児～成人	乳児～小児	若年成人
主な症状	眼瞼下垂, 全方向性眼球運動障害, 嚥下障害, 白質脳症など（網膜色素変性, 心伝導障害を伴ったものをKearns-Sayrs症候群という）	脳卒中様症状（痙攣, 意識障害, 半盲・視野狭窄, 運動麻痺など）, くり返す頭痛・嘔吐発作, 精神症状	ミオクローヌス, てんかん, 小脳症状	精神運動発達遅滞, 痙攣, 嚥下困難など	夜盲から始まって急速に視力障害が進行
その他の症状	糖尿病・難聴, 低身長, 副甲状腺機能低下症など	低身長, 筋力低下, 糖尿病・難聴, 心筋症, 糸球体病変, 多毛など	筋力低下, 心筋症など	典型的な症例では早期に呼吸不全に至る	時に, ジストニアなどの神経症状を合併
血中乳酸値	軽度上昇	中等度～高度に上昇	中等度～高度に上昇	高度に上昇	正常～軽度上昇
筋病理所見	特徴的変化あり	特徴的変化あり	特徴的変化あり	特徴的変化なし	特徴的変化なし
特記事項	ミトコンドリア病で唯一のマウスモデルが存在	脳卒中様発作の予防にアルギニン投与が有効という報告あり	多発性脂肪腫を合併する症例あり（May-White症候群）	予後不良な例が多い	自然軽快する症例あり

　一方，同じミトコンドリアDNA変異で起きる病気でも，ヘテロプラスミーではなく，ほとんどすべてが同じ変異をもつ（ホモプラスミーという）場合，もしくは，核DNA上の遺伝子変異で起きる場合は，比較的類似した臨床症状を有する場合が多い．小児期に発症するLeigh脳症，青年期に発症するLeber視神経萎縮症などはそのような例である（表1）．

4 診断

　ミトコンドリア病では多種多様な臨床症状が存在することから，単に臨床症状の組合わせから確定診断することはできない．患者はあらゆる診療科にかかっている可能性があり，関連のない臓器症状が同時に存在する場合は，まずミトコンドリア病を疑うことが肝要になる．

神経内科的な症状としては，くり返す頭痛・嘔吐発作，痙攣，ミオクローヌス，意識障害を伴う脳卒中様発作，ジストニア，夜盲，小脳症状，認知症，感音性難聴などがよく認められる．しかし，このような神経症状以外の多臓器の症状を合併することが特徴といえる（**図4**）．
　検査所見としては血中・髄液の乳酸・ピルビン酸が高値であることが多い．血中の乳酸の値は，食事や運動で大きく変動する．しかし，髄液の乳酸値は直近の痙攣などがなければ大きく変動することは少なく，中枢神経症状がある場合は髄液の乳酸・ピルビン酸値は重要な検査となる．
　確定診断を行うには，分子遺伝学，病理学，生化学的方法で，ミトコンドリア異常の証拠を示す必要がある．その意味で，骨格筋を検査対象にすることで，これら3つの方法でミトコンドリア異常を検査すべきではある．しかし，すべての症例でこれら3つの方法で陽性所見が得られないこともあり，そのことがミトコンドリア病の診断を難しいものにしている．さらに，分子遺伝学，病理学，生化学それぞれの検査手法に専門性が要求されることも診断を困難にしている一因である．

5 診断依頼施設

　遺伝子検査，病理検査，生化学検査の3つの検査を専門的に行っている施設は，国内では国立精神・神経医療研究センターである．
　遺伝子検査は，国内の大学病院や公立病院の一部，検査会社の（株）ビー・エム・エル，G&Gサイエンス（株）などであるが，調べるミトコンドリアDNA変異の種類が異なっており，欠失を調べるサザンブロット法などを行っていない施設もある．
　病理学的検査は，一部の大学病院で行われているが，外部から検査を引き受けているのは国立精神・神経医療研究センターのみである．
　生化学検査は，埼玉医科大学小児科，千葉こども病院代謝科，国立精神・神経医療研究センターである．なお，筆者の所属する国立精神・神経医療研究センターのTMC受付ではこれらの検査についての問い合わせを受け付けている．

6 治療の現状と問題点

　ミトコンドリア病の治療は，原因治療と対症療法がある．原因治療はミトコンドリア機能の回復を目指すものであるが，現在のところ確定的なものはない．**図5**に示すように，各レベルでの治療法研究が行われている．そのなかで，細胞を標的にした薬物治療が試みられている．主に，ミトコンドリア内に存在する酵素の基質や補酵素であるビタミンなどである．また，一部酵素活性を上げる目的で使用されているものがある（**表2**）．
　今のところ，正式な臨床試験が行われた薬剤は，MELASに対するアルギニン治療とミトコンドリア病全般に行われたジクロロ酢酸治療だけである．アルギニン治療は久留米大学小児科古賀靖敏教授が行った医師主導型治験が終了して，その効果判定を待っているところである．MELASの発作急性期に劇的に効く症例も報告されている．ジクロロ酢酸は米国で臨床試験が行われたが，成人高乳酸血症患者での有効性が認められず，また別の試験では全例で末梢神経障害が報告され試験そのものが中止になった．しかし，日本では長期間にわたっ

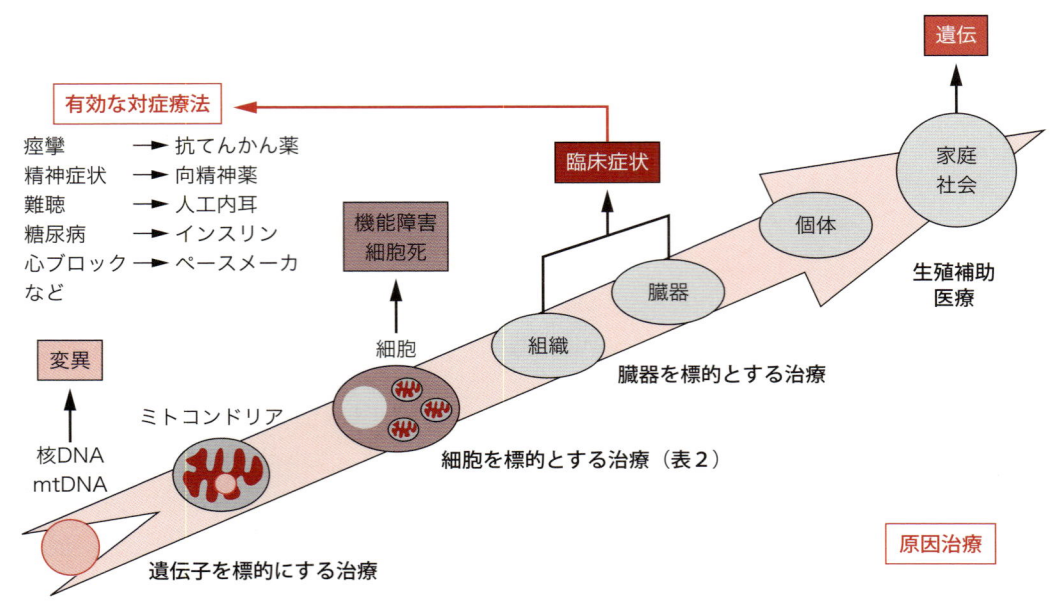

図5 ● ミトコンドリア病に対する治療

有効な対症療法
- 痙攣 → 抗てんかん薬
- 精神症状 → 向精神薬
- 難聴 → 人工内耳
- 糖尿病 → インスリン
- 心ブロック → ペースメーカ
- など

変異：核DNA, mtDNA → 遺伝子を標的にする治療
機能障害・細胞死 → 細胞を標的とする治療（表2）
臨床症状 → 臓器を標的とする治療
遺伝 → 生殖補助医療

原因治療

対症療法は有効なものがあり，各臓器症状の特徴を踏まえて行うべきである．一方，原因治療としては確立したものはない．ミトコンドリア機能異常の各レベルに応じた治療法の研究が進められているところである

表2 ● 細胞を標的とする薬物治療

基質，反応物	代謝賦活剤	ビタミン類	その他
コエンザイムQ10*	カルニチン*	B1（チアミン）	L-アルギニン
ピルビン酸ナトリウム	ジクロロ酢酸　など	B2（リボフラビン）	
コハク酸ナトリウム		B3（ナイアシン）	クレアチン*
ATP　など		B6（ピリドキサルリン酸）	ビタミンE
		ビオチン	ウリジン　など
		リポ酸	
		C＋K　など	

ミトコンドリア機能を高める目的で使用されている薬物である．ほとんどがミトコンドリア内のエネルギー産生を補助する目的で使用されるが，コエンザイムQ10，カルニチン，クレアチンは活性酸素除去作用もあり，ミトコンドリア病の病態で活性酸素がかかわっていると予想される際には効果があると予想されている．しかし，活性酸素がどの程度症状発現に寄与しているかは明らかにはなっていない
＊活性酸素除去作用あり

てビタミンB1とともに投与して効果があったと考えられる症例も存在している．ただし，血中ピルビン酸が下がりすぎて意識障害が出現した症例もある．

ミトコンドリア病の治療に関しては定まったものはなく，厚生労働省のミトコンドリア病研究班では標準的な治療基準の作成を目指している．

7 生殖補助医療と遺伝カウンセリング

　ミトコンドリアDNA変異で起きる疾患では，その変異型を子に伝わらないようにして予防する方法が研究されている．出生前診断，着床前診断，細胞質移植，核移植などである．今のところ，ホモプラスミーで起きる病気の場合に，着床前診断を含む出生前診断が適応になる場合がある．しかし，細胞質移植，核移植については，技術的問題や倫理的問題があるために行われていない．

　ミトコンドリア病の遺伝形式は，母系遺伝，メンデル遺伝，突然変異などあらゆる形式があり，また生殖補助医療の適応などについても，病気の遺伝性の理解が前提であるので，必要に応じて遺伝カウンセリング（p.359 **第6章6**参照）を受けられるように患者や患者家族に配慮することが重要である．

文献

1) Koga, Y. et al. : L-Arginine improves the symptoms of strokelike episodes in MELAS. Neurology, 64 : 710-712, 2005

2) Stacpoole, P.W. et al. : A Controlled Clinical Trial of Dichloroacetate for Treatment of Lactic Acidosis in Adults. N Eng J Med, 327 : 1564-1569, 1992

3) Kaufmann, P. et al. : Dichloroacetate causes toxic neuropathy in MELAS : a randomized, controlled clinical trial. Neurology, 66 (3) : 324-330, 2006

4) ミトコンドリア病ハンドブック（医師用に作成）：http://www.nanbyou.or.jp/upload_files/mt_handbook.pdf　からダウンロード可能

第4章 一歩進んだ診察のために知っておきたい疾患

9 脊髄空洞症

安藤哲朗

1 疾患概念

　脊髄空洞症は，さまざまな原因により脊髄内に空洞が形成される慢性進行性の疾患である．かつては確定診断の難しい疾患であったが，MRIの普及によって診断が容易となった．脊髄空洞症の原因疾患では**Chiari奇形**が約半数と最も多く，その他の原因としては**脊髄腫瘍**（髄内腫瘍のependymoma, hemangioblastoma, astrocytomaが多い），**癒着性くも膜炎**，**脊髄外傷後**などがある．Chiari奇形は小脳扁桃が大孔から脊柱管内に下垂するもので，頭蓋内と脊柱管内との髄液の流通障害が脊髄空洞の形成に関与していると考えられている．以下，Chiari奇形に伴う脊髄空洞症について述べる．

2 初発症候

　成人では上肢のしびれや痛み，運動麻痺で初発することが多く，小児では側彎症で初発することが多い．その他，延髄部の障害の症候である顔面のしびれ，めまい，頭痛で発症する場合もある．

3 神経症候

　脳神経症候として，眼振（特に下向き眼振），顔面のタマネギの皮様の感覚障害（顔面の外側の感覚障害），嚥下困難，嗄声，胸鎖乳突筋萎縮，舌萎縮などが起きることがある．これらの症候はChiari奇形あるいは合併する延髄空洞症や頭蓋頸椎移行部奇形によって起きる．感覚障害の特徴としては，両側の宙吊り型解離性感覚障害が特徴的とされていたが，初期には一側性のことが多い．高度の痛覚鈍麻があるため，手指に火傷を起こすことがある．咳や努責などにより上肢に痛みが誘発されることがある．
　運動症候としては，上肢の遠位部優位の筋萎縮が特徴的とされていた．腱反射では上肢は低下しており，下肢は亢進していることが多い．
　神経症候については，MRIで簡単に空洞症が診断できるようになってから，さまざまな非典型的な症候の例が見つかるようになってきた．

4 画像診断

　MRIにて脊髄内に髄液の信号を呈する空洞とChiari奇形を認める（**図**）．

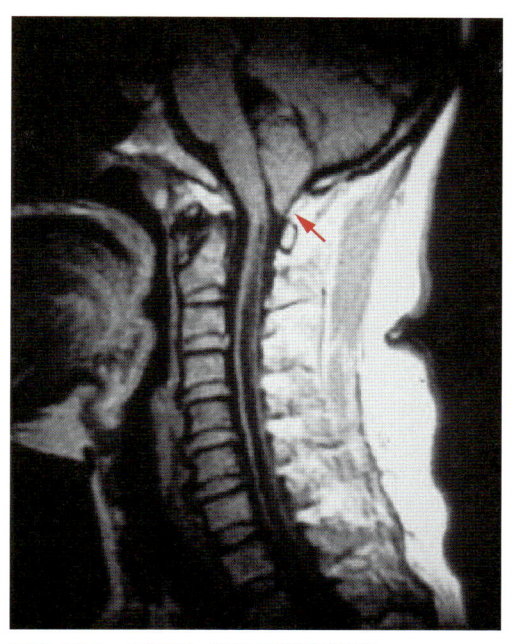

図 Chiari奇形に伴う脊髄空洞症
小脳扁桃が脊柱管内に下垂している（→）．頸髄全長にわたり脊髄空洞を認める

5 治療

　小児例では自然軽快する例もあるが，半数以上の症例では次第に神経症候が進行する．手術法としては，大後頭部減圧術により頭蓋内と脊柱管内との髄液の流通障害を改善する方法と，空洞とくも膜下腔にシャントチューブを入れる方法とがある．

第4章 一歩進んだ診察のために知っておきたい疾患

10 慢性硬膜下血腫

村形 敦

1 典型例について

　頭部外傷後，1～2カ月程度で発症し，医療機関を受診となることが多いが，受傷後1週間程度で画像上の変化は認められていることが多い．すなわち，硬膜下腔が徐々に拡大し，次第に血液成分が貯留してくることによりCTでは髄液よりもCT値が上昇し，MRIでは脳室内の髄液とは異なる輝度を呈するようになる（図1）．
　"血腫"といっても凝血塊ではなく，ほぼ液体に近いものである．それでも，水腫とは異なり，周囲に被膜が存在することにより"mass"として脳を圧迫することになる．

2 画像所見

　一側または両側の脳表に広範囲に存在する三日月状の血腫が典型的である．CTでは脳実質と比較して，低吸収値から高吸収値までさまざまであるが，ほとんどの場合は脳室内髄液と比較すれば高吸収値である．正中偏移の程度，脳溝や脳槽の消失，血腫内隔壁（図2）や石灰化の存在，などにより個々の症例で違いが出てくるが，両側性で等吸収値の場合は診断が困難な場合もあるので，注意を要する（図3，および下記"3 症状"，を参照）．
　診断時には典型的な画像所見でも，そこに至るまでには少なくとも3種類の異なった経過がありうる．

① 受傷時には硬膜下血腫を認めず，徐々に血腫が貯留してくる場合
② 頭部外傷時にすでに急性硬膜下血腫が存在し，亜急性期血腫を経て，慢性硬膜下血種に移行する場合
③ 特殊な病態として，低髄液圧症候群に合併した硬膜下血腫の場合

　①は，典型的であり，通常の外来では最も多い．②は，外来受診することはそれほど多くはないが，既存の画像所見があれば鑑別は容易である．しかし，血腫の溶解が不十分な場合

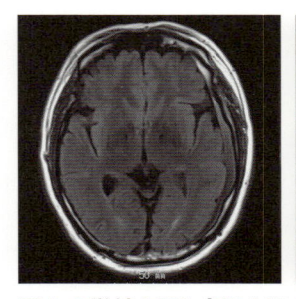

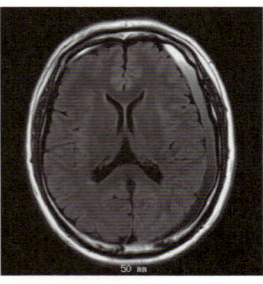

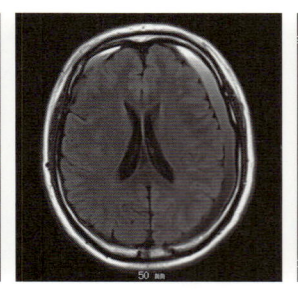

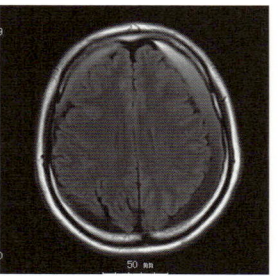

図1 ● 単純MRI（FRAIR像）
左大脳半球表面の広範囲にわたり慢性硬膜下血腫が認められるが，脳の圧迫は軽度である．右前頭部にも少量の血腫が存在している

は，ドレナージが困難な場合がある．③は，低髄液圧症候群の診断がつかなければ①との鑑別は困難である．多くは両側性であり，造影MRIにてびまん性硬膜増強効果などの所見が得られれば，鑑別が可能な場合もある[1, 2]．通常のドレナージのみでは，再発や合併症を起こしやすく，低髄液圧症候群そのものの治療を要することも多い．

3 症状

1）主な症状と注意点

大脳半球の広範囲な圧迫および脳の偏移によるものであり，頭蓋内圧亢進や架橋静脈などの脳表の血管が牽引されることによる頭痛，錐体路障害による麻痺症状，優位側であれば失語症，切迫脳ヘルニアによる意識障害，などが主なものである．

注意すべきは，両側性血腫の場合で意識障害が進行すると，前述①〜③の症状が不明瞭となり，特に高齢者においては，認知症の悪化や既存疾患の変動の範囲内と思われて経過観察される可能性があることである．この場合の意識障害は中心性ヘルニアが切迫している場合が多く（傾眠傾向〜混迷），比較的緊急度が高い．

若年者（30〜40代）の場合は，脳の委縮がないため少量の血腫でも強い頭痛を訴えてくることが多いが，やはり両側性の場合は切迫中心性ヘルニアから急激に昏睡状態に至ることがあり，注意を要する．

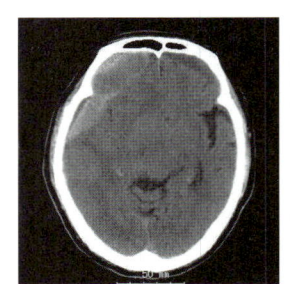

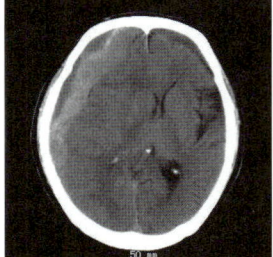

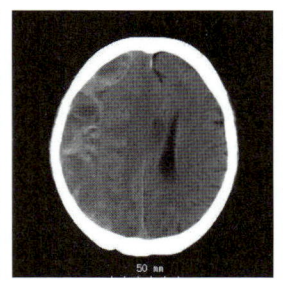

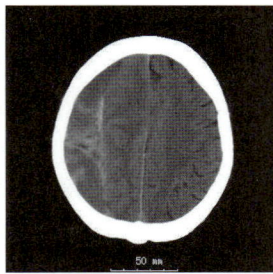

図2● 単純CT
右慢性硬膜下血腫内には複数の吸収値をもった血腫が混在している．脳の圧迫は強く，帯状回ヘルニアが認められる．血腫内には隔壁形成もみられる

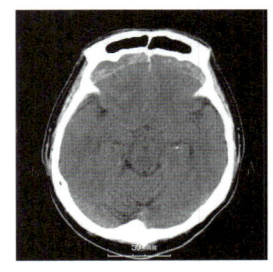

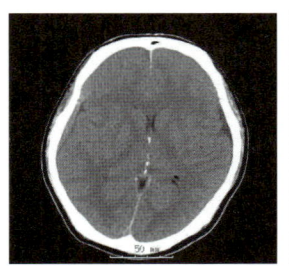

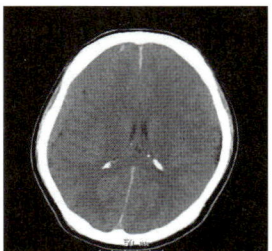

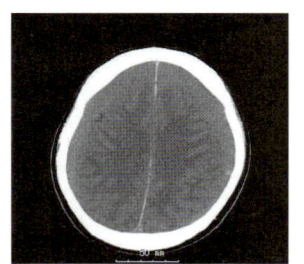

図3● 単純CT
両側の広範囲にわたり，等吸収値の慢性硬膜下血腫を認める．脳の圧迫は強く，側脳室が狭小化しており，脳底槽も不明瞭化しつつある

数週間以内に頭部打撲の既往がある場合は画像検査を考慮すべきで，特に脳底槽や中脳周囲の脳槽が消失しているか否かにより緊急度を判断する必要がある（図3）．

2）起立時，または坐位で増強する頭痛

低髄液圧症候群に特徴的な起立性頭痛は，重力による脳の下垂に伴って上矢状洞近傍の架橋静脈が牽引されることが一因である．これは，硬膜下血腫を合併した場合でも同様である（この場合でも，頭蓋内圧は低下していることが多い）．しかし，通常の慢性硬膜下血種においても，血腫により上矢状洞近傍の架橋静脈はすでに牽引されており，起立時にはその牽引が強まることにより頭痛が増強する場合が多い．したがって，起立時もしくは坐位をとることにより頭痛が増強する場合，低髄液圧症候群のみならず，通常の慢性硬膜下血腫も鑑別にあげる必要がある．

4 治療

症状があり，脳の圧迫が明らかな場合，治療の基本は穿頭術によるドレナージである[3]．通常は局所麻酔での手術が可能である．しかし，血腫が少量で無症状の場合は自然治癒もありうる．また，服薬治療として，ステロイド[4]，漢方（五苓散料）[5,6]による効果も報告されているが，時に危機的な状態になりうる疾患であること，また手術治療が比較的低侵襲であることから，早期の脳神経外科コンサルトが勧められる．

5 その他の問題点

硬膜下膿瘍について：高齢，全身状態の不良，免疫不全などが関与し，一部もしくは全体に硬膜下膿瘍が存在する場合がある．この場合，CTでは血腫との鑑別は困難であるが，MRIのDWIでは特徴的な高輝度を呈し，鑑別が比較的容易である[7]．

術後経過不良または再発について：術後2.3～33％に再発がありうる[8]．再発率上昇に関しては，術前状態や手術手技に関するさまざまな要因が検討されており[9]，頭部外傷受傷時から手術までの期間，頭部CTの所見（隔壁形成や石灰化），術中ドレナージの方法，血腫腔内への空気混入，などがあげられている．

文献

1) Loya, J.J., Mindea, S.A., Yu, H., Venkatasubramanian, C., Chang, S.D., Burns, T.C. : Intracranial hypotension producing reversible coma : a systematic review, including three new cases. J Neurosurg, 2012 Jun 22. ［Epub ahead of print］

2) Kuramae, T., Inamasu, J., Nakagawa, Y., Nakatsukasa, M. : Spontaneous intracranial hypotension presenting without orthostatic headache complicated by acute subdural hematoma after drainage for chronic subdural hematoma--case report. Neurol Med Chir (Tokyo), 51（7）: 518-521, 2011

3) Santarius, T., Lawton, R., Kirkpatrick, P.J., Hutchinson, P.J. : The management of primary chronic subdural haematoma : a questionnaire survey of practice in the United Kingdom and the Republic of Ireland. Br J Neurosurg, 22（4）: 529-534, 2008

4) Zarkou, S., Aguilar, M.I., Patel, N.P., Wellik, K.E., Wingerchuk, D.M., Demaerschalk, B.M. : The role of corticosteroids in the management of chronic subdural hematomas : a critically appraised topic. Neurologist, 15（5）: 299-302, 2009

5) Miyagami, M., Kagawa, Y. : Effectiveness of Kampo medicine Gorei-San for chronic subdural hematoma. No Shinkei Geka, Aug ; 37 (8) : 765-770, 2009

6) Muramatsu, M., Yoshikawa, T., Hanabusa, K. : Effectiveness of Kampo Medicine Gorei-san-ryo for Chronic Subdural Hematoma. No Shinkei Geka, 33 (10) : 965-969, 2005

7) Bernardini, G.L. : Diagnosis and management of brain abscess and subdural empyema. Curr Neurol Neurosci Rep, Nov ; 4 (6) : 448-456, 2004

8) Ohba, S., Kinoshita, Y., Nakagawa, T., Murakami, H. : The risk factors for recurrence of chronic subdural hematoma. Neurosurg Rev, Jun 14. 2012

9) Chon, K.H., Lee, J.M., Koh, E.J., Choi, H.Y. : Independent predictors for recurrence of chronic subdural hematoma. Acta Neurochir (Wien), 2012 Jun 1.

第5章

神経症状を呈する 他分野の疾患

第5章 神経症状を呈する他分野の疾患

1 甲状腺と神経症状

大生定義

1 神経症状と起こしやすい病態

　甲状腺ホルモンはヒトの正常な発達と維持に不可欠であり，もちろん神経系にも必須である．疾患には，クレチン病（精神遅滞，難聴，斜視，痙性対麻痺，筋固縮などの神経系の症状をきたす）など先天性の低下の場合や，後天的に過剰な甲状腺ストーム（興奮，異常行動，痙攣などをきたす）などがあるが，診断的に難渋あるいは見逃しがちなのは，ゆっくりと起こり，全身的なホルモンの影響がわかりにくいときである．

　甲状腺機能亢進症でも低下症でも神経系に症状を起こしうる（表）．また，ホルモンの作用とは関連がなく，Basedow病・橋本病など自己免疫を基盤に考えるべき場合もある．

　以下，頻度や重要度の観点から疾患を選び，要点を述べる．

1) 精神症状，認知症，意識障害，脳症

　興奮，不穏，不眠，不快気分，情緒不安定などは亢進症によくみられる．不安や抑うつは両者にみられうるが，低下症で起こることは議論の余地がない．特に高齢者での遂行機能，反応速度，記憶などが障害される．**治しうる認知症（Treatable dementia）** として甲状腺機能低下症は鑑別診断から外すことはできない．できるだけ早い時期の発見が重要である．明瞭な甲状腺機能低下症はうつや認知障害をきたすが，いわゆるsubclinical hypothyroidism（臨床症状に表れない検査上の甲状腺機能低下）や甲状腺機能亢進症との関連は不明である．

　原因不明の意識障害として出会うものに，**粘液水腫性昏睡**がある．かなり重い，長期にわたる甲状腺機能低下症があり，なにかの誘因（感染症や薬剤など多くの全身性疾患）により引き起こされた低体温・呼吸不全・循環不全・代謝異常（低ナトリウム血症）が中枢神経系の機能障害をきたして起こる．生命をすぐに脅かす状況なので，病歴不明の低体温，心不全，呼吸不全などを合併した意識障害の重要鑑別疾患である．

　橋本脳症は甲状腺機能低下よりも正常であることもあり，ホルモンの状態ではなく，steroid-responsive encephalopathy associated with autoimmune thyroiditis（SREAT）あるいはnon-vasculitic autoimmune meningoencephalitisといわれているように急性あるいは亜急性に混乱状態や意識の変貌とともに脳の局所症状を起こすもので，抗甲状腺抗体〔anti-thyroid peroxidase抗体あるいはantithyroglobulin antibody（TgAb）〕が役割を果たしているとされている．予後は比較的よいが，Creutzfeldt-Jakob病，急性散在性脳脊髄炎（acute disseminated encephalo-myelitis：ADEM）やその他の認知症（p.144 第3章4～6参照）との鑑別で重要である．

2) ミオパチー，周期性四肢麻痺

　機能亢進に伴うミオパチーは近位あるいは遠位優位にも起こるが，甲状腺に対する治療で

表 ● 甲状腺機能の亢進・低下によりみられる神経症状

症状	甲状腺機能亢進	甲状腺機能低下	備考
不安	3+	2+	
抑うつ	2+	3+	
認知障害	±	3+	
橋本脳症	−	+	別名 steroid-responsive encephalopathy associated with autoimmune thyroiditis（SREAT）, nonvasculitic autoimmune meningoencephalitis
粘液水腫性昏睡	−	2+	迅速な治療が必須
痙攣発作	1+	−	全般性発作が一般的
心原性失神	1+	−	頻脈ではなく，ブロックで発症
筋力低下	2+	1+	組織学的にミオパチーが認められるのは低下症によるもの
筋無力症	1+	1+	自己免疫異常を共有するため
周期性四肢麻痺	1+	−	アジア系男性に多い　低カリウム性が多い
末梢神経障害	1+	3+	ともに感覚性優位
手根管症候群	1+	3+	
振戦	4+	−	高頻度低振幅
舞踏病	1+	−	稀
小脳失調	−	1+	よく調べると20〜30％程度あるとの報告もある
甲状腺眼症	3+	−	眼筋，眼窩の結合織，脂肪織の炎症性腫脹
脳卒中	2+	±	主に心房細動による脳塞栓
難聴	−	±	
頭痛	1+	3+	
Dysphonia	1+	2+	

4+：ほぼみられる　3+：よくみられる　2+：たまにみられる　1+稀にみられる　±：不明　−：みられない

筋症状も改善することが多く，筋委縮もないことが多い．組織学的な変化ははっきりしない．これに対し，組織学的に一定の所見のある，**機能低下症に伴うミオパチー**はCKの上昇，筋肥大，近位筋優位をきたすことがあり，ハンマーで叩打すると筋の小さな盛り上がりが1分程度出現することがある（myoedema）．甲状腺機能を正常化してもミオパチー改善に数カ月かかることもある．また，スタチン系薬剤（コレステロール低下薬）による筋症状と類似した状態ではないかという研究者もいる．ミオパチーとはいえないまでも，甲状腺機能低下症の患者は筋痛，こむら返り，筋の硬直を訴えることが多い．また，腱反射に際し，筋収縮後の筋の弛緩がゆっくりであることは低下症の診断にも資する．

周期性四肢麻痺は，激しい運動，空腹，大量の炭水化物摂取の後に起こる，痛みを伴わない筋力低下をきたすもので，高・正・低カリウム血症，家族性か甲状腺機能亢進を伴うかな

どによって病型分類されている．甲状腺機能亢進を伴う低カリウム性のものは，日本などアジアの男性に多く報告されている．筆者の経験例もすべて20〜30代の甲状腺機能亢進症を伴った男性であった．メカニズムはよくわかっていないが，甲状腺ホルモンの過剰がカリウムの細胞内への流入を進め，筋線維の過分極をきたすからであるとされている．筋力低下は数時間持続し，意識障害はなく近位筋優位で，上肢より下肢優位である．球症状や呼吸筋麻痺は例外的である（これらの症状がある際はまず筋無力症を考えた方がよい）．治療としては，発作時の適切なカリウム補給と根本的には甲状腺機能の正常化で対処する．カリウムの変動により，心電図に変化が起こりうるのでモニターをする方がよい．

3) 神経接合部の異常

筋無力症と甲状腺機能亢進症・低下症との関連は，自己免疫を基盤にするということで理解されている．上述したが，筋力低下のときは筋無力症の合併を念頭に置くべきである．

4) 末梢神経障害

甲状腺機能亢進症による感覚性優位の多発神経障害が存在し，甲状腺機能正常化によって改善の報告はある．**手根管症候群（carpal tunnel syndrome：CTS）**も起こるとの報告もあるが，甲状腺以外の原因で起こっていた可能性が否定できない．

甲状腺機能低下症によるものは，**手袋靴下型の感覚性優位の神経障害**が多くみられ，CTSについては，CTS患者のなかでは限られた部分ではあるが存在する（ある報告では200例のCTSのうち1例程度の割合）．

5) 異常運動

甲状腺機能亢進症の患者の**振戦**は高頻度，低振幅で手に多くみられ，特に腕を伸ばし，指を広げるような姿位でよく観察される．生理的な振戦の強くなったものと考えてよい．頭部，声帯，体幹，下肢などにも観察される．また，**舞踏病**も稀だが亢進症のときにみられることがある．小脳失調（主に歩行）は低下症にみられ，甲状腺機能の正常化により，改善する傾向がある．

6) 甲状腺眼症

Basedow病の眼球が前に飛び出す状態は眼窩の結合織などの腫脹によるとされる．眼球だけあるいは角膜の問題のときは眼科医を受診するであろうが，複視などを生じると神経学的診察を求めてくることがある．これは，眼筋・結合織・脂肪織への自己免疫性炎症性腫脹（glycosaminoglycansの蓄積）により，眼球の動きがよくないために起こってくる．この変化はそもそも甲状腺刺激ホルモン（thyroid-stimulating hormone：TSH）受容体抗原が起こしているといわれ，これらの組織の細胞と甲状腺抗体のタンパクに免疫的に共有する部分があるためとされている．動眼・滑車・外転神経の問題などで説明できない場合，両側性に起こっている場合などは，MRIあるいはCTで眼窩の状態をチェックする必要がある．眼窩後部の痛み，眼球運動での痛み，眼瞼，結膜の腫れや発赤も役立つ所見である．甲状腺機能の異常と眼症状の出現にはずれがある場合もあり，必ずしも明らかな甲状腺機能亢進がなくとも起こりうる．

7）脳卒中との関連

　甲状腺機能低下症による高コレステロール血症との関連が疑われるが，関連性ははっきりしない．亢進症による心房細動によって起こる脳塞栓にリスクがあるのではないかといわれている．

2 症候から，鑑別で特に重要になる場面

　もちろん病歴や随伴症状などで判断できる場合もあるが，以下の場合をあげてみよう．
　①病歴のよくわからない，低体温，心不全，呼吸不全などを合併した意識障害
　②動作性振戦
　③認知症のスクリーニング検査
　④周期性の筋力低下
　⑤原因のわからない複視
　⑥筋無力症をみたとき
　⑦原因不明の末梢神経障害
　⑧手根管症候群の鑑別
　⑨原因不明の異常運動
　⑩原因不明の精神・行動異常

3 重要な診断のポイント

　認知症や筋力低下などの鑑別診断の際，あるいは入院時にはルーチンに甲状腺関連の検査をオーダーするが，実際どのような頻度で役に立っているかはよく吟味せず，CTSなどなんとなく行っていることもあるのではないかと思われる．逆に，甲状腺異常を思いつかず，診断が遅れて治療が間に合わなくなることもある．**甲状腺疾患は，特に女性ではかなり頻度が高いので，単なる合併でホルモンの値との直接の因果関係でないこともあるが，自己免疫などの素因が共通な場合もある．特に，意識障害，認知症，精神行動異常の際，末梢神経障害，筋力低下，複視の際は甲状腺のことを忘れないでいただきたい．**

文献

1）Mistry, N., Wass, J., Turner, M.R.: When to consider thyroid dysfunction in the neurology clinic. Pract Neurol, 9: 145-156, 2009

2）Uptodate　以下のトピックも参考になる．
Neurologic manifestations of hyperthyroidism and Graves' disease ; Pathogenesis and clinical features of Graves' ophthalmopathy (orbitopathy) ; Hashimoto's encephalopathy ; Neurologic manifestations of hypothyroidism ; Hypothyroid myopathy

第5章 神経症状を呈する他分野の疾患

2 膠原病

前田明子，上坂義和

全身性エリテマトーデス（SLE）

全身性エリテマトーデス（systemic lupus erythematosis：SLE）[1〜4]では約50％に神経症状を合併し，そのうち中枢神経症状が大部分を占め**中枢神経（CNS）ループス**と呼ばれる．このなかに認知機能障害（12〜87％），脳血管障害（5〜18％），痙攣（15〜33％），不随意運動（8％），脱髄性疾患（3％），無菌性髄膜炎，脊髄症が含まれる．

1 症状

1）認知機能障害

注意障害，手続き記憶の障害，記憶障害，語想起障害，視空間認知障害など種々の障害パターンが存在する．なお，副腎皮質ステロイドなどの薬剤性要因，精神的要因によって認知機能障害をきたす可能性もあることに注意する．

2）脳血管障害

虚血性血管障害：抗リン脂質抗体に関連した静脈血栓症，ループス腎炎に伴う高血圧に起因する脳血栓症，Libman-Sacks心内膜炎に起因する心原性脳塞栓症が生じる．
出血性血管障害：SLEや抗リン脂質抗体に関連した血小板減少に起因する脳出血，高血圧性脳出血，血管炎に伴う脳出血が生じる．
虚血性，出血性ともに片麻痺など障害領域に対応した神経症状を呈する．

3）てんかん

全般発作，部分発作いずれも生じうる．抗Sm抗体，抗リン脂質抗体の抗体価が高い場合に合併しやすい（p.212 **第3章15** 参照）．

4）不随意運動

最も頻度が高い症状は舞踏運動（chorea）で，ヘミバリスムや振戦を認めることもある．30歳未満の女性でSLEの病初期や疾患活動性が高い急性期に生じることが多く，自然軽快し再発しないことが多い．抗リン脂質抗体との関与が指摘されている（p.203 **第3章14** 参照）．

5）脱髄性疾患

大脳白質の脱髄性疾患は以前よりlupoid sclerosisと称されていたものであり，SLEに多発性硬化症が合併したものと理解される．

視野異常などの視神経障害，不全片麻痺，感覚障害，小脳失調など，多発性硬化症で認められる臨床症状に類似する．

6) 無菌性髄膜炎

SLEの経過の初期に認めることが多く，SLEでの脊髄障害や脳梗塞の前に生じる傾向がある．一部の無菌性髄膜炎はNSAIDs（非ステロイド抗炎症薬）の使用で発症する．

7) 頭痛

SLE特有の病型はなく，片頭痛（13〜42％），緊張型頭痛（15〜29％）が多い．良性頭蓋内圧亢進症による頭痛（1％）も稀に認める（p.240 **第3章20** 参照）．

8) 脊髄症（視神経脊髄炎：NMO）

一般的に視神経脊髄炎（neuromyelitis optica：NMO）では多発性硬化症でみられる脱髄はなく，血清抗アクアポリン4抗体が陽性となる点から，多発性硬化症とは病態機序が異なる可能性が指摘されている．SLEに合併したNMO症例でも一般的なNMOと共通した病態機序が推測される．

痙性対麻痺，髄節レベルのある感覚障害，膀胱直腸障害，錐体路徴候がみられる（p.198 **第3章13** 参照）．

9) 精神症状

意識障害，不安障害，気分障害，psychosisがみられる．急性に本症状が出現した場合には，CNSループスの活動性上昇を考慮する．

10) その他

脳神経障害，**神経叢障害**の他，末梢神経障害，筋障害も呈する．
末梢神経障害：急性炎症性脱髄性多発根神経炎（p.217 **第3章16** 参照），（多発性）単神経炎，自律神経障害，多発神経炎
筋障害：筋炎

2 検査

頭部MRI（脱髄性疾患ではガドリニウム造影効果を有する大脳白質異常信号を認める），頭部MR angiography，脳血流SPECT，脳波（p.340 **第6章2** 参照），血液検査（抗リン脂質抗体，抗ribosomal P0抗体）などを行う．

認知機能障害に対しては長谷川式簡易知能評価スケール，mini mental state examination（MMSE），Wechsler adult intelligence scale-Ⅲ（WAIS-Ⅲ），Wechsler memory scale-revised（WMS-R）などの高次脳機能検査を行う．

脱髄性疾患，無菌性髄膜炎，良性頭蓋内圧亢進症，脊髄症が疑われる場合には**髄液検査**（活動性が高い場合には，細胞数，タンパク上昇，IgG indexが上昇）を行う（p.336 **第6章1** 参

照）．脊髄症に関しては脊髄MRI（ガドリニウム造影効果を認める髄内異常信号），抗アクアポリン4抗体検査，感覚誘発電位などを行う．

3 治療

原則的にCNSループスには副腎皮質ステロイド内服投与（1 mg/kg/日）を行い，痙攣，意識障害，脊髄症などの重度な症状に対しては副腎皮質ステロイドパルス療法を行う．ステロイド無効例にはエンドキサンパルスなどの免疫抑制薬を投与する．抗リン脂質抗体が関与するCNSループスに対しては抗凝固薬の投与を検討する．その他，抗痙攣薬，抗うつ薬などの症状に対応した治療も行う．

なお，CNSループスは副腎皮質ステロイドなどの薬剤性，感染，血栓性血小板減少性紫斑病（thrombotic thrombocytopenic purpura：TTP）との鑑別が必要な場合がある．薬剤性に対しては薬剤の減少・中止，他剤への変更，感染に対しては抗菌薬投与，TTPに対しては血漿交換を行う．

Sjögren症候群（SjS）

Sjögren症候群（Sjögren's syndrome：SjS）[3〜5]は，涙腺，唾液腺などの外分泌線へのリンパ球浸潤によって生じる自己免疫疾患である．他の膠原病を伴うものを二次性SjS，SjS単独のものを原発性SjSという．SjSの10〜60％に神経障害を合併し，うち末梢神経障害は約10％（無症候性のものもあわせると60％），中枢神経障害は2〜25％，筋障害は2〜15％である．SjSの診断に先行して神経症状をきたす症例も多いため，乾燥症状が乏しくても耳鼻科，口腔外科，眼科的な精査を積極的に行う．

1 末梢神経障害

SjSに合併する末梢神経障害にはさまざまなタイプがあり，下記1）〜5）に大きく分類され，最も頻度が高いのは感覚性ニューロパチー（1）-❶，❷）であり全体の50〜60％を占める．各病型が重複する症例も存在する．

1）感覚性ニューロパチー

❶ small fiber sensory neuropathy（感覚失調を伴わない有痛性ニューロパチー）
症状：疼痛，温痛覚低下，感覚過敏を認めるが，筋力低下はなく，腱反射，深部感覚の低下も認めない．ただし，原発性SjSに伴う場合は，深部感覚低下，自律神経障害を呈することも多い．
検査：神経伝導検査（感覚神経活動電位の振幅低下を認めることがある）（p.344 第6章3参照），脊髄MRI（後索にT2強調像で高信号域を認めることあり），腓腹神経生検（小径有髄線維，無髄線維の脱落）を行う．

❷ sensory ganglionopathy（感覚失調性ニューロパチー）

両側下肢の深部感覚（振動覚，位置覚障害，Romberg徴候陽性など）の障害を認め，四肢体幹の失調による歩行障害を呈する．初期の症状は四肢末梢優位の異常感覚であるが，緩徐進行性に四肢近位部へ左右対称性にまたは髄節性に広がる．自律神経障害（瞳孔異常，Adie瞳孔，発汗障害など）を認めることが多く，腱反射は全般性に低下または消失する．触覚，温痛覚は保たれ，筋力低下，筋萎縮は認めない．

検査：神経伝導検査（感覚神経活動電位の振幅低下），脊髄MRI（後索にT2強調像で高信号域を認めることあり），腓腹神経生検（軸索再生像を伴わない大径有髄線維優位の脱落，軸索変性像）を行う．

2）多発神経障害，多発根神経炎（運動感覚障害）

四肢に左右非対称に神経の支配域に沿った感覚障害（表在感覚，深部感覚ともに）および運動障害を呈し，疼痛を伴うことが多い．自律神経障害は稀．比較的に急性に発症し，再発をくり返しながら慢性に進行する．

検査：神経伝導検査（F波の潜時延長を認める他は正常であることが多い），脊髄MRI（馬尾の造影効果を認めることあり），腓腹神経生検（有髄線維の脱髄性変化），髄液検査（多核球優位の髄液細胞数上昇，髄液タンパク上昇）を行う．

3）多発性単神経障害

慢性経過の四肢運動感覚障害．

検査：神経伝導検査（障害された神経の複合筋活動電位，感覚神経活動電位の振幅低下），腓腹神経生検（大径，小径有髄線維ともに線維密度の低下，急性軸索変性像．血管周囲への炎症細胞浸潤，フィブリノイド壊死を認め壊死性血管炎の所見）を行う．

4）自律神経性ニューロパチー

Adie瞳孔，下痢，発汗障害，失神を伴う起立性低血圧などがみられる．

5）脳神経障害

比較的に急性または亜急性に動眼，三叉，外転，顔面，舌咽，迷走，舌下神経などが障害され，通常運動障害を呈し再発をきたす．三叉神経障害では両側性にまたは二枝以上の領域に自覚的な軽度のしびれを呈することがある．

治療はいずれも副腎皮質ステロイド，免疫グロブリン静注大量療法，免疫抑制薬の投与を行う．一時的に効果が認められても症状の再発を認めることも多い．

2 中枢神経障害

1）脳脊髄炎，視神経炎

四肢の運動感覚障害，膀胱直腸障害，構音障害，小脳失調，視力障害，複視，顔面麻痺，錐体路徴候などを呈する．亜急性に発症し再発寛解型をとる場合と慢性進行型を呈する場合

がある．症状，検査所見のみでは，多発性硬化症や視神経脊髄炎と区別が困難な症例も多い．
検査：頭部MRI（大脳白質，脳幹，小脳，脊髄髄内にT2強調像高信号域，ガドリニウム造影効果を認める場合もあり），髄液検査（タンパク上昇，IgG index上昇，稀にオリゴクローナルバンド陽性）を行う．稀に血清抗アクアポリン4抗体も認められる．
治療：副腎皮質ステロイドが有効だが，再発が多いため免疫グロブリン静注大量療法，免疫抑制薬などを併用することもある．

2）無菌性髄膜炎

発熱，頭痛，嘔気，嘔吐がみられ，重症化した場合には意識障害や痙攣を認める．
検査：髄液検査（髄液圧上昇，単核球優位細胞数上昇，タンパク増加，IgG index上昇）を行う．
治療：副腎皮質ステロイドが有効だが再発が多い．

3 筋障害

近位筋優位四肢および頸部屈筋の筋力低下（一般的な皮膚筋炎／多発筋炎よりも症状は軽微）．
検査：針筋電図検査（安静時放電を伴う筋原性変化）（p.344 **第6章3**参照），筋生検（筋線維の壊死・再生，炎症細胞浸潤，免疫染色でMHC class1抗原の筋細胞膜への発現亢進）を行う（p.354 **第6章5**参照）．
治療：副腎皮質ステロイドが有効．

血管炎症候群

血管炎症候群[3,4,6,7]は，血管壁に炎症細胞浸潤を認める全身性の炎症性疾患であり，障害される血管径により大血管，中血管，小血管の血管炎の3つに分類される（**表**）．

表● 障害される血管径による血管炎症候群の分類[6]

大血管の血管炎	巨細胞血管炎（giant-cell arteritis） 高安動脈炎（Takayasu arteritis）
中血管の血管炎	結節性多発動脈炎（polyarteritis nodosa：PN） 川崎病（Kawasaki's disease）
小血管，毛細血管の血管炎	Wegener肉芽腫症（Wegener's granulomatosis） 顕微鏡的血管炎（microscopic polyangiitis） Churg-Strauss症候群（Churg-Strauss syndrome） クリオグロブリン血症（cryoglobulinemic vasculitis） Henoch-Schönlein紫斑病（Henoch-Schönlein purpura） cutaneous-leukocytoclastic
その他	Behçet病 primary angiitis of the central nervous system non-systemic peripheral nervous system vasculitis

1 巨細胞性動脈炎（側頭動脈炎）

　高齢者に発症，リウマチ性多発筋痛症との合併あり．発熱，全身倦怠感，障害血管（頚動脈分岐部〜眼動脈周囲）に一致した血管怒張，圧痛，頭痛，一過性黒内障，視野障害，複視，眼痛がみられる．
　稀であるが脳血管障害，脳神経障害，頸椎根障害，腕神経叢障害も呈する．
検査：血液検査（白血球，CRP 上昇，赤沈亢進），確定診断は浅側頭動脈の生検（血管壁に巨細胞形成を伴う肉芽腫性病変）による．
治療：失明につながるためすみやかに副腎皮質ステロイド投与を開始．

2 高安動脈炎（大動脈炎症候群，脈なし病）

　20代をピークとする若年女性に多い．発熱，全身倦怠感．障害血管（大動脈とその主要分岐血管，肺動脈）に一致した疼痛・放散痛，上下肢の運動感覚障害，腹部アンギーナ，頭痛，めまい，視力障害がみられる．
脳梗塞，一過性脳虚血性発作：動脈原性脳塞栓性機序および血管狭窄に起因する血栓性機序．
脳出血：高血圧に起因．
検査：血液検査（白血球・CRP 上昇，赤沈亢進）
治療：副腎皮質ステロイドを使用するが，減量に伴う再燃時には，免疫抑制薬を併用．

3 結節性動脈炎（Polyarteritis nodosa：PN）

末梢神経障害（60〜70％）：発熱，全身倦怠感に加え，亜急性発症の四肢の運動感覚障害を呈し，多発性単神経障害の発症パターンが多い．有痛性の皮下結節，網状皮疹，潰瘍性病変を呈するタイプでは発熱，筋痛，関節痛を合併．
中枢神経病変（20〜30％）：脳症，てんかんなど．発症2〜3年後に出現することが多いが，初期より認める場合もある．
検査：血液検査（白血球・CRP 上昇，赤沈亢進，MPO-ANCA 陽性率は10％未満），神経伝導検査（運動感覚神経ともに活動電位の振幅低下を認める），腓腹神経生検（有髄線維の脱落を伴う急性軸索変性）を行う．
治療：副腎皮質ステロイドが有効．

4 Wegener 肉芽腫症

中枢神経障害（30％）：髄膜炎や肥厚性硬膜炎に起因する脳神経障害，外眼筋障害，痙攣，頭痛，視力低下など．末梢神経障害は稀．
検査：血液検査（白血球・CRP 上昇，赤沈亢進，PR3-ANCA），頭部 MRI（びまん性または局所の硬膜肥厚，眼窩や副鼻腔粘膜の造影効果），上気道病変の生検（肉芽腫性病変）がみられる．
治療：副腎皮質ステロイドが有効．

5 顕微鏡的血管炎

末梢神経障害（50〜70％）：発熱，全身倦怠感に加え，四肢（特に下肢）の運動感覚障害を認める．四肢の多発性単神経障害パターンを呈することが多い．中枢神経障害は稀．

検査：血液検査（白血球・CRP上昇，赤沈亢進，60〜80％でMPO-ANCA陽性），神経伝導検査（運動感覚神経ともに活動電位の振幅低下），腓腹神経生検（有髄線維の脱落を伴う急性軸索変性，血管壁上，壁周囲に炎症細胞浸潤およびフィブリノイド壊死）がみられる．

治療：副腎皮質ステロイドが有効．

6 Churg-Strauss症候群／アレルギー性肉芽腫性血管炎

基礎疾患に気管支喘息を有する患者に多い．

末梢神経障害（70％）：下肢の疼痛を伴う異常感覚で発症し，多発性単神経障害パターンの四肢の運動感覚障害を呈することが多い．

中枢神経障害（低頻度）：脳梗塞，脳出血，脳神経障害．

検査：血液検査（白血球・CRP上昇，好酸球増多，赤沈亢進，40％でMPO-ANCA陽性），神経伝導検査（運動感覚神経ともに活動電位の振幅低下），腓腹神経生検（有髄線維の脱落を伴う急性軸索変性，血管壁上，壁周囲に好酸球を主体とした炎症細胞浸潤およびフィブリノイド壊死）がみられる．

治療：副腎皮質ステロイド，無効例には免疫グロブリン大量静注療法を行う．

関節リウマチ（RA）

関節リウマチ（rheumatoid arthritis：RA）[3,4,8]は慢性経過をとる破壊性関節炎である．本疾患では関節可動域制限と疼痛を伴うために，運動感覚障害が出現しても原病に合併した神経障害であると診断することが困難なことも多い．上位頚椎病変（40〜80％），末梢神経障害（45％），リウマチ性髄膜炎・肥厚性硬膜炎の合併に注意する．

1 上位頚椎病変

頚椎病変を有するRA患者の10％未満が神経症状を呈する．**環軸椎関節亜脱臼**（環椎前方亜脱臼，垂直性亜脱臼）には十分注意が必要．

頚部痛，大後頭神経領域の疼痛，頭部回旋時の（椎骨動脈の血流不全に伴う）めまい・耳鳴，上肢の運動感覚障害，錐体路徴候，膀胱直腸障害などを呈し，延髄の障害をきたすと無呼吸，徐脈を生じ，突然死の原因となる．

検査：頚椎単純X線写真で環椎−歯状突起間距離（atlanto-dental interval：ADI）が3.5mm以上の場合は環椎前方亜脱臼，環椎前弓と後弓を結ぶ環椎中心線と軸椎椎弓根中心部までの距離（Ranawat値）が13mm以下の場合は垂直性亜脱臼と診断する（図）．

治療：疼痛がある場合には局所の安静を目的とした頚椎カラー装着を行う．四肢麻痺，呼吸筋麻痺を呈する場合には緊急減圧術を施行し，環椎前方亜脱臼では整復位での環軸椎間固

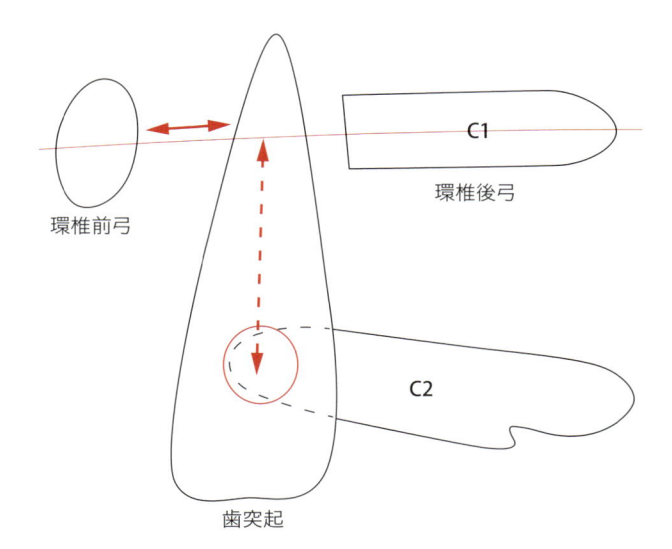

図● 環軸椎関節亜脱臼の診断
頸椎単純X線写真で環椎-歯状突起間距離（atlanto-dental interval：ADI）（⟷）が3.5 mm以上の場合は，環椎前方亜脱臼，環椎前弓と後弓を結ぶ環椎中心線と軸椎椎弓根中心部までの距離（Ranawat値）（⟵･･⟶）が13 mm以下の場合は垂直性亜脱臼と診断する

定が行われ，垂直性亜脱臼併発時には後頭骨～上位頸椎間固定術を行う．

2 末梢神経障害

血管炎によるもの（10％）（特に悪性関節リウマチ患者では壊死性血管炎），手根管症候群（23％），足根管症候群などがある．

症状：**血管炎**による末梢神経障害では疼痛を伴う四肢の運動・感覚障害，自律神経障害を呈し，多発性単神経障害のパターンをとる．**手根管症候群**では，第1～3手指，第4指橈側の感覚障害および母指球の萎縮，短母趾外転筋，短母趾屈筋，母指対立筋の筋力低下を認める．

検査：神経伝導検査，血管炎によるものが疑われる場合には神経生検．

治療：血管炎に対しては大量ステロイド投与を行う．手根管症候群に対しては局所の安静，ステロイド注入を行い，効果が乏しい場合には手根管開放術を行う．

3 リウマチ性髄膜炎・肥厚性硬膜炎

頻度は高くないが，長期罹病患者に多く予後不良．頭痛，嘔気，嘔吐，羞明感，髄膜刺激徴候，脳神経障害（顔面麻痺，外眼球障害），小脳失調，うっ血性乳頭，視神経炎の他，重症例では痙攣，意識障害を呈する．

検査：血液検査（CRP，赤沈，PR3-ANCA，MPO-ANCA，βDグルカン），髄液検査，頭部MRI（硬膜のガドリニウム造影効果），硬膜生検（炎症細胞浸潤，壊死性肉芽腫，線維化を認めるが，典型的リウマトイド結節は少ない）を行う．

鑑別疾患：薬剤性髄膜炎，日和見感染による結核性髄膜炎，トキソプラズマ脳症，クリプトコッカス髄膜炎など．

治療：副腎皮質ステロイド治療，無効例には免疫抑制薬を投与．薬剤性髄膜炎が疑われる場合には被疑薬剤を中止する．感染症に対しては抗菌薬投与を行う．

文献

1) Fong, K. Y., Thumboo, J. : Neuropsychiatric lupus : clinical challenges, brain-reactive autoantibodies and treatment strategies. Lupus, 19 (12) : 1399-1403, 2010
2) Joseph, F. G., Scolding, N. J. : Neurolupus. Pract Neurol, 10 (1) : 4-15, 2010
3) 「膠原病診療ノート（増補版）」（三森明夫 著），日本医事新報社，2006
4) 特集・膠原病に伴う神経・筋障害−診断と治療の進歩．日本内科学会雑誌，99 (8)，2010
5) Chai, J., Logigian, E. L. : Neurological manifestations of primary Sjogren's syndrome. Curr Opin Neurol, 23 (5) : 509-513, 2010
6) Rossi, C. M., Di Comite, G. : The clinical spectrum of the neurological involvement in vasculitides. J Neurol Sci, 15 ; 285 (1-2) : 13-21, 2009
7) Said, G., Lacroix, C. : Primary and secondary vasculitic neuropathy. J Neurol, 252 (6) : 633-641, 2005
8) Ramos-Remus, C., Duran-Barragan, S., Castillo-Ortiz, JD. : Beyond the joints : neurological involvement in rheumatoid arthritis. Clin Rheumatol, 31 (1) : 1-12, 2012

第5章 神経症状を呈する他分野の疾患

3 がんに関連する神経症状

林 祐一，犬塚 貴

1 がんに関連する神経症状と起こしやすい病態

がんに関連する神経症状には，がんの神経系への浸潤，転移，神経組織への圧排のほか自己免疫的機序により引き起こされる傍腫瘍性神経症候群がある．また，これらとの鑑別で重要となるのは，抗がん剤や放射線療法の副作用による神経症状である．本稿では，上述の代表的な神経障害について概説する．

1）転移性脳腫瘍

腫瘍の脳転移を起こす代表的ながんは，肺がん，乳がん，消化器がん，腎がんで，本邦の転移性脳腫瘍の約半数を占める[1]．転移性脳腫瘍の患者の多くは，悪性腫瘍の治療歴や既往がある．悪性腫瘍の治療中に新規の神経症状が生じた場合には，すでに寛解や治癒と判定されている場合においても，脳転移は十分生じうるため，本症を疑うことが重要である．

❶神経症状と行うべき検査

転移性脳腫瘍による神経症状は多彩であり，転移した部位に応じた巣症状，痙攣発作ならびに頭蓋内圧亢進症状による頭痛，嘔吐，意識障害がみられる．一方，無症候性に転移が生じていることもある．いずれの場合でも画像検査は転移巣の検出に有用である．造影頭部CT検査や造影頭部MRI検査を行い，腫瘍の部位診断ならびに原発性か転移性かを判断する．腫瘍の脳転移が疑われる場合には，血清腫瘍マーカー，全身CT検査，^{18}F-FDG-PET検査（PET-CTを含む），上部・下部消化管検査など行い，原発腫瘍を特定する必要がある．また，診療上留意すべき点としては，患者本人に対して悪性腫瘍との病名の告知がなされているか否か，過去の診療録や患者家族からの情報収集が必要である．

神経症状が悪性腫瘍の初発症状として起こりうる．**特に高齢者の痙攣発作は，腫瘍の脳転移の最初の徴候となることがある**ので注意が必要である．さらに，悪性リンパ腫などの頭蓋内腫瘍と脱髄性疾患との鑑別が問題となる場合も多い．髄液検査，頭部MRI検査や核医学的検査を駆使しても鑑別不能であるときには，時期を逃さず脳生検を考慮すべきである．

臨床上，脳転移と診断される例はがん患者の6〜10％程度といわれている．実際の剖検例では，がん患者の25％程度にみられ生前に診断されていないケースも多い．無症候性病変も含め定期的な画像検査を行い，転移巣を把握しておく必要がある．また，代表的なメタ解析では，がん全般の脳転移の頻度が6〜24％であるのに対し，肺がんの脳転移の頻度は18〜64％と高率である[1]．そのため，肺がんでは治療開始前に頭部画像検査が必須とされている．

❷治療

治療は，原発腫瘍の組織型により異なり，手術療法，放射線療法，ガンマナイフ，化学療法などを適切に選択する．

2) 骨転移による神経症状

骨転移をきたす代表的な腫瘍は，乳がん，肺がん，大腸がん，前立腺がん，胃がんである[2]．四肢長管骨への転移では病的骨折をきたす一方，脊椎への転移では圧迫骨折のほか，脊髄への圧迫ならびに周囲への浸潤により，対麻痺や根症状などの神経症状をきたす[2]．転移性脊椎腫瘍による脊髄麻痺に対しては，外科的治療の適応となる場合が多く[2]，放射線療法との併用が効果的とされている．診断には，脊椎MRI検査，骨シンチグラフィー，^{18}F-FDG-PET検査が有用である．

3) 髄膜癌腫症

髄膜癌腫症は，がん細胞が脳脊髄表面のくも膜に浸潤する病態である．とりわけ，腫瘍が白血病の場合は髄膜白血病と呼んでいる．神経根に沿って腫瘍が進展し，脊髄神経根症状や脳神経根症状を呈することもある．経過は亜急性から慢性に進行し，一般的には頭痛，悪心・嘔吐などの頭蓋内圧亢進症状を呈する．髄膜刺激徴候に乏しい例もあるため，項部硬直がないからといって本症を安易に否定してはならない．

❶ 検査

画像検査では，造影頭部MRI検査で，脳神経の造影効果や腫大，結節状あるいは線状の髄膜の肥厚を呈することがある．また，頸椎・腰椎の脂肪抑制冠状断造影MRI検査では，造影効果を伴う神経根の腫大がみられることがある．これらのMRI検査による髄膜癌腫症の診断感度は40〜60％と低いが，血液腫瘍に比べ固形腫瘍の方が検出されやすい．神経根の腫大や造影効果は，髄膜癌腫症に特異的所見ではない．表1のごとく遅発性放射線性腰部仙骨神経叢障害など腫瘍に対する治療合併症や他の疾患でもみられる．そのため画像検査に加え，髄液腫瘍マーカー，髄液細胞診を含む髄液検査（p.336第6章1参照）を行う必要がある．髄液による鑑別診断に関しては表2に示す．ただし，髄液細胞診の感度はMRIよりもさらに低く，50％未満で偽陰性も多い．本症を疑った場合には，十分量の髄液により，少なくとも2回以上の髄液細胞診を行う必要がある[3]．また，悪性リンパ腫をはじめとする血液腫瘍においては，髄液のフローサイトメトリー検査を追加すると診断精度の向上につながる．

髄膜癌腫症の原発巣が，血液疾患であることが多いものの，固形腫瘍では，肺がん，胃がん，乳がんが多い．原発巣発見のためには，血清および髄液腫瘍マーカー，副鼻腔を含めた全身CT検査や^{18}F-FDG-PET検査を追加する必要がある．

表1 ● MRI検査による神経根の腫大，造影効果を呈する代表的疾患

感染症	髄膜炎
脱髄性疾患	Guillain-Barré症候群，慢性炎症性脱髄性多発神経根炎
腫瘍性疾患	神経根への浸潤・転移，髄膜癌腫症，神経原性腫瘍，悪性リンパ腫
腫瘍治療関連	遅発性放射線性腰部仙骨神経叢障害
その他	サルコイドーシス

また，本症が腫瘍の初発症状であることもあり，高齢者の頭痛，新規の神経症状においては本症を疑うことが重要である．

❷ 治療と予後

治療は，放射線療法，全身化学療法，メトトレキサートなどの髄注化学療法などが奏功することもある．髄膜癌腫症に伴う髄液循環不全，水頭症に対しては，脳室ドレナージや髄液圧の管理が必要な例もある．ただし，本症の予後はきわめて不良で，一般に無治療で経過した場合には1ヵ月前後，積極的な治療を行ったとしても4〜6ヵ月前後である．したがって，症状の緩和を主眼とした治療を進めてゆく場合が多い．

4）末梢神経への浸潤，転移

末梢神経への浸潤，転移は非常に診断が困難な場合が多い．特に，全身化学療法や放射線療法を行っている場合においては，抗がん剤の副作用との鑑別が問題となる．寛解・治癒と判定されている症例においても，進行性の末梢神経障害では本症を疑い精査をすすめる必要がある．神経根領域への浸潤，転移であれば，前述の髄液検査や頸椎・腰椎の脂肪抑制冠状断造影MRI検査で造影効果を伴う神経根の腫大として描出される場合もあるが，一般に画像検査所見に乏しく，^{18}F-FDG-PET検査においても描出されにくい．感度は低いが神経生検を行い，診断に至った報告例もある．

5）傍腫瘍性神経症候群

傍腫瘍性神経症候群（paraneoplastic neurological syndrome：PNS）は，前述の腫瘍の転移や浸潤，圧排，がん治療に伴う副作用によって生じるのではなく，腫瘍と神経に共通する抗原に反応するリンパ球や自己抗体が産生され，自己免疫的機序により生じる神経症状である．担癌患者の1％程度に生じる稀な病態である．亜急性に進行することが多く，代表的な神経症状は，辺縁系脳炎，亜急性小脳変性症，オプソクローヌス・ミオクローヌス症候群，脳脊髄炎，亜急性感覚性ニューロパチーである．これらの神経症状をみた場合にはPNSを考える必要がある．

表2 ● 髄液検査による鑑別

	正常	ウイルス性髄膜炎	細菌性髄膜炎	真菌性髄膜炎	結核性髄膜炎	髄膜癌腫症
外観・性状	水様透明	水様透明〜混濁	混濁〜膿性	水様透明〜混濁	水様透明〜キサントクロミー	水様透明〜キサントクロミー
髄液圧	70〜180 mmH$_2$O	上昇	上昇	上昇	上昇	上昇
細胞種類細胞数	単核球のみ〜5/μL	単核球優位〜1,000/μL	多型核球優位 500〜数万/μL	単核球優位〜1,000/μL	単核球優位〜1,000/μL	異型細胞
タンパク	15〜45 mg/dL	〜100	〜1,500	〜500	〜500	〜500
糖	50〜80 mg/dL	正常	減少	減少	減少	減少
鑑別上重要な検査		抗体価，PCR	塗抹，培養検査	墨汁染色，真菌抗原，培養検査	塗抹，培養検査，ADA，PCR	腫瘍マーカー，細胞診

PNSを疑ったならば，血清，髄液中の抗神経抗体の検索が重要である．抗神経抗体と背景腫瘍にはおおよそ一定の関係があり，背景腫瘍としては，肺小細胞癌，乳がん，婦人科がんが比較的多い（**表3**）．これら以外の腫瘍においても少なからずPNSの報告がある．

　一般にPNSで発見される腫瘍は小さく潜在性であり，PNS発見時には，あらゆる腫瘍検索を駆使しても過半数の例で腫瘍が発見されない．そのため，抗神経抗体をガイドにPNS発症後も^{18}F-FDG-PET検査などで腫瘍検索をくり返す必要がある[4]．

　治療は，背景腫瘍に対する早期治療と同時に，神経症状に対して，ステロイドパルス，γグロブリン大量療法（intravenous immunoglobulin：IVIg），血漿交換療法をより早期に開始する．また，良性腫瘍である卵巣奇形腫や胸腺腫でも同様の機序でPNSをきたすことも知られており，時期を逸しない腫瘍切除と早期からの免疫療法が治療の鍵である．

　また，抗神経抗体のなかでも細胞表面分子を標的抗原とする自己抗体陽性のPNSでは，免疫療法に反応しやすく予後もよい．一方，細胞内分子を抗原とする自己抗体陽性のPNSでは，早期より免疫療法を試みたとしても一般的に治療反応性は乏しい（**表4**）．治療反応性を考えると自己抗体の種類のみならず，自己抗体の標的抗原がどこにあるかを意識することが重要である．最近では，従来のステロイドパルス，IVIg，血漿交換療法を1st-lineの免疫療法と位置づけられるようになり，これらの免疫療法が奏功しなかった場合には2nd-lineの治療法として，シクロホスファミドやリツキシマブが選択されるようになった．リツキシマブは，CD20陽性B細胞性非Hodgkinリンパ腫の治療薬であるが，難治性の多発性硬化症，視神経脊髄炎，重症筋無力症にも応用され，一部の治療抵抗性のPNSに対する有効例が報告されている．

表3 ● 代表的な臨床病型（良性腫瘍に伴うPNSも含む）

代表的な臨床病型	代表的な背景腫瘍	代表的な抗神経抗体
中枢神経系および末梢神経系 辺縁系脳炎	肺小細胞癌 卵巣奇形腫 胸腺腫	抗Hu抗体など 抗NMDAR抗体 抗VGKC複合体抗体
亜急性小脳変性症	卵巣がんなどの婦人科がん，乳がん 肺小細胞癌	抗Yo抗体 抗Hu抗体
オプソクローヌス・ミオクローヌス症候群	乳がん	抗Ri抗体
脳脊髄炎／感覚性ニューロパチー	肺小細胞癌 精巣腫瘍	抗Hu抗体，抗CV2/CRMP5抗体 抗Ta抗体
スティッフ・パーソン症候群	大腸がん，肺がん，Hodgkin病 乳がん	抗GAD抗体 抗Amphipysin抗体
神経筋接合部疾患 Lambert-Eaton症候群	肺小細胞癌	抗P/Q型カルシウムチャネル抗体
重症筋無力症	胸腺腫	抗アセチルコリン受容体抗体

表4 ● 傍腫瘍性神経症候群の治療反応性

臨床病型	治療
治療反応性良好	
Lambert-Eaton症候群	ステロイド，IVIg，PE，3, 4-diaminopyridine
重症筋無力症	ステロイド，IVIg，免疫吸着，免疫抑制薬
皮膚筋炎	ステロイド，IVIg，免疫抑制薬
オプソクローヌス・ミオクローヌス症候群（小児例）	IVIg，ステロイド，ACTH，リツキシマブ
抗NMDAR抗体陽性脳炎	1st-line：ステロイド，IVIg，PE 2nd-line：シクロホスファミド，リツキシマブ
抗LGI-1抗体陽性脳炎	ステロイド，IVIg，PE
抗NMDAR抗体およびLGI-1抗体以外の細胞表面分子に対する抗体を有するもの （抗AMPA受容体抗体，抗Caspar2抗体など）	ステロイド，IVIg，PE，シクロホスファミド
抗mGluR1抗体陽性小脳変性症	ステロイド，IVIg，PE
治療に反応することがある	
スティッフ・パーソン症候群	ステロイド，IVIg，PE，ジアゼパム，バクロフェン 免疫抑制薬，リツキシマブ
ニューロミオトニア（Isaacs syndrome）	ステロイド，IVIg，PE，フェニトイン，カルバマゼピン
Guillain-Barré症候群（Hodgkin lymphoma）	IVIg，PE
辺縁系脳炎	ステロイド，IVIg，PE
オプソクローヌス・ミオクローヌス症候群（成人例）	ステロイド，シクロホスファミド，プロテインAカラム クロナゼパム，チアミン
抗MAG関連末梢神経障害 （Waldenström'sマクログロブリン血症）	IVIg，PE，シクロホスファミド フルダラビン，クロラムブチル，リツキシマブ
急性壊死性脊髄炎	ステロイド，免疫抑制薬
治療反応性乏しい	
脳脊髄炎	
感覚性ニュロノパチー*	
自律神経障害	
小脳変性症（抗mGluR1抗体を除く）	
傍腫瘍性／黒色腫関連網膜症	

* Rare partial response to steroid（文献6）
IVIg：intravenous immunoglobulin　PE：plasma exchange
文献5をもとに作成

2 神経症候から鑑別で特に重要となる場面，診断のポイント

前述のごとく理学的所見や治療経過などから，がん関連の神経症状を疑うことは比較的容易である．しかし，新規神経症状が悪性腫瘍の初発症状であることにも留意する必要がある．特に①悪性腫瘍治療中，あるいは②悪性腫瘍の既往，寛解と判定された後の新規神経症状，③高齢者の頭痛，痙攣などの新規神経症状，④原因不明の進行性神経障害や精神症状・行動異常をみた場合には，がん関連の神経症状を鑑別すべきである．この際に重要なことは，化学療法や放射線療法に伴う神経障害との鑑別である．また，辺縁系脳炎，亜急性小脳失調症など傍腫瘍性神経症候群に代表的な神経症状を呈した場合には，抗神経抗体の測定と抗神経抗体をガイドにした原発腫瘍の検索をすすめる必要がある．

文献

1) 光富徹哉：脳神経外科医に必要な肺がんの知識．脳神経外科速報，21：895-901，2011
2) 眞鍋 淳：骨転移に対する外科治療―適応とその効果．癌の臨床，54：651-661，2008
3) 井内俊彦：髄膜癌腫症の診断と治療．日臨，68：598-602，2010
4) Titulaer, M.J., Soffietti, R., Dalmau, J., et al. : Screening for tumors in paraneoplastic syndromes : Report of an EFNS Task Force. Eur J Neurol, 18 : 19-27, 2011
5) Dalmau, J., Rosenfeld, M.R. : Overview of paraneoplastic syndromes of the nervous system. UpToDate (http://update.com/content/overview-of-paraneoplastic-syndromes-of-the-nervous-syst
6) Battaller L, et al. : Paraneoplastic neurological syndrome : Approaches to diagnosis and treatment. Semin Neurol 2004 ; 23 : 215-224

第5章 神経症状を呈する他分野の疾患

4 糖尿病による神経症状

林 竜一郎

1 神経症状を起こしやすい病態

糖尿病はインスリン分泌不全やインスリン作用の障害,あるいはその両者により高血糖が持続する代謝性疾患である.代謝障害と(微小血管を含む)血管障害により,きわめて多彩な神経合併症を生じる.臨床的には**末梢神経障害**と**中枢神経障害**に大別される.本稿ではそれぞれについての症状・病態をまとめ記載する.

1) 末梢神経障害

1型・2型糖尿病のいずれにおいても,最も多い神経合併症は**糖尿病性神経障害**であり[1],神経内科診療のなかで最多の末梢神経障害でもある.その発症機序には高血糖に起因する酸化ストレスやポリオール代謝経路亢進,タンパクの糖化など多様な要因が関係し,このほか血管内皮障害による神経栄養血管の微小循環障害や,一部の病型では免疫異常が想定されている.

糖尿病神経障害の臨床像はきわめて多彩である.これは感覚・運動・自律神経の各機能が,さまざまな程度と組合わせ・分布で障害されることによる.一般に**感覚障害や自律神経障害では患者の訴えが最も敏感**であり,表に示す症状についての問診を惜しまず,神経障害の全体像を把握する.神経学的診察(適切な手技と道具によるアキレス腱反射減弱〜消失・振動覚低下の検出)や補助検査〔神経伝導検査(p.344 **第6章3**参照)や心電図R-R間隔検査などの自律神経機能検査など〕も適宜組合わせ,糖尿病以外の原因が否定されれば,糖尿病神経障害と診断される.神経伝導検査自体は非特異的であり,末梢神経のうち小径線維のみの障害では,異常は検出しにくい.しかし糖尿病患者では無症状でも異常がみられるとされ[2],症状が限局性でも,検査では広範な障害が検出されることもある.当初は遠位での伝導速度低下がみられ,障害の進行により軸索変性所見が優位となる.

以下に,末梢神経障害の代表的な病型[1,2]を列挙する.

❶ 多発神経障害(広範性左右対称性神経障害)

最も多い末梢神経障害のパターンで,両足底から徐々に進行し,手袋靴下型の感覚障害分布を呈する.感覚消失による皮膚潰瘍や関節障害,深部感覚障害による失調,足母趾背屈障害などの運動障害が順次進行する.髄液タンパクは軽度上昇する.自律神経障害もさまざまに合併するが,時に最も目立つ症状となりうる(p.228 **第3章18**参照).

❷ 単神経障害

突然の単一神経障害であり,多発することもある.脳神経,特に眼球運動を支配する動眼・滑車・外転神経や顔面神経に多くみられる.微小血管障害によると考えられ,数カ月で自然軽快する.糖尿病の罹病期間や血糖コントロールと関連せず,本症で初めて糖尿病と診断さ

表● 糖尿病患者への問診

感覚症状		
陰性症状	しびれ，足底に一枚かぶっている感覚，ポケットの中の物を触れてもわからない，無痛性に傷ができやすい	
陽性症状	灼熱感，疼痛，触れると異常に感じる，突き刺すような痛み，締め付けるような感じ	
局所症状	障害の場所と程度による	
運動症状		
遠位筋の脱力	手指がうまく使えない（鍵を回す，ビンのふたを開ける等），足を引きずる，つまずく，足底を打ち付けるような歩行	
近位筋の脱力	階段昇降困難，椅子や床からの立ち上がり困難，膝くずれによる転倒，肩より上に腕を挙げられない	
局所症状	障害の場所と程度による	
自律神経症状		
発汗症状	発汗の消失，発汗の過剰（食事に関連など），皮膚乾燥	
心血管症状	起立性のふらつき，気が遠くなる，排尿失神，咳失神，労作時失神	
瞳孔症状	（ふつう無症状だが）暗闇での順応障害，羞明	
性機能症状	勃起障害，射精消失，逆行性射精，快感喪失	
膀胱症状	尿意切迫，失禁，尿もれ	
消化器症状	嘔吐（特に食物貯留），下痢（夜間など），便秘	

れることもある．

糖尿病患者では四肢の圧迫性単神経障害も頻度が高く，正中神経圧迫による手根管症候群，肘部尺骨神経障害，腓骨神経障害による下垂足が代表的である．背景に糖尿病性神経障害があるため，外科的治療には慎重な検討が必要となる．

❸ その他の末梢神経障害

急性有痛性神経障害：灼熱性・電撃性などの強い痛みが体重減少とともに急性に発症する．糖尿病治療やコントロール不良による短期間の体重減少に関連するものと，著明な高血糖の持続後1～2週で厳密な血糖コントロールを行った場合に関連するものがある．四肢末端から近位へ波及し，衣類が触れても耐えられないほどの痛みだが，感覚鈍麻や脱力はなく，半年～1年で軽快する．

糖尿病性（多発）神経根症：長年の糖尿病既往後に発症することが多い．急性～亜急性に一側性の体幹（胸～腰髄神経根領域）の痛みで発症する．内臓疾患や脊髄根圧迫性病変との鑑別が必要となる場合もある．感覚鈍麻は少なく，予後は良好で，数カ月かけての自然回復が期待できる．

糖尿病性神経叢障害（糖尿病性筋萎縮症）：大腿前部の痛みから始まり，数週で膝周囲の大腿四頭筋脱力が完成する．感覚障害はほとんどなく，膝蓋腱反射は消失し，大腿四頭筋の萎縮がしばしばみられる．高齢者に多く，機能的には数カ月～数年かけて回復するとされる．原因として免疫介在性の血管炎が示唆されており，ステロイド療法や免疫グロブリン療法などの免疫療法の有効性が報告されている．

2）中枢神経障害

高度のインスリン作用不足による急性合併症と，長年の高血糖によって生じる慢性合併症がある．

❶糖尿病性昏睡[3]

病態

糖尿病患者が急性～亜急性意識障害を発症した場合，まず高血糖か低血糖かを鑑別する．高血糖の場合，極度のインスリン作用不足と血中・尿中ケトン体増加がみられる糖尿病性ケトアシドーシスと，高度の脱水による高浸透圧が主体の高浸透圧高血糖症候群（非ケトン性高浸透圧昏睡）の2つに分けられる．糖尿病性ケトアシドーシスは若年で1型糖尿病患者に多く，呼吸性代償であるKussmaul大呼吸や呼気アセトン臭が観察されるが，神経学的局所異常はまずみられない．一方，高浸透圧高血糖症候群は高齢の2型糖尿病患者に多く，種々の意識障害をきたすが，神経学的局在症状や痙攣発作の頻度が高く，半盲や幻覚，半側舞踏運動（後述）なども生じうる．いずれの病態も高浸透圧が意識障害の成因に深く関係しているとされるが，詳細については不明である．

治療と注意点

感染症などの誘発因子に配慮して加療を行う．なお，糖尿病性ケトアシドーシスの場合は過剰な輸液で致命的な脳浮腫が生じることがあり，補液量には十分注意する．

低血糖であれば早急に血糖の補正を行う．治療に関連した低血糖が多く，厳密なコントロールを求めるほど頻度は増加する．神経症状に至るまでには自律神経症状（頻脈や発汗などの交感神経刺激症状）が先行することが知られているが，高齢者ではこれが自覚されず（無自覚性低血糖）急に意識障害に至ることがあり注意する．意識障害以外の低血糖時の神経症状としては，せん妄（過活動型・低活動型いずれも），脳幹症状（過換気と除脳肢位；頭位眼球反射は保たれる），脳卒中様症状（低血糖性片麻痺など），痙攣発作があるとされ，低体温も低血糖の覚知に有用とされる．低血糖は治療が早ければ可逆性だが，治療が遅れたり再発をくり返すことで不可逆的な認知機能障害を呈する．

❷脳血管障害など

糖尿病は動脈硬化と脳梗塞の危険因子であり，高血圧が合併することでより危険となる．一過性脳虚血発作（TIA）やアテローム血栓性脳梗塞だけでなく，穿通枝の閉塞であるラクナ梗塞の頻度も高い．小血管の閉塞が多発する傾向がある．また脳卒中発症後に血糖上昇がみられることがあり，急性期脳卒中患者の管理では厳密な血糖コントロールが推奨される．なお糖尿病患者で再発性の脳卒中様症状をきたし，低身長や難聴・家族歴を認めた場合は，ミトコンドリア病（p.282 **第4章8** 参照）を疑う必要がある．

❸不随意運動

半側舞踏運動や半側バリズム（近位筋主体不随意運動のため，手足が大きく動く）が糖尿病患者で突然発症する場合があり，脳の画像検査において反対側の線条体に画像上の異常信号を伴うことがある．高浸透圧高血糖症候群や小血管障害との関連が指摘されている．一方，低血糖でも再発性ないし持続性の舞踏運動が生じることがあり，低血糖に対する基底核の脆

弱性によると考えられている．なお糖尿病患者では向精神薬の副作用である遅発性ジスキネジアが生じやすいという（p.203 **第3章14** 参照）．

❹認知症[4]

糖尿病は疫学的検討から，脳血管性認知症（p.158 **第3章6** 参照）だけでなくAlzheimer型認知症（p.144 **第3章4** 参照）の発症リスクにもなると考えられている．その機序は不明だが，インスリン抵抗性・高インスリン血症におけるインスリンの血管を介した，あるいは直接的な脳への影響が想定され，インスリンとアミロイド代謝との関連も示唆されている．今後さらに，疫学的相関と実験的研究との具体的な関連が明らかになる可能性がある．

2 症候から，鑑別で特に重要となる場面

前述の神経症状との関連を踏まえ，以下のように注意点を列挙する．

❶末梢神経系の障害に関連
①四肢の左右対称性（手袋靴下型）のしびれ；皮膚潰瘍，関節障害などを伴う場合がある
②四肢末端から近位にかけての局所の強いしびれと痛み；体重減少を伴う
③一側ないし両側性の体幹のしびれと痛み
④大腿部の痛みと筋力低下
⑤眼球運動障害，末梢性顔面神経麻痺
⑥自律神経障害；発汗異常，血圧変動，失禁，性機能障害，膀胱直腸障害など

❷中枢神経系の障害に関連
①急性発症の意識障害
②脳血管障害；特に小梗塞の多発
③粗大な不随意運動，特に片側性
④認知機能障害

3 重要な診断のポイント

糖尿病は多彩な神経症状をきたし，同一の患者で複数の症状が混在する場合もある．この**ため神経症状をきたす患者に接する際には，糖尿病の存在を念頭に置く必要がある**．すでに糖尿病と診断されている患者の場合，経過中に出現する神経症状が，糖尿病と関連するのではと思い立つ点が大事である．**原因不明の意識障害には，緊急に低血糖ないし高血糖の除外が必要である**．非特異的なふらつきや腹部膨満感といった症状が自律神経症状であったり，服薬やインスリン注射手技の不確実さが認知機能低下であることもある．

また，治療的には，末梢神経障害・認知機能障害などいずれの症状においても，いったん出現した症状を積極的に改善させることは難しいことから，予防が最も重要である．糖尿病患者では神経症状がなくても，無理のない範囲で，末梢神経系については神経伝導検査を，認知機能については家族や介護者への問診による生活上の認知・行為の困難・破綻の有無のチェックを行うことが望ましい．

文献

1) Pop-Busui, R., Sullivan, K.A., Feldman, E.L. : Diabetes and Nervous System. Neurology and general medicine. 4th ed.（Aminoff MJ）, pp.383-407, Churchill Livingstone Elsevier, Philadelphia, 2008
2) 有村公良, 出口尚寿：糖尿病と末梢神経障害. 日内会誌, 98：399-405, 2009
3) 「糖尿病治療ガイド2012-2013［HbA1c国際標準化対応］」（日本糖尿病学会 編）, 文光堂, 2012
4) Biessels, G.J., Staekenborg, S., Brunner, E., Brayne, C., Scheltens, P. : Risk of dementia in diabetes mellitus : a systematic review. Lancet Neurol, 5：64-74, 2006

第5章 神経症状を呈する他分野の疾患

5 肝性脳症など，代謝異常と神経症状

宮嶋裕明

1 神経症状と起こしやすい病態

　肝・腎疾患に伴う神経症状で日常よく診るものは，肝性脳症，尿毒症性脳症，電解質異常に伴う脳症などの**代謝性脳症**，あるいは**末梢神経障害**である．もちろん，これらの疾患は糖尿病やビタミン欠乏症を伴うことも多いが，別項目で詳述されるため参照願いたい．稀ではあるが肝脳症候群の1つに多彩な神経症状をとるWilson病がある．

1) 代謝性脳症

　代謝性脳症の症状は，集中力の低下，感情鈍麻などから始まり痙攣，昏睡まで多彩で，時間経過によって変化する．初期では，過眠傾向や不眠などの睡眠覚醒のリズム障害，軽度の抑うつ，集中力の低下，疲労感などの精神症状が中心のため見過ごされることが多い．その後，見当識の障害，傾眠傾向などがみられ，大脳新皮質の機能が低下して抑制機能が働かなくなり，本能的言動が表面に現れて無秩序な行動，興奮状態が現れる．しばしばミオクローヌス，しゃっくり，筋の線維束性収縮が認められる．さらに意識障害が進行すると嗜眠状態となり昏睡に移行する．全身性または局所性の痙攣が出ることもある．神経学的所見では，腱反射は亢進し（しばしば左右差がある），前頭葉徴候の抵抗症（Gegenhalten）が認められることが多い．

　救急における意識障害では，薬物中毒を除くと代謝性脳症が全体の約40％を占める．このため原疾患による症候が意識障害患者の鑑別で重要である．**肝性脳症**では，黄疸，腹水，腹部膨満，下腿の浮腫など，**尿毒症性脳症**では，皮膚の乾燥，浮腫，貧血，出血傾向，高血圧，あるいは代謝性アシドーシスによる過換気，肺水腫である．急性発症の意識障害では，血算，電解質，肝・腎機能，血液ガス分析はもとより血糖と血漿アンモニアの測定が重要である．

　肝疾患による代謝性疾患を鑑別するための**高アンモニア血症**の診断フローチャートを示す（図1）．実際には肝性脳症の原因疾患は，非代償性肝硬変，肝がん末期＞猪瀬型肝脳疾患（門脈–大循環短絡脳症）でそのほとんどを占める．また，尿毒症性脳症は腎機能障害の進行度に関連するので，クレアチニン・クリアランスまたは血清クレアチニン値の逆数（1/Cr）の経時的変化をみる．糸球体濾過値の指標にはクレアチニン・クリアランスを用いる．これは単位時間当たりのクレアチニンの尿中排泄量を血清クレアチニン値で除することで計算されるが，単位時間当たりのクレアチニン産生量（尿中クレアチニン排泄量に等しい）は筋肉量に依存するため，各個人では短期間に大きく変動しない．これに対し血清クレアチニン値の逆数の変化は糸球体濾過値の変化をそのまま反映する．このため同一個人での糸球体濾過値の経過をみるには血清クレアチニン値の逆数は有用で，慢性腎不全患者ではほぼ直線となる．この傾きが急に強くなると原疾患以外の他の増悪因子が作用した可能性を考える必要がある．

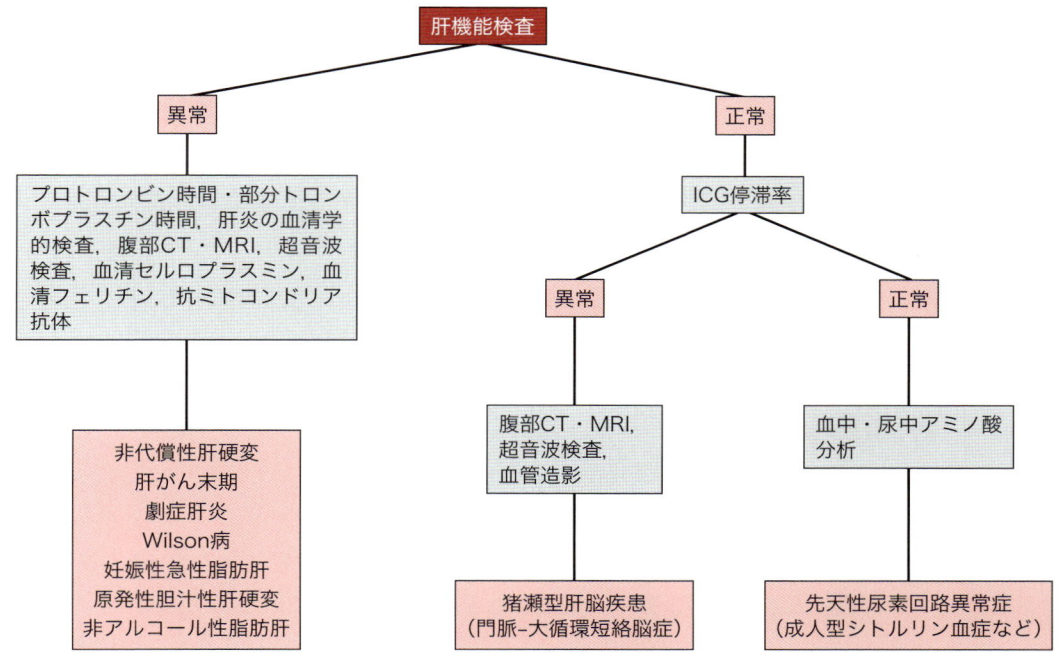

図1 ● 高アンモニア血症の鑑別
文献1をもとに作成

❶不随意運動

　代謝性脳症では，固定姿勢保持困難（**アステリキシス**，asterixis）がよく観察される．これは，一定の肢位を維持することができなくなって脱力が起こる現象で，上肢を前に伸ばして手首を背屈させる肢位を維持するようにすると，持続できずに手掌側へガクッと下がり，また恣意的に背屈の肢位へ戻すというものである．このためnegative myoclonusともいわれている．両上肢を側方へ挙上したときに，フッと力が抜けて下に落ち，再び元へ戻す動き〔いわゆる羽ばたき振戦（flapping tremor）〕もasterixisの一部である．Wilson病で特徴的にみられる羽ばたき運動（wing beating）は，上肢を側方水平方向に伸展したときに肩関節を軸にして大きく弧を描くような上肢の不随意運動で，asterixisとは異なる．

　また，10代で発症したジストニア，頻度は少ないがアテトーゼ，舞踏運動などの不随意運動をみた場合，20代で発症した振戦をみた場合は，**Wilson病**を疑う．特にこれらの不随意運動に不明瞭で緩慢な構音障害を伴っていた場合は，Wilson病の可能性が高い．眼のKayser-Fleischer角膜輪を調べるとともに，肝機能を検査し，血清セルロプラスミン値の低下，尿中銅排泄の増加を確かめる（p.203第3章14参照）．

2）末梢神経障害

　尿毒症では，左右対称性で下肢の遠位部優位の感覚運動型ニューロパチーをきたしうる．最近は，重度の尿毒症が発現する以前に透析療法が開始されるため，末梢神経伝導速度の遅延はあるものの，自覚症状のあるニューロパチーは以前ほど多くない．近年，長期の透析患者が増加するなかで注目されているのは**手根管症候群**である．これは長期の透析に伴いβ2-

表●電解質異常による神経症状

	中枢神経	末梢神経	神経筋接合部	筋
低Na血症	脳症	—	—	横紋筋融解，有痛性痙縮
高Na血症	脳症	—	—	横紋筋融解
低K血症	—	—	—	ミオパチー
高K血症	—	ニューロパチー（？）	—	—
低Ca血症	脳症	ニューロパチー	—	—
高Ca血症	脳症	—	—	—
低Mg血症	脳症	ニューロパチー	—	—
高Mg血症	—	—	神経伝達障害	—
低iP血症	脳症	—	—	ミオパチー

ミクログロブリンからなるアミロイドが手根管内に蓄積するためで，透析用のシャントに関連した虚血や浮腫も作用している．自覚症状は，橈側の3指（第Ⅰ指＞第Ⅱ～Ⅲ指）のしびれと疼痛で比較的夜間に強い．長期にわたると拇指の筋力低下や筋萎縮をみることもある．手関節の掌側で正中神経の走行部（手首のほぼ中央部）を叩打すると，ピリッとした痛みが指に走る（Tinel徴候陽性），あるいは患者に両上肢を挙上して手首を下へ90°掌屈させた肢位をとり1分ほど我慢して維持してもらったときに，指にビリビリしたしびれ，異常感覚が強く現れる（Phalen徴候陽性）場合は，手根管症候群の可能性が高い（p.67 **第2章9**参照）．

3）電解質異常による神経症状（表）

　　脳症をきたすのは，低Na血症，高Na血症，低Ca血症，高Ca血症，低Mg血症，低iP血症〔リンは細胞内ではほとんど有機リン酸化合物として存在するが，血液中では大部分が無機リン（inorganic phosphorus）として存在する〕である．低Na血症では，緩徐に進行すると無気力，嗜眠のみの場合が多いが，急速に進行すると脳浮腫を起こすため，痙攣，嘔気・嘔吐，頭痛を伴う意識障害をきたす．また急速な低Na血症の補正により**橋中心髄鞘崩壊症**（central pontine myelinolysis），あるいは橋以外の髄鞘崩壊症をきたす．急速な高Na血症では，脳組織の収縮に伴って興奮状態，痙攣を伴う意識障害をきたす．低Ca血症ではテタニーを伴う頭蓋内圧亢進を生じ，しばしば眼底のうっ血乳頭所見をみる．高Ca血症は，悪性腫瘍に伴ってみられることが多く，せん妄，傾眠がよくみられる．ミオクローヌスを伴う躁うつ状態も起こる．低Mg血症では，テタニー，有痛性痙縮，振戦や舞踏運動などの不随意運動をきたし，痙攣，意識障害を呈する．低iP血症では，無気力，易刺激性，傾眠，痙攣などがみられる．

❷ 症候から，鑑別に特に重要になる場面

　　病歴で判断できる場合もあるが，以下の場面をあげてみる．
　①意識障害の原因は，薬物中毒を除くと，約4割が代謝性脳症
　②代謝性脳症では全身徴候が手掛かりになる（黄疸，腹水，浮腫，高血圧，過換気など）

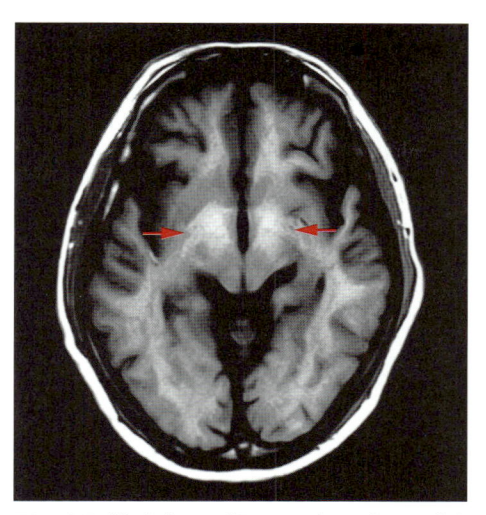

図2● 肝性脳症の頭部MRI（T1強調画像）
淡蒼球の高信号が観察された

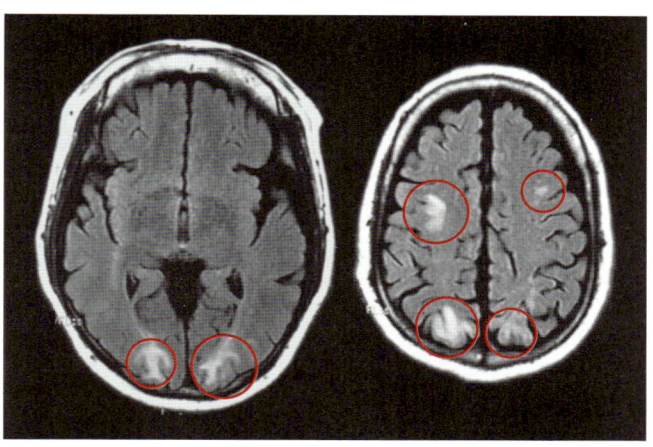

図3● 高血圧を伴う尿毒症性脳症の頭部MRI（FLAIR画像）
両後頭葉〜頭頂葉にみられた高信号域は，血液透析で消失した．ほぼ左右対称性に高信号域を認めるが，多少の左右差はみられる

③固定姿勢保持困難（asterixis）は代謝性脳症に特異的である
④意識障害をみたら，血糖と血漿アンモニアの測定が重要
⑤10〜20代の不随意運動はWilson病を考える
⑥長期の血液透析患者の第Ⅰ，Ⅱ指のしびれは手根管症候群を疑う
⑦意識障害では，電解質の変化速度に注目する

3 重要な診断のポイント

　代謝性脳症は病歴から診断を絞り込むことが可能だが，時には意識障害のために病歴がわからないこともある．漏れなく，系統的な評価が必要である．もちろん血液検査は重要であるが，画像所見も参考となる．肝性脳症の頭部MRI（T1強調画像）では淡蒼球の高信号が観察され，脳症の改善とともに信号が減弱するのがしばしば認められる（図2）．また，急性の腎機能障害に伴い頭痛や意識障害などをきたした場合，あるいはそれに高血圧を伴う場合には，頭部MRIで後頭葉〜頭頂葉の皮質，皮質下に両側性の異常高信号域（T2強調画像，FLAIR画像）を認めることがある（図3）．これは透析により改善し，局所的な浮腫と考えられ，いわゆる **reversible posterior leukoencephalopathy syndrome**（RPLS，可逆性後白質脳症症候群）の1つと考えられる．上記の**代謝性脳症と常に関連するのは，患者に使用された薬物，ビタミン欠乏症，低酸素血症である**ことも常に忘れないでいただきたい．

文献

1）池田修一：肝性脳症と肝脳疾患—概念の変遷．神経内科，71：474-480，2009

2）Eroglu, Y., Byrne, W.J.：Hepatic encephalopathy. Emerg Med Clin North Am, 27：401-414, 2009

3）Brouns, R., De Deyn, P.P.：Neurological complications in renal failure：a review. Clin Neurol Neurosurg, 107：1-16, 2004

第5章 神経症状を呈する他分野の疾患

6 Wernicke脳症など，ビタミン欠乏症と神経症状

宮嶋裕明

1 神経症状と起こしやすい病態

栄養障害，なかでもビタミン欠乏症は多彩な神経症状をきたすことは従来からよく知られている．しかし，近年の栄養過多な食生活では，**アルコール依存症**などの特殊な状況以外でビタミン欠乏状態に遭遇することは少ないと考えられる．一方，**飽食の時代にあって摂取カロリーが増加の一途にあり，それに見合ったエネルギー消費をする場合は，それに比例してビタミンB1，B2，ナイアシンの必要量が増加している**．また，新たなビタミン欠乏要因として胃切除後や長期血液透析が再認識されている．これらの現状を踏まえると，実際に神経症状をきたすビタミン欠乏症の多くは**ビタミンB群**である（表1）．

1）中枢神経症状

代表的な中枢神経症状は，ビタミンB1（チアミン）欠乏によるWernicke脳症，ビタミンB12，葉酸の欠乏による認知症，ビタミンB12の欠乏による亜急性連合性脊髄変性症である．ナイアシン欠乏は認知症をはじめ多彩な精神神経症状をきたすが日本では稀である．

❶ビタミンB1（チアミン）欠乏によるもの

Wernicke脳症は**チアミン欠乏**により引き起こされる急性の代謝性脳症で，チアミンの投与ですみやかに回復する．**外眼筋麻痺・運動失調・意識障害**を3主徴とするが，すべての症候がそろうのは2割程度で，全体の3割は軽度の意識障害のみである．両側の外眼筋麻痺は眼振を伴い，進行すると完全麻痺に至る．四肢失調よりも躯幹失調が強く，しばしば歩行失調から歩行不能になる．意識障害は傾眠から昏睡までさまざまである．

表1 ● ビタミン欠乏症の症候

	神経症候	身体症状
ビタミンA（retinol）	夜盲症	皮膚炎，角膜炎
ビタミンB1（thiamin）	脚気，Wernicke脳症	
ビタミンB2（riboflavin）		口角炎，脂漏性皮膚炎，角膜炎
ナイアシン（niacin）	認知症，意識障害	皮膚炎，下痢
ビタミンB6（pyridoxine）	多発ニューロパチー	口角炎，皮膚炎
パントテン酸（pantothenic acid）	手足の触覚異常，灼熱足	
ビオチン（biotin）		皮膚炎
葉酸（folic acid）	認知症，脳梗塞	貧血，心筋梗塞
ビタミンB12（cobalamin）	末梢神経障害，連合性脊髄変性症，認知症	悪性貧血，舌炎，食欲不振
ビタミンE（tocopherol）	深部知覚障害	溶血性貧血

発症要因の多くは慢性のアルコール依存症であるが，ダイエット目的の長期絶食，インスタント食品の偏食による栄養障害，チアミンが含まれない中心静脈栄養，妊娠悪阻あるいは胃癌による摂食障害時に急速なブドウ糖補給を行った場合などがある．特に，栄養障害時でのブドウ糖補給はチアミンを大量に消費する．成人でのチアミンの平均的な1日摂取量が約1 mgであるのに対し，炭水化物の代謝1,000 kcal当たり0.5 mgのチアミンを要するからである．最近は，**胃切除後**の長期生存患者，長期の**血液透析患者**での報告が注目されている．血中チアミン値は必ずしも体全体の欠乏状態を反映していないため，基準値下限でもWernicke脳症は起こりうる．近年，Wernicke脳症ではMRI（FLAIR画像）で中脳水道周囲，乳頭体，視床背内側核の高信号域が特異的であることが判明した（図1）．ただしすべての症例で認められるわけではない．近年欧米では臨床的にWernicke脳症が疑われる場合は，血中チアミン値がいわゆる基準値下限にあってもチアミンの大量投与が推奨されている．推奨量は，500 mg/回を3回/日静注（1日の総量が1,500 mg）を2日間，その後500 mg/日静注を5日間である．

❷ビタミンB12欠乏によるもの

ビタミンB12は，通常よりもわずかに不足した場合でも，疲労感，無気力，抑うつから始まり，記憶障害，失見当識などの認知機能障害が現れることがある．ビタミンB12欠乏のほとんどは吸収障害に起因する．胃切除後ではビタミンB12の吸収に必要な内因子がないので欠乏状態になりやすく，また高齢者の萎縮性胃炎でも起こりうる．さらに，ビタミンB12の欠乏は**亜急性連合性脊髄変性症**をきたすことがある．側索と後索の髄鞘が同時に阻害されるため連合性という．亜急性に悪化する手足，躯幹の脱力とヒリヒリ感，しびれ感が認められる．側索よりも後索の障害が強いため失調による歩行障害をきたす．Babinski徴候が陽性であっても，末梢神経障害のためアキレス腱反射は減弱する．

❸葉酸欠乏によるもの

葉酸欠乏は通常，低栄養またはアルコール中毒で起こるが，妊娠などの需要の増加，ある

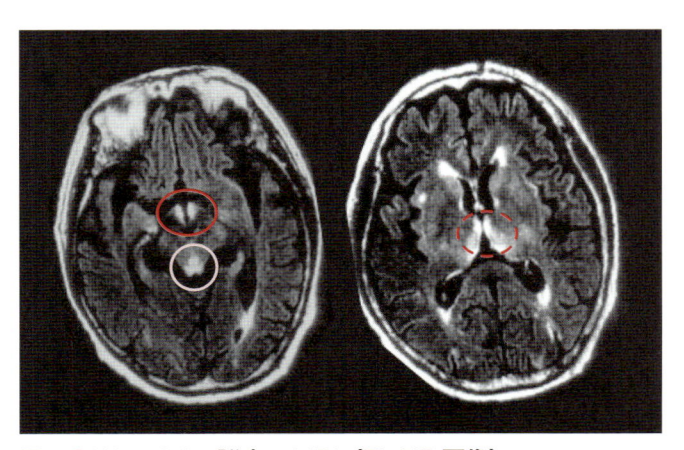

図1● Wernicke脳症のMRI（FLAIR画像）
中脳水道周囲（　　），乳頭体（◯），視床背内側（⬚）の高信号域が特徴的である

いは薬剤性でもみられる．抗てんかん薬フェニトインやフェノバルビタール，潰瘍性大腸炎の治療薬スルファサラジンは葉酸の吸収を低下させ，メトトレキサートや抗菌薬ST合剤は葉酸の代謝を妨げる．葉酸が不足するとホモシステインが増加するため**動脈硬化**を招き，脳梗塞や心筋梗塞，あるいは認知症を引き起こす．このため米国では1998年から栄養強化穀類食品に葉酸140μg/100gを強制的に添加し，脳梗塞死亡率の低減，認知症発症の予防を達成している．

❹ナイアシン欠乏によるもの

ナイアシンの欠乏はほとんどがアルコール依存症である．古くより，末梢神経障害の他に，いわゆるペラグラという3D，**D**ermatitis（皮膚炎，日光の刺激で出現），**D**iarrhea（下痢），**D**ementia（認知症）を生じて死に至るとされる．精神症状をきたしやすく，不安，うつ状態から始まり，記憶障害，失見当識にさまざまな運動障害を併発して，せん妄，幻覚，興奮状態になる．救急でアルコール依存症の意識障害をみたらWernicke脳症だけでなく，皮膚症状のないペラグラ（Pellagra sine Pella Agra）を疑うことも重要である．

2）末梢神経障害

❶チアミン欠乏によるもの

脚気（dry beriberiといわれる）は，左右対称性で下肢の遠位部優位の運動感覚多発ニューロパチーで，進行が比較的速く，Guillain-Barré症候群に類似することがある．通常，知覚障害が先行し，四肢末端の温痛覚低下から始まり知覚鈍麻，深部知覚なども障害され，ついで運動障害，筋萎縮や筋力低下を示す．アキレス腱反射は早期から減弱する．末梢神経障害は電気生理学的には軸索変性が主体である．最近のインスタント食品にはビタミンB1が添加されてきているが，アルコール依存症や過剰なダイエット，偏食などにより脚気が発症することがある．これはアルコールや糖類の代謝，あるいはストレスによって大量のチアミンが消費されるためである．また，胃切除後，長期血液透析でも生じうる．さらに，脚気に伴って下肢の浮腫や動悸，呼吸困難などの心不全症状が出現することがあり（wet beriberiといわれる），早期のビタミン補充をする必要がある．

❷ビタミンB6欠乏によるもの

ビタミンB6欠乏に伴う末梢神経障害の多くは医原性である．**結核**で長期にわたりイソニアシド，あるいはサイクロセリンを服用した場合，ビタミンB6欠乏により四肢遠位部の感覚性ニューロパチーをきたすことがある．これらの**抗結核薬を服用する場合はあらかじめビタミンB6を併用することが推奨される**．

❸ビタミンB12，葉酸欠乏によるもの

ビタミンB12や葉酸の欠乏では感覚障害優位の多発ニューロパチーを招くことがあり，四肢末端のピリピリとした痛みなども呈する．進行すると，深部知覚障害，筋力低下による歩行困難もきたしうる．

❹パントテン酸欠乏によるもの

パントテン酸の欠乏症は非常に稀ではある．抗菌薬の長期間服用，極端な偏食やダイエットで手足の触覚異常，灼熱足（疼痛，蟻走感）などの症状が出ることもある．

2 症候から，鑑別に特に重要になる場面

病歴や随伴症状などで判断できる場合もあるが，以下の場面をあげてみる．

① アルコール依存症，胃切除後，あるいは長期血液透析の患者で神経症状が認められた場合は，ビタミンB群の欠乏症を疑う
② 急性発症の外眼筋麻痺，運動失調，意識障害のいくつかがある場合は，Wernicke脳症を疑う
③ 原因不明の意識障害，記憶障害あるいは異常行動（acute confusional state）では，Wernicke脳症を疑う
④ アルコール依存症の意識障害をみたらWernicke脳症だけでなく，皮膚症状のないペラグラ（Pellagra sine Pella Agra）も疑う
⑤ 高齢者の認知障害ではビタミンB12欠乏と葉酸欠乏を疑う
⑥ 手足の感覚障害では，薬剤の使用歴を詳細に聞く
⑦ 手足の感覚障害に浮腫を伴っていたら脚気を疑い，心不全徴候も調べる
⑧ 長期の血液透析患者での四肢のしびれは脚気も疑う
⑨ 手足の感覚障害では貧血症候をみる

3 重要な診断のポイント

ビタミンB12と葉酸は造血において協調して働き，いずれの欠乏でも巨赤芽球性貧血を引き起こす．神経症状に伴い，疲労感，皮膚蒼白，息切れ，めまいなど貧血の症状がある場合は，赤くただれた舌，味覚低下，体重減少，下痢があるか診察し，これらが認められた場合はビタミンB12，葉酸の欠乏を強く疑う．**巨赤芽球性貧血**が認められた場合は確実である．ただし臨床症状だけでビタミンB12欠乏と葉酸欠乏を鑑別するのは難しい．血算のMCVが110 fL以上では，ビタミンB12欠乏とともに葉酸欠乏を疑い，130以上ならばほとんどすべての患者にビタミンB12欠乏がある．

Wernicke脳症を疑う場合は，血中のチアミン値に加え頭部MRIで中脳水道周囲，視床内側をチェックする．また，**原因不明の意識障害でブドウ糖を投与する場合は，必ずチアミンも同時に投与することを忘れないでいただきたい**．

文献

1) 「ゲノムビタミン学―遺伝子対応栄養教育の基礎」（香川靖雄，四童子好廣 著，日本ビタミン学会 編），建帛社，2008
2) 特集I Vitamin B1 と神経疾患．神経内科，76：213-254，2012
3) Galvin, R., Bråthen, G., Ivashynka, A. et al. : EFNS guidelines for diagnosis, therapy and prevention of Wernicke encephalopathy. Eur J Neurol, 17 : 1408-1418, 2010

第5章 神経症状を呈する他分野の疾患

7 薬物による神経症状

亀井徹正

1 神経症状と起こしやすい病態

1) 脳血管障害

　　低用量経口避妊薬（ピル）を服用中の女性で，喫煙，高血圧，片頭痛を持っている場合は脳梗塞のリスクが少し高くなり，35歳以上であれば脳出血のリスクが中等度高くなるとされる．ピルは血栓準備状態を生じやすくする．第3世代のピルは第2世代のものと比べると，脳静脈血栓症を生じるリスクがやや高いといわれる．

　　ホルモン補充療法中の女性では，脳梗塞のリスクが少し高くなる．

2) 小脳機能障害

　　フェニトイン過量では，失調症，構音障害，眼振を生じる．リチウム過量でも同様に小脳症状を生じる．リチウム，サイトカインなどはプルキンエ細胞のカルシウム代謝に影響を与えて細胞を傷害するといわれている．

　　抗がん剤であるシタラビン（AraC）は白血病やリンパ腫の治療に高用量を静脈内投与した後，その10〜20％の患者に投与量に依存性の亜急性小脳失調症を，数日以内に発症する．その多くの場合に，意識障害や痙攣を合併する．腎機能障害あるいは肝機能不全がこの障害の危険因子である．多くは回復する．

　　5-FUも亜急性小脳失調症を，その5％に生じるとされるが，薬剤投与中止により多くは回復する．

3) 脳症

❶急性脳症

　　いくつかの抗がん剤は薬剤投与後に急性の意識障害，痙攣を起こす．多く急性脳症を引き起こすとされるのはイホスファミド（IFM）であり，使用患者の25％程度まで起こすといわれる．毒性機序は不明．発症は薬剤使用後2〜3日以内に，傾眠，混迷，易興奮性，異常行動，性格変化やミオクローヌス，痙攣などを起こす．幻視や幻聴もよくみられ，MRIでは明らかな異常は認めない．

　　ブスルファン，クロランブシル，パクリタキセルでは稀に発症する．高用量では，シタラビン，ドキセタキセル，エトポシド，5-FU，プロカルバジンなどで発症することがある．

　　メトトレキサートの髄腔内投与では無菌性髄膜炎が10％程度発症することはよく知られている．薬剤投与後24時間以内に頭痛，発熱が出現し，髄液検査では細胞数増多とタンパク増加がみられる．

❷痙攣

　　鎮痛薬（NSAIDs，トラマドール，ペチジン），抗菌薬（ペニシリン系，セファロスポリン

系，キノロン系），抗うつ薬，抗コリン系薬物，制吐薬，抗ヒスタミン薬，抗マラリア薬，向精神薬，抗痙性薬，アンフェタミン，バクロフェン，ブプロピオン，抗がん剤（ビンクリスチン），コリンエステラーゼ阻害薬，シクロスポリン，経口避妊薬，テオフィリンは痙攣誘発性を持っている．

❸ 薬物離断性痙攣

フェノバルビタール，ベンゾジアゼピン系，バクロフェンは長期服用後の急激な服用中止（離断）により2〜3日中に痙攣を起こす．

❹ 慢性脳症

インターフェロンαの使用により，うつ状態，不安，性格変化，混迷，記憶障害や傾眠などが生ずることがある．MRIでは明らかな異常所見は認められない．発症は薬剤の投与量ではなく，投与期間に関連すると考えられている．

メトトレキサートによる白質脳症は起こりやすく，よく知られている．癌性髄膜症の予防目的での髄腔内投与や，中枢神経リンパ腫の治療目的で大量の静脈内投与を行ったときなどに生じやすい．MRIでは大脳白質に異常を認めるが，高次機能障害は軽微なことも多く，時間とともに軽快する．重度の場合は，投薬後2〜3カ月から2年以上経過して発症することもあり，性格変化，混迷，傾眠を呈する．

カペシタビン，フルダラビン，クラドリビン，ペントスタチンでの白質脳症も報告されている．

4）頭痛

頭痛の8％は薬物が原因で起こるといわれている．副作用で頭痛を起こすことが知られている薬物には，血管拡張薬（硝酸薬，Ca拮抗薬，ジピリダモール），交感神経作動薬，血糖降下薬，抗菌薬，抗炎症薬，抗うつ薬，H_2ブロッカー，プロトンポンプ拮抗薬，抗痙攣薬などがある．

薬物過量による頭痛：鎮痛薬過剰使用に伴う慢性連日性頭痛はよく知られている．トリプタン系，エルゴタミン，NSAIDsなどを1カ月に10日以上服用するとき，薬物過量と定義されている．頭痛患者の場合に特に薬物による頭痛を起こしやすいといわれる．他の疾患で鎮痛薬を使用する場合は，あまり頭痛の原因にならない．これが疑われたときは，原因薬物を減量，中止する必要がある（p.240 第3章20 参照）．

5）視神経障害

視神経炎や球後神経炎はクロラムフェニコールや抗結核薬（エタンブトール，イソニアジド），インターフェロンαで生じうる．エタンブトールによる視神経毒性は用量依存性であり，また腎障害があると発生しやすい．

6）不随意運動

薬物が原因となる不随意運動は珍しくない．ある疫学的調査によれば，パーキンソニズム（p.174 第3章9 参照）の1/3から1/2は薬物が原因とされている．他の調査では，向精神薬を使用した患者の62％に不随意運動が発症し，アカシジア（31％），パーキンソニズム

（23％），遅発性ジスキネジア（32％）がみられた．抗うつ薬ではすべての種類の抗うつ薬（三環系，MAO阻害薬，SSRI系）で錐体外路症状が出現しうるとされるが，これらは症例報告によるものであり，系統的なデータではない．Parkinson病患者のうつ状態に，抗うつ薬を使用すべきかどうかについては議論がある．コクランレビューでは，現在のところ評価するにはデータが不十分とされている．

❶ アカシジア（静止不能症）

抗うつ薬，抗ヒスタミン薬，Ca拮抗薬，カルバマゼピン，メトクロプラミドで出現することがある．向精神薬使用後まもなく出現することがあり，その薬剤中止ができない状況では，プロプラノロール，ベンゾジアゼピン系薬物で症状緩和を図る．

❷ 舞踏病

ドパミン過剰状態で出現する．Parkinson病でパーキンソン病治療薬を投与されている患者の約50％に舞踏病様運動を含むジスキネジアが出現するといわれる．

❸ 遅発性ジスキネジア

ドパミン受容体拮抗薬の使用に伴い，遅発性に出現する．舌，顎，顔面のリズミックな不随意運動はよく知られた症状であり，原因薬剤を中止して1年以上後になって出現する場合もあるので，薬物使用歴は診断上重要である．

❹ 急性ジストニア

ドパミン抑制系薬物使用により急激に発症する．原因薬物としては，抗ヒスタミン薬，向精神薬，制吐薬（ドンペリドン，メトクラプラミド，プロクロルペラジン），テトラベンザミン，抗マラリア薬である．**小児や若年者は特にこの副作用を起こしやすいので注意が必要である**．治療には抗コリン薬，ベンゾジアゼピン系薬を用いる．

❺ パーキンソニズム

ドパミン抑制系薬物により発症し，臨床的にはParkinson病（p.169 **第3章8**参照）と鑑別が困難なことがある．鑑別には薬物使用歴の詳細な聴取と，症状発現時の左右差などが参考になる．

❻ 悪性症候群

線条体，視床下部，脊髄における急性のドパミンD_2受容体のブロックにより出現する．脱水症は誘発因子として重要である．高熱，全身の筋固縮，意識障害が主な症状であり，横紋筋融解による急性腎不全を生じることもある．治療には薬物の中止と十分な補液，解熱など保存的治療が重要である．ドパミン作動薬，レボドパ，アマンタジン，ダントロレンなどが有効とされる．

7) 脊髄障害

髄腔内へのメトトレキサート，シタラビンの投与は脊髄症を生じることがある．その潜伏期は幅があり，数時間後から数カ月後までの幅がある．脊髄障害が用量依存性かどうかは不明である．症状としては弛緩性の筋力低下とレベルのある感覚障害，直腸膀胱障害であり，

発症時には腰痛・下肢痛を訴える．MRIでは局所性に脊髄の腫脹が報告されている．ステロイドは無効であり，多くの患者は後遺症を残す．

8）末梢神経・筋障害
❶末梢神経障害
抗がん剤による化学療法の副作用として発症することはよく知られている．アルキル化薬，インターフェロン，代謝拮抗薬，白金製剤，微小管阻害薬などで注意が必要である．抗がん剤による末梢神経障害は，感覚優位の症状を呈し，薬物使用量に関連しており，治療開始から何週間も遅れて発症するのが特徴の1つである．

いくつかの抗菌薬は末梢神経障害を生じうる．ペニシリン系，サルファ薬，クロラムフェニコール，コリスチン，メトロニダゾールである．抗結核薬のイソニアジドはピリドキシン欠乏性末梢神経障害を生じる．

❷ Guillain-Barré 症候群
Guillain-Barré 症候群はB型肝炎ワクチン接種後，インフルエンザワクチン接種後に起こることが知られている．

❸神経筋接合部障害
神経筋接合部ブロックがテトラサイクリン，ポリミキシン，クリンダマイシン，アミノグリコシド系抗菌薬，フェニトイン，リチウム，クロルプロマジンで知られている．これらの薬物は重症筋無力症（p.192 **第3章12** 参照）では使用を避ける必要がある．ペニシラミン，β遮断薬は稀に筋無力症症候群を生ずる．

❹筋障害（ミオパチー）
スタチン系薬物は服用患者の1～5％に筋肉痛や筋力低下を生じる．スタチン系薬物の筋細胞毒性はセリバスタチン＞フルバスタチン＞シンバスタチン・アトロバスタチン・プラバスタチンの順に強いとされる．アルカロイド系薬剤は筋力低下を生じることがある．進行性の筋力低下があれば，その薬物を中止すべきである．

2 鑑別で重要となる場面
よく知られている薬物の副作用であれば，診断には苦慮しない．説明のつかない症状があれば，服薬歴を再検討し，同様の症状，病態が報告されていないかを積極的に文献調査を含めて行うことが重要である．

3 重要な診断のポイント
薬物が原因となって生じる神経系の異常は，中枢神経系から末梢神経，筋肉まで広範囲にわたって生じうる．それぞれの神経症状，病態の診断にあたっては，薬物が発症の危険因子の1つでありうることを十分に認識する必要がある．

薬物歴は必ず聴取し，お薬手帳の活用のみならず，前医からの情報を積極的に入手することも時に応じて必要である．

文献

1) Grosset, K.A., Grosset, D.G. : Prescribed drugs and neurological complications. J Neurol Neurosurg Psychiatry, 75（suppl III）: iii2-iii, 2004
2) Dropcho, E.J. : The neurologic side effects of chemotherapeutic agents. Continuum Lifelong Learning Neurol, 17（1）: 95-112, 2011

第6章

診療のための
重要な検査

第6章　診療のための重要な検査

1　髄液検査

木村哲也

髄液検査とは
脳脊髄液の性状を評価するもので，中枢神経系で起きている病態を把握するのに有用である．

髄液検査の適応
髄液の検査項目は，外観，初圧・終圧，pH，細胞数，タンパク，糖が基本である．培養や病理学的検査（細胞診）なども可能であり，これらによって診断可能な疾患が適応となる．
　中枢神経感染症（髄膜炎，脳炎），脱髄性疾患（多発性硬化症，視神経脊髄炎，急性散在性脳脊髄炎，Guillain-Barré症候群，Fisher症候群，慢性炎症性脱髄性多発根神経炎），脳腫瘍，画像で診断のつかないくも膜下出血，などが主な適応疾患である．
　なお，頭蓋内圧亢進状態では禁忌もしくは慎重であるべき検査であり，画像所見や眼底所見を参考にする必要がある（p.164 **第3章7**参照）．

1　解剖と生理

　髄液は主に脈絡叢から生成・分泌され，側脳室からMonro孔を通って，第3脳室，中脳水道，第4脳室を経て，Magendie孔とLuschka孔からくも膜下腔へ流出する．流出した髄液は，くも膜顆粒から吸収されて，硬膜静脈洞（上矢状静脈洞）に入る．髄液は脊髄領域では産生されず，血液成分の変化に対する影響から比較的保護されている．**成人では髄液の総量は約100～150 mLで，1日3～6回入れかわり，1日の生産量は500～700 mL程度である**．

2　検査項目と検体の取り扱い

　常に検査する必要のある項目は，外観（キサントクロミー），細胞数，タンパク，糖（同時血糖）である．培養，細胞診，オリゴクローナルバンド，ミエリン塩基性タンパク，電気泳動，梅毒，クリプトコッカス抗原などは必要に応じて検査を計画する．近年，髄液中の測定可能物質は増えてきているが，測定はしてみたものの臨床的意義の評価が難しいということも多く，注意が必要である．
　髄液採取後は可及的速やかに必要項目を測定することが望ましい．髄液中の細胞は融解しやすく，保存は適当でない．糖も採取直後より急速に減少し，特に髄液細胞数が多い場合に著しい．やむをえない場合，糖，タンパク，免疫グロブリン，オリゴクローナルバンド，ミエリン塩基性タンパク，抗体などの測定のためには4℃冷蔵保存しておく．カテコラミン分画，アミノ酸分析，5-hydroxyindole acetic acidなどは，採取後は直ちに凍結保存する．培養検査では，髄膜炎菌が考えられるときは室温で保存し，その他の細菌，結核菌，真菌を考えているときは4℃冷蔵保存する．ウイルスの同定・分離には凍結保存する．

3 検査値の見かた

髄液圧の正常値は側臥位で60〜170 mmHgである（表1）．坐位では200〜400 mmHg程度を示すが，坐位での測定意義は少ない．側臥位で40 mmHg以下では低髄液圧，200 mmHg以上では頭蓋内圧亢進と考えてよい．

Queckenstedt試験は，髄圧が上昇しないときに陽性とする．圧迫して10秒以内に100 mmHg以上髄圧は上昇し，圧迫の解除ですみやかに（10秒以内に）元に戻る．Queckenstedt陽性はくも膜下腔が閉塞していることを意味する．

髄液の比重は15℃で1.005〜1.009，pH 7.31〜7.34が正常である（表1）．

外観は，無色透明で水様を示していることが正常である（表1）．黄色透明液はキサントクロミーであり，1週間以内のくも膜下出血を意味する．黄疸（総ビリルビン 15 mg/dL以上）や髄液タンパクの上昇（150 mg/dL以上）でも同様の所見を呈する．Traumatic tapではすみやかに遠心分離することで，血液成分は沈殿し，上清は無色透明になる．また，黒い背景で，斜めから日光光線を当てると，塵埃のような浮遊物を認めることがある．これは日光微塵と呼ばれ，細胞数の増加（200/μL以上）を意味する．明らかな混濁として認識されるのは細胞数が500/μL以上である．

細胞数の正常値は単核球 ＜5/μLである（表1）．細胞数の増多は感染，稀に白血病細胞の浸潤を意味する．多核球増加は細菌性髄膜炎でみられるが，多くのウイルス性髄膜炎でも，発症急性期には同様に多核球優位となる．なお，神経Behçet病や亜急性散在性脳脊髄炎などでも，急性期には単核球優位の細胞数増多を認めることがある（表2）．

髄液タンパクは腰椎部で15〜45 mg/dLが正常値である（表1）．脳室に近いほど低値となる．これは脊髄部では髄液は産生されず，吸収されるのみであることによる．正常ではタンパク成分の大部分がアルブミンで，グロブリンは少ない．グロブリン分画のなかではIgGがほとんどを占める．IgGの含量は1〜4 mg/dLが正常値であり，髄液タンパクの15%以下である．中枢神経系内で異常グロブリンが産生されたかどうかを判断するためには，IgGインデックス〔IgG index ＝（CSF/S IgG ratio）/（CSF/S albumin ratio）[2)]〕が用いられる．正常値の目安は0.86以下である．

タンパクが増加する機序は，①血管や組織からの透過性が亢進もしくは漏出している状態にある場合（例えば炎症や出血），または②脱髄や腫瘍性病変などのようにタンパクの産生が亢進している場合，あるいは③くも膜下腔の閉塞など吸収の低下がある場合である．Guillain-

表1 ● 脳脊髄液の正常値

外観	無色透明
比重	1.005〜1.009（15℃）
pH	7.31〜7.34
髄液圧	60〜170 mmHg（側臥位）
細胞数	＜5/μL（単核球）
タンパク	15〜45 mg/dL（腰椎部）
糖	40〜70 mg/dL（血糖の1/2〜2/3）

表2 ● 検査項目と測定意義

検査項目	測定意義
オリゴクローナルバンド	ある抗原に対して強い免疫反応が生じ，B細胞クローンが誘導され抗体を産生しているときに陽性となる
ミエリン塩基性タンパク	髄鞘の破壊の亢進を意味する
ACE	サルコイドーシス
HVA（Homovanillic acid）	Parkinson病，参考：正常＜73 ng/mL
5HIAA（5-hydroxyindole acetic acid）	Parkinson病，参考：正常＜70 ng/mL
乳酸	ミトコンドリア病，参考値：正常＜15 mg/dL
ピルビン酸	ミトコンドリア病，参考値：正常＜0.95 mg/dL
リン酸化タウ	Alzheimer病で増加
Aβ42	Alzheimer病で低下（Aβ40は変化しない）
IL-6	神経Behçet病では20 pg/mL以上，CNSループスのカットオフ値は4.3 pg/mL
PCR（Polymerase Chain Reaction）	結核性髄膜炎やヘルペス脳炎で有用

表3 ● 疾患別の髄液所見

髄膜炎	ウイルス性	細菌性	結核性	真菌性	癌性
髄液圧	→	→～↑	→～↑	→～↑	→
細胞数（/μL）	5～500 単核球	100～ 多核球	50～500 単核球	5～500 単核球	0～500 異型細胞
タンパク（mg/dL）	45～100	50～1,000	50～500	50～500	→～↑
糖（mg/dL）	→	＜45	＜45	＜45	＜45

その他の疾患	GBS	MS	SAH	神経梅毒
髄液圧	→	→	↑	→
細胞数（/μL）	～100 単核球	～100 単核球	↑ 赤血球	～300
タンパク（mg/dL）	↑	↑	↑	↑～→
糖（mg/dL）	→	→	→	→

GBS：Guillain-Barré症候群　MS：多発性硬化症　SAH：くも膜下出血

　Barré症候群やFisher症候群では，細胞数の増多がなく，髄液タンパクの増加がみられる（表3）．これを**タンパク細胞解離**という．

　髄液中の糖は，血糖の1/2～2/3であり，40～70 mg/dL程度である（表1）．血糖の値が髄液に反映されるのは1～2時間後であることを考慮し，早朝空腹時に髄液検査を行い，同時に血糖を測定することが望ましい．細菌性髄膜炎や結核性髄膜炎，真菌性髄膜炎では，病原体および細胞の糖分解作用のために，髄液中の糖は減少する（表3）．そのためウイルス性髄膜炎との鑑別に役立つ．

4 合併症

　検査後の頭痛はよく起こる合併症である．その他，局所の血腫や感染，神経根痛などの合併症の可能性がある．稀な合併症としては外転神経麻痺による複視，脳ヘルニア，対麻痺などが考えられる．

文献
1)「神経内科ハンドブック 第4版―鑑別診療と治療」(水野美邦 著)，医学書院，2010
2) Link, H., Tibbling, G. : Principles of albumin and IgG analyses in neurological disorders. III. Evaluation of IgG synthesis within the central nervous system in multiple sclerosis. Scand J Clin Lab Invest, 37 (5)：397-401, 1977

第6章 診療のための重要な検査

2 脳波

飯野光治

脳波とは

脳波（electroencephalogram：EEG）とは頭皮上に配置した電極によって記録される，その直下にある大脳皮質神経細胞の電気活動である．画像診断技術の大きな進歩に比べて，基本的技術の進歩は乏しく，検査が敬遠される傾向にあるのは否めない．欠点として，空間分解能が悪く脳波現象の脳局在を同定できない，所見の解釈が難しいこと，疾患に特異的な現象が少なく診断できる疾患が限られていることなどがあげられる[1]．本稿では専門医ではない一般臨床医にとって整理しておきたい脳波の基本について述べる．

脳波の適応（表1）

まずは臨床的にてんかん（部分発作，全般発作，特発性，症候性などにかかわらず）を疑ったら脳波を実施すべきであろう．診断だけでなく治療効果の評価にも適応される．次に意識障害の診断や評価のためにオーダーされることが多い．そして現代では蘇生後脳症における脳機能評価のために行われることが多い．
一方脳卒中や認知症に対しては画像診断に比べ疾患特異性が低く，実施されることは少ない．

1 実際の脳波

1）正常な基礎律動（図1）

ほぼ全般性，持続性に出現し，脳波の大部分を形成する特定の脳波活動を**基礎律動（背景脳波）**という．基礎律動は覚醒度，年齢，薬物によって変化し，基礎律動が異常を示す病態もある．基礎律動には周波数帯域ごとに**表2**のように名前が付けられており，それぞれ異なった生理学的な意義を有している．

一般に健常者では，安静・閉眼・覚醒状態では後頭部を中心に10 Hz前後のα波が多く出現する．また睡眠の深さ（睡眠段階）は脳波の周波数などに基づいて分類されている．

α波を基準としてそれよりも周波数の遅い波形を**徐波**，周波数の早い波形を**速波**という．振幅は正常人は20〜70 μVであり，20 μV以下で低電位，100 μV以上で高電位という．

2）基礎律動の異常（非突発性異常）（表3）

❶徐波化

基礎律動の徐波化（10 Hz前後のα波の減少や消失およびθ・δ波の出現）は多くの場合は脳の機能低下を示している．異常の分布を確認することで原因を推定できることもある．

❷速波化

速波（12〜13 Hz α波やβ波）が基礎律動となる場合がある．薬剤性が多い．

❸α波をはじめ正常の構成成分の異常

局所性振幅の減少や消失，局所性の振幅の増加，局所性の徐波化，位相の乱れなどが認め

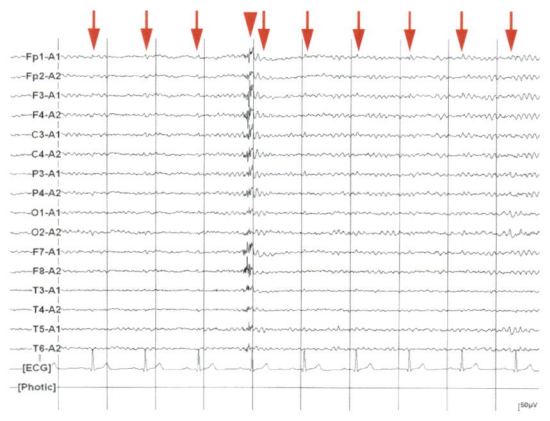

図1● α波を主体とする正常脳波
心電図（ECG，→）や筋電図（▶）のアーチファクトが混入している

表1● 脳波の代表的な適応疾患・病態

疾患・病態	脳波上の異常所見
てんかん	突発波（棘波，鋭波など）
意識障害	基礎律動の徐波化，平坦化
脳死	平坦脳波
脳炎	徐波化，突発波，周期性複合波
肝性脳症	徐波化，三相波

表2● 脳波の周波数帯域

名称	読み	周波数帯域	
δ波	デルタ波	1〜3 Hz	徐波
θ波	シータ波	4〜7 Hz	徐波
α波	アルファ波	8〜13 Hz	
β波	ベータ波	14 Hz以上	速波

表3● 脳波異常度の分類（SaundersMG）[2)]

異常度	異常所見	臨床状態
1度（境界）	α波の振幅だけの左右差 過呼吸延長反応	臨床的意義づけは不明
2度（軽度異常）	広汎性θ波 低振幅の鋭波・棘・局在性のδ波	おそらく脳器質性のものであろうが，身体的変化による二次的表出の可能性あり
3度（中等度異常）	棘や複合波がくり返し出現 局在性δ波・θ波・速波	ほとんど神経学的あるいは脳外科的疾患である
4度（高度異常）	高振幅局在性の無律動性δ波 持続性の棘・各種複合波	重症の脳病変がほとんど決定的である
5度（極度異常）	ヒプサリズミア* 活動停止（脳死）	予後が非常に不良である

＊West症候群の点頭てんかんでみられる非常に不規則な高振幅の棘・徐波

られることがある．障害部位においては覚醒時脳波の振幅が低下したり，睡眠時脳波でも紡錘波，徐波，K複合波などが患側で振幅減少を示す．こういった現象をlazy activityという．

3）突発波

突然始まり，急速に最大振幅に達し，突然終わるような出現様式をとる脳波を突発波という．突発波の判読は，てんかんの診断，分類，治療効果判定のために重要であり，波形，出現の仕方，出現の場所などを評価する．

❶波形の異常

棘波，鋭波，棘徐波，多棘徐波などが知られている．棘波（spike）とは持続20〜70 msec程度の尖った波形であり，鋭波（sharp wave）とは持続70〜200 msec程度の振幅が大きな尖った波である．棘波1つに徐波1つが組合わさると棘徐波複合（spike-and-slow-wave complex）といい，鋭波1つと徐波1つでは鋭徐波複合（sharp-and-slow-wave complex）という．

❷出現の仕方

単発，2〜3個連なって，群発（数秒続く）といった出現の仕方がある．また持続的，頻発，散発（sporadic），律動性（rhythmic），多律動性，非律動性，周期性，突発性，両側同期性，非同期性といった表現が用いられる．

❸出現場所

焦点性，半球性，全般性などがある．広域性，広汎性，局在性，一側性，両側性，対称性，非対称性といった言葉も使われる．左右差に注目するのが重要である．

4）脳波の賦活

限られた検査時間内で効率よく異常波を誘発・観察するため，以下の賦活法が用いられる．

❶開閉眼賦活法

開閉眼をくり返す．開眼約10秒後に閉眼させる．主にα波の減衰（α blockまたはattenuation）をみるための賦活法である．

❷過呼吸賦活法（hyper ventilation）

1分間に20〜30回の速さで3〜4分間連続して過呼吸を行わせる方法である．過呼吸によって安静時にみられなかった徐波が出現したり，振幅が大きくなることがある．このような変化をbuild upという．また，過呼吸を中止し1分以内にbuild upが消失しなかったらそれも所見である．しかし，10歳以下ではbuild up自体に病的な意義がないことも多い．

❸光刺激賦活法（photic stimulation）

反復光刺激にて後頭葉の突発波を誘発させる方法である．後頭葉に光刺激の周波数に一致した脳波が出現すると光駆動（photic driving）といわれる．直ちに異常とは断定できないが光感受性を反映する．

❹睡眠賦活法

睡眠によって突発波を誘発させる方法である．自然睡眠で行う場合と薬物により睡眠を導入する場合もある（表4）．

表4 ● 睡眠段階

睡眠段階	特徴的波形
stage W	α波
stage 1	α波の減少，V波（hump）
stage 2	睡眠紡錘波（spindle），K複合波
stage 3	δ波（20〜50％）
stage 4	δ波（50％以上）
stage REM	低振幅脳波に急速眼球運動（REMs）が出現

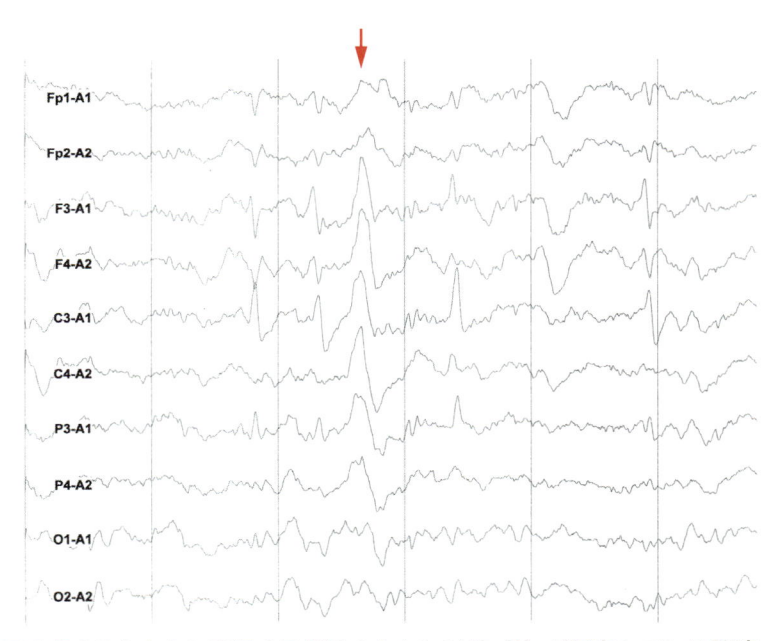

図2 ● C3を中心に出現する鋭波のなかにV波（↓）が混在している脳波

Pitfall：脳波の見極めが重要

臨床的には正常脳波に混入するアーチファクトと区別することが必要である．眼球運動や体動による筋電図や心電図を異常突発波と間違わないこと（図1）．また正常睡眠脳波にみられるV波（hump）やK複合波を異常突発波の鋭波と誤診しないことが重要である（図2）．V波は頭蓋頂部鋭波といわれ発生機構は明らかではないが，その発生部位や被検者の睡眠状態から総合的に判断し異常波と区別する．

文献

1）「脳波所見をどう読むか」（東間正人 著），p2，新興医学出版社，2010
2）「脳波判読に関する101章」（一條貞雄 著），p25，医学書院，1998
3）「神経生理を学ぶ人のために」（柳澤信夫，柴﨑 浩 著），p62，医学書院，1997
4）「神経伝導検査と筋電図を学ぶ人のために」（木村 淳，幸原伸夫 著），p204，医学書院，2010

第6章 診療のための重要な検査

3 神経伝導検査と筋電図検査

飯野光治

神経伝導検査と筋電図とは

従来神経伝導**速度**や筋電図という用語が総称的に使用されることが多かったが，今日ではさまざまな検査手技が発達し評価項目が増えたため，実情に合わせるために神経伝導**検査**と筋電図検査という用語を区別して用いることが多い．

神経伝導検査（nerve conduction studies）は，主として末梢神経を電気刺激して誘発される筋反応（muscle action potential：MAP，M波）あるいは神経活動電位（nerve action potential：NAP）を測定し，その波形から末梢神経の機能を調べる検査である．電気刺激の強さに応じて軽度の侵襲性を伴う．中枢神経を刺激する手技や末梢神経を刺激して大脳誘発電位を記録する検査もあるが，ここでは末梢神経の評価を中心に取り上げる．

筋電図検査（electromyography：EMG）は針電極を直接筋肉内に刺入すること，または表面電極を皮膚上に設置することにより筋活動電位を記録し評価することである．針刺入の場合は痛みを伴う．神経伝導検査と筋電図はお互い補完的な検査であり，症状や疾患に応じてそれらの適応を決定する．

検査の適応（表1，2）

神経伝導検査は末梢神経障害（neuropathy）が疑われた場合に最初に行われるべき検査である．障害の分布や脱髄性か軸索性かなどの詳細な分析をすることにより，原因疾患を診断することができる．複雑な診断のためには医師による実施が必要であるが，例えば糖尿病などの末梢神経障害のスクリーニング検査としては，臨床検査技師で対応可能である．

針筋電図検査は侵襲性が高いため通常は診断のため限られた数の筋しか評価できないし，医師が実施するべきである．基本的に軸索変性を伴うような末梢神経障害，運動ニューロン病，頚椎症，筋炎などでは針筋電図検査で異常を検出しうるが，侵襲性を伴うため，その適応は神経伝導検査の結果を踏まえて総合的に判断される．なお表面筋電図検査は皮膚上の表面電極で筋電図を記録するものであり侵襲性はないためいくつかの筋を同時に記録することができるのが特徴である．不随意運動の補助診断としてよく用いられ，主動筋と拮抗筋を同時に計測するのを基本とする．

1 神経伝導検査の実際

一般的に上肢は正中神経と尺骨神経の運動神経や感覚神経の評価を行い，必要に応じて橈骨神経の運動神経の評価を行う．下肢では脛骨神経と腓骨神経の運動神経と腓腹神経の感覚神経の評価を行う．理想的には四肢で評価したいが，スクリーニング検査としては30分程度の時間にまとめたいので，一側上下肢など二肢で実施されることが多い．臨床的には糖尿病性末梢神経障害や手根管症候群などの各種のしびれの診断のために施行されることが多く，またGuillain-Barré症候群や慢性炎症性脱髄性多発根神経炎（CIDP）などの末梢神経障害（neuropathy）や神経根障害（radiculopathy）の診断には必須である．神経筋接合部の異常である重症筋無力症の診断は末梢神経を反復刺激しM波の減衰（waning）の有無を評価する．

表1 ● 神経伝導検査の代表的な適応疾患

末梢神経障害	糖尿病，手根管症候群 肘部管症候群，橈骨神経麻痺， 各種のしびれ
末梢神経障害＋神経根障害	Guillain-Barré症候群 CIDP
神経筋接合部の異常	重症筋無力症

表2 ● 針筋電図検査の代表的適応疾患

脊髄前角下位ニューロン障害	ALS
神経根障害	頚椎症性神経根症
神経叢障害	圧迫，放射線治療
筋障害	筋炎，筋ジストロフィー

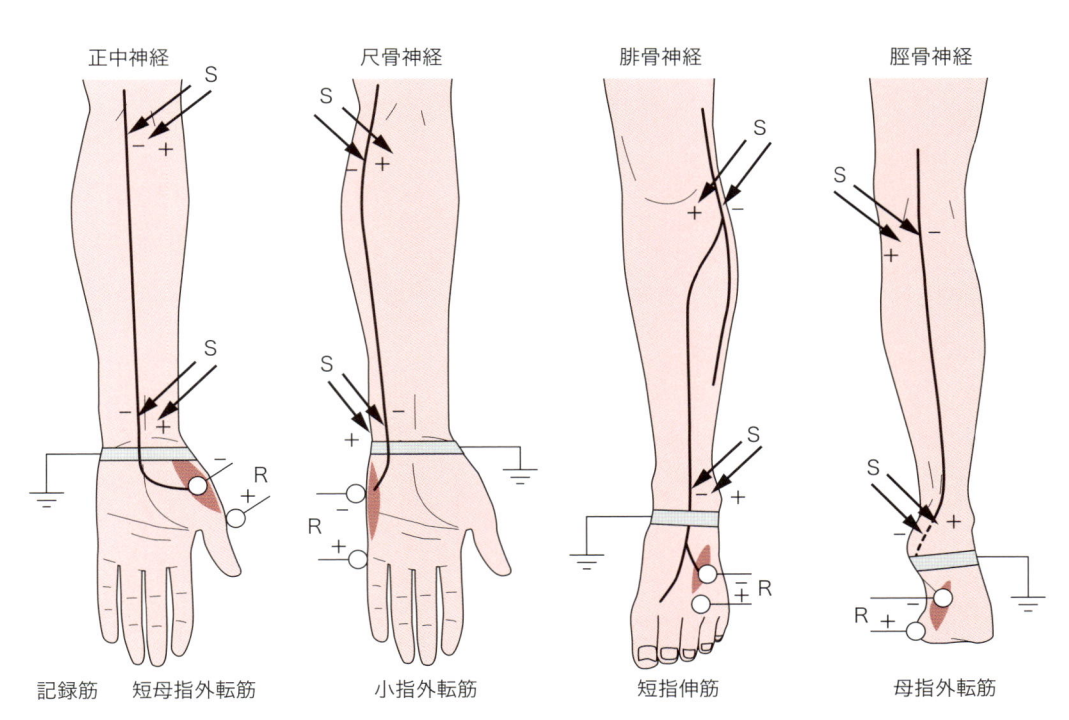

図1 ● 運動神経伝導検査の神経刺激部位（S）と筋記録部位（R）
文献3より転載

1）運動神経伝導検査（motor nerve conduction studies：MCS）

　　運動神経を遠位部（手首や足首）と近位部（肘や膝）の2カ所で経皮的に電気刺激し，その神経の支配筋の誘発筋電図（M波）を記録する（図1〜3）．最大刺激より20〜30％高い最大上刺激で記録する．記録電極は関電極（陰性電極）を筋腹に，不関電極（陽性電極）を

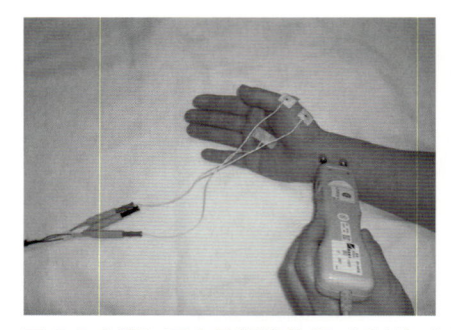

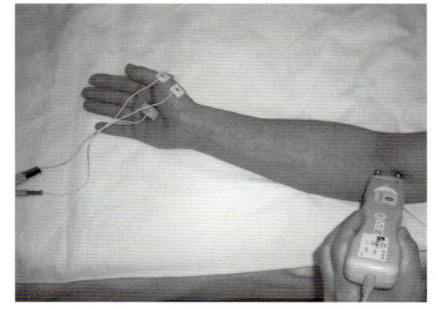

図2 ● 実際に正中神経遠位部（手首）と近位部（肘）を刺激し短母指外転筋から複合筋活動電位を導出しているところ

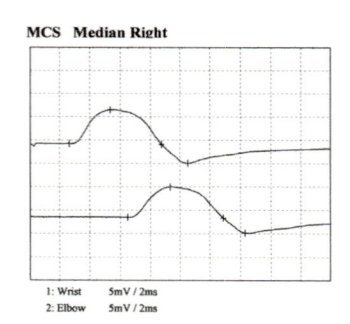

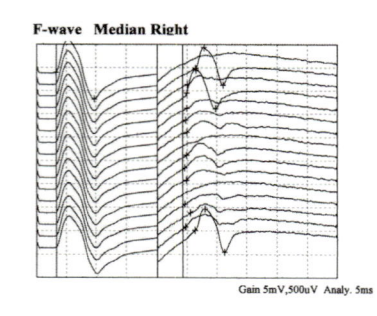

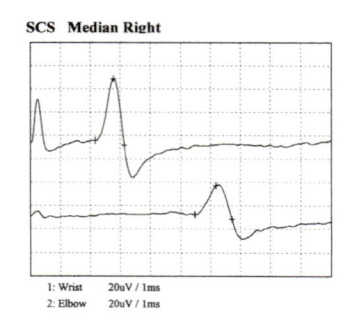

図3 ● 実際の複合筋活動電位，F波，感覚神経活動電位

表3 ● 主な疾患と神経伝導検査異常所見

糖尿病性末梢神経障害	SCV・MCV低下，M波遠位潜時やF波潜時遅延
手根幹症候群	正中神経M波遠位潜時遅延，振幅低下，SCV（手首～指）低下
Guillain-Barré症候群 CIDP	F波消失，MCV・SCV低下，伝導ブロック

腱に置く．得られたM波の潜時，振幅を測定，さらに2つのM波の潜時差と四肢において実測された2点間距離からその運動神経伝導速度（**motor nerve conduction velocity：MCV**）を測定する．脱髄性末梢神経障害ではMCVの低下だけでなく，時間的分散の増大や特徴的な**伝導ブロック**（M波振幅が近位部刺激で低下し波形が変化）の所見が得られることがある．M波に続いて一定の潜時をおいて小さな電位が記録されるが，これをF波という．F波は運動神経を脊髄まで逆行し再び末梢へ伝播した電位であるため末梢神経全長にわたる伝導が反映される．したがってMCVが正常でF波が異常を示す場合は，近位部の神経叢や神経根の異常の可能性を示唆する（表3）．

2）感覚神経伝導検査（sensory nerve conduction studies：SCS）

経皮的に感覚神経を刺激し，感覚神経上の皮膚に置いた電極から記録した感覚神経活動電位

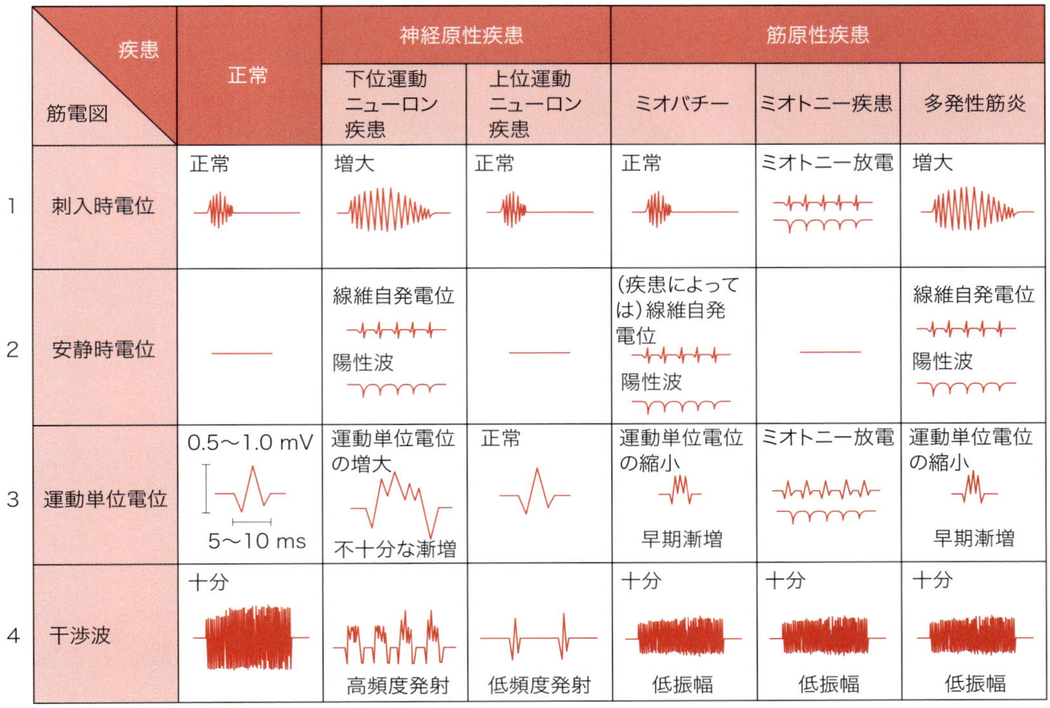

筋電図 \ 疾患	正常	神経原性疾患		筋原性疾患		
		下位運動ニューロン疾患	上位運動ニューロン疾患	ミオパチー	ミオトニー疾患	多発性筋炎
1 刺入時電位	正常	増大	正常	正常	ミオトニー放電	増大
2 安静時電位	—	線維自発電位 / 陽性波	—	(疾患によっては)線維自発電位 / 陽性波	—	線維自発電位 / 陽性波
3 運動単位電位	0.5～1.0 mV / 5～10 ms	運動単位電位の増大 / 不十分な漸増	正常	運動単位電位の縮小 / 早期漸増	ミオトニー放電	運動単位電位の縮小 / 早期漸増
4 干渉波	十分	高頻度発射	低頻度発射	十分 / 低振幅	十分 / 低振幅	十分 / 低振幅

図4● 下位，上位運動ニューロン疾患および筋原性疾患の筋電図所見
文献4より転載

の潜時と，実測した刺激位置と記録電極との距離から感覚神経伝導速度（**sensory nerve conduction velocity：SCV**）を測定する．初期の糖尿病性末梢神経障害ではM波は正常でも，感覚神経伝導検査で活動電位の振幅低下やSCV低下が検出されることが多い（**表3**）．

2 針筋電図検査の実際

臨床的には筋萎縮性側索硬化症（ALS，p.184**第3章11**参照）の診断に必須の検査である．初期では神経伝導検査は正常であるが，脊髄前角の下位運動ニューロンの脱落（**neuronopathy**）による異常を針筋電図検査では検出できる．また頚椎症性神経根症（**radiculopathy**）のレベル診断に有用である．圧迫や放射線治療による神経叢障害（**plexopathy**）も異常を検出可能である．また筋炎や筋ジストロフィー（**myopathy**）が疑われたら針筋電図検査は必要な検査である．

実際に針をどこの筋に刺入するかは症状や病態から吟味する．例えばALSでは，顔面神経などの脳神経支配筋と上下肢での実施が必要である．頚椎症ではC5～7の支配筋などで行う必要がある．筋炎では近位筋での評価が多い．

検査で得られた電位は以下の**1）～4）**の段階（**図4**）で評価される[3]．

1）針電極刺入に伴う活動電位（刺入時電位；insertional activity）

　　刺入時活動は電極が動いている間のみに認められ，持続時間は通常100〜300 ms程度である．電極の動きが止まっても筋の活動電位が続く状態を異常刺入時活動という．筋線維の興奮性が異常に高いことを示す．脱神経筋や筋炎および**ミオトニー**（随意運動や機械的刺激で起こる持続的筋収縮）などで認められる．

2）完全に力を抜いた筋より得られる安静時電位（自発電位；spontaneous activity）

　　安静時の異常筋電位は**線維自発電位（fibrillation potential）**と**陽性鋭波（positive sharp wave）**の2種類が代表であるが，両者は相まって出現することが多く，病的意義は共通していると考えられている．単一筋線維自発放電であり比較的規則的にくり返される．脊髄前角の下位ニューロン障害，神経根障害，神経叢障害，軸索変性を伴う末梢神経障害などの神経原性疾患の他に，筋炎や筋ジストロフィーなどの筋疾患でも出現しうる．

　　また**線維束電位（fasciculation potential）**は1個の運動単位電位に属する筋線維全部または一部の自発放電であり，肉眼で筋肉がぴくぴくする動きをとらえられる（**線維束攣縮**）．神経原性疾患に特異的であり特に脊髄前角病変を示唆することが多い．同一の運動単位が反復放電したり多数の運動単位が同時に放電すると筋の隣接部が交互に収縮してみえ，**ミオキミア**といわれる．これに伴う電位を**ミオキミア放電（myokymic discharge）**といい，神経原性疾患に多い．

3）軽度の随意収縮による個々の運動ニューロン発射に伴う電位（運動単位電位；motor unit potential：MUP）

　　筋収縮の最小単位をなす個々の運動単位から得られる電位をMUPという．基本要素は波形，持続，振幅の3つのパラメータである．

❶神経原性変化

　　神経原性変化では運動単位が脱落し，再生神経線維による脱神経筋線維の**再支配（reinnervation）**が生じる．これにより神経支配比が増大し運動単位領域の拡大や運動単位筋線維密度の増加が起こり，MUPの持続は延長し（**long duration**），振幅は高くなり（**high amplitude**），波形は多相化（**polyphasic**）する．

❷筋原性変化

　　筋原性変化では運動単位数は変わらず，運動単位を構成する筋線維が脱落し，一部では筋線維の再生，神経再支配の機序も加わりMUPの持続は短縮し（**short duration**），振幅は低下する（**low amplitude**）．同一運動単位に属する筋線維間の同期性にも変化が認められ波形は多相化する傾向がある．

4）筋収縮を次第に強め最大収縮に至る過程で得られる電位（動員；recruitmentと干渉波；interference pattern）

　　随意収縮を徐々に強めていくと次々と新しい運動単位が動員されていくが，下位運動ニューロンの脱落によりその数が減少すると筋収縮が増大しても新しい運動単位が動員されない（**遅

延漸増；late recruitment または漸増減少；reduced recruitment）．この場合一定の筋力を保つためには残存する運動ニューロンの発射頻度が高まり運動単位数の減少を代償する．さらに最大収縮でも，運動単位数の減少と神経原性MUPを反映し，干渉が不十分な高振幅（5 mV以上）で持続の長いMUP波形として観察される．上位運動ニューロンの障害でも運動単位の動員は生じにくくなるが，残存する少数の運動単位が低頻度で反復し運動単位の形態は正常である．

　筋原性変化では低振幅（1 mV以下）で持続が短いMUPの動員パターンは，弱い随意収縮でも一定の力を保つため多数の運動単位が一斉に放電するのが特徴であり，**早期漸増（early recruitment）**といわれる．運動単位数は変わらないため完全干渉型を示す．

> ■**重要点："音" で所見をつかむ**
>
> 臨床的に針筋電図検査の大事な所見はスピーカーから聞こえる音である．例えばミオトニー放電は急降下爆撃機の音と形容される．安静時の自発放電である線維自発電位（fibrillation potential）は雨がトタン屋根を打つ音と似ている．また随意収縮時の神経原性変化や筋原性変化の特徴的な音は波形を裏付けている．ぜひ経験的につかみたいものである．

文献
1）「脳波所見をどう読むか」（東間正人 著），p2，新興医学出版社，2010
2）「脳波判読に関する101章」（一條貞雄 著），p25，医学書院，1998
3）「神経生理を学ぶ人のために」（柳澤信夫，柴﨑 浩 著），p62，医学書院，1997
4）「神経伝導検査と筋電図を学ぶ人のために」（木村 淳，幸原伸夫 著），p204，医学書院，2010

第6章 診療のための重要な検査

4 自律神経機能検査

國本雅也

> **自律神経機能検査とは**
> 　血圧，脈拍，発汗，排尿，排便など自律神経の働きによって行われている生理活動が順調に機能しているかどうかを調べる検査法．その項目は多岐にわたり，詳細は日本自律神経学会から出版されている「自律神経機能検査第4版」[1]を参照していただきたい．本稿ではそのなかから特に一般臨床現場で行うべき検査，役立つ検査を中心に紹介する．
> 　ヘッドアップティルト試験は，めまい，たちくらみのあるニューロパチーや神経変性疾患が適応となる．MIBG心筋シンチグラフィーは，Parkinson病およびその関連疾患の鑑別に用いる．発汗試験の適応はうつ熱などの体温調節障害を有するニューロパチーや神経変性疾患である．排尿動態検査は末梢および中枢神経障害で蓄尿・排出障害を呈する場合が適応となる．

◼1 ヘッドアップティルト試験

1) 検査の意義と適応

　ティルト台に臥床した状態から被動的にそれを起こしたときに血圧や心拍がどのように変化するかをみる検査（図1）．**適応は，起立性低血圧を呈しうる疾患**で，臨床症状としては，失神，めまい，ふらつき，意識消失，意識障害などの鑑別に用いられる．循環器系では失神

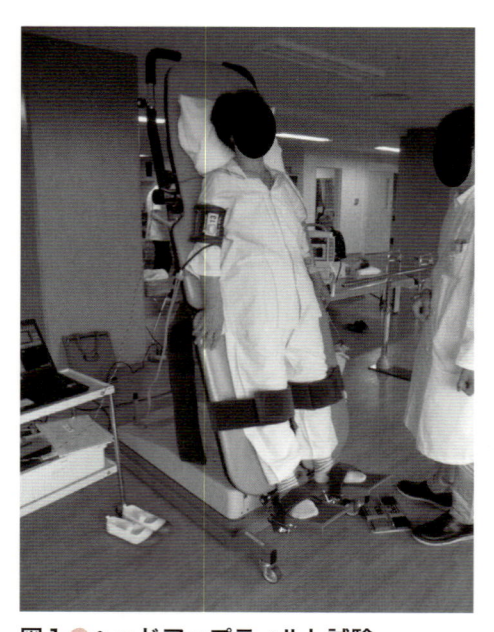

図1 ● ヘッドアップティルト試験
70°ヘッドアップして血圧，心拍数と全身状態を観察しているところ

を誘発したり，不整脈の出現を診たりするために30分あるいは，薬物負荷をしてそれ以上起立を続ける場合もある．神経疾患で起立性低血圧を呈しうる疾患としては，多系統萎縮症，Parkinson病（p.169 **第3章8**参照），脳血管障害，Guillain-Barré症候群（p.217 **第3章16**参照），家族性アミロイドポリニューロパチーなどがあり，それらと他疾患との鑑別や，その疾患の重症度を判定する目的で使われる（平成24年4月から保険収載）．後者の目的のためには60～70°くらいの傾斜で10分程度の負荷がよく用いられる．

2) 施行上の要点と結果の解釈

　まずは患者にその目的などを説明し，起立という負荷試験であることの了解を得る．10分程度の安静をとり，上腕で血圧と脈拍を間欠的に測定する．できれば1分ごとがよい（連続的に測定できる機器があればなおよい）．また同時にヘッドアップティルト前後での血中カテコラミン3分画（特にノルアドレナリン）を測定するとよい．起立時の血圧の維持は交感神経系の活性化によって行われており，血中ノルアドレナリン濃度の変化はその動態を反映している（ただしティルト前後での2回目の測定はまだ保険収載されていない）．ヘッドアップティルトした後の血圧や脈拍の変化の推移を見守る．これは必ず2名以上で行い，患者の血圧ばかりでなく，顔色，心拍上昇，不快感の訴え，あくびの増加，急な徐脈などに注意する．その徴候がみられたら，すぐにヘッドダウンして失神による転倒・転落を防ぐ．

　明確な基準はないが，ヘッドアップ中の血圧最低値が臥床時に比べて収縮期30 mmHg，拡張期15 mmHg以上低下したものを陽性とする[1]．血中ノルアドレナリンは臥床時の1.5～2倍に増えることが多く，それほどの反応のないものを低反応と考える[1]．

2 MIBG心筋シンチグラフィー

　心臓に分布する交感神経節後線維の機能を評価するために開発された核医学検査．交感神経節後線維末端から放出されたノルアドレナリンは再吸収されてまた使われるので，それと同様の代謝を示す[123I] meta-iodobenzylguanidine（MIBG）を静注し，15～30分後と3～4時間後で心臓での集積をみると，ノルアドレナリンが活発に放出，再取り込みされているほど，心臓でのMIBGの集積（H）やウォッシュアウトも強くなる．それを縦隔のカウント（M）と比較してH/M比として正常対照と比較する．通常は3.0以上であるが，Parkinson病，糖尿病，また当然であるが虚血性心疾患でも低下する．さらにMIBGの代謝を推測する意味で，ウォッシュアウト比（washout ratio：WR）を計算する．

$$WR = \frac{（早期H－背景カウント）－（後期H－背景カウント）}{（早期H－背景カウント）}$$

　適応は，心疾患では，虚血性心疾患，心不全，不整脈があり，神経疾患ではParkinson病と他の変性疾患との鑑別に用いられる．Parkinson病以外ではレビー小体型認知症（p.153 **第3章5**参照）で低下し，レビー小体が蓄積する病態との関連が深いことが明らかとなっている[2]（**図2**）．

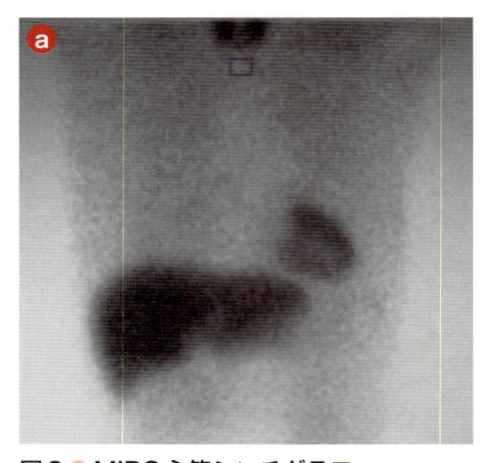

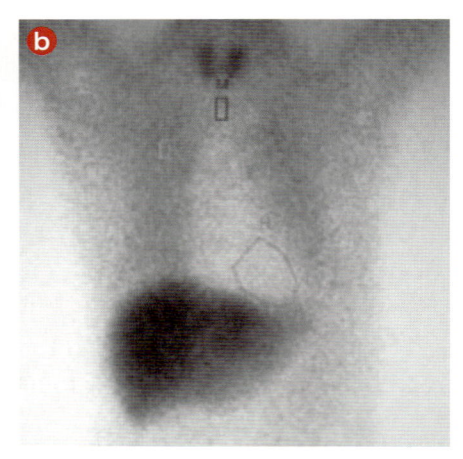

図2● MIBG心筋シンチグラフィー
ⓐ正常対照．ⓑParkinson病（Y-2）（巻頭カラーアトラス図8参照）

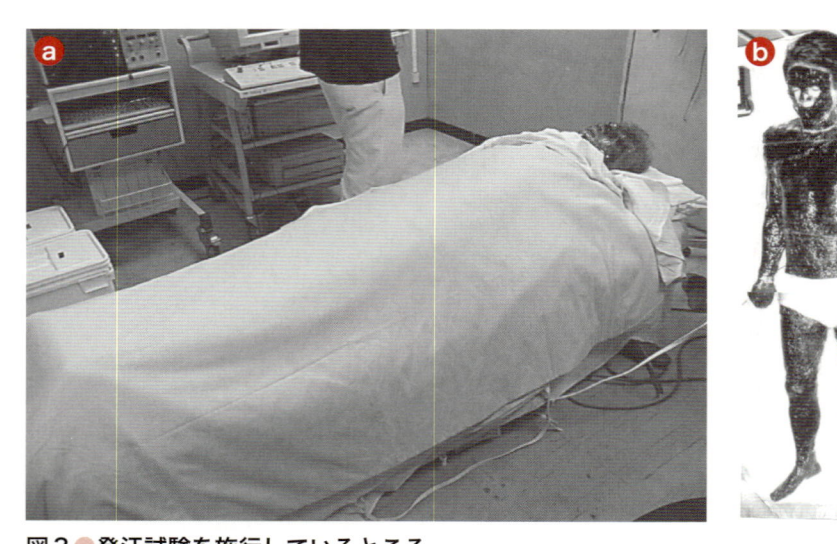

図3● 発汗試験を施行しているところ
ⓐラップフィルム法．体にヨードでんぷん用紙を貼り付け，電気毛布で体を温める．ⓑ発汗して黒く変色した状態

3 発汗試験

　体表面上でどれだけ発汗しているかを分布として測定する方法と，局所における発汗量を測定する方法がある[1]．前者は体表面にヨード液を塗り，でんぷん粉をかけて汗が出たところが変色することをみるミノール法と，もともとヨード糊とでんぷんを含んだ発汗用紙を体に貼り付けるラップフィルム法（図3）がある[1]．これは主に発汗の分布を調べる目的で使用され，末梢神経障害では四肢遠位で低下したり，ホルスタイン状に斑に発汗域が分布するパターンや，多系統萎縮症のように体幹のあるレベル以下が無汗となるパターンがある．
　一方，局所で発汗量を測定するのは，直接発汗量をカプセル換気法で測定する方法と，ア

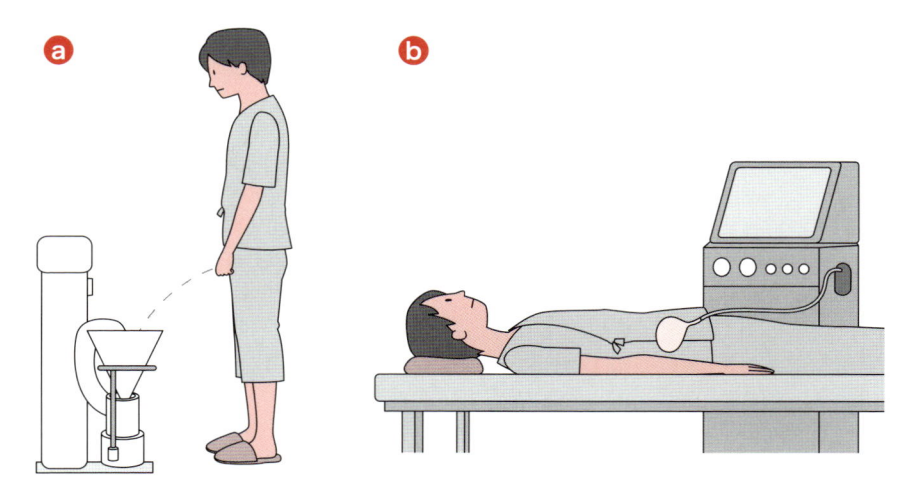

図4 ● 排尿動態検査を施行しているところ
ⓐ通常に近い排尿を集尿器で受けて単位時間当たりの尿量を計測する．ⓑ膀胱内に内圧が測定できるカテーテルを入れ，一定流量で生理食塩水を流しながらカテーテルを引き抜いて膀胱・尿道内圧測定を行う

セチルコリンを電気泳動で皮膚に浸み込ませ，その軸索反射性発汗をみる方法がある[1]．後者は発汗に関する交感神経節後線維機能を診ることを目的としている．

4 排尿動態検査

　通常に近い形で排尿させ（図4ⓐ），その尿流量を時間単位で記録したものを尿流曲線といい，尿道狭窄，排出筋障害などで低下する．膀胱の収縮力やコンプライアンスそのものを診る目的では，膀胱・尿道内圧測定を行う（図4ⓑ）．これは一定の流量で膀胱内カテーテルに生理食塩水を流しながら膀胱内圧の変化を診た膀胱内圧曲線と，その後一定速度でそのカテーテルを引き抜いてきたときに尿道の各場所での内圧が記録された尿道内圧曲線の2種類となる[1]．膀胱は一定の交感・副交感神経支配を受けているときにその拡張・弛緩のバランスが取れており，中枢あるいは胸腰髄（交感神経），仙髄（副交感神経）の支配が消失したいわゆる神経因性膀胱では排尿筋過活動から無収縮までさまざまな病態が存在する．こうしたパターンを鑑別することで神経因性膀胱の病態が解明される．

文献

1）「自律神経機能検査 第4版」（日本自律神経学会 編），文光堂，2007
2）織茂智之：MIBG心筋シンチグラフィーと心臓交感神経変性．神経内科，64：565-572，2006

第6章 診療のための重要な検査

5 筋生検と神経生検

前田明子, 上坂義和

筋生検 (図1～3)

筋生検の意義

病歴, 家族歴, 診察所見, 血液所見 (血清CK値など), 針筋電図所見, 画像所見から筋疾患が疑われる場合に筋生検を行い, 診断を確定する. 筋生検凍結標本の観察において, 筋線維のサイズ, 形, 壊死・再生線維, 炎症細胞浸潤, 間質の変化, 筋原線維間網の変化の有無およびその程度から筋組織の障害機序を知ることができる. さらに, 筋線維内の異常構造物, ミトコンドリア, 脂肪, グリコーゲンなどの観察から, これらの関係した筋疾患を診断できる. また免疫組織化学染色を行うことで, ジストロフィンやdysferlinなどのタンパクの異常による筋疾患や各種筋炎などの鑑別ができる.

筋生検所見から治療可能な筋疾患と病理診断された場合にはすみやかに治療を開始することができる. 現時点で治療効果が乏しい疾患と診断した場合にも, 適切な対症療法を選択できる.

筋生検の適応

多発筋炎/皮膚筋炎, 筋ジストロフィー, ミトコンドリア筋症, 糖原病などの筋疾患や, 血管炎, 筋膜炎など.

筋生検の禁忌

絶対禁忌はないが, ステロイド内服中や血小板減少時には注意を要する. 体表の小手術であるため術後出血への対応は容易ではあるが, 抗血小板薬や抗凝固薬内服中も注意を要する.

1 方法 (開放生検)

1) 生検部位

徒手筋力テストで3～4程度の筋力低下を認める筋を選択する. 通常選択されるのは, 上腕二頭筋, 三角筋, 大腿直筋, 外側広筋などである. 前脛骨筋, 腓腹筋を選択することもある. 罹患部位の確認には針筋電図所見や筋CT・MRI所見を参考にする.

受傷部位や針筋電図を施行した部位では, アーチファクトが混入するため, 生検は避ける.

2) 生検方法

①手術30分前より前投薬 (ヒドロキシジンパモ塩酸 25 mg) を点滴静注する. なお術中の疼痛の程度が強い場合, 塩酸ペンタゾシン 15 mg などを適宜追加投与する.
②生検筋の筋腹にマーキングし, 皮膚を消毒する.
③皮膚の局所麻酔 (1％キシロカイン注射液エピレナミン含有) 後, メスで約3 cmの皮膚切開をおく. 曲がりペアンを用いて皮下組織を鈍的に分け, 筋膜に達したら, 筋膜と皮下組織の剥離を十分に行う.

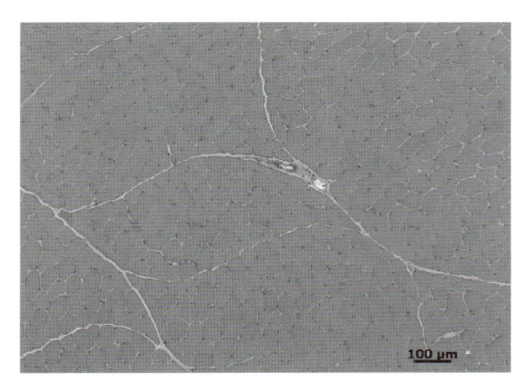

図1● 正常コントロールの筋組織（HE染色）
筋線維のサイズは直径60～80μmであり，多角形を呈している（巻頭カラーアトラス図9参照）

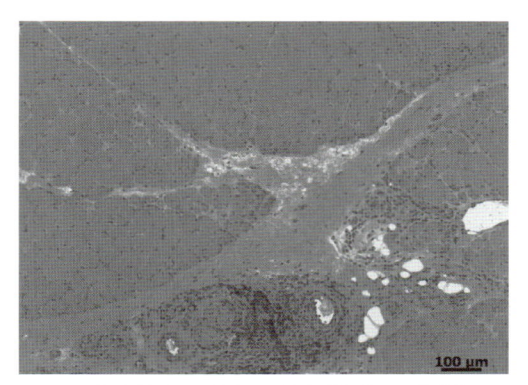

図2● 皮膚筋炎の症例の筋組織（HE染色）
ほぼすべての筋線維は小径化し，特に筋束周囲では萎縮しperifascicular atrophyと呼ばれる所見である．筋周膜の血管周囲に小型炎症細胞の浸潤像を認める（巻頭カラーアトラス図10参照）

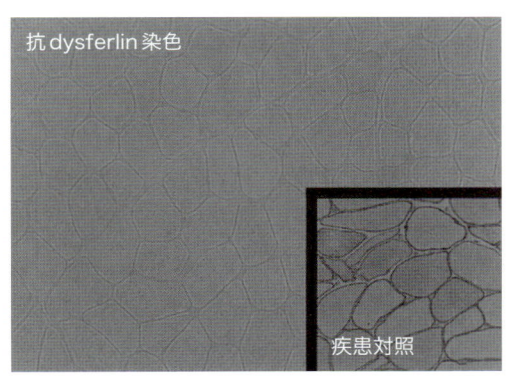

図3● dysferlinタンパクの欠損（肢体型筋ジストロフィー2B）を認める筋組織の免疫組織学的所見（抗dysferlin染色）
疾患コントロール筋で筋細胞膜に認めるdysferlinへの免疫反応は，症例の筋組織では認めない．症例の筋組織では，筋細胞膜を構成するdysferlinタンパクが欠損していることを示す（巻頭カラーアトラス図11参照）

④メスで筋膜を切開し，眼科用剪刀を用いて採取する筋束を線維の方向と垂直に剥離する．剥離したところに曲がりペアンを入れ，眼科用剪刀で両断端を少しずつ切る．筋膜炎を疑う場合には，筋膜にあらかじめ平行2本線の切開をおき，切開間では筋膜と筋組織を剥離せず筋膜付きの筋組織を採取する．

⑤採取した筋組織は**生理食塩水を浸したガーゼを固く絞ったものに包む**．後述する検体処理を行うため，その場で筋組織すべてを生理食塩水やホルマリンに浸さないようにする．

⑥筋組織を切離後，圧迫止血を行い，止血を十分に確認してから筋膜を縫合する．

⑦**術後3日間は荷重を避け**，約1週間後抜糸を行う（ステロイド内服中は適宜延長する）．

⑧抗菌薬は点滴または内服で，手術3日後まで継続して投与する．

3）検体処理

施設間で設備は異なるが，光学顕微鏡での観察のための凍結固定，パラフィン包埋ホルマリン固定，電子顕微鏡での観察のためのグルタールアルデヒド固定の3種類の標本を作製することが望ましい．

凍結固定標本はHE染色，modified Gomori trichrome染色，NADH-tetrazolium reductase染色などの凍結ルーチン染色の他，免疫組織化学染色を行う際に用いる．特に鑑別診断に筋ジストロフィーや筋炎があがる場合には凍結標本での免疫染色が必要である．

ホルマリン固定パラフィン切片は，血管，筋膜，筋，脂肪などへの炎症細胞浸潤の観察，白血病などでの悪性腫瘍細胞による直接浸潤の観察，血管炎，サルコイドーシス，アミロイドーシスなどの診断に有用である．

グルタールアルデヒド固定電顕切片は，封入体筋炎で認められるフィラメント様封入体の観察や，先天性ミオパチーでの超微形態の観察時に必要となる．

2 合併症・問題点・注意点

アーチファクトを避けるため局所麻酔は筋膜，筋には注射しない．そのため筋組織を切断する際に疼痛が出現する．この間に動かないようにし安静を保つように十分に説明する．

神経生検

神経生検の意義

末梢神経生検組織の観察から疾患を確定診断できる所見が得られる．例えば，血管炎の血管の閉塞像やフィブリノイド壊死所見，アミロイドニューロパチーのアミロイド沈着などである．また，末梢神経障害機序が軸索障害であるかまたは脱髄であるかといった障害過程の推定が可能となり，また病態解明の一助となる可能性もある．腓腹神経生検後に同一の皮膚切開でその外側上方にある短腓骨筋の生検も同時に行えるというメリットもある．

神経生検の適応

血管炎，アミロイドニューロパチー，らい，サルコイドーシスが疑われる場合は，生検のみで確定診断が得られるため絶対適応．その他は相対適応であるため慎重に適応を検討する．

神経生検の禁忌

筋生検と同様．

1 方法

1）生検部位（図4）

一般に生検後に筋力低下を残さない腓腹神経を選択する．両側の腓腹神経伝導検査を施行し，障害の程度が強い側を生検するが，両側同様な所見の場合には利き足ではない方を選択する．

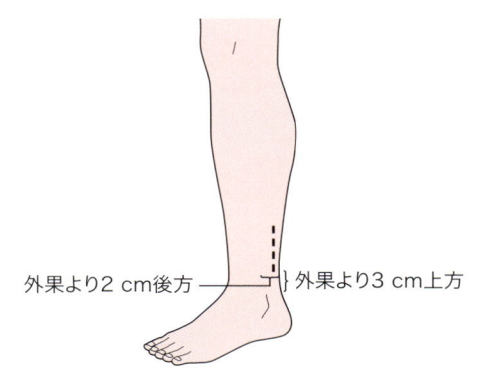

外果より2 cm後方　外果より3 cm上方

図4● 腓腹神経生検部位
足関節外果上方約3 cm付近，足関節外果後方2 cm付近にアキレス腱と平行に約5 cmの皮膚切開をおく．皮膚切開部位を点線で示す

2）生検方法
①前投薬，消毒は筋生検と同様．
②うつ伏せまたは側臥位の体位をとり，足関節外果上方約3 cm付近，足関節外果後方約2 cm付近にアキレス腱と平行に約5 cmの皮膚切開をおき，皮下組織を剥離する（図4）．
③神経は乳白色であり，静脈が伴走する．神経を確認したら神経の走行にそって曲がりペアンを用いて結合組織から神経を剥離していく．
④神経を3 cm程度剥離し，**近位端，遠位端の順に**切断する．
⑤神経を切断後，腓腹神経の外側上方にある短腓骨筋の筋生検を行い，止血を十分に確認してから縫合する．
⑥**術後3日間は荷重を避け**，約1週間後抜糸を行う（ステロイド内服中は適宜延長する）．
⑦抗菌薬は点滴または内服で，手術3日後まで継続して投与する．

3）検体処理（図5〜7）
　パラフィン包埋ホルマリン固定，グルタールアルデヒド固定，凍結固定の3種類の標本を作製する．パラフィン包埋ホルマリンで固定された標本は，炎症細胞浸潤の観察，血管炎所見やアミロイド沈着の観察に必須である．グルタールアルデヒドで固定された標本は，トルイジンブルー染色後に光学顕微鏡的観察を行うために用いられる他，ときほぐし標本の作製や電子顕微鏡的観察を行うために用いられる．凍結固定の重要性は筋生検よりは劣るが，血管炎の診断が急がれる場合や免疫染色を行う場合などに用いる．

2 合併症・問題点・注意点

　術後に腓腹神経の支配域である足背外側の一部に知覚脱失を生じる．
　運動神経障害を呈する症例での腓腹神経生検は参考所見にとどまる．
　末梢神経の障害部位が一様ではない分布を示す症例では生検部位に必ずしも病変が存在するとは限らない．

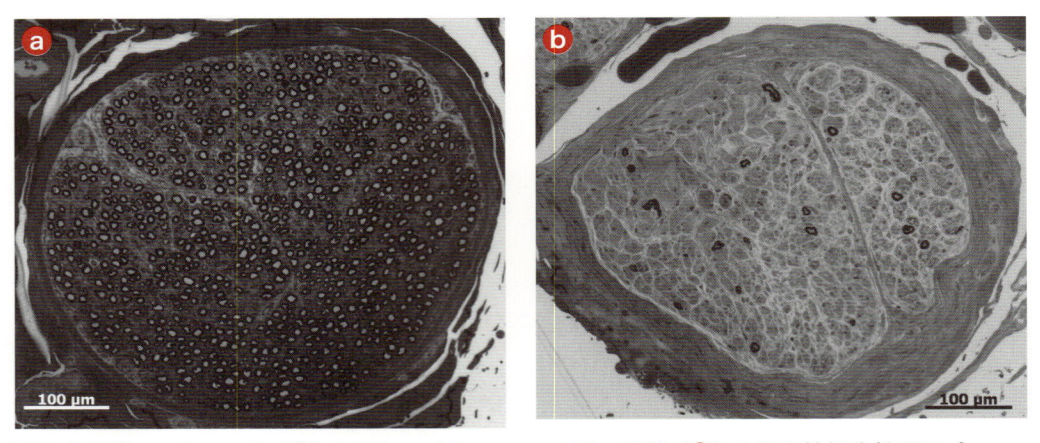

図5 正常コントロール（ⓐ）とアミロイドニューロパチー症例（ⓑ）の腓腹神経生検所見（epon樹脂包埋トルイジンブルー染色）

アミロイドニューロパチーの症例では，正常コントロールと比較して有髄線維密度が高度に減少している（巻頭カラーアトラス図12参照）

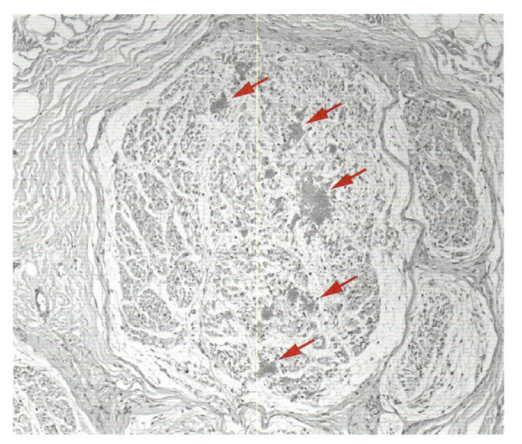

図6 アミロイドニューロパチー症例の腓腹神経所見（パラフィン包埋congo-reds染色）

神経束内に赤色に染色されるアミロイド（←）を認める（巻頭カラーアトラス図13参照）

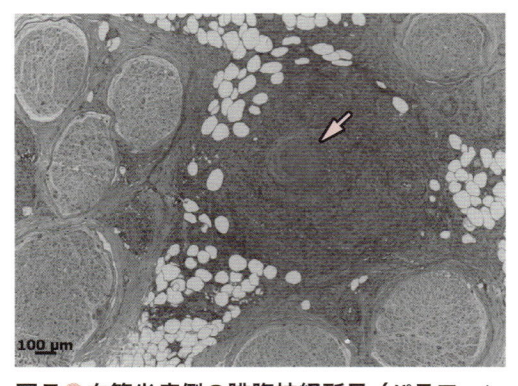

図7 血管炎症例の腓腹神経所見（パラフィン包埋HE染色）

神経上膜の血管壁周囲に小型炎症細胞の浸潤像を認め，血管腔内にフィブリノイド壊死（⇐）を認める．血管炎と病理学的に確定診断される（巻頭カラーアトラス図14参照）

文献

1) Muscle Biopsy A practical approach 3rd edition（Victor Dubowitz & Caroline A Sewry），Elsevier Saunders, Philadelphia, 2007
2) 臨床のための筋病理　第4版（埜中征哉 著），日本医事新報社，2011
3) 松原四郎：皮膚筋炎，多発筋炎，封入体筋炎の病理．神経内科，科学評論社，2009，71，339-344
4) Peripheral Neuropathy 4th edition（Peter James Dyck & P.K. Thomas），Elsevier Saunders, Philadelphia, 2005
5) 神田 隆：神経生検の取り扱い．病理と臨床，24（11）1156-1159, 2006

第6章　診療のための重要な検査

6　遺伝子診断（遺伝子検査）

吉田邦広

遺伝子診断とは

遺伝子検査（genetic testing）に基づいて病気の診断を行うことである．遺伝子検査には大きく以下の3つがある．
①病原体遺伝子検査
②ヒト体細胞系列遺伝子検査
③ヒト生殖細胞系列遺伝子検査

①はヒトに感染症を引き起こす病原体（ウイルス，細菌など）の核酸（DNAあるいはRNA）を検出・解析することである．これはヒト本来の遺伝子とは別の外来性の遺伝子を標的とした検査である．②は身体の一部に生じた遺伝子の変化（**体細胞系列変異；somatic mutation**）を検査するものであり，多くの場合，その対象は癌細胞である．体細胞系列変異は次世代に伝わることがない遺伝子変異である．③は原則として，ヒトの体を構成するあらゆる細胞が有する遺伝子の変化（**生殖細胞系列変異；germline mutation**）を検出するものである．これは精子や卵子を通して，次世代に伝わる遺伝子変異である．遺伝子検査という場合，この3つを明確に使い分けることが重要である．実際の神経内科診療における遺伝子検査は，主として①と③である．

遺伝子診断の適応

上記の①と③では全く適応疾患が異なる．①では**表**にあげたような病原体による脳炎，髄膜炎が主な対象となる．③はいわゆる遺伝性疾患が対象であるが，大学などの研究機関で実施可能な疾患を含めると，その対象疾患は多岐に及ぶ[1]．Duchenne/Becker型筋ジストロフィーなど一部の疾患は遺伝子検査が保険収載されており，民間の検査会社で実施可能なものもある．

1 遺伝子診断の実際

1）遺伝子変異の種類

①の場合は本来，ヒト遺伝子には存在しない，病原体特有の核酸を検出するものなので，その有無や存在量が問題になる．③の場合は，健常者にはない遺伝子配列の変化を見出すものである．遺伝子配列の変化には**点変異**，**欠失**，**挿入**，**重複**，**くり返し配列の過剰伸長**，などがあり，個々の疾患遺伝子に特有の変化が見出されている．点変異には，その部位と内容によって，あるアミノ酸が他のアミノ酸に置換する**ミスセンス変異**，あるアミノ酸が終止コドンに変化する**ナンセンス変異**，エクソン-イントロンの境界が変化し，アミノ酸の読み枠（フレーム）がずれる**スプライス変異**，などがある．

2）遺伝子検査の方法

①の場合，検体の採取が重要である．当然ながら，病原体の存在が予測される罹患臓器由来の検体が必要となる．脳炎，髄膜炎など中枢神経系の感染症では脳脊髄液が利用されることが多い．方法は基本的に**polymerase chain reaction（PCR）法**であるが〔RNAウイルスの場合は，reverse transcriptase-PCR（RT-PCR）法〕，微量な標的核酸に対して，よ

表 ● 遺伝子検査が適応となる脳炎，髄膜炎の代表的な病原体

病原体の種類	病原体	脳炎，髄膜炎以外の神経合併症
ウイルス	**Enteroviruses***	
	Nonpoliovirus	
	Coxsackievirus	脊髄炎
	Echovirus	脊髄炎，多発神経炎
	Enterovirus	脊髄炎，脳神経麻痺
	Poliovirus	急性脊髄前角炎，ポリオ後症候群
	Herpesviruses	
	Cytomegalovirus	多発神経炎，脊髄炎
	Epstein-Barr virus	脊髄炎，脳神経麻痺，多発神経炎，急性散在性脳脊髄炎，リンパ増殖性疾患
	Herpes simplex virus 1	
	Herpes simplex virus 2	
	Human herpes virus 6	
	Varicella-zoster virus	帯状疱疹脊髄炎，多発神経炎，Ramsy-Hunt症候群
	HIV	AIDS脳症，脊髄症，多発神経炎
	HTLV-1	HTLV-1 関連脊髄症（HTLV-1 associated myelopathy, HAM）
	JC virus	進行性多巣性白質脳症（日和見感染）
細菌	***M. tuberculosis***	水頭症，脳神経麻痺
	S. pneumoniae	
	H. influenzae	
	N. memingitidis	
	B. burgdorferi	ライム病（神経ボレリア症）
その他	*M. pneumonia*	多発神経炎，脊髄炎
	C. albicans	
	Toxoplasma	先天性トキソプラズマ症

*ウイルス性髄膜炎の90％程度はエンテロウイルス属が起炎ウイルスである
診断上の有用性が確立され，遺伝子検査が広く行われている病原体を**太字**で示した
文献2〜5をもとに作成

り感度，特異度を上げるために，あるいは存在量を推し量るために，通常のsingle-step PCR法ではなく，nested PCR法やreal-time PCR法が用いられることが多い[2〜5]．またウイルス性脳炎や細菌性髄膜炎に対して，複数の病原体を同一の反応溶液内で検出するmultiplex PCR法も行われている[2, 4, 5]．いずれにしても，遺伝子検査は脳炎，髄膜炎の病因の同定に迅速，かつ感度，特異度ともにきわめて優れた方法であり，種々の病原体に対して標準的な診断法として定着している（**表**）[2〜5]．

　一方，③の場合，検体は通常，患者末梢血である．前述した遺伝子変異に応じて検査方法は異なる．最も一般的なのは患者末梢血白血球より抽出したゲノムDNAを鋳型として，エクソン−イントロンの境界部を含めたタンパクコード領域をPCR法で増幅し，その塩基配列を解析する方法である（直接塩基配列決定法）（**図**）．既知の変異が新たな制限酵素切断部位をもたらす（あるいは消失させる）場合には，PCR-restriction fragment length polymorphism（PCR-RFLP）法も繁用される．これはPCR産物をその制限酵素で消化し，ゲル上でDNA

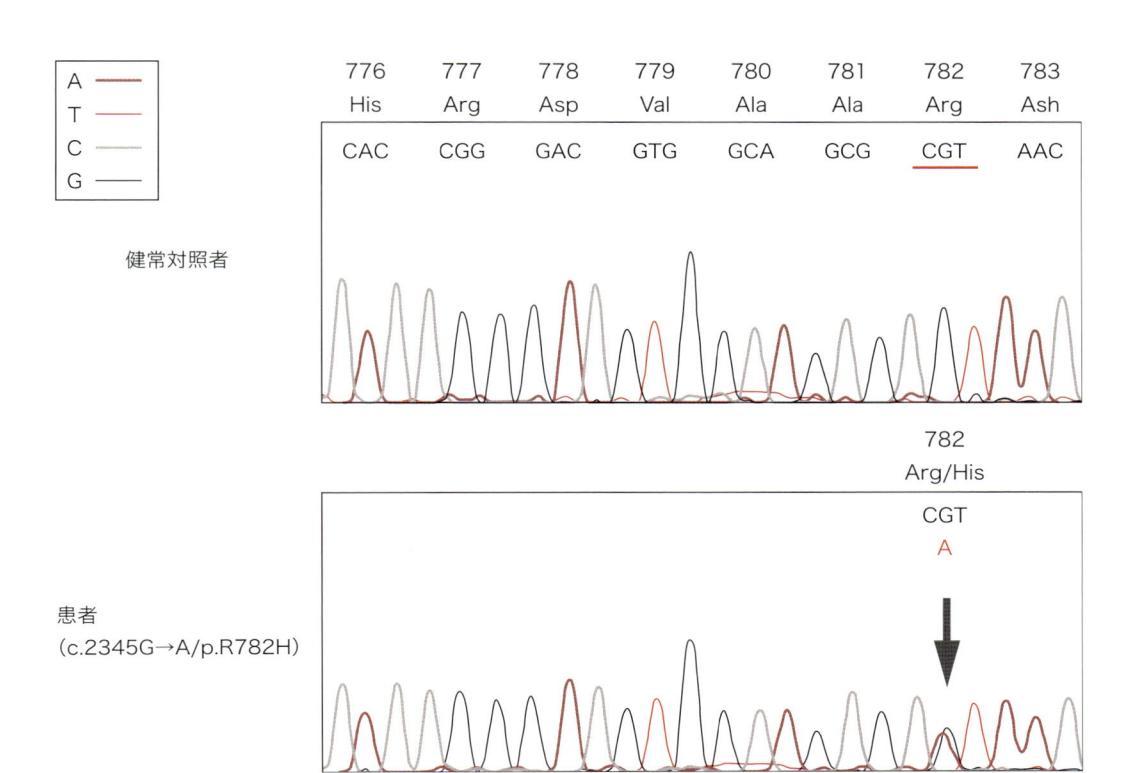

図 PCR-直接塩基配列決定法による遺伝子検査
神経軸索スフェロイドを伴う遺伝性びまん性白質脳症（hereditary diffuse leukoencephalopathy with axonal spheroids：HDLS）患者にみられた一塩基置換（ミスセンス変異，→）を示す．上部の数字は開始コドンのメチオニンを1としたときのアミノ酸番号
文献6より引用

断片のサイズパターンを調べるものである．その他，Southern blot法，PCR-Southern法，fluorescence in situ hybridization（FISH）法，array comparative genomic hybridization（array CGH）法，multiple ligation-dependent probe amplification（MLPA）法，など疾患遺伝子の変異の種類に応じて使い分けられる．遺伝性疾患における遺伝子検査は非侵襲で精度の高い診断法であり，多くの疾患を対象に広く実施されている．ただし，血縁者間で共有され，かつ次世代に伝わる生殖細胞系列の遺伝子変異を同定する検査であるため，実施に際しては十分な**遺伝カウンセリング（genetic counseling）**が求められる[1]．

実際の検査に際しては，「神経疾患の遺伝子診断ガイドライン2009」に受託可能な研究班組織，民間の検査会社の情報が記載されている[1]．稀少疾患の場合は，民間の検査会社では扱わないことが多いため，研究班，ないしは学会・論文発表などから受託可能な施設の情報を入手する．なおGeneTests/GeneReviewsのホームページ（http://www.ncbi.nlm.nih.gov/sites/GeneTests/）にはさまざまな疾患に対する遺伝子検査施設の情報が記載されているが，費用その他の詳細に関しては個別に問い合わせをする必要がある．

3）遺伝子検査の結果の解釈

　ここでも①と③を分けて考える．いずれの場合も遺伝子検査はきちんと精度管理された施設，検査会社でなされることを前提とする．

　①の場合，結果の解釈で最も問題になるのは偽陰性（false negative）である．この原因としては，検体（脳脊髄液）の採取時期が早すぎる（あるいは遅すぎる），検体量が少なすぎる，検体にPCRの阻害物質（ヘム分解産物であるポルフィリン体など）が含まれる，など検体側の要因が考えられる．対策としては，時間をおいて検体採取をくり返し，再検することが勧められる[2, 3]．また細菌性髄膜炎の場合，検体採取前の抗菌薬の使用は遺伝子検査での病原体の検出率を下げる[5]．

　③において，調べた遺伝子に変異が見つからなかった場合には，いくつかの解釈が可能である．

❶検査方法の限界

　たとえば，Duchenne/Becker型筋ジストロフィーでは現在，MLPA法で全79エクソンの欠失／重複のスクリーニングが広く行われているが，この方法では約30％を占める点変異などの微小変異は検出できない．また変異がタンパクコード領域外（遺伝子調節領域など）に存在する場合には通常のPCR-直接塩基配列決定法では見落としてしまう．

❷遺伝的異質性（genetic heterogeneity）

　検査の対象となった遺伝子以外の遺伝子に変異が存在する場合である．例えば脊髄小脳変性症や痙性対麻痺など原因遺伝子が多数存在する病気では，臨床表現型から病因遺伝子を絞り込むことは容易ではない．

❸表現型模写（phenocopy）

　遺伝子変異がないにもかかわらず，何らかの環境要因などによって，あたかもその遺伝子変異によって生じるのと類似の表現型を呈する場合である．

　一方，遺伝子変化が見つかった場合，それが本当に病因（変異）かどうかの検証が必要である．なぜなら病因的意義を持たない**遺伝的多型（genetic polymorphism）**や**稀なバリアント（rare variant）**が存在するからである．便宜的に一般集団の染色体の1％以上にみられる遺伝子変化を遺伝的多型，1％未満の場合を稀なバリアントと呼ぶ．すでに他の人種で報告され，病因的意義が確立されているような変異であれば病因と考えて問題はない．一方，新規の変異候補の場合は変異の部位，種類，一般集団における頻度などを検証し，またそれによるタンパクの構造変化予測を行う．研究室レベルでは変異タンパクを発現させて，その局在，機能，安定性，他のタンパクとの相互作用などを検証して病因的意義を確認する．つまり遺伝子変化が見つかっても，それが直ちに病気の原因であるとは断定できない．

2 遺伝子検査と遺伝カウンセリング

　①の場合は，遺伝子検査の臨床的有用性は明らかであり，遺伝子検査に伴う**倫理的・法的・社会的な問題（ethical, legal, and social implications：ELSI）**は生じない．一方，③の場合は，前述 **1**．2）項に記したように遺伝子検査結果が患者本人，家族・血縁者のその

後の生活に大きな影響を及ぼすことがありうる．したがって遺伝子検査に際しては，事前にその目的や意義，変異が見つかった場合の家族・血縁者の遺伝的リスクなどを患者自身（あるいは親しい家族も含めて）に時間をかけて説明し，同意を得るプロセスが必要である[1]．このプロセスが遺伝カウンセリングである．結果を開示する場合も事前に遺伝カウンセリングを受けた当事者のみに開示する．結果の開示後，患者，家族が結果をきちんと受容できるように心理的な支援を続けていくことも遺伝カウンセリングに含まれる．

文献

1) 神経疾患の遺伝子診断ガイドライン2009（日本神経学会「神経疾患の遺伝子診断ガイドライン」作成委員会），医学書院，2009

2) DeBiasi, R.L., Tyler, K.L. : Molecular methods for diagnosis of viral encephalitis. Clin Microviol Rev, 17 (4) : 903-925, 2004

3) Tunkel, A.R., Glaser, C.A., Bloch, K.C., Sejvar, J.J., Marra, C.M., Roos, K.L., Hartman, B.J., Kaplan, S.L., Scheld, W.M., Whitley, R.J. ; Infectious Diseases Society of America. The management of encephalitis : clinical practice guidelines by the Infectious Diseases Society of America. Clin Infect Dis, 47 (3) : 303-327, 2008

4) Tanaka, T., Kogawa, K., Sasa, H., Nonoyama, S., Furuya, K., Sato, K.: Rapid and simultaneous detection of 6 types of human herpes virus (herpes simplex virus, varicella-zoster virus, Epstein-Barr virus, cytomegalovirus, human herpes virus 6A/B, and human herpes virus 7) by multiplex PCR assay. Biomedical Res, 30 (5), 279-285, 2009

5) Chiba, N., Murayama, S.Y., Morozumi, M., Nakayama, E., Okada, T., Iwata, S., Sunakawa, K., Ubukata, K. : Rapid detection of eight causative pathogens for the diagnosis of bacterial meningitis by real-time PCR. J Infect Chemother, 15 (2) : 92-98, 2009

6) Kinoshita, M., Yoshida, K., Oyanagi, K., Hashimoto, T., Ikeda, S. : Hereditary diffuse leukoencephalopathy with axonal spheroids caused by R782H mutation in *CSF1R* : Case report. J Neurol Sci, 318 : 115-118, 2012

付録1 臨床評価スケール一覧

表1 ● JCS（Japan Coma Scale）

	I桁　刺激なく自発開眼あり
I-1	いまひとつはっきりしない
I-2	見当識障害（時，場所，人のいずれかがわからない）
I-3	名前・生年月日（自分のこと）がわからない
	II桁　刺激により開眼あり
II-10	普通の呼びかけに容易に開眼 （合目的運動：離握手や発語が可能）
II-20	強めの刺激（大声や揺さ振り）で開眼 （簡単な従命は可能）
II-30	痛み刺激で開眼
	III桁　刺激で開眼なし
III-100	痛み刺激で払いのけ動作あり
III-200	痛み刺激で顔をしかめたり手足が少し動く程度
III-300	痛み刺激で全く動かない

表2 ● GCS（Glasgow Coma Scale）

	E　Eye opening
4	自発開眼あり
3	呼びかけで開眼する
2	痛みで開眼する
1	開眼しない
	V　Best verbal response
5	見当識あり
4	混乱した会話
3	不適当な単語
2	無意味な発音
1	発声なし
	M　Best motor responce
6	指示に従える
5	痛みの部位に手をやる
4	痛みから逃げる
3	痛みで上肢異常屈曲（除皮質肢位）
2	痛みで四肢異常伸展（除脳肢位）
1	動きがない

表3 ● ABCD2スコア：一過性脳虚血性発作の発症リスク評価項目

	臨床所見	カテゴリー	Score
A	年齢（Age）	60歳以上	1
		60歳未満	0
B	血圧（Blood pressure）	＊SBP＞140 mmHg and／or DBP＞90 mmHg	1
		その他	0
C	臨床症状（Clinical sign）	一側の筋力低下	2
		麻痺を伴わない構音障害	1
		その他	0
D	持続時間（Duration）	60分以上	2
		10〜59分	1
		10分以内	0
D	糖尿病（Diabetes mellitus）	あり	1
		なし	0
	合計		7

7点満点のスコアで，最初の受診から2日以内に脳卒中を起こすリスクは，スコア0〜3の患者は1.0％，4〜5の患者は4.1％，6〜7の患者は8.1％
＊血圧はTIA発作後最初に測定した値を使用する

表4● Hoehn & Yahr の重症度分類（改訂版）

0度	パーキンソニズムなし
1度	一側性パーキンソニズム
1.5度	一側性パーキンソニズム＋体幹障害（neck rigidity など）
2度	両側性パーキンソニズムだが平衡障害なし
2.5度	両側性パーキンソニズム＋後方突進があるが自分で立ち直れる
3度	軽〜中等度パーキンソニズム＋平衡障害，肉体的には介助不要
4度	高度のパーキンソニズム，歩行は介助なしでどうにか可能
5度	介助なしでは，車椅子またはベッドに寝たきり（介助でも歩行は困難）

表5● 厚生労働省神経変性疾患調査研究班診断基準：筋萎縮性側索硬化症の診断

神経所見
1．球麻痺所見：舌の麻痺，萎縮，線維束性収縮，構音障害，嚥下障害 2．下位運動ニューロン徴候（前角細胞徴候）：筋萎縮，筋力低下，線維束性収縮 3．上位運動ニューロン徴候（錐体路徴候）：痙縮，腱反射亢進，病的反射
臨床検査所見
針筋電図：高振幅電位，多相性電位 神経伝導検査にて：運動・感覚神経伝導速度は原則正常，複合筋活動電位の低下
鑑別診断
下位運動ニューロン障害のみを示す変性疾患：脊髄性筋萎縮症（SMA） 上位運動ニューロン障害のみを示す変性疾患：原発性側索硬化症 脳幹病変によるもの：腫瘍，多発性硬化症など 脊髄病変によるもの：頸椎症，後縦靱帯骨化症，椎間板ヘルニア，腫瘍，脊髄空洞症，脊髄炎など 末梢神経病変によるもの：運動ニューロパチー（遺伝性，非遺伝性） 筋病変によるもの：筋ジストロフィー，多発筋炎など 偽性球麻痺：脳卒中等による両側性テント上病変など
診断の判定
次の1〜5のすべてを満たすものを，筋萎縮性側索硬化症と診断する 1．成人発症である 2．経過は進行性である 3．神経所見で，上記1〜3のいずれか2つ以上がみられる 4．筋電図で上記の所見がみられる 5．鑑別診断で，上記のいずれでもない
参考事項
診断上次の事項が参考となる 1．遺伝性を示す例がある 2．下肢から発症する場合は早期から下肢の腱反射が低下，消失することがある（下肢型） 3．稀に初期から認知機能障害を伴うことがある 4．感覚障害，眼球運動障害，膀胱直腸障害，小脳症状を欠く ただし長期の経過では，これらの一部が認められることがある

文献2をもとに作成

表6 ● 前兆のない片頭痛の診断基準（ICHD-II [1]）

A.	B～Dを満たす頭痛発作が5回以上ある
B.	頭痛の持続時間は4～72時間（未治療もしくは治療が無効の場合）
C.	頭痛は以下の特徴の少なくとも2項目を満たす
	1．片側性
	2．拍動性
	3．中等度～重度の頭痛
	4．日常的な動作（歩行や階段昇降などの）により頭痛が増悪する，あるいは頭痛のために日常的な動作を避ける
D.	頭痛発作中に少なくとも以下の1項目を満たす
	1．悪心または嘔吐（あるいはその両方）
	2．光過敏および音過敏
E.	その他の疾患によらない

文献3より転載

表7 ● 前兆のある片頭痛の診断基準（ICHD-II [1]，抜粋）

A. Bを満たす頭痛が2回以上ある			
B. 片頭痛の前兆がサブフォーム1．2．1～1．2．6のいずれかの診断基準項目BおよびCを満たす			
C. その他の疾患によらない			
1．2 前兆のある片頭痛（migraine with aura）のサブフォーム			
1．2．1　典型的前兆に片頭痛を伴うもの			
A. B～Dを満たす頭痛発作が2回以上ある	B. 少なくとも以下の1項目を満たす前兆があるが，運動麻痺（脱力）は伴わない	1．陽性徴候（例えばきらきらした光・点・線）および・または陰性徴候（視覚消失）を含む完全可逆性の視覚症状	
		2．陽性徴候（チクチク感）および・または陰性徴候（感覚鈍麻）を含む完全可逆性の感覚症状	
		3．完全可逆性の失語性言語障害	
	C. 少なくとも以下の2項目を満たす	1．同名性の視覚症状または片側性の感覚症状（あるいはその両方）	
		2．少なくとも1つの前兆は5分以上かけて徐々に進展するかおよび・または異なる複数の前兆が引き続き5分以上かけて進展する	
		3．それぞれの前兆の持続時間は5分以上60分以内	
	D. 「前兆のない片頭痛」の診断基準B～Dを満たす頭痛が，前兆の出現中もしくは前兆後60分以内に生じる		
E. その他の疾患によらない			
1．2．2　典型的前兆に非片頭痛様の頭痛を伴うもの			
1．2．3　典型的前兆のみで頭痛を伴わないもの			
1．2．4　家族性片麻痺性片頭痛			
1．2．5　孤発性片麻痺性片頭痛			
1．2．6　脳底型片頭痛			

文献3より転載

表8 ● 頻発反復性緊張型頭痛の診断基準（ICHD-Ⅱ[1]）

A.	3カ月以上にわたり，平均して1カ月に1日以上，15日未満（年間12日以上180日未満）の頻度で発現する頭痛が10回以上あり，かつB〜Dを満たす
B.	頭痛は30分〜7日間持続する
C.	頭痛は以下の特徴の少なくとも2項目を満たす
	1．両側性
	2．性状は圧迫感または締め付け感（非拍動性）
	3．強さは軽度〜中等度
	4．歩行や階段の昇降のような日常的な動作により増悪しない
D.	以下の両方を満たす
	1．悪心や嘔吐はない（食欲不振を伴うことはある）
	2．光過敏や音過敏はあってもどちらか一方のみ
E.	その他の疾患によらない

文献3より転載

表9 ● 群発頭痛の診断基準（ICHD-Ⅱ[1]）

A.	B〜Dを満たす発作が5回以上ある
B.	未治療で一側性の重度〜きわめて重度の頭痛が，眼窩部，眼窩上部または側頭部のいずれか1つ以上の部位に，15〜180分間持続する
C.	頭痛と同側に少なくとも以下の1項目を伴う
	1．結膜充血または流涙（あるいはその両方）
	2．鼻閉または鼻漏（あるいはその両方）
	3．眼瞼浮腫
	4．前頭部および顔面の発汗
	5．縮瞳または眼瞼下垂（あるいはその両方）
	6．落ち着きがない，あるいは興奮した様子
D.	発作頻度は1回/2日〜8回/日である
E.	その他の疾患によらない

文献3より転載

表10 ● 慢性片頭痛の付録診断基準（2006年）

A.	頭痛が月に15日以上の頻度で3カ月以上続く
B.	1．1前兆のない片頭痛の診断基準を満たす頭痛発作を少なくとも5回は経験している患者に起こった頭痛
C.	少なくとも3カ月にわたり，次のC1またはC2あるいはその両方を満たす頭痛が月に8日以上ある．すなわち，前兆のない片頭痛の痛みの特徴と随伴症状がある
	1．以下のa〜dのうちの少なくとも2つを満たす 　(a) 片側性 　(b) 拍動性 　(c) 痛みの程度は中程度または重度 　(d) 日常的な動作（歩行や階段昇降など）により頭痛が増悪する，あるいは頭痛のために日常的な動作を避ける
	そして，以下のaまたはbの少なくとも1つ 　a) 悪心または嘔吐（あるいはその両方） 　b) 光過敏および音過敏
	2．上記C1の頭痛発作に進展することが推定される場合にトリプタンまたはエルゴタミン製剤による治療により頭痛が軽減する
D.	薬物乱用が存在せず，かつ，他の疾患によらない

文献4より転載

表11 ● 典型的三叉神経痛の診断基準（ICHD-Ⅱ[1]）

A.	三叉神経分枝の支配領域の1つまたはそれ以上の部位の発作性の痛みが数分の1秒〜2分間持続し，かつBおよびCを満たす
B.	痛みは以下の特徴のうち少なくとも1項目を有する
	1．激痛，鋭い痛み，表在痛または刺痛
	2．トリガー域から発生するか，またはトリガー因子により発生する
C.	発作は個々の患者で定型化する
D.	臨床的に明白な神経障害は存在しない
E.	その他の疾患によらない

文献3より転載

文献

1) 「外傷初期診療ガイドラインJATECTM 第3版」（日本外傷学会外傷初期診療ガイドライン改訂第3版編集委員会編），へるす出版，2008
2) 日本神経学会治療ガイドライン．ALS治療ガイドライン2002：http://www.neurology-jp.org/guidelinem/als_index.html（アクセス2012年6月19日）
3) 「国際頭痛分類第2版　新訂増補日本語版」（国際頭痛学会頭痛分類委員会 著，日本頭痛学会国際頭痛分類普及委員会 訳），医学書院，2007
4) 竹島多賀夫，間中信也，五十嵐久佳，平田幸一，坂井文彦，日本頭痛学会・新国際頭痛分類普及委員会：慢性片頭痛と薬物乱用頭痛の付録診断基準の追加について．日本頭痛学会誌，34（2）：192-193，2007

付録 2　診療に役立つウェブサイト

1．診断・治療の指針

①日本救急医学会：脳死下での臓器提供事例に係る検証会議「102例の検証のまとめ」と「法的脳死判定のチェックシート」について（厚生労働省）
http://www.jaam.jp/html/info/2012/info-20120523.htm
→p.116 第2章18「脳死判定」参照

②日本消化器内視鏡学会：内視鏡治療時の抗凝固薬・抗血小板薬使用に関する指針
http://www.jgesdb.net/members/pdf/ZENDOS12-13_63110.pdf
→p.124 第3章1「脳卒中①：脳梗塞，一過性脳虚血性発作」参照

③難病情報センター：正常圧水頭症
http://www.nanbyou.or.jp/entry/281
→p.158 第3章6「血管性認知症，正常圧水頭症」参照

2．データベース

④OMIM：遺伝性疾患の代表的データベース
http://www.ncbi.nlm.nih.gov/omim/
→p.276 第4章6「痙性対麻痺」参照

3．患者向け情報

⑤HAMねっと（HAM患者登録サイト）
http://hamtsp-net.com
→p.279 第4章7「HAM（HTLV-1関連脊髄症）」参照

⑥難病情報センター：ミトコンドリア病の手引き
http://www.nanbyou.or.jp/upload_files/mt_handbook.pdf
→p.282 第4章8「ミトコンドリア病（ミトコンドリア脳筋症）」参照

上記ホームページは2012年11月の段階でアクセスを確認しております．

索引 Index

数字

3 C ……………………………………… 15
14-3-3 タンパク ………………………… 249

欧文

A〜H

ABCDE アプローチ ……………………… 88
adrenoleukodystrophy ……………… 265
AIDP ……………………………………… 217
AIUEO TIPS …………………………… 89
Alzheimer 型認知症 …………… 111, 158
ARSACS ………………………………… 278
Babinski 反射 …………………………… 185
Barré 試験 ………………………………… 27
Bell 麻痺 ………………………………… 18
BPPV ……………………………………… 74
Brudzinski 徴候 ………………………… 165
build up ………………………………… 342
Campylobactor jejunii ……………… 217
Chiari 奇形 ……………………………… 290
Common ………………………………… 15
Creutzfeldt-Jacob 病 ………………… 248
Critical …………………………………… 15
CT angiography（CTA）…………… 133
Curable …………………………………… 15
disequilibrium ………………………… 73
dizziness ………………………………… 73
DON'T …………………………………… 91
dysesthesia（異常感覚）……………… 25
early CT sign ………………………… 125
Epley 法 ………………………………… 256
Foix-Alajouanine 病 ………………… 277
Froment の固化徴候 …………………… 26
GCS（Glasgow Coma Scale）……… 87
Guillain-Barré 症候群 ……………… 344
HAART 療法 …………………………… 263
HAM ……………………………… 276, 279
HAM の初期症状 ……………………… 279
HAM の臨床経過の特徴 ……………… 280
Hoehn & Yahr の重症度分類 ……… 172
Horner 徴候 ……………………………… 25
HSP ……………………………………… 277
HTLV-1 ………………………………… 279
huntingtin ……………………………… 203
hyperkinetic movement disorders
………………………………………… 203
hypokinetic movement disorders
………………………………………… 203

I〜P

IgG インデックス ……………………… 337
Isaacs 症候群 …………………………… 193
（JAM）Trial …………………………… 269
JCS（Japan Coma Scale）…………… 87
JC ポリオーマウイルス ……………… 262
Jendrassik 誘発法 ……………………… 26
Kernig 徴候 …………………………… 165
Lambert-Eaton 症候群 ……………… 192
Lasègue 徴候 …………………………… 141
mass ……………………………………… 292
MCV ……………………………………… 346
MIBG 心筋シンチグラフィー
………………………………… 153, 170, 351
MR angiography（MRA）………… 133
MRI 拡散強調画像 …………………… 249
multiple ligation-dependent probe
amplification（MLPA）法 …… 361
multi-sensory defect dizziness … 73
Myoedema ……………………………… 299
M 波 ……………………………………… 344
NINDS-AIREN の診断基準 ………… 161
NMDA 受容体拮抗薬 ………………… 150
paraneoplastic neurological
syndrome ………………………… 313
paresthesia（錯感覚）………………… 25
Parkinson 症状 ………………………… 153
Parkinson 病 ………………… 55, 111, 351
Parkinson 病様歩行 …………………… 79
PCR-restriction fragment length
polymorphism（PCR-RFLP）法
………………………………………… 360
Pellagra sine Pella Agra …………… 328
PNS ……………………………………… 313
polymerase chain reaction（PCR）法
………………………………………… 359
PR3-ANCA …………………………… 307
presyncope ……………………………… 73
primary survey ……………………… 88
Progranulin …………………………… 157
psychosis ……………………………… 303

Q〜W

Queckenstedt 試験 …………………… 337
re-build up 現象 ……………………… 269
re-emergent tremor ………………… 210
RNF213 ………………………………… 270
Schwartz-Jampel 症候群 …………… 193
SCV ……………………………………… 347
secondary survey …………………… 88
semantic qualifier …………………… 15
sensory ganglionopathy …………… 304
small fiber sensory neuropathy 304
SPG11 …………………………………… 278
SPG3A …………………………………… 277
SPG4 …………………………………… 278
SSPE ウイルス ………………………… 250
T2 shine-through ……………………… 61
TDP-43 ………………………………… 157
Traumatic tap ………………… 165, 337
VSRAD ………………………………… 149
V 波 ……………………………………… 343
Wallenberg 症候群 ……………………… 49
waning 現象 …………………………… 194
Wernicke 失語 …………………………… 53
Willis 動脈輪 …………………………… 134
Wilson 病 ………………………… 175, 323

和文

あ〜お

亜急性期血腫 …………………………… 292
亜急性連合性脊髄変性症 …… 277, 327
アステリキシス ………………………… 323
アテトーシス …………………………… 204
アテローム血栓性脳梗塞 …………… 124
アミロイド ……………………… 357, 358
アミロイドーシス ……………………… 356
アミロイドニューロパチー ………… 356
アルコール依存症 …………… 113, 326
暗算負荷 ………………………………… 26
安静時振戦 …………………… 54, 169, 174
閾値 ……………………………………… 285
医原性 …………………………………… 26
意識障害 ………………………………… 320
意識消失 ………………………………… 93
異常血管網 ……………………………… 134
一過性全健忘 ………………………… 101
一過性脳虚血性発作 ………………… 124
遺伝 ……………………………………… 269
遺伝カウンセリング（genetic
counseling）……………… 289, 361

遺伝子検査（genetic testing）
　………………………… 206, 359
遺伝的異質性
　（genetic heterogeneity）…… 362
遺伝的多型
　（genetic polymorphism）… 362
意欲低下………………………… 158
咽頭反射………………………… 119
ウォッシュアウト比…………… 351
運動失調…………………………… 63
運動障害………………………… 169
運動ニューロン疾患……………… 22
運動麻痺…………………………… 60
鋭波……………………………… 342
疫学……………………………… 267
遠位型ミオパチー……………… 238
嚥下困難…………………………… 45
音過敏…………………………… 240
オリゴクローナルバンド……… 336
温浴効果………………………… 198

か

カーテン徴候………………… 25, 47
下位運動ニューロン…………… 184
外眼筋……………………………… 39
開眼失行…………………………37, 208
開瞼失行…………………………… 37
外側膝状体………………………… 20
階段状に悪化…………………… 158
外直筋麻痺………………………… 40
改訂水飲みテスト………………… 48
外転神経麻痺…………………… 224
回転性めまい（vertigo）……73, 253
解剖学的軸………………………… 14
解離性知覚障害…………………… 74
過換気症候群……………………… 70
核移植…………………………… 289
拡散強調画像…………………… 127
角膜反射………………………… 117
仮説演繹法………………………… 16
脚気……………………………… 328
滑車神経麻痺…………………… 224
感覚性失調性歩行………………… 78
眼球運動失行…………………… 182
眼球頭反射……………………… 118
間欠性跛行……………………… 143
眼瞼下垂……………………… 41, 44
眼瞼痙攣…………………………… 36
眼瞼攣縮…………………………… 36
喚語困難…………………………… 51
環軸椎関節亜脱臼……………… 308
感情失禁………………………… 158
眼振………………………………… 75
肝性脳症………………………… 322
感染性ADEM…………………… 274

感染性ミオパチー……………… 238
感度………………………………… 15
顔面神経痛………………………… 35
顔面神経麻痺………………… 18, 224
顔面連合運動……………………… 37

き・く

記憶障害………………………… 100
基礎律動………………………… 340
逆向健忘………………………… 100
急性硬膜下血腫………………… 292
急性出血性白質脳炎…………… 274
球脊髄性筋萎縮症……………… 184
橋中心髄鞘崩壊症……………… 324
橋のクロスサイン……………… 180
局所神経徴候…………………… 145
局所性ジストニア………………… 37
棘徐波複合……………………… 342
棘波……………………………… 342
起立性頭痛……………………… 294
起立性低血圧…………………… 350
起立性低血圧症…………………… 93
筋萎縮性側索硬化症（ALS）
　……………… 22, 140, 184, 347
筋強剛…………………… 169, 174
筋強直症候群…………………… 237
筋ジストロフィー………… 237, 356
緊張型頭痛……………………… 240
筋無力症………………………… 300
筋無力症の治療………………… 196
筋力低下…………………… 60, 185
首たれ（anterocollis）………… 208
クリオキノール（キノホルム）… 277
クレチン病……………………… 298
群発頭痛………………………… 240

け・こ

痙性失調性歩行…………………… 79
痙性斜頸………………………… 208
痙性はさみ足歩行………………… 79
痙性片麻痺性歩行………………… 79
痙性歩行…………………………… 79
頸椎症…………………………… 138
頸椎症性脊髄症…………………… 70
軽度認知障害…………………… 101
鶏歩………………………………… 77
痙攣発作（seizure）………82, 311
血管性間欠性跛行……………… 143
血管性認知症の臨床診断基準… 161
血管内治療……………………… 127
血管迷走神経反射………………… 93
血腫………………………… 131, 292
血腫内隔壁……………………… 292
血清抗アクアポリン4抗体…… 306

血栓溶解療法…………………… 127
検査閾値………………………… 16
減衰現象………………………… 75
原発性脊髄腫瘍………………… 276
健忘性失語……………………… 52
抗AChR抗体…………………… 192
抗AQP-4抗体………………… 198
抗MuSK抗体………………… 194
抗アクアポリン4抗体検査…… 303
高アンモニア血症……………… 322
抗うつ薬………………………… 206
構音障害………………………… 50
口腔期・咽頭期………………… 46
後屈（retrocollis）…………… 208
高血圧性脳出血………………… 129
高血糖…………………………… 320
抗コリンエステラーゼ（AChE）
　阻害薬……………………… 194
抗コリン薬・ベンゾジアゼピン系薬
　剤による健忘…………… 102
甲状腺機能亢進症……………… 58
甲状腺ストーム………………… 298
抗神経抗体……………………… 313
厚生労働省神経変性疾患調査研究班
　診断基準…………………… 186
後大脳動脈……………………… 19
行動異常………………………… 155
行動の脱抑制…………………… 155
硬膜下膿瘍……………………… 294
小刻み歩行……………………… 79
国際頭痛分類第2版（ICHD-Ⅱ）
　…………………………… 240, 244
固執……………………………… 205
骨転移…………………………… 312
孤発性ジストニア……………… 207
コリンエステラーゼ阻害薬…… 150

さ・し

細菌性髄膜炎の三徴…………… 164
サイトシンアラビノシド……… 277
錯語………………………………… 51
索路症候………………………… 136
サルコイドーシス………… 277, 356
三叉神経自律神経性頭痛……… 245
三叉神経痛………………… 198, 240
自覚症状…………………………… 24
視覚伝導路………………………… 19
時間の見当識…………………… 146
視空間認知機能………………… 146
視交叉……………………………… 19
視索………………………………… 19
自殺企図………………………… 205
ジストニア………………… 204, 205
姿勢時振戦………………………… 54
姿勢反射障害…………… 169, 174

耳石置換法	256	
失外套状態	205	
失構音	50	
失語性の発話障害	50	
失神	93	
しびれ	59, 67	
若年型 HD	205	
斜頸（torticollis）	208	
視野欠損	18	
周回	155	
周期性四肢麻痺	300	
周期性同期性高振幅徐波結合	251	
周期性同期性放電	249	
重症筋無力症	44, 114, 192, 345	
手根管症候群(CTS)	69, 300, 323, 345	
主訴	14	
出生前診断	289	
純粋失構音	52	
上位運動ニューロン	184	
症候性三叉神経痛	246	
症候性パーキンソニズム	174	
常同行動	155	
小脳失調	300	
小脳性失調性歩行	78	
初期仮説	14	
食行動異常	155	
食道期	46	
書痙（writer's cramp）	208	
徐波	340	
徐波化	340	
初発病型	268	
自律神経症状	240	
心因性	26	
心因性（解離性）健忘	101	
心因性歩行	80	
人格の変化	205	
神経因性膀胱	353	
神経筋接合部疾患	193	
神経根症	136	
神経根障害	68	
神経根痛	138	
神経根の腫大	312	
神経根の腫大や造影効果	312	
神経症状	311	
神経調節性失神	93	
心血管性失神	94	
心原性脳塞栓症	124	
進行性核上性麻痺	176	
深昏睡	117	
振戦	54, 204, 300	
診断基準	26	

す～そ

髄液検査	313
髄液中タウタンパク	149
遂行運動の障害	205
髄節症候	136, 138
錐体外路症状	174
髄膜癌腫症	312
髄膜刺激症状	26
髄膜刺激徴候	165
すくみ足歩行	79
頭痛型	268
正常圧水頭症	175
生殖細胞系列変異（germline mutation）	359
精神症状	203
生理的振戦	56
脊髄空洞症	290
脊髄症	136
脊髄ショック	276
脊髄性筋萎縮症	184
脊髄性失調性歩行	78
咳反射	119
線維自発電位（fibrillation potential）	348
線維束電位（fasciculation potential）	348
閃輝暗点	240
前向健忘	100
前失神（pre-syncope）	253
前大脳動脈	19
前庭反射	119
先天性ミオパチー	239
前頭葉の血流低下	160
せん妄	105
奏楽者痙攣（musician's camp）	208
造血幹細胞移植	266
速波	340
速波化	340

た～と

対光反射	117
体細胞系列変異（somatic mutation）	359
代謝性ミオパチー	239
代償機構	24
大脳皮質基底核変性症	177
多系統萎縮症	176, 180, 351
多巣性運動ニューロパチー（MMN）	222
立ち去り行動	155
タッチパネル式コンピューター	147
脱力	59, 116
多発筋炎	238
多発性単神経障害	25
単純血漿交換療法	218
単神経障害	44
タンパク細胞解離	338
遅延再生	146
近道思考	14
チック	204
着床前診断	289
中枢神経障害	317
肘部管症候群	69
直接塩基配列決定法	360
治療閾値	16
低血糖	320
低髄液圧症候群	292
ティッシュ徴候	49
手口症候群	71, 125
手首の固化徴候	153
転移性脊髄腫瘍	276
転移性脳腫瘍	311
てんかん（epilepsy）	82
典型的（特発性）三叉神経痛	246
テンシロン試験	194
伝導性失語	52
伝導ブロック	346
点変異	359
頭位変換眼振テスト（Dix-Hallpike test）	256
頭蓋内圧亢進徴候	164
動眼神経麻痺	224
頭頸部神経痛	246
糖原病Ⅱ型（Pompe病）	239
瞳孔	25
橈骨神経麻痺	62
動作時振戦	56
動作時の振戦	55
糖尿病性神経障害	317
糖尿病性ニューロパチー	70
糖尿病性末梢神経障害	344
頭部打撲	294
動脈硬化	319
同名半盲	130
動揺性歩行	77
特異度	15
特発性 ADEM	274
特発性炎症性ミオパチー	238
徒手筋力テスト（MMT）	20
突発波	342
ドパミン遮断薬	206
ドパミン受容体刺激薬	171
トリガー刺激	246
取り繕い現象	145
トリプタン	240
トリプレットリピート病	179

な～の

内直筋麻痺	40
治しうる認知症（Treatable dementia）	298

肉芽腫性……………………307
日光微塵……………………337
尿毒症性脳症………………322
尿流曲線……………………353
認知症………………106, 326
粘液水腫性昏睡……………298
脳アミロイド・アンギオパチー 129
脳炎…………………………102
脳幹反射……………………117
脳血管写像分類……………267
脳血管性パーキンソニズム…175
脳血管超音波検査…………127
脳梗塞…………………62, 319
脳室腹腔シャント術………162
脳死判定……………………116
脳深部刺激療法………………58
脳底型片頭痛………………240
脳動静脈奇形………………132
脳動脈瘤……………………132
脳内小動脈瘤………………130
脳梁低形成…………………277
脳梁の菲薄化………………278

は・ひ

背景腫瘍……………………313
排尿動態検査………………353
橋本脳症……………………298
橋本病…………………………71
パターン認識…………………14
麦角系ドパミン受容体刺激薬…171
発汗試験……………………352
発語失行………………………50
発症様式………………………21
発達性脊柱管狭窄…………139
幅広歩行……………………158
馬尾性間欠性跛行…………143
バリスム……………………204
バレーサイン………………158
反社会的行動………………156
判断力低下…………………205
反復刺激試験…………………44
反復性緊張型頭痛…………243
反復唾液嚥下テスト…………48
比較的分析的・論理的………14
光過敏………………………240
肥厚性硬膜炎………………309
皮質下性認知症……………199
ビタミン B12………………327
ビタミン B1 欠乏症…………102
ビタミン B1（チアミン）…326
ビタミン B6…………………328
ビタミン B 群………………326
びっくり眼…………………181
非定型抗精神病薬…………206

非麦角系ドパミン受容体刺激薬 171
皮膚筋炎……………………238
非分析的・認知的……………14
表現型模写（phenocopy）……362
表現促進現象（anticipation）…203
病態の軸………………………14
平山病（若年性一側上肢筋萎縮症）
……………………………184

ふ〜ほ

封入体筋炎…………………238
複視……………………40, 42
副腎白質ジストロフィー…265
不顕性誤嚥……………………45
不随意運動……………54, 63
舞踏運動………………203, 204
舞踏病………………………300
ふらつき（浮動性めまい）：
  light-headedness…………253
プリオン病…………………248
振り向き動作………………145
ブローカ失語…………………52
平衡障害（disequilibrium）…253
平坦化………………………341
平坦脳波……………………119
ヘッドアップティルト試験…350
ヘテロプラスミー…………284
ヘモジデリン………………131
ペラグラ……………………277
片頭痛………………………240
変性疾患……………………174
片側顔面痙攣……………36, 208
片側顔面攣縮…………………36
片麻痺性片頭痛……………240
膀胱・尿道内圧測定………353
放射線障害（radiation myelopathy）
……………………………276
傍腫瘍性神経症候群………313
傍腫瘍性神経症候群の治療反応性
……………………………315
歩行失行………………………80
歩行障害………………………77
保続…………………………205
発作性搔痒…………………198
発作性動作誘発性ジスキネジア…28
発作性動作誘発性舞踏アテトーシス
………………………………28
ボツリヌス治療………………36
ボツリヌス毒素注射療法…208
ホモプラスミー……………286
ポリグルタミン……………181
ポリグルタミンくり返し配列…203
ポリニューロパチー…………25
本態性振戦……………………57

ま〜も

末梢神経障害………………317
末梢神経への浸潤…………313
稀なバリアント（rare variant）362
慢性炎症性脱髄性多発ニューロパ
  チー（CIDP）………220, 344
慢性緊張型頭痛……………243
マンノシドーシス…………277
ミエリン塩基性タンパク…336
ミオキミア…………………348
ミオクローヌス……………204
ミオトニー…………………348
ミトコンドリア DNA………284
ミトコンドリア病…………282
無呼吸テスト………………120
無症状型……………………268
無動……………………169, 174
メディカルスタッフ………144
メトトレキサート…………277
メフロキン…………………263
免疫グロブリン静注療法…218
毛様脊髄反射………………118
物忘れ………………………100
物忘れ相談プログラム……147
問題表象………………………15

や・ゆ・よ

薬剤性…………………………26
薬剤性パーキンソニズム…58, 174
有痛性外眼筋麻痺……………41
有痛性強直性痙攣…………198
葉酸…………………………327
陽性鋭波（positive sharp wave）348
陽性尤度比……………………15
腰椎椎間板ヘルニア………141
腰椎腹腔シャント術………162

ら〜わ

らい…………………………356
楽天的な雰囲気……………145
ラクナ梗塞…………………124
リバビリン脳室内投与療法…251
良性発作性頭位めまい症（BPPV）
……………………………253
両側性内側縦束症候群……198
リルゾール（リルテック®）…187
リン酸化タウタンパク……149
臨床症状……………………268
倫理的・法的・社会的な問題
  （ELSI）…………………362
類もやもや病………………269
レボドパ製剤………………171
レム睡眠行動障害…………107
ワクチン性 ADEM…………274

◆編者プロフィール

大生定義（Sadayoshi Ohbu）
立教学院診療所・聖路加国際病院一般内科・立教大学社会学部教授・横浜市立大学医学部臨床教授
- 北海道生まれ
- 北海道大学医学部卒．豪・ニューキャッスル大臨床疫学大学院（通信制）修士課程修了
- 聖路加国際病院で研修開始．同院内科副医長・医長を歴任．95年3月の地下鉄サリン事件では，緊急治療・対処の計画策定，実施に関与．同年8月に産業医に転身．99年8月横浜市立市民病院．同院神経内科部長・臨床研修委員会委員長．06年4月より現職
- 学会ではプロフェショナリズム関連，TeamSTEPPSなどの患者安全の活動．また，医学生看護学生の他，研修医・指導医・関連医療職などの教育活動にも関与しています

ジェネラル診療シリーズ

すべての内科医が知っておきたい 神経疾患の診かた、考え方とその対応

症状・疾患へのアプローチの基本から鑑別と治療、コンサルテーションまでわかる

2013年1月1日 第1刷発行		
2015年6月30日 第2刷発行	編 集	大生定義
	発行人	一戸裕子
	発行所	株式会社 羊 土 社
		〒101-0052
		東京都千代田区神田小川町2-5-1
		TEL　03（5282）1211
		FAX　03（5282）1212
		E-mail　eigyo@yodosha.co.jp
		URL　http://www.yodosha.co.jp/
© YODOSHA CO., LTD. 2013 Printed in Japan	装 幀	野崎一人
ISBN978-4-7581-1502-5	印刷所	株式会社 Sun Fuerza

本書に掲載する著作物の複製権，上映権，譲渡権，公衆送信権（送信可能化権を含む）は（株）羊土社が保有します．
本書を無断で複製する行為（コピー，スキャン，デジタルデータ化など）は，著作権法上での限られた例外（「私的使用のための複製」など）を除き禁じられています．研究活動，診療を含み業務上使用する目的で上記の行為を行うことは大学，病院，企業などにおける内部的な利用であっても，私的使用には該当せず，違法です．また私的使用のためであっても，代行業者等の第三者に依頼して上記の行為を行うことは違法となります．

JCOPY ＜（社）出版者著作権管理機構 委託出版物＞
本書の無断複写は著作権法上での例外を除き禁じられています．複写される場合は，そのつど事前に，（社）出版者著作権管理機構（TEL 03-3513-6969，FAX 03-3513-6979，e-mail：info@jcopy.or.jp）の許諾を得てください．

ジェネラル診療シリーズ

もう困らない！高齢者診療でよく出合う問題とその対応

検査や治療はどこまで必要？患者・家族に満足してもらうには？外来・病棟・在宅・施設ですぐに役立つ実践ポイント

木村琢磨／編

高齢者診療のコツがわかる！すべての内科医・プライマリケア医必携の書！診察室での対応だけでなく、在宅・施設での家族や介護スタッフとの連携のポイントも解説．高齢化が進む今、知っておきたい内容が満載！

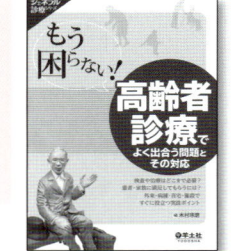

- 定価（本体 4,500円＋税）
- B5判　■ 276頁
- ISBN 978-4-7581-1500-1

いざというとき必ず役立つ小児診療のコツ　改訂版

症候・疾患別に、まず考えること、すべきことがわかる！

細谷亮太／編

まず考えること、すべきことは何か？すぐ役立つ入門書として好評を博した初版を全面的に刷新．現場で使いやすい症候別、疾患別の構成はそのままに、診療のポイント、コツを大幅追加！小児を診ることがある方は必携！

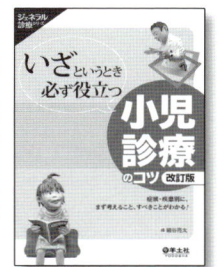

- 定価（本体 4,500円＋税）
- B5判　■ 284頁
- ISBN 978-4-7581-1501-8

あらゆる診療科でよく出会う精神疾患を見極め、対応する

適切な診断・治療と患者への説明、専門医との連携のために

堀川直史／編

非専門医が身につけておくべき、精神疾患を疑うサイン・患者との接し方・どのような場合に精神科へ紹介するか等を解説．精神疾患患者の多くは内科を初めに受診しているという現在、手元にあると心強い1冊．

- 定価（本体 4,700円＋税）
- B5判　■ 284頁
- ISBN 978-4-7581-1503-2

羊土社のおすすめ書籍

頼れる主治医になるための高齢者診療のコツを各科専門医が教えます

木村琢磨，松村真司／編

廃用症候群やうつなど高齢者が抱える身体や心の様々な問題について、一般臨床医の疑問に各科専門医がズバリお答え！認知症がある方の診察のしかた、外来で可能な処置、患者紹介のコツなど診療のヒントが満載です．

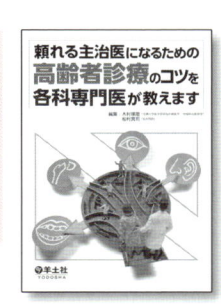

- 定価（本体 3,900円＋税）
- A5判　■ 207頁
- ISBN 978-4-7581-1771-5

発行　羊土社　YODOSHA
〒101-0052　東京都千代田区神田小川町2-5-1　TEL 03(5282)1211　FAX 03(5282)1212
E-mail：eigyo@yodosha.co.jp
URL：http://www.yodosha.co.jp

ご注文は最寄りの書店、または小社営業部まで

羊土社より，プライマリ・ケアや地域医療のための新雑誌創刊！

患者を診る　地域を診る　まるごと診る
総合診療の

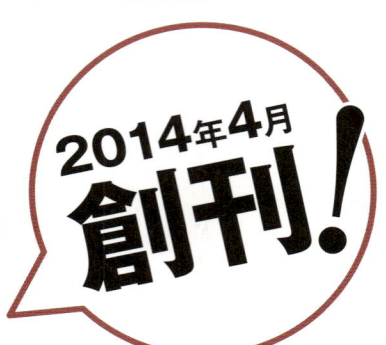

Gノート
General Practice

2014年4月創刊！

■ 隔月刊（偶数月1日発行）　■ B5判　■ 定価（本体2,500円+税）

あらゆる疾患・患者さんをまるごと診たい！

そんな医師のための
「総合診療」の実践雑誌です

- **現場目線の具体的な解説**だから，
  かゆいところまで手が届く
- 多職種連携，社会の動き，関連制度なども
  含めた**幅広い内容**
- 忙しい日常診療のなかでも，
  バランスよく知識をアップデート

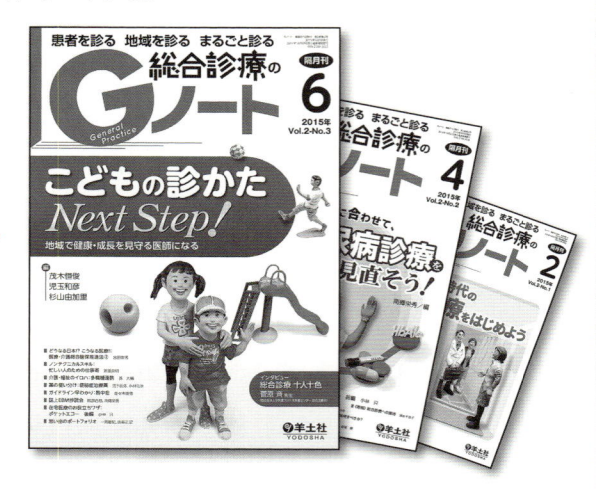

2015年6月号 (Vol.2 No.3) 特集　茂木恒俊，児玉和彦，杉山由加里／編
こどもの診かた Next Step!
地域で健康・成長を見守る医師になる

4月号 (Vol.2 No.2) 特集　南郷栄秀／編
患者さんに合わせて，いつもの糖尿病診療をまるごと見直そう！
合併症の評価と管理・薬剤選択・他職種との連携など，
適切にできていますか？

2月号 (Vol.2 No.1) 特集　草場鉄周／編
これからの時代の在宅医療をはじめよう
多職種・家族とのチームづくりから
老老介護，認知症独居などの悩ましいケースまで

連載も充実!!

▶ どうなる日本!? こうなる医療!!
　「超高齢社会の到来と医療のパラダイムシフト」
　「地球包括ケア」など
▶ 研修では教えてくれない！ノンテクニカルスキル
　「チームビルディング」「業務改善のしかた」など
▶ 医師として知っておくべき 介護・福祉のイロハ
　「介護認定審査の裏側」「訪問看護」など
▶ 聞きたい！知りたい！薬の使い分け：
　トリプタン製剤，抗パーキンソン病薬，抗凝固薬 など
▶ 誌上EBM抄読会
　診療に活かせる論文の読み方が身につきます！
▶ Common disease診療のための ガイドライン早わかり
▶ 知って得する！日常診療の小ワザ・裏ワザ劇場
▶ 思い出のポートフォリオを紹介します　ほか

※ 内容は変更になることがございます

発行　**羊土社 YODOSHA**

〒101-0052　東京都千代田区神田小川町2-5-1　TEL 03(5282)1211　FAX 03(5282)1212
E-mail：eigyo@yodosha.co.jp
URL：http://www.yodosha.co.jp/

ご注文は最寄りの書店，または小社営業部まで